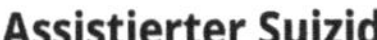

Assistierter Suizid

Bildung – Soziale Arbeit – Gesundheit

Herausgegeben von der
Katholischen Stiftungshochschule München

Band 22

Assistierter Suizid

Ein Thema in der Pflege?

Herausgegeben von
Constanze Giese, Marianne Rabe und Fred Salomon

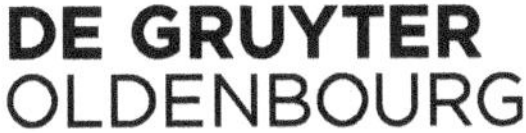

ISBN 978-3-11-137048-4
e-ISBN (PDF) 978-3-11-137179-5
e-ISBN (EPUB) 978-3-11-137135-1
ISSN 2509-7040
e-ISSN 2509-7059

Library of Congress Control Number: 2024952113

Bibliografische Information der Deutschen Nationalbibliothek
Die Deutsche Nationalbibliothek verzeichnet diese Publikation in der Deutschen Nationalbibliografie; detaillierte bibliografische Daten sind im Internet über http://dnb.dnb.de abrufbar.

Einbandabbildung: Blackholy/iStock/Getty Images Plus
Satz: Integra Software Services Pvt. Ltd.

www.degruyter.com
Fragen zur allgemeinen Produktsicherheit:
productsafety@degruyterbrill.com

Vorwort der Präsidentin

Die Publikationsreihe der Katholischen Stiftungshochschule München BILDUNG – SOZIALE ARBEIT – GESUNDHEIT (früher: DIMENSIONEN SOZIALER ARBEIT UND DER PFLEGE) besteht seit 1996 und umfasst inzwischen mehr als 20 Bände. Dabei wurden von Beginn an aktuelle Fragen aufgegriffen, aber auch kontroverse Themen nicht gescheut. In dieser Tradition steht auch der vorliegende Band zur Thematik des assistierten Suizids, ein Herausgeberwerk, das einen Beitrag zur differenzierten Auseinandersetzung mit allen für die Pflege, ihre Versorgungspraxis, ihre Lehre, ihr Management und ihre Forschung relevanten Aspekten leisten will. Es fügt sich damit in die Bildungs- und Forschungsaktivitäten der KSH München ein, die stets gekennzeichnet sind von dem Streben nach solider wissenschaftlicher Grundlegung auf dem Stand der Forschung, Professionalisierung und Stärkung der Disziplin, sowie Verständlichkeit und Praxisrelevanz. Der klaren Wertorientierung der KSH München als kirchlicher Hochschule, die stets offen ist für den Austausch mit anderen gesellschaftlichen Positionen in ihrer Vielfalt, korrespondiert die Anlage des Buches und die Diversität seiner Autor:innen.

Die Komplexität des Themas geht für den Pflegebereich deutlich über den direkten Versorgungskontext hinaus und ist doch auf dieser Ebene besonders herausfordernd. Wie können Pflegefachpersonen adäquat mit Sterbewünschen von pflegebedürftigen Menschen umgehen, und was ist über die Haltung der Pflegenden selbst zur Suizidassistenz bekannt? Kann es eine einheitliche pflegeprofessionelle Haltung geben, und welche Organisation oder welches Gremium ist legitimiert, hier für die Pflegenden zu sprechen? Welche religiösen oder weltanschaulichen Überzeugungen begegnen in der Praxis und erfordern besondere Achtsamkeit? Können Träger oder Arbeitgeber Pflegenden hierbei Vorschriften über die gesetzlichen Grundlagen hinaus machen, und welche wären das? Und nicht zuletzt: was müssen Pflegefachpersonen, Pflegepädagog:innen, Pflegemanager:innen und diejenigen, die in der Berufs- und Gesundheitspolitik mitgestalten, wissen, um die richtigen Entscheidungen treffen zu können?

Seit das Bundesverfassungsgericht 2020 das Verbot der geschäftsmäßigen Förderung der Selbsttötung für verfassungswidrig erklärt hat[1], nehmen Fälle der assistierten Selbsttötung auch in Pflegesettings zu. Mit der Entscheidung des BGH im Jahr 2022 zur Abgrenzung strafbarer Tötung auf Verlangen von strafloser Beihilfe zum Suizid sind weitere als sicher geglaubte Grenzziehungen fraglich geworden[2]. Die Beiträge aus den verschiedenen am Diskurs beteiligten Disziplinen in ihrer jeweiligen Relevanz für die Pflege, vor dem Hintergrund der deutschen Rechtslage und Versorgungs-

1 Urteil vom 26. Februar 2020 - 2 BvR 2347/15, 2 BvR 2527/16, 2 BvR 2354/16, 2 BvR 1593/16, 2 BvR 1261/16, 2 BvR 651/16.

2 Beschluss des 6.Strafsenats vom 28.6.2022 -6 StR 68/21.

https://doi.org/10.1515/9783111371795-202

situation sollen die Leser:innen befähigen, eine eigene begründete Position zu finden und ihre Verantwortung auch hinsichtlich dieser schwierigen Thematik wahrzunehmen, wo immer sie damit konfrontiert sind.

Der Bedarf an aktueller und fundierter Information zu dem Thema ist groß. Die Idee zu dem Buch entstand in der AG Pflege und Ethik I der Fachgesellschaft für Ethik im Gesundheitswesen (AEM), deren langjährige Mitglieder die Herausgeber:innen Prof. Dr. Constanze Giese (KSH München), Dr. Marianne Rabe (Charité Berlin) und Prof. em. Fred Salomon (Lemgo) sind. Der Band stellt die aktuellen Perspektiven der Fachpflege und weiterer Disziplinen, wie des Rechts, der Medizin (Psychiatrie, Geriatrie, Pädiatrie), der Ethik, Spiritual Care und Palliativcare durch jeweils fachlich einschlägig verortete Autor:innen zusammen und macht es zu einem grundlegenden Werk für Lehrende und Studierende im Pflegebereich und in verwandten Disziplinen.

Birgit Schaufler

Vorwort der Herausgeber:innen

Die aktuelle Debatte um den assistierten Suizid findet vor dem Hintergrund der tradierten und immer noch wirksamen moralischen und gesellschaftlichen Ächtung des Suizids statt. Zusätzlich spielt in Deutschland einerseits das historische Versagen von Medizin, Pflege und Gesellschaft in der Bewertung von Leben als lebenswert und lebensunwert eine wichtige Rolle, das zu massiven Krankenmorden im Nationalsozialismus führte. Andererseits wird die Auseinandersetzung mit dieser Thematik auch von der allgegenwärtigen Knappheitsproblematik in der Pflege beeinflusst.

Bei der moralischen Verurteilung des Suizids stehen vor allem religiöse Argumente im Vordergrund. Dabei geht es um das Leben als Geschenk Gottes, über das der Mensch nicht verfügen dürfe.[1] Gleichzeitig gibt es schon seit der Antike in der philosophischen Debatte zum Suizid durchaus unterschiedliche Positionen. So begründete Immanuel Kant seine Ablehnung des Suizids mit Pflichten gegen sich selbst und Pflichten gegen andere (GMS BA 53, 54; BA 67, 68, 69). Jean Améry hingegen sprach in seinem Werk „Hand an sich legen“ vom Freitod als „Privileg des Humanen“ (S. 52).

In der heutigen Diskussion geht es einerseits um Autonomie, verstanden als Freiheit, sein eigenes Leben selbstbestimmt zu beenden, und andererseits um Fürsorge als Schutzpflicht gegenüber vulnerablen Gruppen sowie um die Befürchtung, durch eine Liberalisierung des assistierten Sterbens auf eine schiefe Ebene zu geraten.

Seit dem Urteil des Bundesverfassungsgerichts von 2020 hat die Debatte an Aktualität gewonnen. Beteiligt sind Jurist:innen, Ärzt:innen, Theolog:innen, Philosoph:innen, Politiker:innen, Vertreter:innen der Palliativmedizin – nur eine Gruppe fehlt weitgehend: die Pflege. Obwohl Pflegende in den verschiedenen Versorgungsbereichen diejenigen sind, die oft als erste auf Sterbewünsche angesprochen werden, kommt die Pflege in den bisherigen Diskursen kaum zu Wort.

Um dies zu ändern, haben die zwei Arbeitsgruppen „Pflege und Ethik“ in der Akademie für Ethik in der Medizin 2022 eine Stellungnahme veröffentlicht: „Pflege und assistierter Suizid: gesellschaftliche Verantwortung und ethische Implikationen. Denkanstöße für Profession und Gesellschaft“ (Riedel et al. 2022). Darin skizzieren sie die besondere Nähe der Pflege zum Leiblichen und Existenziellen und zeigen vor dem Hintergrund des aktuellen Kodex des International Council of Nurses (ICN 2021), dass Pflegende in den Diskursen um den Umgang mit Suizidwünschen zu beteiligen sind. Pflegende verfügen über eine spezifische Expertise zu menschlicher Vulnerabilität, insbesondere in den Dimensionen der Pflegebedürftigkeit und Angewiesenheit. Sie haben zugleich hinsichtlich der Thematik der Suizidassistenz einen spezifischen Informationsbedarf, um ihre Expertise fruchtbar machen und ihrem Auftrag nachkommen zu können. Die Idee zu diesem Buch ist deshalb, der größten Berufsgruppe im Gesundheitswesen den Zugang zu dieser für sie relevanten Thematik und zu ak-

1 Vgl. den Beitrag von Ingo Proft in diesem Band.

https://doi.org/10.1515/9783111371795-203

tuellen Informationen unter ihrem spezifischen Fokus zu ermöglichen und zugleich ihre bedeutsame Perspektive im gesellschaftlichen Diskurs sichtbar und zugänglich zu machen.

Hier soll die Diskussion mit Blick auf die Perspektive der Pflege und unter Einbeziehung ihrer Stimme geführt und zugleich das große Spektrum der Debatte erfasst werden. Die sechs Hauptkapitel behandeln dabei unterschiedliche Aspekte des Themas.

Das erste Kapitel mit drei Beiträgen leistet eine Hinführung zum Thema mit dem Fokus auf pflegeethische, professionsethische und careethische Bezüge und konkretisiert es hinsichtlich des Umgangs mit Sterbewünschen und anhand empirischer Befunde zu Einstellungen und Erfahrungen von Pflegenden.

Das zweite Kapitel ist mit sechs Beiträgen das umfangreichste. Es beleuchtet die fachlichen Grundlagen aus den Bereichen der Palliativversorgung, der Psychiatrie und der Gerontologie jeweils mit einem konkreten Einblick in die Spezifika der pflegerischen Aufgaben und Herausforderungen, die sich aus Suizidwünschen und der Thematik des assistierten Suizids jeweils ergeben. Die pädiatrische Perspektive schließt dieses Kapitel ab. Die gewählten inhaltlichen Schwerpunkte können nur einen Einblick in die Vielfalt und Gegensätzlichkeit der Gesetzmäßigkeiten geben, denen Pflege jeweils folgt, wenn sie ihrem Auftrag und ihrer Verantwortung gegenüber den pflegebedürftigen Menschen gerecht werden will. Wünsche nach Suizidassistenz können durchaus auch in anderen Bereichen auftreten, deren umfängliche Aufarbeitung in diesem Buch allerdings nicht geleistet werden kann.

Bei der Betrachtung der rechtlichen Aspekte im dritten Kapitel wird nicht nur die aktuelle Rechtslage bezogen auf den assistierten Suizid dargestellt, sondern es werden auch Fragen des Arbeitsrechts (dürfen Arbeitgeber Pflegende zur Mitwirkung an Suiziden zwingen?) und zu den Rahmenbedingungen der Institutionen behandelt (dürfen Institutionen Verbote/Einschränkungen festlegen?). Im Hinblick darauf, dass es noch kein konkretisierendes Gesetz zur Regelung der Suizidhilfe gibt, haben diese Überlegungen naturgemäß vorläufigen Charakter.

Erste Erfahrungen mit dem Thema assistierter Suizid in der Ethikberatung stellen im vierten Kapitel zwei Beiträge aus diesem Feld vor. Dazu erhellt eine philosophische Untersuchung den ethischen Unterschied zwischen assistiertem Suizid und freiwilligem Verzicht auf Essen und Trinken.

Im fünften Kapitel werden Sichtweisen auf den assistierten Suizid aus der islamischen, jüdischen und christlichen Theologie vorgestellt und aus der Sicht der Seelsorge mit Ideen zu deren Selbstverständnis und zum Umgang mit dem Thema ergänzt.

Abschließend folgt ein Blick in die Nachbarländer Schweiz und Niederlande. In der Schweiz wird der assistierte Suizid schon seit Jahrzehnten praktiziert. Diese Praxis wird in zwei Beiträgen ethisch reflektiert: In einem Beitrag geht es um die Bedeutung der Debatten für die Pflege, im anderen werden beispielhaft Reglements in Pflegeheimen untersucht, die es in Deutschland eventuell in der einen oder anderen

Form auch geben könnte. Die Beiträge aus den Niederlanden reflektieren aus ärztlicher und pflegerischer Sicht die Praxis der „Euthanasie“, zu der nach dortigem Verständnis sowohl der assistierte Suizid als auch die Tötung auf Verlangen gehören.

Den Herausgeber:innen ist es ein Anliegen, der Vielfalt der Positionen Raum zu geben, der disziplinären Unterschiedlichkeit relevanter Positionen Rechnung zu tragen und auch hinsichtlich der Autor:innen die Bandbreite eher konservativer und eher liberaler Positionen aufzunehmen, denn diese Unterschiede finden sich auch innerhalb der Pflege. Damit geht eine formale und stilistische Vielfalt einher, welche die Herausgeber:innen bewusst in Kauf genommen haben. Wir danken allen Autor:innen dafür, dass sie sich darauf eingelassen haben, konsequent die Pflegeperspektive zu fokussieren und die dafür nötigen Informationen aus ihrem jeweiligen Feld für dieses Buch zusammenzustellen.

Der Blick auf die pflegerelevanten Aspekte des Themas eröffnet gleichzeitig den Dialog mit den anderen beteiligten Berufsgruppen und Personen. Zu diesem Dialog möchten die Herausgeber:innen bewusst einladen. Existenzielle Fragen lassen sich nur im Miteinander bearbeiten und klären.

Die Herausgeber:innen danken Monika Bobbert, die die Konzeption und Entstehung dieses Buches begleitet und unterstützt hat. Wir hoffen, dass es dazu beiträgt, die Pflege als wichtigen Akteur im Gesundheitswesen und damit als unverzichtbaren Gesprächspartner für ethische Debatten wahrzunehmen. Den Pflegenden möchten wir mit diesem Buch wichtige Informationen zur Schärfung der eigenen Position und beruflichen Identität zur Verfügung stellen, damit sie an ihrer jeweiligen Stelle ihre berufliche Verantwortung für Individuum und Gesellschaft wahrnehmen können. Die Einbeziehung der pflegerischen Perspektive vervollständigt die Wahrnehmung und verbessert die Entscheidungsqualität und die Patientenorientierung in der Praxis der Versorgung wie in der Politik.

Constanze Giese, Marianne Rabe und Fred Salomon

Literatur

Améry J (⁶1979) Hand an sich legen. Diskurs über den Freitod, Stuttgart.

ICN (International Council of Nurses) (2021) Der ICN-Ethikkodex für Pflegefachpersonen. Fassung 2021. URL: https://www.dbfk.de/media/docs/download/Allgemein/ICN_Code-of-Ethics_DE_WEB.pdf. Zugegriffen am 06.09.2024.

Kant I (1983) Werke in sechs Bänden, hrsg. Von Wilhelm Weischedel, Bd. IV.

Riedel A, Giese C, Rabe M, Böck S (2022) Pflege und assistierter Suizid: gesellschaftliche Verantwortung und ethische Implikationen – Denkanstöße für Profession und Gesellschaft. Ethik in der Medizin (2022) 34:709–714. URL: https://doi.org/10.1007/s00481-022-00720-y.

Inhaltsverzeichnis

Teil 1: **Pflege und Suizid – Konfrontation mit einem neuen Thema**

Constanze Giese

Pflegeethik: Assistierter Suizid – pflegeethische Perspektiven

1 Einleitung

Mit Verzögerung wird das Thema assistierter Suizid langsam, aber in den letzten Jahren zunehmend auch in deutschsprachigen Publikationen zur Pflege, Pflegewissenschaft und Pflegeethik aufgegriffen (Feichtner 2022; Riedel 2024). Es besteht offensichtlich Konsens darüber, dass Pflegende sich in verschiedenen, insbesondere in stationären Settings als Ansprechpartner für Sterbewünsche erleben und beschreiben, das Thema somit für sie hoch relevant ist, zugleich aber belastend und fordernd (Riedel 2024, S. 85–86; Meyer 2024, S. 92). Neben Studien, die sich mit Einstellungen und Sichtweisen von Pflegefachpersonen beschäftigen (Dörmann und Stanze in diesem Band; Flügge et al. 2024), wird auch das mit der Thematik verbundene, resultierende Belastungserleben zum Gegenstand von empirischen Untersuchungen und theoretischen Beiträgen. Die ethischen Fragen der Zulässigkeit und Zustimmungsfähigkeit der Suizidbeihilfe werden so unmittelbar mit der Belastung der Pflegenden durch die Konfrontation mit resultierenden Herausforderungen unter den aktuellen, als problematisch beschriebenen Arbeitsbedingungen in Beziehung gesetzt (Flügge et al. 2024, S. 88–90). Dies ist auch in der systematischen Auseinandersetzung mit den spezifischen ethischen und ethisch relevanten Fragestellungen, die sich aus Pflegeperspektive ergeben, zu beachten. Fragen von (Frei-)Verantwortlichkeit und Entscheidungs- und Handlungsautonomie, die den allgemeinen Diskurs über den assistierten Suizid dominieren, stellen sich nicht nur hinsichtlich der Pflegeempfänger:innen, sondern auch für Pflegende, wenngleich in unterschiedlicher Weise vor dem Hintergrund aktueller Versorgungsstrukturen und -angebote. Dieser Beitrag unternimmt es deshalb, beide Perspektiven zu betrachten:

Es wird eine systematisch-ethische Perspektive eingenommen, mit Fokussierung zentraler pflegespezifischer theoretischer Bezüge, wie sie im Ethikkodex des internationalen Verbandes der Pflegefachpersonen (ICN) als verdichtetes Berufsethos zu finden sind ebenso wie in der Careethik, die explizit die ethische Relevanz der individuellen Sorgebeziehung fokussiert (Johnson 2020, S. 49–53). Eine zentrale ethisch-theoretische Orientierung für Pflegefachpersonen stellen auch die Four Principles of Biomedical Ethics dar, sie werden zunehmend selbstverständlich als gemeinsame Diskussionsgrundlage der verschiedenen Heilberufe angesehen (Beauchamp und Childress 2024).

Zum anderen ist diese theoriegestützte Diskussion in individuelle, organisationale und strukturelle Rahmenbedingungen einzuordnen. Sterbewünsche in Pflegesettings sind wie alle Sterbewünsche nicht unabhängig von Beziehungskontexten und Umständen zu sehen, in denen sie entstehen. Sie stellen die angesprochenen Personen vor

https://doi.org/10.1515/9783111371795-001

spezifische Herausforderungen und verlangen umsichtiges und reflektiertes Vorgehen in Reaktion und Kommunikation. Das resultierende Belastungserleben, verstärkt durch die aktuellen Umstände, unter denen sich Pflegehandeln realisiert, ist dabei nur ein weiterer Aspekt, unter dem das Thema seitens der Pflege verhandelt und bewältigt werden muss.

Pflegeethische Fragen sind nur vor dem historischen Hintergrund der beruflichen Pflege, mit ihrer in Deutschland späten Professionalisierung und der ihr zugeschriebenen Rolle, Verantwortung und begrenzten beruflichen Autonomie zu verstehen (Kellner 2011; Genz et al. 2022). Diese historisch gewachsene Situation führt dazu, dass in der Auseinandersetzung mit der Thematik wie in einem Brennglas diverse Spannungsfelder und Konfliktherde kulminieren. In pflegeethischer Perspektive besteht dabei Klärungsbedarf nicht nur für den Umgang mit dem konkreten Einzelfall, sondern auch hinsichtlich der Frage nach einer der Profession Pflege angemessenen Haltung zu Fragen der Suizidassistenz.

2 Begriffsklärung

Unter dem Begriff der Pflege lassen sich grundsätzlich formelle und informelle Pflege unterscheiden, wobei letztere die nicht berufliche Pflege bezeichnet. Informelle Pflege wird zumeist von pflegenden Angehörigen im häuslichen Setting geleistet, es handelt sich somit um private und eben nicht berufliche (Pflege-)Beziehungen mit den ihnen eigenen Verantwortungskonstellationen. Hier gelten berufsspezifische oder professionsethische Normierungen zunächst nicht, es kann keine entsprechende formelle Ausbildung vorausgesetzt werden, die Verantwortungsübernahme erfolgt hochindividuell, auch wenn beispielsweise durch die Einführung des Pflegegeldes eine Vergütung ansatzweise gewährt wird (DIW 2024; BMG 2024). In einem Zwischenbereich zwischen informeller Pflege und professioneller Pflege finden sich Unterstützungsarrangements, die zwar vergütet werden, allerdings nicht regelhaft eine einschlägige Pflegeausbildung voraussetzen, in Deutschland lassen sich hierunter unter anderen die sogenannten „Live-Ins“ fassen (Seidlein et al. 2024, S. 303; S, 319). Sie und andere Personen, die gerade im ambulanten Bereich pflegenahe Unterstützungs- und Betreuungsleistungen in unterschiedlichsten Arrangements übernehmen, aber keine Pflegefachpersonen sind, werden in diesem Beitrag nicht als Adressaten professioneller Pflegeethik aufgefasst.

Ethik wird als „die theoretische Beschäftigung mit dem Phänomen der Moral“ (Sauer und May 2011, S. 2) oder auch als Moralphilosophie bezeichnet. Prechtl (o. J.) differenziert verschiedene Definitionen, wonach Ethik „sich mit Maßstäben des richtigen Handelns ganz allgemein beschäftige“ aber auch mit „Fragen guten Lebens“, wozu zweifellos auch Fragen eines guten Sterbens und eines guten Todes gehören. Die grundlegende Zuschreibung von Ethik-Fähigkeit setzt eine gewisse Grundverfassung des Menschen voraus, nämlich die Fähigkeit, das eigene Leben zu führen und nicht nur zu erdulden oder zu erleiden, mithin über ein hinreichendes Maß an Handlungs-, Wahl-

und Willensfreiheit zu verfügen. Nur aufgrund dieser Annahme interner Freiheit können wir uns und anderen Handlungen zurechnen und so etwas wie Verantwortung zuschreiben (Honnefelder 2022). Dieser Zusammenhang ist für Pflegefachpersonen besonders relevant. Als (zumeist) abhängig beschäftigte Arbeitnehmer:innen sind sie in Hierarchien eingebunden und unterliegen im Bereich der medizinischen Behandlungspflege ärztlicher Weisung; in diesem Kontext erleben sie ihre berufliche Autonomie und folglich ihre Verantwortung als zum Teil sehr begrenzt (Flaiz 2022, S. 70).

Pflegeethik als Bereichs-, Berufs- oder Professionsethik aufgefasst, adressiert primär Pflegefachpersonen mit entsprechender Ausbildung, sowie beruflich Pflegende je nach Einsatzbereich und Ausbildungsstand, somit formelle Pflege. Die jeweilige Verantwortung kann nicht von der Fachlichkeit getrennt betrachtet werden, was auch für die Thematik des assistierten Suizids Konsequenzen hat (Wöhlke und Riedel 2023, S. 512; Riedel und Giese 2019, S. 65). Der Anlage dieses Buches folgend soll in diesem Beitrag Pflegeethik als professionelle Ethik von Pflegefachpersonen verstanden werden. Davon unbenommen ist, dass viele Fragen, Herausforderungen und Wertorientierungen auch geringer qualifizierte beruflich Pflegende betreffen, die jedoch über andere Voraussetzungen und Kompetenzen verfügen, um diesen zu begegnen und folglich auch in anderer Weise verantwortlich gemacht werden können.

Die Begriffe Suizid und Selbsttötung werden synonym als Tod „durch selbst intendiertes lebensbedrohliches Verhalten“ verstanden (Becker und Keitel 2013, S. 460). Der Suizidwunsch, nicht gleich zu setzen mit Todeswünschen, Todessehnsucht oder Suizidgedanken, wird vom Deutschen Ethikrat genauer als Wunsch, unter den gegebenen Umständen sterben zu wollen, verstanden, wobei bedeutsam „für das Verständnis [...] die subjektive Überzeugung [ist], keine Gestaltungs- und Veränderungsmöglichkeiten mehr zu haben; die ‚Kontrolle‘ über das Leben bzw. über die weitere Entwicklung erscheint der Person als völlig entglitten bzw. entzogen.“ (Deutscher Ethikrat 2022, S. 38; vgl. auch Wachter im selben Band). Angelehnt an die deutsche Rechtslage, welche die erlaubte Suizidbeihilfe von der strafbewehrten Tötung auf Verlangen (§ 216 StGB) unterscheidet, soll es in diesem Beitrag um erstere gehen. Dabei gilt es aber zu bedenken, dass gerade in Pflegesettings immer wieder Fälle auftreten, in denen diese Unterscheidung schwierig zu treffen ist.

3 Diskursprägende historische und aktuelle Umstände

Diskurse über Fragen des assistierten Suizids finden stets in konkreten gesellschaftlichen und historisch bedingten Situationen statt, das Gleiche gilt für das Pflegehandeln. Dabei sind Themen der Lebensbeendigung, sei es durch die eigene Person oder durch andere, gerade in Verbindung mit (mangelnder) Lebensqualität oder mit dem

Ziel der Leidenslinderung in Deutschland durch die Patiententötungen der NS-Zeit historisch besonders belastet und entsprechend sensibel zu betrachten (Gronemeyer und Heller 2021, S. 45–46). Dies gilt für Medizin und Pflege in besonderer Weise, spielten beide Berufsgruppen doch in der Vernichtungspolitik der Nationalsozialisten eine wichtige Rolle (Flaiz 2022, S. 57; Fenner 2006, S. 232). Die teilweise bereitwillige Mitwirkung Pflegender an diesen Verbrechen gegen die Menschlichkeit ist inzwischen zwar hinlänglich bekannt (Steppe 2013, S. 143–182). Weniger gut aufgearbeitet ist aber der Umgang damit in der Folgezeit, sowie mit den Auswirkungen auf die Entwicklung des Selbstverständnisses der Berufsgruppe in der Nachkriegszeit und bis heute. Beginnend mit der (weitgehend wirkungslosen) Entnazifizierung in der Pflege (Steppe und Billinger-Salathé 2013, S. 213–220) und der Relativierung der Taten Pflegender, die sich, auch um juristisch nicht belangt zu werden, als reine Erfüllungsgehilfen der Ärzteschaft darstellten, bis hin zur Viktimisierung und Darstellung der Pflegenden als passive Opfer des Geschehens zeigt sich eine Negation der Verantwortung für das eigene Tun (Betzien 2022, S. 22; Steppe 2013, S. 176–177). Trotz dieser fatalen Folgen wurde das Gehorsamsideal und die fraglose Subordination unter die Medizin auch in der Nachkriegszeit weiter gelebt. Das ist einerseits als Fortsetzung einer langen Tradition von Gehorsam und Dienstbereitschaft zu sehen, andererseits aber auch durch die wachsende Bedeutung der Apparatemedizin seit den 60er-Jahren mit dem damit verbundenen Bedarf an reibungslos funktionierender medizinischer Assistenz begründet (Flaiz 2022, S. 56; Nolte 2020, S. 129–130). Wie Flaiz in einem interessanten Vergleich der beruflichen Identität Pflegender aus Deutschland mit derjenigen von Pflegenden aus Australien zeigt, ist die selbstverständliche Begrenzung der eigenen Verantwortung für die Patient:innen zugunsten einer Verantwortung zur Erfüllung ärztlicher Weisungen in Deutschland bis heute unter Pflegenden nachweisbar (Flaiz 2022, S. 55–56; S. 70–72). Als mit ausschlaggebend hierfür ist der in Deutschland vergleichsweise spät einsetzende Prozess der Professionalisierung und Akademisierung der Pflege anzusehen, denn damit geht ein im internationalen Vergleich besonders ausgeprägter Bildungs- und Statusunterschied von Medizin und Pflege einher. Die professionelle berufliche Identität und die Verantwortungszuschreibung und -übernahme hängen eng zusammen, wie der Vergleich mit Australien auch hinsichtlich struktureller Vorgaben und Normierungen zeigt: Die Registrierung der hochschulisch ausgebildeten australischen Pflegefachpersonen bei ihrer Kammer (dem Nursing and Midwifery Board NMBA) verpflichtet sie auf einen *code of professional conduct*[1] und schreibt ihnen eine zentrale Verantwortung für die Patient(inn)ensicherheit zu. In ihrer Performanz sind australische Pflegefachpersonen gegenüber ihrer Pflegekammer auch dahingehend verantwortlich. Die berufliche Identität ist von der Rolle der Advocacy (= Advokaten-

---

1 Code of professional conduct lässt sich übersetzen als beruflicher Verhaltenskodex oder berufsethische Grundsätze. Der Code ist abrufbar unter URL: https://www.nursingmidwiferyboard.gov.au/Codes-Guidelines-Statements/Professional-standards.aspx?_gl=1*1gcwfbq*_ga*MTAwMTExNjE4Mi4xNzI3MTAyMDk4*_ga_F1G6LRCHZB*MTcyNzEwMjA5OC4xLjEuMTcyNzEwMjE0MC4wLjAuMA.

funktion, das Eintreten für die Patientenperspektive und Patientenrechte) geprägt (Flaiz 2022, S. 65–67). In Deutschland fehlen hingegen in vielen Bundesländern noch Pflegekammern und Berufsordnungen, die berufliche Identität ist in Teilen der Berufsgruppe noch stärker dem traditionellen Subordinationsmodell unter die Medizin verpflichtet, zudem hat die Pflege immer wieder mit Deprofessionalisierungstendenzen und Prekarisierung zu kämpfen (Giese et al. 2024, S. 439: S. 444; Auth 2020, S. 75–76). Der im Kontext ethischer Fragen zum assistierten Suizid inzwischen vielfach von Pflegenden erhobene Anspruch, in Beratungen und Entscheidungen einbezogen zu werden, kann in dieser Hinsicht als positives Zeichen der Entwicklung pflegeprofessioneller Identität und bewusster Annahme der Advokatenfunktion gedeutet werden (Riedel 2024, S. 97, Riedel et al, 2022, S. 713–714).

Will die pflegeethische Reflexion dem Anspruch, sachgerecht und praxisdienlich zu sein, entsprechen, muss sie die relevanten Umstände, die (pflege-)ethisches Handeln ermöglichen oder begrenzen, mitbedenken und darf sich nicht im Aufzählen und Transfer von Berufspflichten, Prinzipien und Normierungen erschöpfen. Tradition und Kultur der Pflege sind bis heute davon geprägt, außergewöhnlich hohes moralisches Engagement von sich zu verlangen (Primc 2020, S. 139). Dabei wird oft übersehen, dass „Einzelpersonen Systemdefizite, die es in Institutionen beruflicher Pflege bzw. des Gesundheitswesens gibt, nicht permanent kompensieren können." (Bobbert 2019, S. 291). Moralisch verantwortungsbewusste Individuen können in dysfunktionalen Strukturen oft nur scheitern, weshalb von einem „Vorrang der Sozialethik[2] vor der Individualmoral" auszugehen ist (Bobbert 2019, S. 291).

Zum Verständnis des Diskurses und seiner inhaltlichen Schwerpunkte ist zu beachten, dass alle An- und Herausforderungen, mit denen Pflegende in Fragen des assistierten Suizids konfrontiert sind, auf ein Feld treffen, das von Knappheit, Personal- und Zeitnot sowie persistierendem Fachkräftemangel geprägt ist. Die Personalnot wird häufig als Unmöglichkeit aufgefasst, bestehende Stellen zu besetzen. In diesem Verständnis wird übersehen, dass die Nurse-to-Patient Ratio[3] in Deutschland als deutlich schlechter anzusehen ist, als im europäischen Vergleich oder im Verhältnis zu den USA oder zu Australien (Flaiz 2022, S. 71). Hinzu kommt, dass diese „relativ wenigen Pflegefachkräfte [...] noch dazu von deutlich weniger Pflegehilfskräften unterstützt (werden) als dies in anderen vergleichbaren Staaten der Fall ist" (Simon und Mehmecke 2017, S. 115), was auch bei besetzten Stellen erhöhten Zeitdruck in der Pflegearbeit bedeutet. Es kann deshalb nicht erstaunen, dass aktuell nahezu alle ethisch systematischen Fragen sogleich

2 Jede Bereichsethik kann individual- oder sozialethisch betrachtet werden. Wie durch die Begriffe verdeutlicht, geht die Individualethik vom handelnden Subjekt aus und adressiert dieses, die Sozialethik betrachtet alle Arten sozialer Institutionen und „gesellschaftlicher Ordnungen und Strukturen und fragt nach ihren Bedingungen und ihrer gerechten Gestaltung" (Patenge o. J.).

3 „Bei den Nurse-to-Patient Ratios handelt es sich um Verhältniszahlen, die angeben, wie viele Patienten eine Pflegefachkraft pro Schicht maximal zu betreuen haben darf." (Simon und Mehmecke 2017, S. 11).

durch die „missed nursing care“ oder auch „care left undone“-Problematik verschärft werden (Munkeby et al. 2023, S. 1021, Primc 2020, S. 125-129). Darunter werden fachlich indizierte, aus Zeitknappheit unvollständig oder gar nicht ausgeführte Pflegeleistungen bzw. -tätigkeiten verstanden. Insbesondere psychosoziale und kommunikative, der Person in der Pflegebeziehung zugewandte Handlungen werden eingespart („rationiert“) (Primc 2022, S. 852, S. 856; Primc 2020, S. 128). Diese Problematik ist in mehrerlei Hinsicht für die pflegeethische Auseinandersetzung mit Fragen assistierten Suizids relevant: So wird in der Definition von Suizidwünschen, wie beispielsweise in der des Deutschen Ethikrats, in der Regel darauf abgehoben, dass Personen unter den konkret gegebenen, von ihnen als unabänderlich empfundenen Lebensumständen, nicht länger leben wollen und den Tod vorziehen. Damit verbunden wird die Forderung, für Personen mit Suizidwünschen sei sicherzustellen, dass ihnen eine würdevolle und fachlich adäquate und gegebenenfalls palliative Versorgung angeboten wird (siehe dazu auch den Beitrag von Salomon im selben Band; Fenner 2006, S. 239). Die Person soll mindestens über alle ihr zur Verfügung stehenden alternativen Unterstützungsmöglichkeiten zur Linderung ihrer Notlage und die Möglichkeiten der Leidenslinderung durch Medizin und Pflege informiert sein (Deutscher Ethikrat 2022, S. 103–108). Dass sie dazu Zugang hat, wird vorausgesetzt. Nur vor diesem Anspruch gilt ein Wunsch nach assistiertem Suizid als wohlinformiert und freiverantwortlich. Wissen Pflegende nun um aus fachlicher Sicht mögliche Pflegemaßnahmen, die Lebensqualität erhöhen und Leiden lindern können, haben aber nicht die zeitlichen Ressourcen oder Kompetenzen, diese durchzuführen, so entsteht nicht nur moralischer Stress auf Seiten der Pflegenden, sondern primär ein ethisches Problem gegenüber der Person, die den Suizidwunsch vor diesem Hintergrund äußert (Riedel 2024, S. 93; Wöhlke und Riedel 2023, S. 511-512). Werden, wie vielfach gerade für die stationäre Langzeitpflege beschrieben, aus Zeitnot die Kommunikations- und Beziehungsangebote durch Pflegende reduziert und erleben sich Pflegeempfänger:innen als Belastung für andere, kann das Einfluss auf Suizidwünsche haben, denn der Verlust von gehaltvollen Beziehungen und Tendenzen der Vereinsamung im Alter spielen hier oft eine bedeutende Rolle (Feichtner 2022, S. 99; Kautz 2023, S. 41). „Auch wenn die Fachkräfte nicht für den Mangel an Zeit, Personal oder Material verantwortlich gemacht werden können, mit dem sie in der Patientenversorgung konfrontiert sind, so tragen sie dennoch eine Verantwortung für den ethisch reflektierten Umgang mit demselben.“ (Primc 2022, S. 853; dazu auch Wöhlke und Riedel 2023, S. 509-510)

4 Herausforderungen und Spannungsfelder

Für Pflegefachpersonen werden im Zusammenhang mit Fragen des assistierten Suizids eine Vielzahl von Belastungen, Spannungsfeldern und Herausforderungen beschrieben (Riedel et al. 2024, S. 270–275). In ethischer Perspektive sind psychisch belastende Situationen oder sogenannter moralischer Stress (auch: Moral Distress) von Herausforderungen durch schwierige ethische Entscheidungen und dilemmatische Situationen zu unterscheiden, wobei die Diktion in diesem Feld noch als uneinheitlich zu bezeichnen ist (Seidlein 2023, S. 187). Für die differenzierte Betrachtung pflegethischer Themen des assistierten Suizids bietet sich die Unterscheidung der Begrifflichkeit an, die Settimio Monteverde vorschlägt und der im Weiteren gefolgt wird. Komplexe Entscheidungssituationen oder die Notwendigkeit, sich in einer als ethisch herausfordernd oder überfordernd empfundenen Situation positionieren zu müssen, bezeichnet Monteverde mit dem Überbegriff „moralischer Unerwünschtheit", welche er mit dem Begriff des moralischen Unbehagens konkretisiert (Monteverde 2019, S. 353).

4.1 Moralische Komplexität und moralisches Unbehagen

Unbehagen in als moralisch bedeutsam wahrgenommenen Situationen und Fragen entsteht aus Unsicherheit bezüglich der eigenen Haltung, der Verunsicherung der moralischen Identität und der Notwendigkeit, sich zu positionieren. Die Thematik des assistierten Suizids hat das Potential zur Infragestellung des pflegeprofessionellen Selbstverständnisses, das traditionell dem Zentralwert Gesundheit und dem Lebensrecht eines jeden Menschen bei bestmöglicher Versorgungsqualität verpflichtet ist (Riedel 2023, S. 195). Im Sinne moralischer Komplexität sind schwierig zu klärende Fragen zu verstehen, etwa ob ein Wille freiverantwortlich, wohl informiert und dauerhaft besteht und wie damit umzugehen ist. Nicht nur Pflegende finden sich in schwierigen Situationen, wenn nicht klar ist, ob ein solcher Wille zu befolgen ist oder versucht werden sollte, fürsorglich primär der Verpflichtung zur Suizidprävention zu folgen und zum Weiterleben zu ermutigen (Riedel et al. 2024, S. 272).

Pflegende in unterschiedlichen Bereichen stehen dabei vor unterschiedlichen Herausforderungen. So ist im psychiatrischen Bereich ein solcher freiverantwortlicher Suizidwunsch zwar nicht auszuschließen, aber wegen der möglichen Krankheitsbedingtheit besonders sorgsam zu prüfen. Die alltägliche Pflege folgt anderen Gesetzmäßigkeiten, wie Beiträge von Pollmächer und von Rauch in diesem Band erläutern. Im Bereich palliativer Versorgung stehen Angebote zur Leidenslinderung und für ein würdevolles Leben bis zuletzt im Zentrum. Die hospizliche Versorgung lehnte und lehnt zum Teil bis heute jede Beschleunigung des Sterbens grundsätzlich ab, wie Bausewein und Sattelberger in ihren Beiträgen in diesem Buch aufzeigen. In der Pflege alter Menschen ist die Gemengelage oft besonders schwierig, wenn unklar ist, ob Sterbewünsche aufgrund einer (unerkannten oder nicht adäquat behandelten) depressiven Symptomatik oder sozial-psychologischer Problemlagen wie Einsamkeit oder des Gefühls, eine Belastung zu sein, entstehen (Feichtner 2022, S. 43; Gronemeyer und Heller 2021, S. 64–65; S. 70–71). Pflegende erleben, dass Suizidwünsche durch eine als schlecht empfundene Lebensqualität verstärkt oder ausgelöst werden, was Fragen nach deren Vermeidbarkeit aufwirft, wenn die Versorgungs- und Pflegequalität verbessert werden könnten. Dieses komplexe Feld erläutern Riedel, Seidlein und Klotz in ihrem Beitrag in diesem Buch detailliert. Von Pflegenden ist in jedem Fall eine achtsame Unterscheidung gefordert. Sie sind einerseits in der Gefahr, vorschnell anzunehmen, wegen hohen Alters und Gebrechlichkeit sei ein Suizidwunsch gut verständlich, nachvollziehbar und der Mensch sei eben alt und „lebenssatt" (Kautz 2023, S. 157). Andererseits kann aber die Vorstellung, das eigene Leben (gut) gelebt zu haben, „alt und lebenssatt" (AG Medizinethik im Auftrag der EKHN 2021, S. 44) zu sein, durchaus eine Rolle spielen. Eine sensible Differenzierung und das Finden des richtigen, ganz individuellen Weges mit einer pflegebedürftigen Person fordern die pflegerische Begleitung heraus und werden nicht selten zur Überforderung. Allen individuellen Situationen ist gemein, dass sich diese Fragen unter Bedingungen stellen, die auch in anderen Situationen zu sogenanntem moralischen Stress führen können, welchen Monteverde als zweite Form moralischer Unerwünschtheit bezeichnet (Monteverde 2019, S. 353).

4.2 Moralische Komplizität und moralischer Stress

Moralischer Stress resultiert daraus, dass eine Situation nicht nur, wie oben beschrieben, schwierig oder komplex ist, sondern die Pflegeperson auch nicht die Möglichkeit hat, den moralischen Normen zu folgen, die sie als gültig ansieht, oder sich entsprechend der selbst wahrgenommenen Verantwortung einzubringen (Munkeby et al. 2023, S. 1012; Riedel 2024, S. 93). Dies beginnt bei Pflegenden schon dann, wenn sie schlicht aufgrund von Zeit- und Ressourcenmangel dem vulnerablen Menschen nicht die Pflege anbieten können, die er ihrer Expertise gemäß benötigt, um eine angemessene Lebensqualität und eine (womöglich letzte) Lebensphase in Würde zu erleben (Wöhlke und Riedel 2023, S. 511). Moralischer Stress entsteht auch, wenn Pflegende sich bei Entscheidungen über den Umgang mit Suizid- und Sterbewünschen exkludiert fühlen oder ihre Perspektive nicht als relevant betrachtet wird. Dies ist ein Punkt, der in Publikationen zu dem Thema assistierter Suizid wiederholt angemahnt wird, da die Beteiligung von Pflegenden offensichtlich noch nicht überall selbstverständlich ist. Das gilt sowohl auf Versorgungsebene als auch für die gesellschaftlichen Diskurse und politischen Entscheidungsprozesse zur Thematik (Ethikkommission für Berufe in der Pflege Niedersachsen 2024 – im Folgenden PEK-NDS –, S. 5; Riedel et al. 2022, S. 713–714; Monteverde 2017, S. 5; S. 7). Es liegen inzwischen eine ganze Reihe von Studien unterschiedlicher Herkunft vor, die zeigen, dass die Thematik bei Pflegenden moralisches Belastungserleben in verschiedener Hinsicht auslösen kann (Riedel 2024, S. 93). Die für die Pflegefachpersonen in der Praxis imponierenden Emotionen, die Moral Distress auslösen, lassen sich einer Aufzählung von Morley et al. folgend darstellen. Die Autoren unterscheiden unter anderem „Anger/Frustration" (Wut und Frustration), „Guilt", (Versagen und Schuld) sowie „Powerlessness" (Machtlosigkeit) (Morley et al. 2020, S. 1289). Hinsichtlich der Thematik des assistierten Suizids lassen sie sich wie folgt konkretisieren:

„Anger/Frustration“: Der Wunsch nach assistiertem Suizid kann als Zurückweisung der Pflegebemühungen erlebt werden, Pflegende müssen damit umgehen, dass ihre Angebote und Maßnahmen für die Lebensqualität der Person abgelehnt werden und die Person den Tod vorzieht. In der Pflege als genuinem Beziehungsberuf (Riedel 2024, S. 88) mit seiner besonderen Nähe zum Menschen kann diese Ablehnung als kränkend empfunden werden und sie kann Wut auslösen (PEK-NDS 2024, S. 4).

„Guilt“: Der Wunsch nach assistiertem Suizid kann als ein persönliches Versagen wahrgenommen werden, da es nicht gelungen ist, der pflegebedürftigen Person trotz allen pflegerischen Einsatzes ein Leben zu ermöglichen, das diese bis zum Ende führen möchte. Es können Gefühle der Schuld und Unzulänglichkeit, „nicht genug getan zu haben“, entstehen (PEK-NDS 2024, S. 7; Riedel 2024, S. 88).

„Powerlessness“: Ein Gefühl der Machtlosigkeit oder Ohnmacht kann in mehrerlei Hinsicht entstehen: Pflegende fühlen sich machtlos, wenn sie in Entscheidungen über den Umgang mit Sterbe- oder Suizidwünschen der Menschen, die sie pflegen, nicht einbezogen werden. Dies wird verschärft, wenn sie Entscheidungen, die sie nicht für richtig halten, mittragen sollen. Ohnmachtsgefühle entstehen, wenn sie den Eindruck haben, sie wüssten, was richtig zu tun ist, dies aber aus Gründen der Ressourcenknappheit oder ihrer Stellung in der Organisation oder Hierarchie nicht um- oder durchsetzen können (PEK-NDS 2024, S. 8; Riedel 2024, S. 93).

Um mit solchen Emotionen gut umzugehen und in Situationen moralischer Komplexität ihre Verantwortung adäquat wahrnehmen zu können, benötigen Pflegende Unterstützung durch eine Organisationskultur, in der offen und konstruktiv gemeinsam an den resultierenden Problemen und Fragestellungen gearbeitet werden kann. Genauso wichtig sind klare Prozesse und Verantwortlichkeiten, Unterstützungsangebote und Strukturen der Ethikberatung sowie die Möglichkeit, sich adäquat fort- und weiterbilden zu können (PEK-NDS 2024, S. 8–9). Zur inhaltlichen Gestaltung solcher unterstützenden Strukturen, aber auch zur Klärung der eigenen pflegeprofessionellen Haltung und zur Verantwortungsübernahme in konkreten Einzelfällen tragen die pflegeethische Reflexion und einschlägige Leitlinien, Standards und Kodizes bei.

5 Pflegeethische Reflexion

Grundlegend für die Pflegeethik als Professionsethik sind in jedem Fall die universellen und unteilbaren Menschenrechte (BMJ 2024; BMFSJ 2020; Giese 2019, S. 63). Sie sind als Begründungszusammenhang und als die zentrale Legitimationsgrundlage pflegeethischer Reflexion zu sehen und zugleich die normative Basis, auf welcher der ICN-Ethikkodex für Pflegefachpersonen steht. Dieser Kodex ist als ethische Orientierung und Selbstverpflichtung der Profession zu verstehen (Riedel 2023, S. 193). Neben dieser professionsspezifischen Perspektive lernen Pflegefachpersonen zunehmend bereits im Rahmen der Primärqualifikation die Prinzipienethik nach Beauchamp und Childress (2024) als Argumentationsgrundlage für ethische Fragen und Entscheidungen zu nutzen (Riedel et al. 2017, S. 163). Deren vier Prinzipien der Autonomie, Benefizienz (im Pflegekontext meist als Fürsorge übersetzt), Gerechtigkeit und des Nicht-Schadens gelten als gemeinsame Grundlage der Ethik der Heilberufe, auch wenn sie ihre Genese im Bereich biomedizinischer Forschung haben (Beauchamp 2021, S. 73). Angesichts des pflegespezifischen Propriums besonderer, in der Regel auch leiblicher Nähe zu den Pflegeempfänger:innen und der Relevanz der Pflegebeziehung werden careethische Zugänge zur Klärung grundsätzlicher Standpunkte und einer pflegeprofessionellen Haltung immer wichtiger. Sie können in konkreten Einzelfällen helfen, die wichtigsten Aspekte und zentralen Werte und Ziele der Pflege im Fokus zu behalten.

Im Folgenden werden zunächst die zentralen Aspekte des Pflegethos vorgestellt, wie sie im ICN Ethikkodex in international abgestimmter und verbindlicher Weise dargelegt sind (Riedel 2023, S. 191). Careethische und prinzipienethische Bezüge schließen daran an. Aktuelle Stellungnahmen und Empfehlungen zur Thematik aus pflegeethischer Perspektive ergänzen die pflegeethischen Überlegungen in diesem Beitrag.

5.1 Der ICN-Ethikkodex und die pflegeprofessionelle Verantwortung

Pflegefachpersonen sind nicht nur einem Zentralwert, etwa der Gesundheit, verpflichtet, sondern folgen ihrem Auftrag gemäß verschiedenen Werten und Zielen, die sich ganz grundlegend aus der Verpflichtung auf die Menschenrechte und die Patientenorientierung ergeben (ICN 2021, S. 4; S. 23). Gemäß dem ICN-Ethikkodex anerkennen Pflegefachpersonen grundlegende Verantwortlichkeiten, die jeweils in der Präambel formuliert sind. Diese unterliegen einem Entwicklungsprozess, der die gesellschaftlichen Veränderungen und zeitgeschichtlichen Diskurse spiegelt und für die pflegeprofessionelle Identität interpretiert. Wurde in der Erstfassung des Kodex 1953 die grundlegende Verantwortung der Pflegefachpersonen noch als Lebenserhaltung, Leidenslinderung und Gesundheitsförderung benannt, gewinnt der letzte Punkt etwa ab den 1970er-Jahren massiv an Bedeutung; zur Gesundheitsförderung kommt nun die Krankheitsprävention. Dies zeigt sich in Deutschland in der neuen Berufsbezeichnung *Gesundheits*- und Krankenpfleger:in (KrPflG § 1 (1) 1 und 2, aufgehoben 2019 mit dem PflBG). Eine klare Verantwortlichkeit hinsichtlich der Begleitung eines würdevollen Sterbens findet sich explizit erst in der jetzt gültigen Fassung des Ethikkodex von 2021. Nun gilt es, die Gesundheit zu fördern, Krankheiten zu verhüten, Gesundheit wiederherzustellen sowie Leiden zu lindern und ein Sterben in Würde zu unterstützen (ICN 2021, S. 4; Riedel 2023, S. 195). Eine Positionierung für oder gegen eine Begleitung eines assistierten Suizids enthält der Kodex nicht. Dem allgemeinen und weltweiten Geltungsanspruch des Kodex folgend wird auch keine spezifische, weltanschaulich gebundene Auslegung des Terminus „würdiges Sterben" gegeben. Allerdings gibt der ICN in einem Positionspapier 2020 – ein Jahr vor Erscheinen der aktuellen Fassung des Ethikkodex – eine Stoßrichtung vor, die auch das Thema des assistierten Suizids tangiert (ICN 2020). Das Papier fokussiert zunächst die Rolle der Pflegefachpersonen, die Patient:innen und deren Angehörige im Sterbeprozess begleiten und betont das Potential von Palliative Care. Die Verantwortung der Pflegefachpersonen wird in diesem Kontext primär in einer kultursensiblen und holistischen Versorgung gesehen, im respektvollen Umgang mit spirituellen und religiösen Überzeugungen und in der Unterstützung des familiären Umfelds. Interessant ist, dass die Einengung der Debatte auf medizinisch assistierten Suizid explizit kritisiert wird. Genauso wichtig seien andere Themen wie die Einstellung von Therapien, Patientenverfügungen oder Behandlungsvorausplanung. Als grundlegende Verantwortung der Pflegefachperson wird vom ICN jedenfalls die Linderung von Schmerzen und Leiden genannt, denn „nurses are trained in pain management, palliative care and in helping people in dealing with grief, death and dying" (ICN 2020). Die Diskussion über die Rolle der Pflege und anderer Heilberufe sei im Kontext der Sorge für sterbende Patient:innen[4] weiterhin zu führen. Als klare Verpflichtung wird allerdings formuliert, dass Pflegefachpersonen „[...] über die aktuellen Themen und die Gesetzgebung zu Fragen der Lebensendphase informiert sein [müssen]" (ICN 2020). Damit gibt der ICN eine themenspezifische Konkretion dessen, was im Ethikkodex 2021 dann im Element 2 allgemeiner formuliert wird (siehe unten). Die Thematik wird damit der palliativen Versorgung, jedenfalls der End-of-life-Care, zugeordnet.

Der Logik des Kodex folgend, besteht die primäre Verantwortung der Pflegefachperson gegenüber den Menschen, die aktuell (oder in Zukunft) Pflege benötigen. Dieses Verhältnis ist Thema im ersten Element des Kodex. Dabei sind es die Selbstbestimmung der Person und ihres Umfelds, ihrer kulturellen und religiösen Überzeugungen und ihrer Rechte, die Pflegende zuallererst fördern. Für diese Rechte gilt es aktiv einzutreten; hiermit ist die advokatorische Funktion der Pflege benannt. Den Patient:innen sind alle nötigen Informationen zu geben, die sie benötigen, um in eine Pflege oder dazugehörige Behandlung einwilligen zu können. Weitere Konkretionen zum würdevollen Sterben enthält der Kodex auch hier nicht, wie er auch sonst keine spezifischen Pflegebereiche oder -situationen hervorhebt. Allgemein werden professionelle Werte eingefordert wie Respekt vor der Würde der Person, Gerechtigkeit, Verlässlichkeit, Fürsorge, Mitgefühl, Empathie, Vertrauenswürdigkeit und Integrität. Was das konkret heißen kann, wird in Stellungnahmen und Empfehlungen nationaler Verbände und Gremien konkretisiert (PEK-NDS 2024; SBK Ethikkommission 2021; ANA 2019).

Das zweite Element fokussiert die „ethische Pflegepraxis", für die Pflegefachpersonen als persönlich verantwortlich und rechenschaftspflichtig bezeichnet werden. Es geht im Kern darum, die eigenen Kompetenzen aufrechtzuerhalten und sich im Sinne lebenslangen Lernens im Beruf kontinuierlich weiterzuentwickeln, andere dabei zu unterstützen und Fehler zu verhindern. Darunter fällt sicherlich die oben genannte Forderung des ICN-Positionspapiers, über aktuelle Themen und die Gesetzgebung zu Fragen des Lebensendes informiert zu sein. Für die hier in Frage stehende Thematik bedeut-

4 Patient:innen ist der Begriff, der im Kodex in der deutschen Fassung in der Regel für pflegebedürftige Personen benutzt wird, „patients" im englischen Original.

sam sind auch die Forderungen, Fürsprecher:innen zu sein und eine Praxiskultur zu pflegen, die ein ethisches Verhalten und den offenen Dialog fördert. In diesem zweiten Element wird auch der Gewissensvorbehalt benannt, Pflegefachpersonen haben demzufolge das Recht, die Mitwirkung an bestimmten Prozeduren aus Gewissensgründen abzulehnen. Allerdings bleiben sie in der Verantwortung, „sicherzustellen, dass die Menschen eine ihren individuellen Bedürfnissen angemessene Pflege erhalten." (ICN 2021, S. 13) Dieser Punkt wird vielfach rezipiert und auf die Begleitung eines assistierten Suizids hin interpretiert (Feichtner 2022, S. 56; Riedel et al. 2024, S. 22).

In den letzten beiden Elementen geht es um die Professionsentwicklung (in 3) und um die Verantwortung der Profession hinsichtlich globaler Themen der Gesundheitsversorgung (in 4). In Element 3 finden sich zwei im Kontext assistierten Suizids zentrale Aspekte: die Verantwortung, (über die Berufsorganisation) an der Gestaltung einer zuträglichen Arbeitsumgebung mitzuwirken, konkret an der Weiterentwicklung von „Umgebungen, die es Pflegefachpersonen ermöglichen, ihren Verantwortungsbereich optimal auszufüllen und eine sichere, effektive und rechtzeitige Gesundheitsversorgung zu gewährleisten" (ICN 2021, S. 17). Dieser Punkt ist angesichts der hohen Relevanz der Umstände, unter denen Pflegende arbeiten und Pflegeempfänger:innen leben, für das Aufkommen von Sterbe- und Suizidwünschen absolut einschlägig und professionsethisch begründet (Kautz 2023, S. 117; Giese 2022a, S. 195–196). Hervorzuheben ist ein weiterer Punkt: die Verantwortung der Pflegefachperson für „die Entwicklung und Erhaltung eines Kerns von beruflichen Werten" (ICN 2021, S. 17) und für die Weiterentwicklung der Versorgung durch Praxisentwicklung und Forschung, was zweifellos auch auf die grundlegende Verantwortlichkeit für die Unterstützung eines würdevollen Sterbens zu beziehen ist (ICN 2021, S. 4; S. 17). Wie Monteverde zurecht feststellt, ist global betrachtet das Thema der Suizidassistenz eher ein Nischenthema. Als Teil des typisch westlichen Autonomiediskurses und auch aufgrund sozioökonomischer Unterschiede ist es in den (vielen) Ländern weniger relevant, in denen das Überleben und der Zugang zu Gesundheitsversorgung und lebensverlängernden Maßnahmen für die meisten Bürger:innen noch nicht gesichert sind (Monteverde 2017, S. 4). Folglich ist Element 4 des Kodex für die Thematik aktuell nur wenig einschlägig.

Die beruflichen Werte, welche die pflegerische Grundhaltung ausmachen, sind an der Gesundheit, Integrität, Würde und dem Leben der pflegebedürftigen Person ausgerichtet, Leidenslinderung und größtmögliches Wohlbefinden sind dabei zentrale Ziele (ICN 2021, S. 23). Dies ist prägend für die Haltung der Pflegenden und die Erwartungshaltung der pflegebedürftigen Menschen. Deshalb ist das Nachdenken über die Beteiligung an medizinisch unterstützter Lebensbeendigung eine sehr grundlegende Herausforderung für die pflegeprofessionelle Haltung. Pflegefachpersonen würden damit zusätzlich zu ihrer lebenserhaltenden und -fördernden Pflege auch den Tod absichtlich herbeiführen (oder daran mitwirken) – oder wie Beauchamp und Childress es ausdrücken – „become agents of intentionally causing death in addition to being healers and caregivers" (Beauchamp und Childress 2019, S. 187). Dabei kann es nie darum gehen, zu beurteilen, ob ein Leben (noch) lebenswert ist; dies obliegt allein der betreffenden Person selbst. Die subjektive Ansicht der Pflegenden darüber ist im Sinne der Nicht-Diskriminierung und vor dem Hintergrund historischer Erfahrungen mit Lebenswert-Entscheidungen durch die Medizin bedeutungslos (Feichtner 2022, S. 58; S. 61). Es geht für die Pflegefachpersonen nicht nur um ihre inhaltliche Positionierung im Einzelfall, sondern auch um die pflegeprofessionelle Haltung innerhalb der Pflegebeziehung. Wenn Pflegende sich als Dienstleister im Sinne distanzierter Vertragspartner sehen oder pflegerische Interaktionen aufgrund der Bedingungen in der Pflege „zum Geschäftskontakt" verkommen (Pantel 2022, S. 121, zitiert nach Kautz 2023, S. 163) kann das fatale Auswirkungen auf die Pflegequalität, die Lebensqualität und zuletzt den Lebenswillen der pflegebedürftigen Menschen haben (Kautz 2023, S. 162–163). Umso wichtiger ist deshalb eine careethische Orientierung, die mit Conradi (2012, S. 176) als Praxis der Achtsamkeit bezeichnet werden kann und die der hohen Vulnerabiltät der Pflegeempfänger:innen Rechnung trägt.

5.2 Careethik – Vulnerabilität und Beziehung

„Relations, not individuals are ontologically basic" (Noddings 2003, S. xiii). So könnte man die Grundidee der Careethik und verwandter Theorien zusammenfassen. Gemeinsam ist ihnen bei aller Unterschiedlichkeit, dass sie vom Menschen als leiblich verfasstem Beziehungswesen ausgehend denken. Weder Autonomie noch ausschließliche Orientierung am Konsens rationaler, voneinander separierter Individuen ist der Fokus der Careethik, sondern die Bezogenheit der Menschen aufeinander und die gegenseitige Anerkennung, derer wir in unserer Vulnerabilität *alle* bedürfen (Kohlen 2020b, S. 239). In der Careethik wird der Mensch somit nicht nur als autonomes Subjekt wahrgenommen, das sich über seine kognitive Dimension (als animal rationale) definiert. Der Fokus liegt vielmehr auf der einmaligen Beziehung zum Gegenüber und der Konfrontation mit der konkreten Leiderfahrung anderer Menschen, die zum Handeln aufrufen (Conradi 2012, S. 174; Sauer und May 2011, S. 27). Damit ist die Careethik die ethische Theorie, die der Pflege in ihrer spezifischen Nähe zum Menschen in seiner Leiblichkeit, Vulnerabilität und Relationalität eine Sprache für ihre besondere moralische Dimension verleiht. Die verschiedenen Ansätze der Careethik (auch Care-Ethik oder oft unübersetzt: Careethics) unterschiedlicher, überwiegend weiblicher Autor:innen[5] kommen auch darin überein, dass es angesichts moralischer Herausforderungen und ethischer Fragen nicht genügt, verallgemeinerbare, *prinzipiell* richtige Antworten zu suchen, sondern dass es immer um die Einmaligkeit der Person geht, die konkrete Situation und den Beziehungskontext, in dem sie steht. Das ist für die Beschäftigung mit Fragen des assistierten Suizids

5 Bekannt und vielfach rezipiert sind Gilligan (1982), Noddings (1984), Tronto (1993), Conradi (1999). Die Jahreszahlen beziehen sich hier jeweils auf die Erstausgaben.

deshalb besonders relevant, weil ethische Fragen, Herausforderungen und auch moralischer Stress eben daraus resultieren, dass Pflegende nicht beziehungslos vernünftigen und unabhängigen Subjekten gegenübertreten, die rationalisierte Sterbewünsche vortragen. Vielmehr finden sie sich in oft asymmetrischen Sorgebeziehungen zu vulnerablen Personen wieder, die in einer Situation sind, in der sie so nicht mehr weiterleben wollen. Pflege als „a response to human vulnerability“[6] (Sarvimäki und Stenbock-Hult 2016, S. 373) muss in careethischer Perspektive auf alle Ebenen pflegerischen Handelns bezogen werden, eine Engführung auf die Ebene der direkten pflegerischen Versorgung genügt nicht. Darin unterfüttert die Careethik die pflegeprofessionelle Ausrichtung des ICN-Ethikkodex, insofern sie „den persönlichen, institutionellen, gesellschaftlichen und kulturellen Rahmen für das Verständnis von Krankheit und Sterblichkeit und den Umgang mit ihnen“ (Kohlen 2020b, S. 243, Übersetzung aus dem Englischen C. G.) beständig in die Reflexion einbezieht. Auch wenn diese Ebenen einander bedingen und ineinandergreifen, werden sie im Folgenden separat betrachtet, um den spezifischen Beitrag der Careethik zum Umgang mit Sterbewünschen und konkret zu Fragen der Suizidassistenz zu verdeutlichen.

Auf der Ebene der direkten Pflegebeziehung geht es darum, die pflegebedürftige Person als Menschen wahrzunehmen und nicht ihr Defizit im Vordergrund zu sehen. Zentral ist der Umgang mit der Abhängigkeit von Pflege und mit Leid, die nicht vorschnell mit einem Verlust an Würde gleichgesetzt werden. Die Careperspektive geht davon aus, dass wir alle vulnerabel und aufeinander angewiesen sind, und dies zum Menschsein gehört (Kohlen 2020b, S. 240–241). Leiblichkeit und Emotionalität sind die Basis eines gemeinsamen Verständnisses und einer Beziehung, die den Anderen zunächst einmal als verletzlich und angewiesen wie mich selbst anerkennt. Autonomie ist keine absolute Eigenschaft oder Fähigkeit, sondern sie wird in diesem Verständnis erst in der Beziehung zu anderen möglich, erworben und gelernt (Birnbacher 2022, S. 503; Gronemeyer und Heller 2021, S. 88–89). In diesem Kontext ist die Rede von relationaler Autonomie zu verstehen, die den careethischen Zugang zum Menschen prägt. Weder Unterstützungsbedarf und Abhängigkeit in körperlichen Belangen, noch Einschränkungen in kognitiver Hinsicht mindern das Menschsein oder die Würde der Person. „Würde ereignet sich als Erfahrung dadurch, dass wir gewürdigt, anerkannt und geachtet werden“ (Gronemeyer und Heller 2021, S. 87). Vor diesem Hintergrund schlagen Goedecke et al. eine pflegeprofessionelle Haltung vor, die voraussetzt, dass „[...] es in Situationen der Gebrechlichkeit und am Lebensende nicht darum [geht], den Menschen alsbald den Tod zu ermöglichen und eine Entscheidung für oder gegen Euthanasie zu fällen, sondern sich darauf einzulassen, dass ein Mensch seine letzte Lebensphase erreicht hat und ihn in jeder Hinsicht achtsam zu begleiten.“ (Goedecke et al. 2022, S. 129) Aus careethischer Perspektive sind Pflegende damit nicht unbeteiligte Dienstleister, sondern sie vertreten eine lebensbejahende Position, die mit allen

6 Eine Antwort auf menschliche Bedüftigkeit.

ihnen zur Verfügung stehenden pflegerischen Mitteln die Lebensqualität unterstützt und den Wert des Lebens eines Menschen nicht in Frage stellt. Zugleich nehmen sie die Sicht und das Erleben der pflegebedürftigen Person ernst, deren Ängste vor einem Ausgeliefertsein an ein System mit überbordender, medizinischer Maximaltherapie genauso wie deren Vorstellungen von einem würdevollen Sterben. Es ist richtig, dass das, „was für einen Menschen ein „gutes" Sterben ist, stets nur eine individuelle Entscheidung sein kann." (Feichtner 2022, S. 112). Es ist aber genauso richtig, dass diese Entscheidung von den Beziehungen und Umständen abhängt, unter denen das weitere Leben zu leben wäre. Damit sind die Bedingungen, unter denen Pflege stattfindet, Thema der Careethik, da sie einer achtsamen und beziehungsorientierten Pflege oft im Wege stehen. Conradi weist zudem darauf hin, dass die „achtsame Zuwendung sich nicht bloß auf andere richten" darf (Conradi 2012, S. 181), sondern auch auf die eigene Person.

Die Careethik nimmt eine entsprechende Perspektive auf die Ebene der Institutionen ein, auf ihre Organisation, deren Strukturen und ob sie den Menschen Möglichkeiten bietet, fürsorgliche Beziehungen einzugehen oder diese erschwert. Die Kultur, die Prozesse und Strukturen werden dahingehend reflektiert, ob es Faktoren gibt, die für eine Carepraxis eher förderlich oder hinderlich sind. Hier geht es um die Verteilung von Ressourcen, wie etwa den Faktor Zeit (für Zuwendung), aber auch um die Reflexion von Macht und deren Verteilung und Auswirkung auf Entscheidungsprozesse (Kohlen 2020b, S. 254; Liaschenko 2010, S. 40–41). Sind diese Prozesse und die unterstützenden Strukturen, wie etwa Gremien der Ethikberatung so organisiert und sensibel dafür, die Perspektive der Patient:innen im Sinne (relationaler) Autonomie achtsam und respektvoll aufzunehmen? Oder sind die Machtverhältnisse dahingehend dysfunktional und führen sie eine noch verbreitete, traditionell gewachsene, autoritär-hierarchische Krankenhauskultur fort, wie Kohlen in ihren Arbeiten zu klinischen Ethikkomitees zeigt (Kohlen 2020a, S. 329-332)? Der mögliche Primat der Ökonomie und die Frage danach, wie sehr er die Gesetzmäßigkeiten und Prozesse in einer Einrichtung prägt, wird ebenfalls reflektiert, auch hinsichtlich der Möglichkeiten der Suizidprävention oder des Angebots an palliativer Versorgung (Riedel et al. 2024, S. 269). Damit ist die institutionelle Ebene wie auch die Ebene der direkten Versorgung der Menschen nicht ohne die gesellschaftliche Ebene zu verstehen.

Auf gesellschaftlicher Ebene geht es nicht nur um die Frage der Prioritäten und des Zugangs zu Ressourcen. Die Stärke der careethischen Perspektive ist, dass sie neben der Thematisierung möglicher Versorgungsmängel (die oben bereits Gegenstand der Erörterung waren) den Blick öffnet für die Kultur und die so selbstverständlichen wie problematischen Bewertungen und Zuschreibungen, die den gesellschaftlichen Trends und politischen Entscheidungen zugrunde liegen. Es ist auch für Pflegefachpersonen wichtig zu berücksichtigen, wie Diskussionen über das Lebensende historisch und kulturell bedingt sind. Es sind gerade Careethiker:innen, die die Abwertung von Menschen, die (scheinbar) nichts mehr beitragen, sondern nur noch Kosten produzieren, problematisieren. Die Wahrnehmung zum Beispiel älterer Generationen als Belastung, wie sie sich in alltäglich verwendeten Begriffen der „Alterslast“ oder der „Überalterung“ zeigt, prägen das Denken (Giese 2022b, S. 24). Die Spirale der Abwertung des Bereichs der Pflege und Sorge für Menschen, die der Unterstützung bedürfen und vielleicht nie mehr leistungsfähig und „wertschöpfend“ tätig werden, kann nicht getrennt von den gesellschaftlichen Diskursen über den assistierten Suizid betrachtet werden (Feichtner 2022, S. 102; Gronemeyer und Heller 2021, S. 70–74). Kohlen verweist auf die Wirkmächtigkeit gesellschaftlicher Diskurse, die Abhängigkeit als Last sehen und fehlende Selbstständigkeit mit dem Verlust von Würde und dem Ende eines lebenswerten Lebens gleichsetzen, dies führe zu einer Abwertung von Menschen, die auf andere angewiesen sind. Sie beschreibt diese Entwicklung als „Teufelskreis“: „Die Abwertung von Abhängigkeit führt zur Abwertung der Pflegebedürftigen. Die Abwertung der Pflegebedürftigen führt zur Abwertung der Pflegenden. In den Augen der Abgewerteten führt die Abwertung der Pflegenden selbst zur Abwertung der geleisteten Pflege und damit zur Abwertung derjenigen, für die sie die Pflege leisten – ein Teufelskreis der Degradierung“ (Kohlen 2020b, S. 241, Übersetzung aus dem Englischen C. G.).

Die Careperspektive ermöglicht es, den Zusammenhang wahrzunehmen, der zwischen der autonomen Willensbildung und -äußerung eines Menschen, seinem Beziehungs- und Versorgungskontext und dem Tenor gesellschaftlicher Bewertungen besteht. Auch die Frage nach dem, was Menschen wirklich für ein gutes Leben brauchen, wird gestellt, wobei die Antwort nicht für den Menschen gegeben wird, sondern im Respekt vor der Einmaligkeit der Person und ihrer Biographie mit diesem gemeinsam zu suchen ist.

5.3 Prinzipienethik – mehr als Autonomie und Fürsorge

In der Pflegeethik nehmen prinzipienorientierte Zugänge in Lehre und Praxis einen zentralen Platz ein (Riedel et al. 2017, S. 163). Zumeist an den Four Principles of Biomedical Ethics nach Beauchamp und Childress (2019)[7] orientiert, werden sie zunehmend bereits in der Primärqualifikation vermittelt. Spezifisch pflegebezogene Rezeptionen liegen unter anderem von Fölsch und von Rabe vor (Fölsch 2021; Rabe 2017, S. 105–123). Bezogen auf die Fragestellungen im Kontext des assistierten Suizids liegt ihr Potential darin, dass diese Theorie die einzige ist, bei der eine gewisse Verbreitung in den Heilberufen, insbesondere in Medizin und Pflege, angenommen werden kann und sie damit als Grundlage interdisziplinärer Beratung gut geeignet ist. Zudem gilt die Prinzipienethik als „relativ übersichtlich und handhabbar“ (Pfabigan o. J.) und ist gut operationalisierbar für die klinische Ethikberatung aufbereitet (Marckmann 2021). Zudem lassen sich die Prinzipien individualethisch, aber auch sozialethisch auslegen,

7 Kürzlich erschien die erste deutschsprachige Fassung des Gesamtwerks (Beauchamp und Childress, 2024), im vorliegenden Beitrag wurde auf das englischsprachige Original zurückgegriffen.

insbesondere das Prinzip „Gerechtigkeit", was Diskursen um den Ressourcenzugang einen theoretischen Reflexionsrahmen gibt. Inhaltlich kommen die Prinzipien den Heilberufen entgegen, weil sie der „common morality" entsprechen. Darunter verstehen „die Autoren einen Kern universal gültiger Normen, Rechte und Tugenden [...], die insofern universal gültig seien, als unterstellt werden könne, dass sie von allen moralisch seriösen Menschen anerkannt werden." (Pfabigan o J.) Prinzipien sind allgemein formuliert und bieten Orientierung, nicht Handlungsanweisung, das heißt, im Einzelfall müssen sie von den verantwortlichen Akteuren interpretiert werden. Die vier Prinzipien biomedizinischer Ethik sollen dabei helfen, keine wichtigen ethischen Aspekte einer Thematik oder eines Falles aus der Praxis zu übersehen. Allerdings kommen sie gerade dann an ihre Grenzen, wenn es um grundsätzliche Fragen menschlichen Lebens, um dessen Würde, Wert und Vulnerabilität geht. Als Theorie „mittlerer Reichweite" kann und soll die Prinzipienethik keine grundlegenden anthropologischen Aussagen machen, die über eine gründliche und kritische Auslegung der Prinzipien hinaus gehen. Der Ansatz bietet eine Art „Grundgerüst [...], an dem die eigentliche Arbeit der moralischen Urteilsbildung beginnt und damit eine Methode unterstütz[t], die eine kreative Erweiterung des Gehalts spezifischer Normen ermöglicht." (Pfabigan o. J.)

Das in Verbindung mit assistiertem Suizid am meisten diskutierte Prinzip ist das der *Autonomie*, verstanden als Achtung der Selbstbestimmung einer Person (Beauchamp 2021, S. 74). Eine umfassende Definition von Autonomie gibt Rehbock. Ihr zufolge bedeutet Autonomie, „dass wir unser je eigenes Leben auf durch andere unvertretbare und selbstverantwortliche Weise selbst führen können und müssen, indem wir uns zu uns selbst, zum anderen und zur Welt verhalten und unser Leben sinnvoll gestalten." (Rehbock 2005, zitiert nach Rabe 2017, S. 111) Diese Autonomie ist vor kontrollierenden Einflüssen anderer zu schützen, was beinhaltet, dass Patient:innen und pflegebedürftige Menschen ein Recht auf alle Informationen haben, die sie benötigen, um selbstbestimmt entscheiden zu können. Das Autonomieprinzip realisiert sich im Behandlungssetting zunächst im Recht auf informierte Zustimmung (Fölsch 2021, S. 43). Weitere moralisch-normative Forderungen, die sich aus dem Prinzip ergeben, sind das Recht auf Selbstbestimmung in Bezug auf das Eigenwohl, das Recht auf Wahl zwischen möglichen Alternativen und das Recht auf eine möglichst geringe Einschränkung des Handlungsspielraums (Bobbert 2002, S. 134–144). In diesem Zusammenhang ist das Recht, lebenserhaltende oder -verlängernde Maßnahmen für sich abzulehnen, weitgehend konsensfähig. Anders verhält es sich mit dem Zugang zu Suizidassistenz, was nicht mehr nur einen Schutz vor Fremdbestimmung bedeuten würde, sondern einen Anspruch an Dritte, die in die Pflicht genommen würden, bei einer Lebensverkürzung zu unterstützen. Damit ist deren Autonomie tangiert, was zunächst eine Grenze des Selbstbestimmungsrechts darstellt (Bobbert 2002, S. 149; West und Ricks 2024, S. 1). Wann und unter welchen Umständen einer selbstbestimmten Willensäußerung nicht gefolgt werden soll, ist umstritten, insbesondere, wenn die Entscheidungsfähigkeit in Frage steht. Im Rahmen der Prinzipienethik wird von konkurrierenden Prinzipien ausgegangen. „Sind Einschränkungen der Patientenselbstbestimmung gerechtfertigt, wird die Rechtfertigung stets auf konkurrierenden moralischen Prinzipien wie Fürsorge oder Gerechtigkeit beruhen." (Beauchamp 2021, S. 75)

Die im Original als „Beneficence" und als „Nonmaleficence" (Beauchamp und Childress 2019) bezeichneten Prinzipien liegen konzeptionell nahe beieinander. Nonmaleficence wird als *Nichtschadensregel* oder Prinzip der Schadensvermeidung übersetzt und stammt als „primum non nocere"[8] des hippokratischen Ethos aus der traditionellen ärztlichen Ethik (West und Ricks 2024, S. 1–2). Es soll Patient:innen vor aussichtslosen und belastenden Heilversuchen schützen und ist auch als Regel zu verstehen, sich vorsichtig zu verhalten und Nutzen und Schaden einer Intervention stets gut abzuwägen. Hier kommt die Nähe zum Prinzip Beneficence, übersetzt auch als *Fürsorge* oder *Wohltun*, zum Tragen, was „über das Ziel der Schadensvermeidung hinausgeht" (Beauchamp 2021, S. 77). Zur Nichtschadensregel zählt man Normen „[...] wie beispielsweise nicht zu töten, keine Schmerzen zuzufügen, keine Behinderungen zu verursachen, Menschen keiner Lebensfreuden zu berauben, sie nicht zu betrügen und keine Versprechungen zu brechen" (Beauchamp 2021, S. 76). „Nicht zu töten" ist tief im Ethos der Heilberufe verankert und spielt auch dann eine Rolle in Fragen der Suizidassistenz, wenn die juristische Unterscheidung zwischen Tötung auf Verlangen und Hilfe bei der Selbsttötung zugrunde gelegt wird (siehe dazu die Beiträge von Verrel und von Monteverde im selben Band). Eine Mitwirkung an lebensverkürzenden Handlungen ist nicht nur im Bereich der Palliativpflege ein Bruch im beruflichen Selbstverständnis und eine Herausforderung für das pflegeprofessionelle (wie auch für das ärztliche) Ethos (Riedel 2024, S. 88). Beauchamp weist darauf hin, dass sich Pauschalurteile aufgrund einer schlichten Herleitung aus einem Prinzip grundsätzlich verbieten. Jedes Prinzip bedarf der „Spezifizierung", das heißt der kohärenten Betrachtung im Lichte aller anderen Prinzipien und Verpflichtungen, die sich im Einzelfall ergeben. Bezogen auf lebensverkürzende Maßnahmen schreibt er: „Zum Beispiel ist ‚Füge keinen Schaden zu' ohne weitere Spezifikation zu abstrakt, um Hilfe bieten zu können, etwa bei der Frage, ob Ärzte aus guten Gründen den Tod von Patienten beschleunigen dürfen. Die allgemeine Norm [des Nichtschadens und Nichttötens, C. G.] muss für diesen bestimmten Kontext spezifiziert werden." (Beauchamp 2021, S. 84)

Die Pflege als Careberuf gilt als dem Fürsorgeprinzip in besonderer Weise verpflichtet. Die Prinzipien der Fürsorge und der Schadensvermeidung wurden in der pflegebezogenen Literatur oft als Gegensatz oder im Widerspruch zu den Verpflichtungen des Autonomieprinzips wahrgenommen. Das zeigt sich auch in der Auseinandersetzung mit Fragen des assistierten Suizids. Lange Zeit wurde jegliche Unterstützung als nicht vereinbar mit der Fürsorgeorientierung und dem Auftrag der Pflege verstanden (Spichinger 2006, S. 113–115). Inzwischen öffnet sich der Diskurs für ein Fürsorgeverständnis, das sensibel und selbstkritisch mit Gefahren der Fremdbestim-

8 Oder auch „primum nil nocere", das bedeutet übersetzt: zuerst (erstens) verursache keinen Schaden.

mung und des Paternalismus umgeht (Rabe 2017, S. 113; Fölsch 2021, S. 101). Wenn sich pflegerische Fürsorge in einem zumeist asymmetrischen Machtverhältnis realisiert, kann das für den pflegebedürftigen Menschen angestrebte „Wohl" nur in dessen Sinne verfolgt werden und nicht ein abstraktes „Wohl" sein, das unter allen Umständen auch gegen den Willen des Betroffenen durchzusetzen wäre. Die Sorge für das Wohl des anderen kann nicht dessen Willen missachten und umgekehrt kann demjenigen, der „die Autonomie des anderen achten will, [...] auch dessen Wohl nicht gleichgültig sein" (Rehbock 2005, zitiert nach Rabe 2017, S. 113).

Für den Umgang mit dem Wunsch nach Suizidassistenz stellt sich die Frage, wie weit der Anspruch auf Hilfe an andere gehen kann. Der Schutz des Gewissens und das Recht, diesem zu folgen, ist Ausdruck der Würde und Selbstbestimmung und gilt auch für die Berufsausübung in Medizin und Pflege. So wächst zwar einerseits der Druck von Patient:innen auf Ärzte und Ärztinnen, Suizidassistenz anzubieten (West und Ricks 2024, S. 2), was je nach Setting und Situation Konsequenzen für den Verantwortungsbereich Pflegender haben kann. Zugleich kann durch das Recht, eine solche Handlung aus Gewissensgründen abzulehnen, auch die Problematik entstehen, dass Personen keine Hilfe beim Suizid erhalten, obwohl sie diese wünschen und in ihrer Wahrnehmung auch brauchen. Umstritten ist in Deutschland derzeit, ob der Zugang zur Suizidassistenz tatsächlich so gegeben ist, wie es vom Verfassungsgericht als erforderlich angesehen wurde (BVerfG 2020; Anselm et al. 2023, S. 6). In den Prinzipien weitergedacht, ist dies eine Frage der Gerechtigkeit und der geltenden rechtlichen Regelungen.

Das *Gerechtigkeitsprinzip* ist in mehrerlei Hinsicht für die Thematik relevant. Hinsichtlich des Ressourcenzugangs wird thematisiert, dass eine unzureichende pflegerische und palliative Versorgung Sterbewünsche entstehen lässt und eine gesellschaftliche Marginalisierung und Abwertung bestimmter Gruppen diesen das Gefühl vermittelt, überflüssig zu sein und eine Belastung darzustellen, mithin eine sinnlose Existenz zu führen. Ein solches gesellschaftliches Klima wird für die wachsende Zahl alter Personen und für chronisch Kranke, die nicht mehr am Arbeitsmarkt und an gesellschaftlichen Aktivitäten teilnehmen können, wie oben ausgeführt, zurecht problematisiert (Feichtner 2022, S. 122). Es ist aber auch eine Frage der Gerechtigkeit, wenn nur bestimmte Personen Zugang zu einer gewünschten Hilfe zur Selbsttötung haben, etwa weil dies entsprechende Bildung und Systemkenntnisse erforderlich macht oder schlicht finanzielle Ressourcen voraussetzt, über die nicht alle verfügen.[9] Zahlen aus Oregon weisen darauf hin, dass die Inanspruchnahme von Suizidassistenz vor allem durch Personen mit überdurchschnittlich hohem Einkommen und Bildung erfolgt (West und Ricks 2024, S. 1). Für Deutschland lassen sich die Zahlen, die die DGHS (Deutsche Gesellschaft für Humanes Sterben) für ihre sogenannten Freitodbegleitungen vorlegt, nicht eindeutig in diese Rich-

9 Beispielsweise gibt die DGHS, einer der Vereine, die derzeit Suizidassistenz („Freitodbegleitung") in Deutschland anbieten, Kosten in Höhe von 4000 Euro für eine „Freitodbegleitung" an. Hinzu kommen mindestens sechs Monate Mitgliedschaft im Verein, wobei der Jahresbeitrag derzeit 60 Euro beträgt (DGHS 2024).

tung interpretieren (DGHS 2023, S. 143–144). Die berechtigten Schutzinteressen vulnerabler Gruppen, für die eine Suizidprävention im Vordergrund steht, sind bei jeder gesetzlichen Regelung oder auch bei einem bewussten Verzicht auf eine gesetzlich geregelte Prozedur mit den Interessen derjenigen in Ausgleich zu bringen, die ihr Leben selbstbestimmt aber mit Hilfe Dritter in für sie würdevoller Weise beenden wollen (West und Ricks 2024, S. 1). Auch die Rechte und Interessen derjenigen, die sie begleiten sollen, sind zu berücksichtigen. Für die Pflege wurde unter Punkt 4 bereits erörtert, dass die Thematik „das Potenzial hat, die moralische Integrität der Pflegenden zu verletzen" (Riedel 2024, S. 93).

Es zeigt sich, dass sich auch auf Basis des Vier-Prinzipien-Ansatzes keine klare Positionierung für oder gegen eine Suizidassistenz im Allgemeinen oder im Einzelfall ableiten lässt. Eine klare Präferenz zugunsten des Autonomieprinzips gegenüber den anderen Prinzipien gibt diese Theorie genauso wenig her, wie eine holzschnittartige Gegenüberstellung von Fürsorgeorientierung einerseits und Respekt vor der Selbstbestimmung andererseits. Nach Beauchamp stellen die Prinzipien nur den Ausgangspunkt dar, „den Punkt, an dem die praktische Arbeit beginnt" (Beauchamp 2021, S. 87). Zur Unterstützung der Praxis und zur Vertretung ihrer Interessen haben Verbände und Gremien der Pflege inzwischen Empfehlungen und Positionspapiere vorgelegt.

5.4 Positionierungen und Empfehlungen

Die Positionierungen und Verlautbarungen der Pflegeverbände und professionsspezifischer Gremien sind aus pflegeethischer Perspektive von zentraler Bedeutung, da sie den Stand der Diskussion der jeweiligen Organisation und ihrer Mitglieder wiedergeben. Für den deutschsprachigen Raum sind einschlägige Positionierungen aus der Profession Pflege noch selten, nehmen aber in den letzten Jahren zu (Riedel 2024, S. 89–92). In Deutschland sind dies im Wesentlichen die Papiere vom DPR (Deutscher Pflegerat, dem Dachverband der wichtigsten Verbände des deutschen Pflege- und Hebammenwesens) aus den Jahren 2015, 2020 und 2024 und vom DBfK (Deutscher Berufsverband für Pflegeberufe) aus dem Jahr 2017, mit Ergänzung in der Fassung von 2020. Aus professionsethischer Perspektive liegt ein Papier der PEK-NDS (2024), vor. Es hat den Fokus konkret auf dem Umgang mit Sterbewünschen und gibt dafür eine Reflexionshilfe. Die „Denkanstöße" der Arbeitsgruppen „Pflege und Ethik" in der AEM (Akademie für Ethik in der Medizin) zum Thema Pflege und assistierter Suizid nehmen die Perspektive des gesellschaftlichen Mandats, der Pflegebildung und der Organisation in allgemeinerer Weise auf (Riedel et al. 2022). Für die Schweiz hat die Ethikkommission des SBK/ASI (Schweizer Berufsverband der Pflegefachfrauen und Pflegefachmänner) einen ethischen Standpunkt zur „Pflege im Kontext des assistierten Suizids" erarbeitet, der allerdings auf die Schweizer Situation und Rechtslage ausgerichtet ist, wo Suizidbeihilfe nahezu ausschließlich von Sterbehilfeorganisationen durchgeführt wird (SBK Ethikkommission 2021). Es lassen sich bei aller Verschiedenheit in der Schwerpunktsetzung, der inhaltlichen Tiefe und der Länge der Papiere auch Gemeinsamkeiten in zentralen Punkten feststellen. Im Wesentlichen werden drei Hauptthemenkomplexe behandelt:

- die möglichen Aufgaben, die sich für Pflegefachpersonen ergeben können,
- die spezifische Verantwortlichkeit der Pflegefachpersonen und Fragen pflegeprofessioneller Haltung sowie der Freiheit des Gewissensentscheids sowie
- daraus resultierende Forderungen, was die Pflegenden benötigen, um diesen Ansprüchen genügen zu können.

Hinsichtlich der Aufgaben der Pflegefachpersonen besteht Einigkeit dahingehend, dass die Pflegenden als (vielfach) erste Ansprechpersonen für die pflegebedürftigen Menschen fungieren und dass die daraus resultierende Verantwortung wahrzunehmen ist. Sie sind damit in die Thematik involviert, wenngleich eine direkte Beteiligung Pflegender aus Sicht der Verbände nicht vorgesehen ist (DPR 2020; DBfK 2020, S. 2; SBK Ethikkommission 2021). Laut DPR steht eine Beteiligung erst im Falle einer gesetzlichen Regelung im Raum, denn „[...] Pflegende [könnten] je nach Ausgestaltung gesetzlicher Regelungen, mittelbar oder unmittelbar an der Beihilfe zur Selbsttötung beteiligt werden [...], zum Beispiel durch eine Inanspruchnahme für die Vorbereitung oder Begleitung eines Menschen, der Schritte zu seiner Selbsttötung veranlasst." (DPR 2015, S. 2). Dabei wird für die Pflegenden keine Verpflichtung gesehen, Suizidbeihilfe zu leisten, jede Mitwirkung muss freiwillig sein (PEK-NDS 2024, S. 1; DPR 2024, S. 5; DBfK 2020). Dass es nicht zu den Aufgaben Pflegender gehört, beim Suizid zu assistieren, schreibt der DBfK explizit (2020, S. 2). Die Begleitung bis zum Lebensende bleibt aber pflegerische Aufgabe, unabhängig davon, welchen Weg ein pflegebedürftiger Mensch für sich wählt (DPR 2024, S. 5; PEK-NDS 2024, S. 8).

Aufgaben im Bereich der Suizidprävention werden der Pflege aufgrund ihrer Kontakte insbesondere zu Risikogruppen wie „Hochbetagten, sozial isolierten Menschen oder chronisch Kranken" (DPR 2015, S. 8; DPR 2024, S. 4) zugeschrieben. Für „Personen mit schwersten und lebenslimitierenden Erkrankungen sind die Kenntnis und der Zugang zu Angeboten spezialisierter Therapien sowie der Hospiz- und Palliativversorgung von entscheidender Bedeutung", so das aktuelle Papier des DPR. Dort heißt es weiter, „Personen, die ‚so nicht mehr leben wollen' benötigen ebenso Aufmerksamkeit sowie gesicherte Beratungsstrukturen und Hilfeangebote." (DPR 2024, S. 4) Neben der Information über Alternativen in Behandlung und Versorgung wird die Mitwirkung an der Verbesserung von Entscheidungsfindungsprozessen thematisiert. Es soll vermieden werden, dass Menschen deshalb einen Sterbewunsch entwickeln, weil sie glauben, sich anders nicht vor einer bedrohlich empfundenen Maximaltherapie am Lebensende schützen zu können. Die Beteiligung der Pflege an Verfahren der Therapiezieländerung und Ethikberatung werden gefordert, auch die Mitwirkung an der Erstellung entsprechender Leitlinien (PEK-NDS 2024, S. 6). Der DPR mahnt die „Verständigung mit anderen Medizinfachberufen und Interessensverbänden zu ethischen und moralischen Implikationen und Indikationen für die Suizidassistenz“ an (DPR 2024, S. 6). Im Vordergrund pflegerischen Handelns steht dabei durchweg die Sicherung bestmöglicher, wo angebracht palliativer Pflege, um Leiden zu lindern, Lebensqualität zu erhalten und dabei jeweils in Übereinstimmung mit dem Willen der betroffenen Person zu handeln.

Hinter der Frage nach den Aufgaben Pflegender steht das Verständnis ihrer spezifischen Verantwortung und der erwünschten und erwartbaren pflegeprofessionellen Haltung. Diese wird in einer klaren Menschenrechtsorientierung gesehen, der die Pflege verpflichtet ist und dem Respekt vor der Würde und Autonomie der Person, was explizit eine würdevolle Sterbebegleitung umfasst. Dabei wird fast durchweg auf den ICN-Ethikkodex in der jeweils gültigen Fassung rekurriert (PEK-NDS 2024, S. 2; DBfK 2020, S. 2; DPR 2024, S. 5). Der mögliche Widerspruch einer gesundheits- und lebensförderlichen Haltung der Pflege zu einer gewünschten Lebensverkürzung wird beschrieben (PEK-NDS 2024, S. 1; DPR 2024, S. 5; DBfK 2020, S. 2). Alle Papiere betonen das Recht der Pflegefachperson, dem eigenen Gewissen zu folgen und Aufgaben im Kontext des assistierten Suizids abzugeben. Die umgekehrte Situation, die pflegerische Verantwortung darin zu sehen, eine Person bis zuletzt und damit auch beim Suizid zu begleiten, dies aber, etwa aufgrund von Vorgaben des Trägers, nicht zu dürfen, wird explizit nur von der PEK-NDS formuliert (PEK-NDS 2024, S. 1). In welchem Verhältnis die individuelle moralische Überzeugung der einzelnen Pflegefachperson zu ihrem verbindlichen Berufsethos und Berufsverständnis einer „überindividuellen Garantenstellung“ (PEK-NDS 2024, S. 7) steht, wird in unterschiedlicher Weise vertieft. Für die Ebene der Pragmatik gehen die Einlassungen in eine ähnliche Richtung: Teammitglieder, die Aufgaben im Rahmen einer Sterbe- oder Suizidbegleitung aus Gewissensgründen nicht wahrnehmen können, sollen diese an andere abgeben dürfen: dabei ist auf die Sicherstellung der Versorgung zu achten (PEK-NDS 2024, S. 7; DPR 2024, S. 5-6). Die PEK-NDS verweist zudem auf einen Vorrang der Verpflichtungen zu „beruflicher Verlässlichkeit und Integrität“, sowie der „Abwehr persönlicher Willkür“ gegenüber individuellen moralischen Überzeugungen und auf die „Formel ‚Berufskodex vor Individualkodex‘“ (PEK-NDS 2024, S. 2). Das findet sich in dieser expliziten Form in den anderen Papieren nicht. Es zeigt sich aber ein Konsens darüber, dass die Verantwortung für die Begleitung eines würdevollen Sterbeprozesses unabhängig von der Haltung der Pflegefachperson zum assistierten Suizid besteht.

Aus den möglichen Aufgaben und der beschriebenen Verantwortlichkeit der Pflegefachpersonen werden Forderungen abgeleitet, die im Wesentlichen zwei Bereiche betreffen: Zum einen geht es um die Verbesserung der Umstände, unter denen Pflege geleistet wird, da unter den herrschenden Knappheitsbedingungen zu oft eine Versorgungs- und Lebensqualität, die ein Weiterleben als erträglich erscheinen lässt, nicht ermöglicht werden kann. Dazu gehört auch eine Verbesserung der Kommunikations- und Entscheidungsprozesse und die Etablierung von geeigneten Strukturen der Ethikberatung, wie etwa Ethikkomitees, woran die Pflege zu beteiligen ist. Zum anderen geht es um die Befähigung der Pflegenden, die damit verbundene komplexe Verantwortung wahrzunehmen. Die Aufgaben, die auf Pflegende im Kontext einer Suizidassistenz zukommen können, werden als überfordernd beschrieben, die derzeitige Pflegebildung bereite darauf nicht in hinreichendem Maße vor. Es wird gefordert, geeignete Schulungs- und Unterstützungsmaßnahmen anzubieten, um die Pflegefachpersonen je nach Einsatzgebiet darauf vorzubereiten und dabei zu unterstützen, mit diesen komplexen Herausforderungen umzugehen (DBfK 2020, S. 2–3; DPR 2024, S. 6; PEK-NDS 2024, S. 8–9).

6 Fazit

Es zeigt sich, dass durchweg ein Zusammenhang hergestellt wird zwischen einer insuffizienten Versorgungssituation mit ganz konkreten Schwierigkeiten, eine qualitativ hochwertige pflegerische Versorgung anzubieten und der Frage nach Suizidassistenz seitens pflegebedürftiger Personen. Die reale oder befürchtete pflegerische Unterversorgung einerseits aber auch die Sorge vor einem Ausgeliefertsein an problematische Formen maximaler Lebensverlängerung andererseits sind hier ebenso wirksam wie der Eindruck, nur noch zur Last zu fallen. Für die pflegeprofessionelle Verantwortung im Kontext der Suizidassistenz geht damit der Blick weit über die Frage nach Autonomie und Freiverantwortlichkeit hinaus, sie zeigt sich jedoch auch in einer spezifischen Wahrnehmung von Autonomie. Diese ist oft nicht einfach vorhanden oder fehlt komplett, sondern Autonomie ist relational zu verstehen. Sie kann im Rahmen pflegerischen Handelns gefördert und unterstützt, aber auch untergraben werden. Das Gleiche gilt für das Erleben des Wertes und der Würde auf Pflege angewiesener Personen. Es gehört zu menschenrechtsbasierter Pflege, wie sie der ICN, die Verbände aber auch die careethischen Positionen voraussetzen, dass Abhängigkeit nicht gleichzusetzen ist mit Würdeverlust.

Vor dem Hintergrund der eigenen Professionsgeschichte konkretisiert sich die Verantwortung der Pflege auf verschiedenen Ebenen in unterschiedlicher Weise. Pflege als Profession kann und muss in gesellschaftliche und politische Diskurse einbringen, was gute Pflege für ein menschliches Leben und Sterben beitragen könnte (aber vielfach unter gegebenen Umständen nicht kann). In konkreten Pflegebeziehungen und auf Organisationsebene sind die Herausforderungen in den unterschiedlichen Settings zu differenzieren, wie die Beiträge aus dem Palliativbereich, der Psychiatrie und der Altenpflege in diesem Buch zeigen. Advocacy und die Mitgestaltung geeigneter, partizipativer Entscheidungsprozesse und Beratungsstrukturen gehören Setting-übergreifend in den pflegerischen Verantwortungsbereich.

Eine professionseinheitliche Position zur grundsätzlichen Zulässigkeit einer Hilfe bei der Selbsttötung ist derzeit ebenso wenig zu erwarten, wie eine einheitliche Bereitschaft zur Mitwirkung (oder deren Ablehnung) im Einzelfall. Hier ist aus pflegeethischer Perspektive auf die Freiheit des Gewissens zu verweisen. Das korrespondiert auch den Ergebnissen empirischer Studien zur Bereitschaft Pflegender, eine wie auch immer geartete Rolle bei der Suizidassistenz zu übernehmen. Es zeigt sich bei aller Vorläufigkeit die Tendenz der Befragten, darüber weniger grundsätzlich als vielmehr in jedem Fall individuell und selbst entscheiden zu wollen, wobei die Nachvollziehbarkeit des Sterbewunsches für die Entscheidung der Pflegefachpersonen mit ausschlaggebend zu sein scheint (Dörmann und Stanze im selben Band, Flügge et al. 2024, S. 91). Es kann als Zeichen einer Wahrnehmung der historisch gewachsenen Verpflichtung und professionellen Verantwortung interpretiert werden, sich nicht einfach den Urteilen anderer (etwa der Medizin oder der Organisation) anzuschließen, sondern das eigene Urteil selbst zu bilden. Dazu muss es möglich sein, dass Pflegende sich in die Diskurse mit allen anderen Beteiligten in ihren Institutionen einbringen. Zugleich ist hier stets auf die Gefahr zu achten, eigene Vorstellungen eines (noch) lebenswerten Lebens in die Pflegebeziehung hineinzuinterpretieren. Die Thematik fordert eine kritische Auseinandersetzung mit dem pflegeprofessionellen Ethos und der Verantwortung in asymmetrischen Pflegebeziehungen vor einem gesellschaftlichen Klima, das Krankheit, Alter, fehlende Leistungsfähigkeit und Abhängigkeit weniger als zum Menschsein gehörig, sondern zunehmend als Belastung wahrnimmt. Aus Pflegeperspektive bleibt zu betonen, dass die geforderte Autonomie und Freiverantwortlichkeit am Lebensende das Vorhandensein von lebenswerten Alternativen und Unterstützungsmöglichkeiten sowie das Angebot adäquater pflegerischer Versorgung voraussetzen.

Literatur

AG Medizinethik im Auftrag der EKHN (Evangelische Kirche in Hessen und Nassau) (2021) Suizidhilfe. Zum Umgang mit der zu erwartenden gesetzlichen Neuregelung des § 217 STGB. URL: https://www.diakonie-hessen.de/fileadmin/user_upload/AG_Medizinethik_EKHN_Neureglung__217_StGB_Suizidhilfe_final.pdf. Zugegriffen am 05.09.2024.

ANA (American Nurses Association) (2019) The Nurse's Role When a Patient Requests Medical Aid in Dying. Position Statement. URL: https://www.nursingworld.org/~49e869/globalassets/practiceandpolicy/nursing-excellence/ana-position-statements/social-causes-and-health-care/the-nurses-role-when-a-patient-requests-medical-aid-in-dying-web-format.pdf. Zugegriffen am 18.09.2024.

Anselm R, Bausewein C, Dabrock P, Höfling W (2023) Recht auf Leben, Rechte im Sterben. Frankfurter Allgemeine Zeitung Nr.106:6.

Auth D (2022) Politikfeld Pflege. In: Bundeszentrale für politische Bildung (Hrsg.) Pflege. Praxis – Geschichte – Politik. APuZ. Bonn: 67–81.

Beauchamp T L (2021) Der ‚Vier-Prinzipienansatz' in der Medizinethik. In: Biller-Adorno N. et al. (Hrsg.) Medizinethik. Grundlagentexte zur Angewandten Ethik, Wiesbaden: 71–89.

Beauchamp T L, Childress J (2019) Principles of Biomedical Ethics. 8th Edition. Oxford.

Beauchamp T L, Childress J (2024) Prinzipien der Bioethik. Baden-Baden.

Becker K, Keitel, A E (2013) Suizidales Verhalten. In: Petermann F (Hrsg.) Lehrbuch der Klinischen Kinderpsychologie, Göttingen: 459–475.

Betzien P (2022) Krankenschwestern im System der Konzentrationslager – Selbstverständnis, Berufsethos und Dienst an den Patienten im Häftlingsrevier und SS-Lazarett. In: Genz K, Peters A K, Thiekötter A (Hrsg): Pflege und Politik im Spiegel der Zeit. Hungen: 10–25.

Birnbacher D (2022) Autonomie – Konzepte und Konflikte. In: Riedel A, Lehmeyer S (Hrsg.) Ethik im Gesundheitswesen, Springer Reference Pflege – Therapie – Gesundheit. Berlin: 493–508. DOI 10.1007/978-3-662-58680-8_94.

BMFSJ (Bundesministerium für Familie, Senioren, Frauen und Jugend) (2020) Charta der Rechte hilfe- und pflegebedürftiger Menschen. URL: https://www.bmfsfj.de/bmfsfj/service/publikationen/charta-der-rechte-hilfe-und-pflegebeduerftiger-menschen-77446. Zugegriffen am: 10.06.2024.

BMG (Bundesministerium für Gesundheit) (2024) Pflege durch Angehörige oder sonstige ehrenamtliche Personen (Häusliche Pflege). URL: https://www.bundesgesundheitsministerium.de/pflege-zu-hause.html. Zugegriffen am 01.09.2024.

BMJ (Bundesministerium der Justiz) (2024) Menschenrechte. URL: https://www.bmj.de/DE/themen/menschenrechte/menschenrechte_node.html#:~:text=Menschenrechte%20sind%20Rechte%2C%20die%20sich,unabhängig%20davon%2C%20wie%20sie%20leben. Zugegriffen am 10.06.2024.

Bobbert M (2019) Berufliche Pflege und soziale Gerechtigkeit: sechs sozialethische Problemanzeigen. Ethik Med 31:289–303. DOI 10.1007/s00481-019-00551-4.

Bobbert M (2002) Patientenautonomie und Pflege. Frankfurt/Main.

BVerfG (Bundesverfassungsgericht) (2020) Urteil des Zweiten Senats 2BvR 2347/15, Rn. 1–343. URL: https://www.bverfg.de/e/rs20200226_2bvr234715.html. Zugegriffen am 12.09.2024.

Conradi E (1999) Take Care. Frankfurt.

Conradi E (2012) Selbstbestimmung durch Achtsamkeit. In: Moser V, Horster D (Hrsg.) Ethik der Behindertenpädagogik. Stuttgart: 167–183.

DBfK (Deutscher Berufsverband für Pflegeberufe) (2020) Strafbarkeit der geschäftsmäßigen Förderung der Selbsttötung. Positionspapier. URL: https://www.dbfk.de/media/docs/newsroom/dbfk-positionen/Positionspapier-Foerderung-der-Selbsttoetung_erg_2020-03-03.pdf. Zugegriffen am 14.09.2024.

DGHS (Deutsche Gesellschaft für Humanes Sterben) (2024) Vermittlung von Freitodbegleitung. URL: https://www.dghs.de/vermittlung-von-freitodbegleitung/. Zugegriffen am 14.09.2024.

DGHS (Deutsche Gesellschaft für Humanes Sterben) (2023) Weißbuch Freitodbegleitung 2020/2021. Stuttgart.

DIW (Deutsches Institut für Wirtschaftsforschung e. V.) (2024), DIW Glossar. URL: https://www.diw.de/de/diw_01.c.471829.de/informelle_pflege.html. Zugegriffen am 07.07.2024.

Deutscher Ethikrat (2022) Suizid – Verantwortung, Prävention und Freiverantwortlichkeit. Stellungnahme. Berlin.

DPR (Deutscher Pflegerat) (2015) Grundsatzpapier des DPR zur Diskussion um eine Geset-zesänderung zum Assistierten Suizid, 12. Mai 2015. URL: https://deutscher-pflegerat.de/profession-staerken/pressemitteilungen/grundsatzpapier-des-dpr-zur-diskussion-um-eine-gesetzesaenderung-zum-assistierten-suizid-beihilfe-zur-selbsttoetung-und-zur-toetung-auf-verlangen. Zugegriffen am 11.12.2023.

DPR (Deutscher Pflegerat) (2020) Mögliche Neuregelung der Suizidassistenz, Mai 2020. URL: https://deutscher-pflegerat.de/wp-content/uploads/2021/04/Stellungnahme-DPR_Mögliche-Neuregelung-Suizidassistenz.pdf. Zugegriffen am 28.04.2023.

DPR (Deutscher Pflegerat (2024) Positionspapier „Die pflegerische Begleitung von Personen mit Todeswunsch“, 28. Oktober 2024. URL: https://deutscher-pflegerat.de/download/2024-10-28__positionspapier_pflegerische_begleitung_bei_personen_mit_todeswunsch_final.pdf. Zugegriffen am 29.10.2024.

Feichtner A (2022) Assistierter Suizid aus Sicht der Pflege. Wien.

Fenner D (2006) Ist die Idee eines „lebenswerten“ oder „menschenwürdigen“ Lebens gefährlich? In: Rehmann-Sutter C, Bondolfi A, Fischer J, Leuthold M (Hrsg.) Beihilfe zum Suizid in der Schweiz. Beiträge aus Ethik, Recht und Medizin. Bern: 231–246.

Flaiz B (2022) Die professionelle Identität von Pflegefachpersonen – ein Vergleich zwischen Deutschland und Australien. In: Genz K, Peters A K, Thiekötter A (Hrsg): Pflege und Politik im Spiegel der Zeit. Hungen: 55–78.

Flügge K, Kirchner C, Seeger Y, Meyer G et al (2024) Einstellungen von Pflegenden zum assistierten Suizid in der stationären Langzeitpflege: Eine qualitative Interviewstudie. Zeitschrift für Palliativmedizin 25(2) 25:85–93. DOI 10.1055/a-2205-8841.

Fölsch D (2021) Ethik in der Pflegepraxis. Wien.

Genz K, Hackmann M, Peters A K (2022) Zusammenfassung und Nachwort. In: Genz K, Peters A K, Thiekötter A (Hrsg) Pflege und Politik im Spiegel der Zeit. Hungen: 113–115.

Giese C (2022a) Die sozialethischen Herausforderungen der Pflege- und Gesundheitsethik. In: Dinges S, Körtner U H J, Riedel A (Hrsg.) Pflege- und Gesundheitsethik. Wien: 195–199.

Giese C (2022b) Corona und ein gutes Leben in Pflegekontexten stationärer Altenhilfe – ein Widerspruch in sich? Die Hospizzeitschrift 1: 23–28.

Giese C (2019) Pflege zwischen Menschenrechtsprofession und Normenfalle. Am Beispiel des Joghurt. In: Hack C, Bergemann L, Bielefeldt H, Frewer A (Hrsg.) Menschenrechte im Gesundheitswesen. Vom Krankenhaus zur Landesebene JEK 12:51–66.

Giese C, Hofmann I, Kuhn A, Lehmeyer S, Pasch W, Riedel A, Schütze L, Wulff S (2024) Pflegekammern und die berufliche Verantwortung von Pflegefachpersonen – Bedeutung für Mensch und Gesellschaft. Stellungnahme der beiden Arbeitsgruppen Pflege und Ethik I und Pflege und Ethik II in der Akademie für Ethik in der Medizin (AEM). Ethik Med 36:437–445. DOI 10.1007/s00481-024-00835-4.

Gilligan C (1982) In a different Voice, Harvard, USA.

Goedecke C, Peters M, Kohlen H (2022) Care Ethik und Pflege als Praxis. In: Riedel A, Lehmeyer S (Hrsg.) Ethik im Gesundheitswesen, Springer Reference Pflege – Therapie – Gesundheit. Berlin: 127–138. DOI 10.1007/978-3-662-58680-8_94.

Gronemeyer R, Heller A (2021) Suizidassistenz? Esslingen.

Honnefelder L (2022) Ethik, I Philosophische Ethik, Version 08.06.2022. Staatslexikon8online. URL: https://www.staatslexikon-online.de/Lexikon/Ethik. Zugegriffen am 03.08.2024.

ICN (International Council of Nurses) (2021) Der ICN-Ethikkodex für Pflegefachpersonen. Fassung 2021. URL: https://www.dbfk.de/media/docs/download/Allgemein/ICN_Code-of-Ethics_DE_WEB.pdf. Zugegriffen am 06.09.2024.

ICN (International Council of Nurses) (2020) Nurses' role in providing care to dying patients and their families. Position Statement. URL: https://www.icn.ch/sites/default/files/2023-04/A12_Nurses_Role_Care_Dying_Patients.pdf. Zugegriffen am 06.09.2024.

Johnson J L (2020) Piecing Together a Puzzle: Feminist Materialist Philosophy and Nursing Ethics. In: Kohlen H, McCarthy J (Hrsg) Nursing Ethics: Feminist Perspektives. Cham/Schweiz: 35–60. DOI 10.1007/978-3-030-49104-8.

Kautz H (2023) Assistierter Suizid. Zum gesellschaftlichen Diskurs und seinem Einfluss auf betagte und hochbetagte Menschen. Baden-Baden. DOI 10.5771/9783828879935.

Kellner A (2011) Von Selbstlosigkeit zur Selbstsorge. Münster.

Kohlen H (2020a) Partizipation von Pflegenden in klinischen Ethikkomitees. In: Monteverde S (Hrsg.) Handbuch Pflegeethik. Münster 2020: 327–336.

Kohlen H (2020b) "Time matters a Lot in Care Practices." Palliative Care meets Care Ethics. In: Vosman F, Baart A, Hoffman J (Hrsg.) The Ethics of Care: the state of the Art. Leuven u. a.: 233–260.

Liaschenko J (2010) „... to take one's place ... and the right to have one's part matter." In: Remmers H, Kohlen H (Hrsg) Bioethics, Care and Gender. Osnabrück: 35–42.

Marckmann G (2021) Im Einzelfall gut begründet entscheiden. Das Modell der prinzipienorientierten Falldiskussion. In: Ders. (Hrsg.) Praxisbuch Ethik in der Medizin. Berlin: 21–30.

Morley G, Bradbury-Jones C, Ives J (2020) What is 'moral distress' in nursing? A feminist empirical bioethics study. Nursing Ethics 27(5): 1297–1314. DOI 10.1177/0969733019874492.

Monteverde S (2017) Nursing and assisted dying: Understanding the sounds of silence. Editorial. Nursing Ethics 24(1): 3–8. DOI 10.1177/0969733016684967.

Monteverde S (2019) Komplexität, Komplizität und moralischer Stress in der Pflege. Ethik Med 31:345–360. DOI 10.1007/s00481-019-00548-z.

Munkeby H, Bratberg G, Andreassen Devik S (2023) Registered nurses' exposure to high stress of conscience in long-term care. Nursing Ethics 30(7-8): 1011–1024. DOI 10.1177/09697330231167542.

Noddings N (2003) Caring. Berkeley and Los Angeles, USA. Erstauflage 1984.

Nolte K (2020) Sorge für Leib und Seele. Krankenpflege im 19. und 20. Jahrhundert. In: Bundeszentrale für politische Bildung (Hrsg.) Pflege. Praxis – Geschichte – Politik. APuZ. Bonn: 120–132.

Patenge P (o. J.) Was ist christliche Sozialethik? URL: https://www.theologie.uni-wuerzburg.de/institute-lehrstuehle/prak/professur-fuer-christliche-sozialethik/startseite/was-ist-christliche-sozialethik/. Zugegriffen am 07.09.2024.

PEK-NDS (Ethikkommission für Berufe in der Pflege Niedersachsen) (2024) Konfrontation von Pflege(fach)personen mit Todeswünschen oder Bitten um assistierten Suizid. Wahrnehmungs- und Verhaltenshilfen. Langfassung. Göttingen. URL: https://www.pflegeethikkommission-nds.de/wp-content/uploads/2024/08/Empfehlung_PEK-NDS_2024_1-Lang.pdf. Zugegriffen am 06.09.2024.

Pfabigan D (.o. J.) Prinzipienethik. URL: http://www.mehr-als-ethik.at/fileadmin/user_upload/PDF_Download/Prinzipienethik.pdf. Zugegriffen am 07.09.2024.

Prechtl P (o. J.) Ethik. In: Prechtl P und Burkard F-P (Hrsg) Metzler Lexikon Philosophie. URL: https://www.spektrum.de/lexikon/philosophie/ethik/643. Zugegriffen am 07.07.2024.

Primc N (2020) Der Umgang mit Ressourcenknappheit in der Pflege. Reichweite und Grenzen individueller Verantwortung unter Knappheitsbedingungen. European Journal for Nursing History and Ethics (2):124–144. DOI 10.25974/enhe2020-7de.

Primc N (2022) „Missed care"–Allokation und Rationierung von Gesundheitsleistungen in der Patientenversorgung. In: Riedel A, Lehmeyer S (Hrsg.) Ethik im Gesundheitswesen, Springer Reference Pflege – Therapie – Gesundheit. Berlin: 851–86. DOI 10.1007/978-3-662-58680-8_91.

Rabe M (2017) Ethik in der Pflegeausbildung. Bern.

Riedel A (2024) Assistierter Suizid und die Pflege(nden). In: Bozzaro C, Richter G, Rehmann-Sutter C (Hrsg.) Ethik des assistierten Suizids. Autonomien, Vulnerabilitäten. Bielefeld: 85–105.

Riedel A (2023) In den einschlägigen Medien systematisch unterrepräsentiert? Der neue ICN-Ethikkodex für Pflegefachpersonen. Rückblick auf die nationale Dissemination und Appell für ein Mehr an Aufmerksamkeit. In: Schmitt K, Riedel A, Wulff H J, Frewer A (Hrsg.) Medizin und Pflegeethik in den Medien JEK 16:191–211.

Riedel A, Behrens J, ·Giese C, Geiselhart M, Fuchs G, Kohlen H, Pasch W, ·Rabe M, ·Schütze L (2017) Zentrale Aspekte der Ethikkompetenz in der Pflege. Empfehlungen der Sektion Lehrende im Bereich der Pflegeausbildung und der Pflegestudiengänge in der Akademie für Ethik in der Medizin e.V.. Ethik Med 29:161–165. DOI 10.1007/s00481-016-0415-7.

Riedel A, Giese C. (2019) Ethikkompetenzentwicklung in der (zukünftigen) pflegeberuflichen Qualifizierung – Konkretion und Stufung als Grundlegung für curriculare Entwicklungen. Ethik Med 31:61–79. DOI 10.1007/s00481-018-00515-0.

Riedel A, Giese C, Rabe M, Böck S et al (2022) Pflege und assistierter Suizid: gesellschaftliche Verantwortung und ethische Implikationen – Denkanstöße für Profession und Gesellschaft. Konsentierte und gemeinsame Stellungnahme der Arbeitsgruppen „Pflege und Ethik I" und „Pflege und Ethik II" in der Akademie für Ethik in der Medizin (AEM) e. V.. Ethik Med 34:709–714. DOI 10.1007/s00481-022-00720-y.

Riedel A, Goldbach M, Lehmeyer S (2022) Moralisches Belastungserleben von Pflegefachpersonen – Ein deskriptives Modell der Entstehung und Wirkung eines ethisch bedeutsamen Phänomens der Pflege In: Riedel A, Lehmeyer S (Hrsg.) Ethik im Gesundheitswesen, Springer Reference Pflege – Therapie – Gesundheit. Berlin: 424–446. DOI 10.1007/978-3-662-58680-8_46

Riedel A, Klotz K, Heidenreich T (2024) Ethische Aspekte von Todes- und Suizidwünschen älterer Menschen in der Pflege und für Pflegefachpersonen. Ethik Med 36:263–281. DOI 10.1007/s00481-024-00822-9

Sarvimäki A, Stenbock-Hult B (2016) The meaning of vulnerability to older persons. Nursing Ethics 23(4):372–383. DOI 10.1177/0969733014564908.

SBK Ethikkommission (2021) Ethischer Standpunkt 1. Pflege im Kontext des assistierten Suizids. In: https://sbk-asi.ch/assets/Shop/2021_11_26_Ethische_Standpunkte_1_dt.pdf. Zugegriffen am 07.09.2024.

Sauer T, May A T (2011) Ethik in der Pflege für die Aus-, Fort- und Weiterbildung. Berlin.

Seidlein A-H (2023) Moral Distress: Allgegenwärtig, erschöpfend erforscht und nun? Editorial. Pflege 36 (4):187–188. DOI 10.1024/1012-5302/a000945.

Seidlein A-H, Kuhn E, Kohlen H (2024) Sorgebeziehungen in der Betreuung pflegebedürftiger Menschen durch migrantische Live-Ins: Ein Blick durch die Brille der Care-Ethik. Ethik Med 36:301–326. DOI 10.1007/s00481-024-00819-4.

Simon M, Mehmecke S (2017) Nurse-to-Patient Ratios. Ein internationaler Überblick über staatliche Vorgaben zu einer Mindestbesetzung im Pflegedienst der Krankenhäuser. Working Paper Forschungsförderung Nr. 27. Düsseldorf. URL: https://d-nb.info/1126583375/34. Zugegriffen am 03.09.2024.

Spichinger E (2006) Perspektiven von Pflegenden zur Beihilfe zum Suizid. In: Rehmann-Sutter C, Bondolfi A, Fischer J, Leuthold M (Hrsg.) Beihilfe zum Suizid in der Schweiz. Bern u.a.: 111-119.

Steppe H (2013) „Mit Tränen in den Augen haben wir dann diese Spritzen aufgezogen“ Die Beteiligung von Krankenschwestern und Krankenpflegern an den Verbrechen gegen die Menschlichkeit. In: Dies. (Hrsg.) Krankenpflege im Nationalsozialismus. 10. Aufl. Frankfurt am Main: 143–182.

Steppe H, Billinger-Salathé W (2013) In den Trümmern des Dritten Reiches. In: Steppe H (Hrsg.) Krankenpflege im Nationalsozialismus. 10. Aufl. Frankfurt am Main: 213–234.

Tronto J (1993) Moral Boundaries. A political argument for an ethics of care. New York, London.

West E D, Ricks T N (2024) What nurses must understand about the ethics of assisted Dying. Editorial. NursingOpen: 1–3. DOI 10.1002/nop2.2129.

Wöhlke S, Riedel A (2023) Pflegeethik und der Auftrag der Pflege – Gegenwärtige Grenzen am Beispiel der stationären Altenpflege. Bundesgesundheitsbl 66:508–514. DOI 10.1007/s00103-023-03696-2.

Anna Wachter

Vielschichtigkeit von Todeswünschen: Erwägungen, das eigene Leben zu beenden

1 Einleitung

Im Laufe der beruflichen Tätigkeit kommen die meisten Pflegekräfte mit Todeswünschen in Berührung. Todeswünsche sind ein häufig auftretendes Phänomen bei Menschen in schweren gesundheitlichen Krisen, mit lebensbedrohlichen und lebenslimitierenden Erkrankungen und in der Langzeitpflege. Da Pflegekräfte in engem Kontakt zu den zu versorgenden Personen stehen, sind sie häufig diejenigen, die als Gesprächspartner über Todeswünsche ausgewählt werden (Feichtner 2022, S. 3, 9).

Todeswünsche können auch als Bitte um Suizidassistenz oder Bitte um das Verabreichen eines tödlichen Medikaments (Tötung auf Verlangen) formuliert sein. In der ethischen Diskussion um Suizidassistenz nähern wir uns dem Thema zumeist aus der Sicht der Versorgenden: Dürfen wir diesem Wunsch nachkommen? Wie können wir in dieser Situation das moralisch Richtige tun? Die verschiedenen Perspektiven dazu werden in den folgenden Kapiteln dieses Buches dargestellt.

Doch zunächst betrachten wir das Phänomen Todeswunsch genauer aus dem Blickwinkel der Menschen, die Todeswünsche haben. Dabei ist wichtig zu wissen, dass die Bitte um Suizidassistenz nicht immer bedeuten muss, dass ein Mensch genau diese Assistenz tatsächlich möchte. In dieser Bitte können sich inhaltlich sehr unterschiedliche Überlegungen und Wünsche manifestieren. Von Pflegenden werden Situationen, in denen Menschen um Suizidassistenz bitten oder Todeswünsche äußern, als belastend erlebt (Ohnsorge et al. 2014a, S. 2; Van Humbeeck et al. 2020, S. 741). Fachwissen über die Entstehung und Bedeutung von Todeswünschen kann Pflegende erleichtern und einen professionellen Umgang fördern.

Im Folgenden wird daher näher beleuchtet, was sich hinter dem Wunsch nach Suizidassistenz verbergen kann. Zunächst wird der Frage nachgegangen, was Todeswünsche sind. Anschließend wird dargestellt, wie man sich ihnen nähern kann. Ausgehend davon werden Empfehlungen für die gelingende Gesprächsführung für Pflegefachkräfte entwickelt.

2 Begriffsdefinition

In der Wissenschaft gibt es noch keine einheitliche Definition für den Begriff Todeswünsche. Allgemein wird der Begriff verwendet, um zu beschreiben, dass Menschen über das eigene Sterben und ihren Tod nachdenken und möglicherweise erwägen, das Sterben zu beschleunigen oder den eigenen Tod herbeizuführen. Parallel wird

https://doi.org/10.1515/9783111371795-002

auch der Begriff Sterbewünsche verwendet. Ein Großteil der Forschung zu dieser Thematik wurde an Menschen in palliativen Behandlungssituationen – meist aufgrund einer Krebserkrankung – durchgeführt (Ohnsorge et al. 2014a, S. 2; Balaguer et al. 2016, S. 9; Kremeike et al. 2023, S. 18). Todeswünsche kommen aber bei Menschen mit und ohne körperliche oder seelische Erkrankung vor (Hartog et al. 2020, S. 12). In den letzten Jahren mehren sich die Untersuchungen zu Todeswünschen bei Älteren und bei Menschen mit chronischen Erkrankungen, die nicht im engerem Sinne in einer palliativen Situation leben (Rurup et al. 2011, S. 1; Rodríguez-Prat et al. 2017, S. 1; Gramaglia et al. 2019, S. 4; Briggs et al. 2021, S. 1322; Erdmann et al. 2021, S. 272).

3 Charakteristika von Todeswünschen

Todeswünsche sind individuell sehr verschieden. Bei wiederholten Befragungen der gleichen Personen über einen längeren Zeitraum wurde zudem festgestellt, dass sie sich auch bei derselben Person über die Zeit verändern können. Sie können aber auch konstant bleiben (Ohnsorge et al. 2014b, S. 1024). Oft entstehen Todeswünsche in einer Krise und verändern sich wieder, wenn die Belastung abnimmt (Feichtner 2022, S. 4; Saß und Cording 2022, S. 1153). Einige Menschen haben über viele Jahre Todeswünsche, mitunter seit der Kindheit (Rurup et al. 2011, S. 207). Todeswünsche sind ambivalent und stehen mitunter in einem Spannungsverhältnis zum Lebenswillen. Der Wunsch zu sterben oder tot zu sein und der Wunsch zu leben können gleichzeitig bestehen. Eine Person kann beispielsweise gleichzeitig einen Todeswunsch haben und belastende Therapien auf sich nehmen, um so lange wie möglich weiterzuleben (Ohnsorge et al. 2014b, S. 1024; Kremeike et al. 2023, S. 23).

4 Perspektiven

Um Todeswünsche besser zu verstehen, kann man sie aus drei Perspektiven beleuchten:
(1) der Konkretheit oder Intensität des Todeswunsches,
(2) der Funktion, die der Todeswunsch für die Person hat und
(3) der Entstehungsgründe für den Todeswunsch.

Je nachdem, welche der drei Perspektiven wir besser verstehen wollen, können wir mit einem anderen Fokus zuhören. Abhängig davon, „mit welchem Ohr" wir die Todeswünsche hören, erhalten wir unterschiedliche Informationen (s. Abb. 1). Die drei Perspektiven werden im Folgenden im Einzelnen vorgestellt.

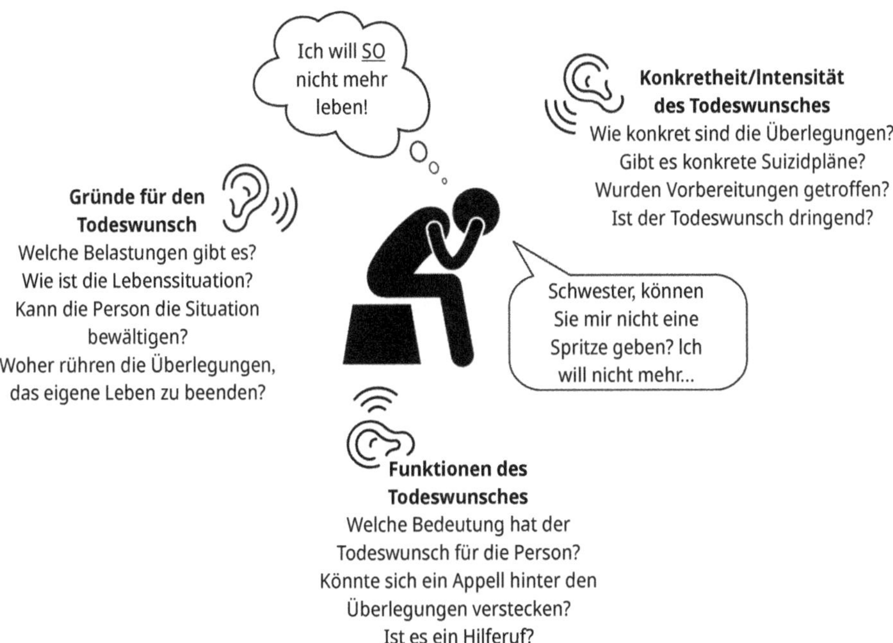

Abb 1: Die Grafik stellt die drei Ohren dar, mit der wir den Todeswunsch hören können (Quelle: eigene Darstellung).

4.1 Konkretheit von Todeswünschen

Todeswünsche können unterschiedlich konkret oder intensiv ausgeprägt sein (Ohnsorge et al. 2014b, S. 1024). Die weiteste Auffassung dazu stammt aus der Forschung bei Menschen mit Todeswünschen in palliativer Situation: Dort wird auch die Akzeptanz des Todes in einer palliativen Situation als Todeswunsch aufgefasst. Todeswünsche können allgemein auf das Sterben gerichtet sein und müssen nicht mit einer Aktivität verbunden sein. Konkreter werden Todeswünsche, wenn Menschen Überlegungen dazu anstellen, das eigene Sterben zu beschleunigen. Auch diese Überlegungen können allgemein und unspezifisch sein, wenn Menschen diese Möglichkeit in Betracht ziehen, aber davon Abstand nehmen, sie in die Tat umzusetzen. Konkret sind Todeswünsche dann, wenn sich die Überlegungen auf die tatsächliche Umsetzung eines Suizids richten.

Wir können die Konkretheit von Todeswünschen auf einem Spektrum darstellen, das von der Akzeptanz des Todes bis zur Planung eines Suizids und deren Umsetzung reicht. In Abb. 2 werden in der Literatur beschriebene Phänomene in das Spektrum der Konkretheit eingeordnet.

UNKONKRET

Akzeptanz des Todes/Sterbens[1, 2]

Ruhig darüber nachdenken, dass es im Jenseits besser wäre[2]

Wunsch zu sterben, ohne das Sterben beschleunigen zu wollen[1, 2]

Wunsch, früh zu sterben[2]

Hoffen, dass das Sterben schneller passiert[1]

Wunsch, das Sterben zu beschleunigen[2]

Hypothetische Überlegung, das Sterben zu beschleunigen (künftig, wenn bestimmte Dinge passieren)[1]

Tatsächlich die Beschleunigung des Todes in Betracht ziehen, aber im Moment eine Durchführung ausschließen (z.B. aus moralischen Gründen)[1]

Tatsächlich die Beschleunigung des Todes als (moralische) Möglichkeit in Betracht ziehen[1]

Wille zu sterben: tatsächliches Anliegen ohne aktuelle Handlung[1]

Wille zu sterben: Lebenserhaltende Unterstützung (wie Essen oder Behandlungen) mit der Absicht, den Tod zu beschleunigen, ablehnen[1]

Wille zu sterben: auf den Tod hinwirken, (assistierter) Suizid[1]

KONKRET

Abb 2: Die Grafik stellt die unterschiedliche Konkretheit von Todeswünschen dar (Quelle: eigene Darstellung nach [1] Ohnsorge et al. 2014a, S. 3; [2] Balaguer et al. 2016, S. 2, 9, 10).

Aus dem Todeswunsch kann ein so genannter suizidaler Handlungsdruck entstehen: Je konkreter der Todeswunsch ist, umso dringender und alternativloser scheint es der Person, den eigenen Tod herbeizuführen. Ein Todeswunsch mit sehr hohem Handlungsdruck kann zu suizidalen Überlegungen oder zum Suizid führen. Die Person möchte sofort sterben und ist bereit, dies selbst herbeizuführen. Eine Person kann aber auch einen Todeswunsch haben, ohne an einen Suizid zu denken oder diesen zu planen (Leitlinienprogramm Onkologie 2020, S. 422).

Daneben gibt es Zustände, bei denen nicht darauf geschlossen werden kann, wie konkret der Todeswunsch ist, der daraus entstehen kann. Die folgenden Begriffe sind nicht ganz trennscharf, werden aber in der Literatur immer wieder verwendet. Sie beschreiben einen verminderten Lebenswillen.

- *Lebenssattheit* beschreibt das Gefühl, das Leben sei abgeschlossen und die Zukunft halte nichts mehr für die Person bereit. Lebenssattheit tritt vor allem bei älteren Personen auf. Die Person leidet nicht unter der Situation. Sie akzeptiert das nahe Ende des Lebens und damit den bevorstehenden Tod, möchte ihn aber nicht beschleunigen (Leitlinienprogramm Onkologie 2020, S. 416; Feichtner 2022, S. 3).

- *Lebensmüdigkeit* beschreibt einen Zustand, bei dem eine Person mit schlechter Lebensqualität lebt, und unter der Aussicht leidet, mit dieser schlechten oder sich weiter verschlechternden Lebensqualität weiterleben zu müssen. Dabei ist die Lebensqualität nicht hauptsächlich durch eine körperliche oder seelische Krankheit eingeschränkt (Hartog et al. 2020, S. 2; Feichtner 2022, S. 6).
- *Lebensüberdruss* ist das Gefühl, dass das Leben nicht (mehr) lebenswert sei, dass man besser dran wäre, wenn man tot wäre (Van Humbeeck et al. 2020, S. 736). Das Leben ist eine Last geworden.

4.2 Funktion von Todeswünschen für die Person

Todeswünsche können für die Person spezifische Funktionen haben. Diese können sich auf das innere Erleben der Person oder auf andere Menschen beziehen. Sie sind der Person nicht in jedem Fall bewusst (Ohnsorge et al. 2014a, S. 4; Rodríguez-Prat et al. 2017, S. 5).

Todeswünsche können als Hilferuf geäußert werden, als Ausdruck dafür, dass die Person in Not ist, leidet und verzweifelt, vielleicht auch überfordert ist. Die Bewältigungsstrategien der Person sind überlastet. Sie braucht Unterstützung beim Umgang mit der Situation oder bittet um Linderung ihres Leidens (Feichtner 2022, S. 4). Der Todeswunsch ist Ausdruck dafür, dass die Person das Leiden als sehr intensiv erlebt – so intensiv, dass sie so nicht mehr leben möchte oder der „Tod als das kleinere Übel" gesehen wird (Rodríguez-Prat et al. 2017, S. 8).

Die Äußerung von Todeswünschen, egal welcher Intensität, können auch ein Signal dafür sein, dass die Person über das Sterben sprechen möchte. Sie eröffnet damit gleichsam den Gesprächsraum für ein Thema, von dem sie vielleicht annimmt, dass es dem Gegenüber unangenehm oder „zu viel" ist.

Todeswünsche können sich als eine Möglichkeit darstellen, die Kontrolle über sein Leben wieder zurück zu erobern oder die Probleme zu lösen. Diese Entscheidung liegt bei der Person selbst und diese Kontrolle kann als positiv erlebt werden (Rurup et al. 2011, S. 210; Monforte-Royo et al. 2012, S. 12; Feichtner 2022, S. 6). Für die Person erweitert sich damit gleichsam der Handlungsspielraum. Sie fühlt sich wieder handlungsfähig und nicht den Umständen ausgeliefert. Todeswünsche können wie ein hypothetischer Fluchtplan empfunden werden und die Person so entlasten (Rurup et al. 2011, S. 211; Elliesen et al. 2022, S. 19). So kann das Herbeiführen des eigenen Todes als der einzige mögliche Ausweg aus einer ansonsten unerträglichen Situation, das „letzte Ass im Ärmel", erscheinen (Monforte-Royo et al. 2012, S. 12).

4.3 Gründe für die Entstehung von Todeswünschen

Die Gründe für die Entstehung von Todeswünsche sind vielfältig (Ohnsorge et al. 2014a, S. 4; Rodríguez-Prat et al. 2017, S. 5). Sie lassen sich den Dimensionen der menschlichen Lebensrealität zuordnen: der körperlichen, psychischen, sozialen und spirituellen/existenziellen Dimension. Die folgende Einzeldarstellung kann aufgrund der Vielfalt nicht als abschließend betrachtet werden, sie fasst die häufigsten Gründe zusammen.

4.3.1 Körperliche Dimension

In der physischen Dimension ist einerseits die Ebene der Funktionsfähigkeit des Körpers, andererseits die Symptomlast durch Erkrankungen für die Entstehung von Todeswünschen relevant.

Körperliche Einschränkungen im Sinne von Funktionsverlusten können Menschen erheblich belasten. Diese können durch eine Erkrankung oder altersbedingt auftreten und erschweren die Selbstversorgung. Eingeschränkte Mobilität, Schwerhörigkeit und Verlust kognitiver Funktionen schränken die Teilhabe am Sozialleben beträchtlich ein. Besonders belastend werden Einschränkungen bei den Aktivitäten des täglichen Lebens wie essen, sprechen, gehen und lesen sowie Inkontinenz und Impotenz erlebt. Wenn eine Person durch solche Einschränkungen nicht mehr in der Lage ist, das Leben so zu leben, wie sie es möchte und gewohnt war, findet sie sich in einer Situation wieder, in der sie nicht sein möchte (Rurup et al. 2011, S. 208). Der Verlust der Selbständigkeit und Unabhängigkeit ist mitunter (zunächst) unerträglich und der Todeswunsch entsteht.

Symptome einer Erkrankung können die Lebensqualität erheblich beeinträchtigen. Leiden Menschen z. B. unter Schmerzen, Fatigue, Luftnot, Übelkeit oder Schlafstörungen, kann die Situation so belastend werden, dass der Tod als Ausweg aus dem Leiden empfunden wird (Rodríguez-Prat et al. 2017, S. 5; Lindner et al. 2022, S. 159).

4.3.2 Psychische Dimension

Hier spielen die seelische Reaktion auf die Lebenssituation, die Umgangsweise damit und eventuelle seelische Erkrankungen eine Rolle. Angst ist ein wichtiger Grund für die Entstehung von Todeswünschen. Angst vor der Zukunft, vor dem, was vor einem liegt: vor künftigem Leiden, körperlichem Verfall, Siechtum, vor dem Sterbeprozess selbst (Rodríguez-Prat et al. 2017, S. 10). Mitunter ist diese Angst eine Folge von Unsicherheit über die Prognose und den weiteren Krankheitsverlauf. Manche Menschen haben auch Angst, diese Themen anzusprechen, weil sie Sorge haben, ihre Mitmenschen zu sehr damit zu belasten. Dadurch bleiben sie mit ihrer Angst allein, und sie verstärkt sich tendenziell.

Wie Menschen mit bedrohlichen Situationen und Herausforderungen im Leben umgehen, welche Ressourcen und Bewältigungsstrategien sie im Laufe ihres Lebens gelernt haben, beeinflusst maßgeblich, ob Todeswünsche auftreten. Haben Menschen eine hohe Resilienz und erleben sich als selbstwirksam, entwickeln sie seltener Todeswünsche. Umgekehrt kann das Gefühl, die Selbstwirksamkeit verloren zu haben, zur Entstehung von Todeswünschen beitragen.

Psychische Erkrankungen können durch eine schwere körperliche Erkrankung ausgelöst werden, aber auch unabhängig von körperlichen Erkrankungen auftreten. Als ein Grund für die Entstehung von Todeswünschen wird die Depression diskutiert. Die meisten Studien zu Todeswünschen erheben das Vorliegen einer Depression aber entweder über Fragebögen oder aus der Diagnosenliste, obwohl eine differenzierte Aussage über das Vorliegen und den Schweregrad einer Depression nur durch eine fachärztliche psychiatrische Untersuchung möglich ist. Der Zusammenhang zwischen Depression und Todeswünschen ist also noch nicht ausreichend erforscht. Fest steht, dass ein Todeswunsch ein häufiges Symptom einer depressiven Erkrankung ist. Es gibt aber auch Todeswünsche ohne Vorliegen einer Depression und umgekehrt hat nicht jeder depressiv Erkrankte Todeswünsche. Bei älteren Menschen geht eine Depression oft mit Todeswünschen einher (Lindner et al. 2022, S. 159). Gleiches gilt für onkologische Patienten und speziell die palliative Situation (Elliesen et al. 2022, S. 19; Kremeike et al. 2023, S. 24) sowie weitere unheilbare Erkrankungen wie die Amyotrophe Lateralsklerose (Erdmann et al. 2021, S. 278 ff.).

Menschen mit chronischen psychischen Erkrankungen wie einer Schizophrenie oder bipolaren Störung erleben oft einen langen Krankheitsverlauf mit belastender Symptomatik, die immer wiederkehrt. Die Erkrankung wird damit lebensbestimmend. Auch in guten Phasen leben die Menschen mit der Befürchtung, dass die nächste Verschlechterung kommen könnte. Oft geht eine akute Erkrankungsphase mit dem Verlust der Einwilligungsfähigkeit einher. Dies kann die Bewältigungsstrategien der Person überfordern. Daraus können sich Todeswünsche entwickeln.[1]

4.3.3 Soziale Dimension

Zu den sozialen Faktoren gehören die zwischenmenschlichen Beziehungen und die konkreten Lebensumstände wie das Wohnumfeld und die finanzielle Situation. Das Auftreten von Todeswünschen hängt stark von der sozialen Unterstützung ab. Todeswünsche entstehen häufiger, wenn Menschen einsam sind, wenig Sozialkontakte oder ein dünnes soziales Netz haben oder der Zusammenhalt in der Familie gering ist. Umgekehrt kann bei intakten sozialen Bindungen der Todeswunsch daraus resultieren, dass die Person niemandem zur Last fallen möchte (Rodríguez-Prat et al. 2017, S. 10;

1 Vgl. die Beiträge von Pollmächer und Rauch in diesem Band.

Feichtner 2022, S. 5). Sie möchte ihre An- und Zugehörigen einerseits nicht mit der Pflege belasten und ihnen andererseits nicht ihr Leid zumuten. Der Eindruck, nicht mehr nützlich zu sein, da man auf die Hilfe anderer angewiesen ist und nichts Produktives mehr beitragen kann, kann dieses Erleben verstärken (Rurup et al. 2011, S. 211). Probleme in der Interaktion mit Bezugspersonen oder problematische Beziehungen können Todeswünsche befördern (Lindner et al. 2022, S. 159). Auch finanzielle Probleme und Versorgungsprobleme können in Todeswünschen ihren Ausdruck finden (Rurup et al. 2011, S. 210).

Mit der abnehmenden körperlichen Funktionsfähigkeit kann der Verlust der verschiedenen sozialen Rollen, die die Person im Laufe ihres Leben eingenommen hat (beruflich, in der Familie usw.) einhergehen. Ersetzt werden sie durch die Rolle eines auf Hilfe angewiesenen, abhängigen Individuums (Monforte-Royo et al. 2012, S. 7). Statt als aktiv gestaltend empfinden sich die Menschen als bemitleidenswert.

4.3.4 Existenzielle und spirituelle Dimension

Diese Dimension umfasst die existenziellen, philosophischen Fragen des In-der Welt-Seins, die Vorstellungen des Einzelnen dazu und den Umgang damit. Welche Bedeutung hat das Leben? Wieso leben wir? Was ist der Sinn des Lebens? Wie hängen Mensch und Natur zusammen? Was passiert beim Sterben und nach dem Tod? Diese Dimension menschlichen Daseins kann Ausdruck in der Zugehörigkeit zu einer Religionsgemeinschaft, in der Lebensgestaltung und in bestimmten Werten und Haltungen finden.

Kommen diese Vorstellungen ins Wanken, beispielsweise durch eine schwere Erkrankung, können Menschen in existenzielle Krisen geraten. Sie verlieren möglicherweise den Zugang zur Bedeutung ihres Lebens und damit den Halt. Sie sehen keinen Sinn mehr in ihrem Leben und fühlen sich, als würden sie ins Bodenlose stürzen. Folgen können Verzweiflung, tiefe Trauer und Hoffnungslosigkeit (Feichtner 2022, S. 5), aber auch die Erfahrung von tiefer Einsamkeit und Machtlosigkeit sein (Rurup et al. 2011, S. 213).

Weitere Gründe für existenzielle Krisen sind die Verzweiflung über den Schmerz des Abschieds von geliebten Menschen, über die Veränderungen des eigenen Körpers (alters- oder krankheitsbedingt), über die Lebensumstände und das Gefühl der eigenen Verletzlichkeit. Auch die Erfahrung von Beschämung und Entwürdigung können verzweifeln lassen, ebenso wie Ohnmachtsgefühle und das Empfinden eines umfassenden Kontrollverlustes (Rodríguez-Prat et al. 2017, S. 10).

Widerspricht die aktuelle Lebenssituation für die Person zentralen Werten, kann dies sich so anfühlen, als wäre es mit dem Leben unvereinbar. Dies kann beispielsweise der Fall sein, wenn eine Person, die ihr Leben sehr unabhängig gelebt hat und großen Wert auf Eigenständigkeit legt, durch zunehmende funktionelle Einschränkungen auf die Unterstützung durch andere angewiesen ist. Dieser Autonomieverlust kann so existenziell sein, dass Todeswünsche entstehen.

Der Verlust des existenziellen oder spirituellen Haltes oder auch die Erkrankungssituation können dazu führen, dass Menschen den inneren Kontakt zu sich selbst verlieren oder die Selbstachtung einbüßen. Hoffnungslosigkeit wurde als wichtiger Faktor für die Entstehung von Todeswünschen identifiziert (Rodríguez-Prat et al. 2017, S. 11).

Spirituelle Vorstellungen können den Tod als ersehnenswert erscheinen lassen: Glauben Menschen an ein Leben nach dem Tod, kann sie der nahe Tod hoffnungsvoll stimmen. Sie erwarten Gutes vom Tod, etwa geliebte Menschen wiederzusehen, und sehen ihn als friedvoll und ruhig an (Rurup et al. 2011, S. 210).

Mitunter kommen Menschen in existenzielle Krisen, wenn sie in der Bilanz am Lebensende sehen, dass sie ihr Leben nicht nach bestimmten Glaubensidealen gelebt haben und nun negative Konsequenzen für das Leben nach dem Tod, etwa eine Bestrafung, fürchten (Wasner 2011, S. 251 f.).

5 Was folgt aus diesen Überlegungen? Bedeutung für die Pflegepraxis

Um angemessen mit Todeswünschen umgehen zu können, müssen wir sie aus der Perspektive der Person, die den Todeswunsch hat, betrachten. Aus der subjektiven Erfahrung der Person heraus erschließt sich ein ganzheitlicher Zugang (Van Humbeeck et al. 2020, S. 738). Das Verständnis für den Todeswunsch kann sich dann entwickeln, wenn Konkretheit und Funktionen sowie die Gründe dafür gehört werden.

Pflegende empfinden den Umgang mit Todeswünschen als herausfordernd und schwierig. Problematisch ist sowohl das eigene emotionale Erleben bei der Konfrontation mit Todeswünschen als auch die Unsicherheit darüber, wie das Thema angesprochen werden kann und wie man damit umgehen soll (Van Humbeeck et al. 2020, S. 741). Wie kann also ein Gespräch über Todeswünsche gelingen?

Zunächst einmal ist es wichtig, sich zu vergegenwärtigen, dass die Äußerung von Todeswünschen gegenüber einer Pflegekraft ein enormer Vertrauensbeweis ist. Die Person geht davon aus, dass die Beziehung für ein Gespräch über den Todeswunsch stabil genug ist. Für die meisten Menschen ist es eine Entlastung, wenn sie vertrauensvoll über Todeswünsche sprechen können. Gleichzeitig sind Vertrauen und eine stabile Beziehung die Basis, die solche Gespräche brauchen (Feichtner 2022, S. 9). Todeswünsche werden nicht durch das Gespräch darüber verursacht oder hervorgerufen. Sie sind vorher schon in der Person vorhanden. Wenn eine Person Todeswünsche anspricht, haben sich einige Gesprächsstrategien bewährt:

- Erkennen Sie die Todeswünsche an und akzeptieren Sie, dass sie da sind.

- Versuchen Sie nicht, die Gefühle und Erfahrungen der Person verändern zu wollen.
- Nehmen Sie dabei verbale und leibliche Äußerungen/körpersprachliche Signale auf und lassen Sie sie gelten.
- Bemühen Sie sich um eine dialogische Gesprächshaltung. Versuchen Sie mit den „drei Ohren" den Todeswunsch aus Patientenperspektive besser zu verstehen. Seien Sie neugierig, fragen Sie nach und hören Sie zu. Oft geraten wir sehr schnell in eine Handlungsorientierung und bieten Lösungen an. Das ist in dieser Situation meist nicht hilfreich.
- Vermitteln Sie dem Gegenüber Verständnis und Offenheit.
- Fragen Sie die Person, wie sie mit dem Todeswunsch umgehen möchte. Vermitteln Sie der Person, dass es Zeit und Ruhe braucht, um darüber Klarheit zu bekommen, und dass sie dabei nicht alleine ist.

Da Gespräche über Todeswünsche von Professionellen als belastend erlebt werden, ist es wichtig, sich vor Überlastung zu schützen:
- Führen Sie das Gespräch nicht mit dem Anspruch, den Todeswunsch abschließend zu klären. Dafür braucht es mehrere Gespräche.
- Holen Sie weitere Personen dazu, die Ihnen hilfreich erscheinen und von der Person, die den Todeswunsch äußert, als Gesprächspartner akzeptiert werden. Tragen Sie die Last nicht alleine.
- Bemühen Sie sich um eine Teamkultur, die den Austausch über Todeswünsche fördert. Schaffen Sie dafür eine Struktur, wenn nötig.
- Bringen Sie Todeswünsche als Thema in Supervisionen zur Sprache, um eigene Gefühle und Haltungen reflektieren zu können.

Vergegenwärtigen wir uns die Funktionen, die Todeswünsche für die Person haben können, werden mögliche Ansatzpunkte deutlich:
- Ist der Todeswunsch ein Hilferuf, kann eine Linderung belastender Symptome oder Unterstützung bei der Bewältigung der Situation geboten sein.
- Möchte die Person über Tod und Sterben sprechen, ist dafür der Raum zu schaffen.
- Ist die Person in der Auseinandersetzung mit der eigenen Sterblichkeit, braucht es dafür kompetente professionelle Gesprächspartner:innen (Seelsorgende, Psycholog:innen) oder Vertrauenspersonen.
- Stellt der Todeswunsch einen letzten Ausweg dar, können im Gespräch weitere Handlungsmöglichkeiten aufgezeigt werden, um einen möglicherweise verengten Blickwinkel zu erweitern. Das kann eine Beratung über die Versorgungsmöglichkeiten am Lebensende im Sinne von Advance Care Planning sein, Sozialberatung, aber auch ein ärztliches Gespräch über die Prognose und den weiteren Verlauf einer Erkrankung oder eine Schuldnerberatung (Saß und Cording 2022, S. 1153).
- Hat eine Person einen festen und freiverantwortlichen Wunsch, ihr Leben aktiv zu beenden, ist es wichtig, die Person ernst zu nehmen und im Gespräch zu bleiben.

In solchen Situationen kann es für die Person hilfreich sein, andere Kolleg:innen mit einzubeziehen und ggf. Informationen über Möglichkeiten zur Suizidassistenz zur Verfügung zu stellen.

In den letzten Jahren wurden einige Konzepte zum Umgang mit Todeswünschen entwickelt. Einerseits wurden therapeutische Möglichkeiten aufgezeigt, wie psychoonkologische Interventionen ohne oder mit spezifischem Manual (wie die CALM-Therapie (Mehnert et al. 2020, S. 1902). Zumindest einige der Faktoren, die zur Entwicklung von Todeswünschen beitragen, können therapeutisch bearbeitet werden (Elliesen et al. 2022, S. 23). Andererseits wurden Schulungskonzepte für Pflegekräfte aufgelegt, die im Umgang mit Todeswünschen sprachfähig machen sollen. Diese Schulungen werden teils trägerspezifisch angeboten. Die AG Pflege und Ethik I der Akademie für Ethik in der Medizin und das Zentrum für Palliativmedizin des Universitätsklinikums Köln (Boström et al. 2023, S. 154 ff.) haben dazu eigene Konzepte erarbeitet.

Literatur

Balaguer A, Monforte-Royo C, Porta-Sales J et al. (2016) An International Consensus Definition of the Wish to Hasten Death and Its Related Factors. PLoS ONE 11: e0146184.

Boström K, Frerich G, Romotzky V, et al. (2023) Schulungen zum Umgang mit Todeswünschen. In: Kremeike K, Perrar KM, Voltz R (Hrsg.) Palliativ & Todeswunsch. Stuttgart: 15–159.

Briggs R, Ward M, Kenny RA (2021) The 'Wish to Die' in later life: prevalence, longitudinal course and mortality. Data from TILDA. Age Ageing 50: 1321–1328.

Elliesen R, Glaesmer H, Koranyi S, Mehnert-Theuerkauf A (2022) Todeswünsche bei Patientinnen und Patienten mit fortgeschrittener Krebserkrankung: Eine explorative Analyse psychotherapeutischer Gespräche. PPmP – Psychotherapie – Psychosomatik – Medizinische Psychologie 72: 18–25.

Erdmann A, Spoden C, Hirschberg I, Neitzke G (2021) The wish to die and hastening death in amyotrophic lateral sclerosis: A scoping review. BMJ Supportive and Palliative Care 11: 271–287.

Feichtner A (2022) Der Wunsch zu sterben. In: Feichtner A, Körtner U, Likar R, et al. (Hrsg.) Assistierter Suizid: Hintergründe, Spannungsfelder und Entwicklungen. Berlin, Heidelberg: 310.

Gramaglia C, Calati R, Zeppegno P (2019) Rational Suicide in Late Life: A Systematic Review of the Literature. Medicina (Mex) 55: 656.

Hartog ID, Zomers ML, Van Thiel GJMW, et al. (2020) Prevalence and characteristics of older adults with a persistent death wish without severe illness: a large cross-sectional survey. BMC Geriatrics 20: 342.

Kremeike K, Perrar KM, Voltz R (2023) Das Phänomen Todeswunsch in der Palliativversorgung. In: Kremeike K, Perrar KM, Voltz R (Hrsg.) Palliativ & Todeswunsch, Stuttgart: 17–26.

Leitlinienprogramm Onkologie (Deutsche Krebsgesellschaft, Deutschen Krebshilfe, AWMF) (2020) Palliativmedizin für Patienten mit einer nicht-heilbaren Krebserkrankung, Langversion 2.2. AWMF-Registernummer: 128/001OL. URL: https://www.leitlinienprogramm-onkologie.de/leitlinien/palliativmedizin/. Zugegriffen am 27.03.2024.

Lindner R, Drinkmann A, Schneider B, et al. (2022) Suizidalität im Alter. Zeitschrift für Gerontologie und Geriatrie 55: 157–164.

Mehnert A, Koranyi S, Philipp R et al. (2020) Efficacy of the Managing Cancer and Living Meaningfully (CALM) individual psychotherapy for patients with advanced cancer: A single-blind randomized controlled trial. Psychooncology 29: 1895–1904.

Monforte-Royo C, Villavicencio-Chávez C, Tomás-Sábado J et al. (2012) What Lies behind the Wish to Hasten Death? A Systematic Review and Meta-Ethnography from the Perspective of Patients. PloS ONE 7: e37117.

Ohnsorge K, Gudat H, Rehmann-Sutter C (2014a) What a wish to die can mean: reasons, meanings and functions of wishes to die, reported from 30 qualitative case studies of terminally ill cancer patients in palliative care. BMC Palliative Care 13: 38.

Ohnsorge K, Gudat H, Rehmann-Sutter C (2014b) Intentions in wishes to die: analysis and a typology – A report of 30 qualitative case studies of terminally ill cancer patients in palliative care. Psychooncology 23: 1021–1026.

Rodríguez-Prat A, Balaguer A, Booth A, Monforte-Royo C (2017) Understanding patients' experiences of the wish to hasten death: an updated and expanded systematic review and meta-ethnography. BMJ Open 7: e016659.

Rurup ML, Pasman HRW, Goedhart J, et al. (2011) Understanding Why Older People Develop a Wish to Die: A Qualitative Interview Study. Crisis 32: 204–216.

Saß H, Cording C (2022) Zur Freiverantwortlichkeit der Entscheidung für einen assistierten Suizid. Der Nervenarzt 93: 1150–1155.

Van Humbeeck L, Dillen L, Piers R, Van Den Noortgate N (2020) Tiredness of Life in Older persons: A Qualitative Study on Nurses' Experiences of Being Confronted With This Growing Phenomenon. The Gerontologist 60: 735–744.

Wasner M (2011) Spiritualität und soziale Arbeit. In: Frick E, Roser T (Hrsg.) Spiritualität und Medizin: gemeinsame Sorge um den kranken Menschen. Stuttgart: 249–255.

Lena Dörmann, Henrikje Stanze

Assistierter Suizid – Information, Einstellungen und Erfahrungen von Pflegenden

1 Einführung

Das Urteil des Bundesverfassungsgerichts (BVerfG) von Februar 2020 zur Änderung der gesetzlichen Lage der Suizidassistenz in Deutschland[1] hat sowohl Diskussionen in der Gesellschaft wie auch in der Fachöffentlichkeit hervorgerufen (Deutsche Gesellschaft für Palliativmedizin (DGP) 2021a, S. 1). Innerhalb der Diskussion werden unter anderem auch die Möglichkeiten der Gesundheitsversorgung in Deutschland mit Blick auf die Suizidassistenz thematisiert. Dabei betrifft das Urteil des BVerfG insbesondere medizinisches Fachpersonal wie Pflegefachkräfte und Ärzt:innen sowie auch unterschiedlichste Institutionen mit Berührungspunkten zur Patient:innenbehandlung und -versorgung sowie den Themen Lebensende, Sterben und Tod. Innerhalb dieses Diskurses wird überwiegend die Perspektive von Ärzt:innen erfragt und dargestellt. Gesundheitsfachkräfte neben der ärztlichen Berufsgruppe werden nur vereinzelt in Umfragen integriert. Subjektive Sichtweisen und Einstellungen zum assistierten Suizid werden dabei nicht angesprochen (Stanze 2021, S. 2). Auch die Rolle von Pflegefachkräften bei der Suizidassistenz nimmt innerhalb der politischen und gesellschaftlichen Diskussionen wenig Raum ein. Internationale Studien aus Ländern, in denen bereits eine Suizidassistenz sowie teilweise eine Tötung auf Verlangen möglich ist, zeigen jedoch, dass Pflegefachkräfte eine wesentliche Rolle bei der Suizidassistenz einnehmen (Denier et al. 2010b, S. 3373; Pesut et al. 2020b, S. 3871 f.).

Der Deutsche Pflegerat (DPR) konstatierte bereits in seinem Grundsatzpapier von 2015, dass Pflegefachkräfte besonders häufig mit Todeswünschen oder der Anfrage nach Suizidassistenz konfrontiert werden und dass diese Situationen Pflegefachkräfte häufig in Dilemmata bringen (DPR 2015, S. 7). Darüber hinaus kann im Rahmen der Suizidassistenz pflegerische Fachkompetenz erforderlich sein. Dies ist unter anderem dann geboten, wenn es unter dem assistierten Suizid zu Nebenwirkungen wie Krämpfen oder Erbrechen sowie einem verzögerten Todeseintritt kommt (Groenewoud et al. 2000, S. 553 ff.). Die Vulnerabilität solcher Situationen, sowohl für betroffene Patient:innen und deren Zugehörige als auch für die betreuenden Pflegefachkräfte, macht eine vorherige Auseinandersetzung mit der Thematik sowie der eigenen Positionierung innerhalb der Berufsgruppe notwendig. Dafür wird Wissen über die sub-

1 BVerfG, Urteil vom 26.02.2020: 2 BvR 2347/15, 2 BvR 651/16, 2 BvR 1261/16, 2 BvR 1593/16, 2 BvR 2354/16, 2 BvR 2527/16.

https://doi.org/10.1515/9783111371795-003

jektiven Sichtweisen und Einstellungen von Pflegefachkräften zur Suizidassistenz sowie deren mögliche Handlungsstrategien und ein Verantwortungsbewusstsein in Situationen des assistierten Suizids benötigt (Dörmann et al. 2023, S. 176).

Um dieses Wissen generieren zu können, wurden im Rahmen eines qualitativen Forschungsprojekts die Sichtweisen und Einstellungen von Pflegefachkräften unterschiedlicher Versorgungssettings zur Suizidassistenz (SEILASS) ermittelt. Die Studienergebnisse dienten als Grundlage zur Bildung einer Theorie (s. Abb. 1), die erklärt, was Pflegefachkräfte motiviert, einen assistierten Suizid zu begleiten oder nicht. Zur Theoriebildung wurden 20 semistrukturierte, erzählgenerierende Interviews mit Pflegefachkräften aus unterschiedlichen Versorgungssettings geführt und analysiert. In den Interviewleitfaden wurden fünf Fallvignetten inkludiert, die fiktive, aber denkbare sowie reale Situationen im Kontext der Suizidassistenz darstellen. Die Inhalte der Fallvignetten wurden basierend auf international recherchierten Case Reports erstellt (Dörmann et al. 2023, S. 177; Stanze et al. 2024, o. S.). Durch die Datenanalyse mit der Methode der Grounded Theory nach Strauss (1991) sowie Strauss und Corbin (1996) konnten Erkenntnisse darüber gewonnen werden, welche Kriterien bei den Pflegefachkräften in ihre Beurteilung der Suizidassistenz mit einfließen. Zudem konnte herausgestellt werden, an welchen Aspekten sich die Pflegefachkräfte orientieren, wenn es um die Frage geht, sich selbst bei der Suizidassistenz von Patient:innen zu involvieren (Dörmann et al. 2023, S. 176 f.).

2 Grundlage für die Beteiligung an einer Suizidassistenz

In den Interviews haben alle Pflegefachkräfte in unterschiedlichem Ausmaß Berührungspunkte zu Sterbewünschen von Patient:innen gezeigt. Mit diesen Sterbewünschen sind unter anderem auch Anfragen nach Suizidassistenz einhergegangen. Zusätzlich wurden die Pflegefachkräfte durch die geschilderten Fallvignetten in Situationen versetzt, in denen explizit Wünsche nach einem assistierten Suizid vorlagen und infolgedessen die Suizidassistenz in unterschiedlicher Weise angestrebt oder durchgeführt wurde. In der Auseinandersetzung mit den Sterbewünschen und den Anfragen nach Suizidassistenz hat sich bei den Pflegefachkräften ein zentrales Verhaltensmuster manifestiert: Ihre Entscheidungsgrundlage sowie daran ausgerichtete Handlungen bei dem Wunsch nach Suizidassistenz von Patient:innen orientiert sich daran, ob sie den Sterbewunsch nachvollziehen können oder nicht. Bei dem Nachvollziehen des Sterbewunsches geht es für die Pflegefachkräfte darum, den Sterbewunsch und in dem Zusammenhang auch den Wunsch nach Suizidassistenz verstehen zu können. Das Verstehen leitet sich durch die Umstände ab, in welchen sich der/die Patient:in befindet und inwie-

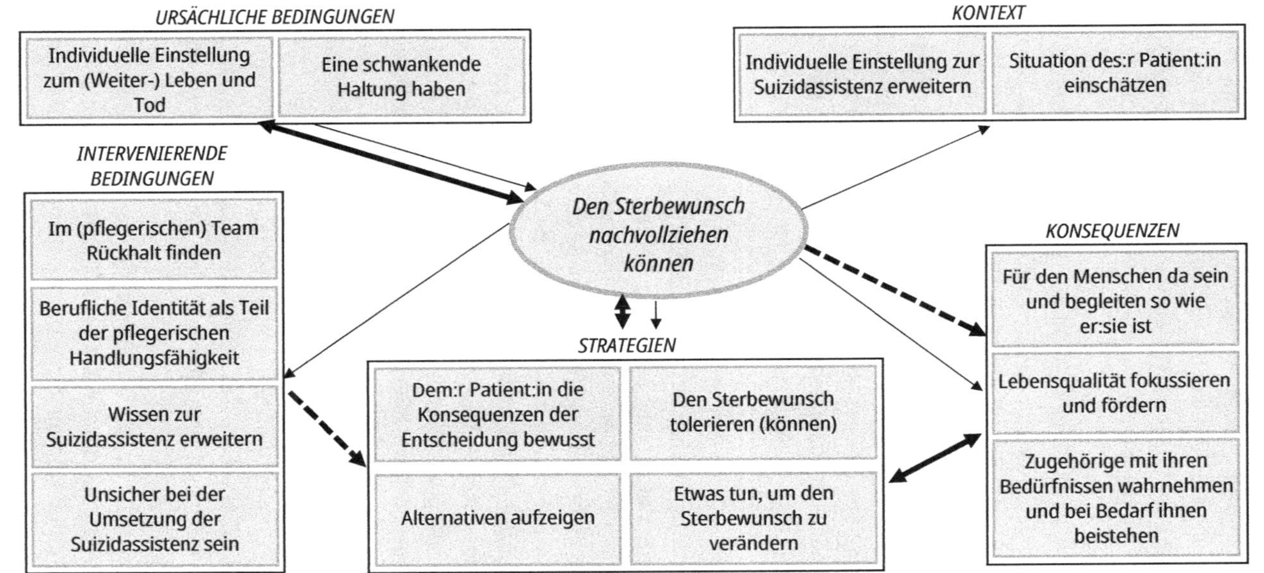

Abb. 1: Sichtweisen und Einstellungen von Pflegefachkräften zum assistierten Suizid. Querverweise sowie Ausführungen zu den einzelnen Komponenten der hier dargestellten Theorie finden sich im Text (Quelle: eigene Darstellung).

weit die Pflegefachkraft diese als insoweit beeinträchtigend für das Leben und dessen Qualität ansieht, dass er oder sie diesen Umständen und dem Wunsch nach einer Lebensbeendigung Verständnis entgegenbringen kann. Dabei wirken verschiedene Komponenten auf die Pflegefachkräfte ein (s. Abb. 1), die Einfluss auf die Nachvollziehbarkeit des Sterbewunsches nehmen.

Denier et al. (2010a, S. 45) haben in einer qualitativen Studie eine ähnliche Erkenntnis gehabt. Die dabei befragten belgischen Pflegefachkräfte haben es für ihre Entscheidungsfindung und daran orientierten weiteren Handlungen als wichtigen Faktor angesehen, zu erkennen, dass der Sterbewunsch gerechtfertigt sei.

Dieses Verhaltensmuster von Pflegefachkräften kann als problematisch angesehen werden, da es zu einer Abhängigkeit von Patient:innen mit einem Sterbewunsch vom pflegerischen Personal führen kann: Haben sie Kontakt zu einer Pflegefachkraft, welche den Sterbewunsch nachvollziehen kann, scheint diese eher gewillt zu sein, den/die Patient:in zu unterstützen als eine Pflegefachkraft, die den Sterbewunsch nicht nachvollziehen kann. Da die Pflegefachperson bei der Suizidassistenz eine relevante Übermittlungsfunktion übernimmt, müssen Patient:innen möglicherweise verschiedene Pflegefachkräfte ansprechen, bevor ihr Sterbewunsch berücksichtigt und ein Netzwerk aktiviert wird, damit entsprechende Maßnahmen eingeleitet werden.

Darüber hinaus können die Pflegefachkräfte in einen inneren Konflikt zwischen ihrer Ablehnung der Suizidassistenz bei Patient:innen, deren Sterbewünsche sie nicht nachvollziehen können, und dem pflegerischen Verständnis, die Versorgung an den Wünschen und Bedürfnissen der Patient:innen individuell auszurichten, gelangen.[2] Denier et al. (2010a, S. 45) beschreiben die Nachvollziehbarkeit des Sterbewunsches als einen entscheidenden Faktor für eine gute pflegerische Versorgung sowie als einen unterstützenden Aspekt für die Erfahrungen der Pflegefachkraft im Rahmen der Suizidassistenz oder Tötung auf Verlangen. Die Argumentation des Nachvollziehen- und Verstehen-Könnens, die sich sowohl bei den Interviewteilnehmer:innen der SEILASS-Studie als auch bei den Pflegefachkräften aus der qualitativen Studie von Denier et al. (2010a) wiederfinden, weist Parallelen zu Benners Konzept des „vertiefte[n] Patientverstehen[s]" (Benner 2017, Einschub Verf., S. 26) auf. Dieses thematisiert das Vergegenwärtigen der Situation des/der Patient:in von Pflegefachkräften und der damit einhergehenden Einschätzung der Patient:innensituation.

Laut Benner (2017, S. 26 f.) wird durch das Einnehmen der Patient:innenperspektive ein tieferes Verständnis erzeugt, auf dessen Basis eine individuelle und respektvolle Pflege bereitgestellt und gestaltet werden kann. Das Nachvollziehen des Sterbewunsches ist demnach als eine internalisierte Strategie zu verstehen, um auch im

2 Als Hinweis ist an dieser Stelle anzumerken, dass es in Deutschland bisher keine gesetzliche Regelung zur Ausgabe des Medikaments herrscht und bisweilen die Verordnungshoheit beim Arzt liegt.

Rahmen der Suizidassistenz eine gute patient:innenorientierte Versorgung zu gestalten, die jedoch auch die persönlichen Sichtweisen und Einstellungen der Pflegefachkraft gegenüber der Suizidassistenz integriert. Dies erscheint insbesondere deswegen sinnvoll, da ein wiederholtes Auftreten innerer (moralischer) Konfliktsituationen zu moralischem Stress führen können. Dies auch mit dem Hintergrund, dass eine Beteiligung an der Suizidassistenz (für manche Pflegefachkräfte) in einem Widerspruch mit bestehenden pflegerischen Werten wie der Fokussierung auf das Leben beziehungsweise die Lebensqualität (International Council of Nurses (ICN) 2021, S. 4 ff.; Pesut et al. 2020a, S. 158 ff.) stehen kann. Der moralische Stress ist darin begründet, dass eine Diskrepanz zwischen einer Entscheidung oder Handlung und den eigenen Werten und Haltungen besteht. Dadurch werden eine negative emotionale Reaktion und das Entstehen von Fragen, wie mit dieser Entscheidung oder Handlung umgegangen werden soll, verursacht (Monteverde 2017, S. 836 f.). In der Literatur wird dieses Phänomen im pflegerischen Kontext auch als Moral Distress bezeichnet (Wöhlke 2018, S. 42 f.). Campbell et al. (2016, S. 6) definieren Moral Distress dabei als „one or more negative self-directed emotions or attitudes that arise in response to one's perceived involvement in a situation that one perceives to be morally undesirable." (ebd.)

Pflegefachkräfte, welche regelmäßig mit den Themen Lebensende, Sterben und Tod sowie auch der Sterbehilfe konfrontiert sind, können dabei in besonderem Maße von Moral Distress betroffen sein. Dies hängt zum einen mit der Emotionalität dieser Themen und zum anderen mit den individuellen moralischen Wertevorstellungen und Haltungen zusammen, welche in einen Konflikt mit institutionellen Rahmenbedingungen und – wie oben beschrieben – mit dem professionsbezogenen Ethos geraten können (Pauly et al. 2012, S. 3 ff.; Wöhlke und Wiesemann 2016, S. 281 ff.). Dabei sind die Folgen von Moral Distress facettenreich. Betroffene beschreiben Emotionen wie Angst, Ärger, Frustration, Machtlosigkeit, Schuld oder Verlust des Selbstwertgefühls. Dies führt zu einer starken emotionalen Belastung und Erschöpfung bis hin zu einem Burn-Out-Syndrom (Tanner et al. 2014, S. 354). Internationale Studien, die die Auswirkungen von Tätigkeiten bei der Suizidassistenz und der Tötung auf Verlangen auf Pflegefachkräfte untersucht haben, zeigen, dass es einen Zusammenhang zwischen dem Entstehen von Moral Distress und der Beteiligung von Pflegefachkräften bei der Suizidassistenz und der Tötung auf Verlangen gibt (Beuthin et al. 2018, S. 518 f.; Pesut et al. 2020b, S. 3880; Pesut et al. 2020c, S. 7).

Zu vermuten ist, dass Pflegefachkräfte zunehmend mit Sterbewünschen konfrontiert werden. Im Jahr 2020 stieg die Anzahl der Suizide erstmalig wieder an (Statistisches Bundesamt 2022a, o. S.), zudem ist durch die Legalisierung der Suizidassistenz in Deutschland mit vermehrten Anfragen nach Suizidassistenz von Patient:innen zu rechnen (Birnbacher 2021, S. 162). Ansprechpartner:innen für diese Sterbewünsche beziehungsweise Wünsche nach Suizidassistenz werden vermutlich insbesondere Pflegefachkräfte sein (Riedel et al. 2022, S. 3). Dies zeigen zum einen internationale Studien aus Ländern,, in denen eine Suizidassistenz legalisiert ist (Denier et al. 2010a, S. 41 f.). Darüber hinaus geben die Pflegefachkräfte in den Interviews der SEILASS-

Studie selbst an, dass sie sich aufgrund ihrer beruflichen Nähe zu Patient:innen als Ansprechpartner:innen für Sterbewünsche sehen (Dörmann et al. 2023, S. 177 ff.).

Die Beurteilung dieser Sterbewünsche vonseiten der Pflegefachkräfte ist individuell unterschiedlich. Wie im paradigmatischen Modell beschrieben (s. Abb. 1), liegt dies in den ursächlichen Bedingungen für das Phänomen (*den Sterbewunsch nachvollziehen können*) begründet. Die individuelle Einstellung *zum (Weiter-)Leben und Tod* sowie auch die Haltung gegenüber der Suizidassistenz nehmen bei den Pflegefachkräften Einfluss auf die Beurteilung (Nachvollziehbarkeit) des Sterbewunsches (s. Abb. 1). Kremeike et al. (2019, S. 327 f.) führen an, dass es in der Begegnung mit Menschen, die einen Sterbewunsch äußern, wesentlich ist, eine „offene, interessierte und respektvolle Haltung gegenüber der subjektiven Lebensrealität" (ebd.) dieser Person zu zeigen. Dabei sollten die Beweg- und Hintergründe für den Sterbewunsch ohne persönliche Werturteile aufgenommen werden (Kremeike et al. 2019, S. 328). Um dies zu ermöglichen, ist es vorab jedoch notwendig, überhaupt eine entsprechende Grundhaltung zu entwickeln. Krug und Ritterbusch (2022, S. 468) beschreiben diese als Orientierungsrahmen, speziell für Situationen, in denen ethische Konflikte bestehen. Die Suizidassistenz sowie pflegerische Handlungen können als eine solche ethische Konfliktsituation beschrieben werden. Für Pflegefachkräfte kann ein Spannungsverhältnis zwischen dem Sterbewunsch des/der Patient:in, der Intention, diesem in der Rolle als Pflegefachkraft nachzukommen und einer inneren Abneigung gegenüber der Suizidassistenz, entstehen. Das Herausbilden einer eigenen Haltung zur Suizidassistenz kann demnach Pflegefachkräften beim Nachvollziehen des Sterbewunsches unterstützen und ihnen Sicherheit im Rahmen von Tätigkeiten der Suizidassistenz geben.

Krug und Ritterbusch (2022, S. 468 f.) beschreiben zugleich, dass sich die Haltung zum einen durch das Auseinandersetzen mit den Haltungen anderer, zum anderen durch das soziokulturelle Umfeld ausbildet. Dies ist aufschlussreich, spricht es doch die kontextuellen Bedingungen an, die sich in den Interviews der SEILASS-Studie mit den Pflegefachkräften herausgebildet haben (s. Abb. 1). Die Pflegefachkräfte sind der Auffassung, dass sich die Einstellung zur Suizidassistenz wandeln und sich in diesem Zusammenhang auch die Haltung noch verändern und festigen kann (Dörmann et al. 2023; S. 178 f.). Erfahrungswerte aus der Praxis und der damit einhergehende Kontakt mit Patient:innen sorgen für eine erweiterte Perspektive auf Inhalte sowie die Möglichkeit, diese in einer neuen Art und Weise zu beleuchten und zu deuten (Benner 2017, S. 75 f.).

Eine iranische Studie von Hosseinzadeh und Rafiei (2019, S. 500), in welcher Pflegestudent:innen zu ihren Einstellungen gegenüber der Tötung auf Verlangen befragt wurden, zeigen kongruente Ergebnisse zu den Aussagen der Interviewteilnehmer:innen hinsichtlich einer Unterstützung der Suizidassistenz durch bestehende sowie zunehmende praktische Erfahrungswerte.

Ein weiterer Aspekt, der im Hinblick auf internationale Studienergebnisse erwähnt werden sollte, ist eine bestehende Diskrepanz hinsichtlich der Meinungsbildung zur Suizidassistenz. Ozcelik et al. (2014, S. 95 ff.) konstatieren, dass die religiöse

Einstellung von Pflegefachkräften in der Türkei ihre Meinung zur Suizidassistenz beeinflusst. Bei den Interviewteilnehmer:innen der SEILASS-Studie lässt sich eine vergleichbare Meinungsbildung nicht erkennen. Hier werden religiöse Einstellungen bei der Meinungsbildung ausgeschlossen. Ausschließlich die Nachvollziehbarkeit des Sterbewunsches beeinflusst den Umgang mit Sterbewünschen und das Handeln bei der Suizidassistenz.

Die Intention der Interviewteilnehmer:innen, den Sterbewunsch nachvollziehen zu können, erscheint mit Blick auf eine adäquate pflegerische Versorgung und Betreuung sowie dem Entgegenwirken von moralischen Verletzungen nachvollziehbar. Die Integration von persönlichen Argumentationssträngen ist aus Patient:innensicht jedoch als kritisch zu bewerten, da eine mögliche Abhängigkeit der Patient:innen in ihrer Anfrage nach Suizidassistenz von Pflegefachkräften und deren (Nicht-)Nachvollziehbarkeit des Sterbewunsches besteht.

3 Pflegerisches Handeln im Rahmen der Suizidassistenz

Die Handlungsstrategien[3], die Pflegefachkräfte im Rahmen der Suizidassistenz entwickeln, stehen immer in Abhängigkeit zu der Ausprägung der Nachvollziehbarkeit des Sterbewunsches. Dementsprechend ist die Intensität der Begleitung von Patient:innen bei der Suizidassistenz auch als individuell unterschiedlich einzuordnen. Dass sich Pflegefachkräfte jedoch als Berufsgruppe sehen, die bei der Suizidassistenz tätig werden und Patient:innen in diesem Kontext auch begleiten, geben alle Interviewteilnehmer:innen an. Diese Bereitschaft von Pflegefachkräften, eine individuelle Versorgung von Patient:innen bei der Suizidassistenz zu ermöglichen, beschreiben auch Denier et al. (2010a, S. 42) in ihrer Studie. Das Spektrum, in welchem die Interviewteilnehmer:innen der SEILASS-Studie tätig werden würden, ist dabei sehr breit, zeigt jedoch in zentralen Komponenten Übereinstimmung mit den Handlungsfeldern von Pflegefachkräften im internationalen Kontext. Im Umgang mit dem Sterbewunsch möchten die Pflegefachkräfte zum einen dessen Ernsthaftigkeit überprüfen und gleichzeitig sehen, dass *dem/der Patient:in die Konsequenzen der Suizidassistenz bewusst sind.* Ein wesentlicher Weg, dies zu ermitteln, ist das *Sprechen über den Sterbewunsch.* Darauf aufbauend können Schritte eingeleitet werden, die die Pflegefachkraft in der jeweiligen Situation als sinnvoll ansieht. Dazu gehört auch das *Informieren über mögliche alternative Maßnahmen,* die zumindest besprochen werden sollten (s. Abb. 1). Van de Scheur und van der Arend (1998, S. 501) sowie van Bruchem-van de Scheur et al. (2008a, S. 255 f.) weisen ähnliche Verhaltensweisen von niederländischen Pflegefachkräften im

3 S. Abb. 1 *„Strategien"* in Verbindung mit *„intervenierende Bedingungen"* sowie *„Konsequenzen"*.

Umgang mit einem Sterbewunsch nach. Ein weiterer Aspekt, der in den erhobenen Interviews der SEILASS-Studie immer wieder auftaucht, ist das Bereitstellen des tödlich wirkenden Medikaments. Die Pflegefachkräfte bewerten diese Handlung unterschiedlich (Dörmann et al. 2023, S. 180 ff.). Auch in der internationalen Literatur zeigt sich, dass der Umgang mit dem tödlich wirkenden Medikament unterschiedlich gehandhabt wird, Pflegefachkräfte das tödlich wirkende Medikament teilweise sogar verabreichen, obwohl es eine ärztliche Tätigkeit ist (van Bruchem-van de Scheur et al. 2008a, S. 256; Beuthin et al. 2018, S. 516 f.). An dieser Stelle scheint es daher relevant zu sein, eine klare Handlungsrichtlinie zu etablieren, um zu vermeiden, dass das Bereitstellen des tödlich wirkenden Medikamentes zu einer Grauzone wird, in welcher Pflegefachkräfte dieses verabreichen, ohne dass es als pflegerisches Aufgabengebiert deklariert worden ist.

Für die Pflegefachkräfte der SEILASS-Studie spielt die *Betreuung von Zugehörigen* ebenfalls eine Rolle (s. Abb. 1). Mit dem Tod des/der Patient:in hört die Betreuung nicht auf, sondern die Pflegefachkräfte sehen es mit in ihrer Verantwortung, die Zugehörigen in ihrer Trauer zu begleiten. Diese Begleitung kann unterschiedliche Formen haben und muss nicht immer bis zum Ende der Trauerphase der Zugehörigen reichen. Sie kann auch in Form von Vermittlung entsprechender Netzwerke zur Trauerbewältigung erfolgen (Dörmann et al. 2023, S. 181 ff.). Eine Studie aus den Niederlanden zeigt, dass dort ca. 80 % der Hinterbliebenen im ambulanten Setting von Pflegefachkräften betreut werden, auch hier in unterschiedlicher Form (van Bruchem-van der Scheur et al. 2007, S. 49). Demzufolge ist dies ein Handlungsfeld, das von Pflegefachkräften als eine bei ihnen liegende Verantwortung gesehen wird und ebenfalls im Rahmen der Suizidassistenz abgedeckt werden kann.

Werden die verschiedenen Bereiche betrachtet, die Pflegefachkräfte mit ihrem Berufsfeld bei der Suizidassistenz einnehmen, ist zu erkennen, dass die Handlungsfelder von der initialen Äußerung eines Sterbewunsches, über den Akt des assistierten Suizids selbst sowie über den Tod des/der Patient:in hinausreichen.

Zwei Aspekte sollen in diesem Zusammenhang noch erwähnt werden, die beide ebenfalls in der von Denier et al. (2010a, S. 42 f.) durchgeführten qualitativen Studie mit belgischen Pflegefachkräften aufgetaucht sind: Die Interviewteilnehmer*innen der SEILASS-Studie legen Wert darauf, sich bei Handlungen innerhalb der Suizidassistenz mit Kolleg:innen abstimmen und bei ihnen rückversichern zu können. Ebenso besteht der Wunsch, aufgrund der emotionalen Intensität der Suizidassistenz, Unterstützung von dem/der Arbeitgeber:in zu erhalten (s. Abb. 1 „*intervenierende Bedingungen*“) (Dörmann et al. 2023, S. 179). Beide Aspekte indizieren, dass sich die Pflegefachkräfte bewusst darüber sind, dass Tätigkeiten innerhalb der Suizidassistenz einen Einfluss auf psychischer und moralischer Ebene haben können und sie sich vor möglichen negativen Auswirkungen schützen möchten. Im Hinblick auf die Handlungsstrategien, die Pflegefachkräfte wählen, ist daher zu berücksichtigen, dass Pflegefachkräfte sich vermutlich eher an der Suizidassistenz beteiligen, wenn sie Unterstützung von außen erhalten.

Werden die Handlungsstrategien von Pflegefachkräften bei der Suizidassistenz aus einer ethischen Perspektive heraus beleuchtet, so berichten Pesut et al. (2020a, S, 158 ff.), dass insbesondere die vier Prinzipien der biomedizinischen Ethik[4] (Beauchamp und Childress 2019, S. 99 ff.) diskutiert werden. In den Interviews mit den Pflegefachkräften finden sich keine Aussagen, die explizit ethische Dimensionen ansprechen. Jedoch weisen die Argumentationen und Erzählungen der Pflegefachkräfte darauf hin, dass eine Orientierung sowohl an dem Prinzip des Respekts der Autonomie als auch an dem Prinzip des Wohltuns erfolgt. Dies spricht dafür, dass unterbewusst die Intention einer pflegeethischen Argumentation für Handlungen im Kontext der Suizidassistenz besteht, eine bewusste Darlegung seitens der Pflegefachkräfte jedoch noch nicht vorliegt.

Die Studie zeigt die Tragweite der pflegerischen Rolle bei der Suizidassistenz. Die umfangreichen Handlungen im Tätigkeitsfeld der Suizidassistenz, die die Pflegefachkräfte für sich wahrnehmen, sowie die persönlichen, moralischen und ethischen Implikationen, die damit einhergehen, verdeutlichen, wie wesentlich es ist, Pflegefachkräfte mit ihren Perspektiven und Bedürfnissen sowohl bei der bestehenden Diskussion als auch bei der Suizidassistenz selbst aktiv mit einzubinden.

Literatur

Beauchamp T L, Childress J F (2019) Principles of Biomedical Ethics. 8. Aufl. New York.

Benner P (2017) Stufen zur Pflegekompetenz. From Novice to Expert. 3. Aufl. Bern.

Beuthin R, Bruce A, Scaia M (2018) Medical assistance in dying (MAiD) Canadian nurses' experiences. In: Nursing Forum 53 (4): 511–520.

Birnbacher D (2021) Warum kein Anspruch auf Suizidassistenz? Ethik in der Medizin 34 (2): 161–176.

Bundesverfassungsgericht (BverfG) Zum Urteil des Zweiten Senats vom 26.02.2020: 2 BvR 2347/15, 2 BvR 651/16, 2 BvR 1261/16, 2 BvR 593/16, 2 BvR 2354/16, 2 BvR 2527/16. URL: https://www.bundesverfassungsgericht.de/SharedDocs/Pressemitteilungen/DE/2020/bvg20-012.html. Zugegriffen am 03.11.2023.

Campbell S M, Ulrich C M, Grady C (2016) A Broader Understanding of Moral Distress. The American Journal of Bioethics 16 (12): 2–9.

Denier Y, Dierckx de Casterlé B, De Bal N, Gastmans C (2010a) "It's intense, you know." Nurses's experiences in caring for patients requesting euthanasia. Medicine, Health Care and Philosophy 13 (1): 41–48.

Denier Y, Gastmans C, De Bal N, Dierckx de Casterlé B (2010b) Communication in nursing care for patients requesting euthanasia: a qualitative study. Journal of Clinical Nursing 19 (23–24): 3372–3380.

Deutsche Gesellschaft für Palliativmedizin (DGP) (Hrsg.) (2021) Eckpunkte der Deutschen Gesellschaft für Palliativmedizin zu einer möglichen Neuregulierung der Suizidassistenz und Stärkung der

4 Unter den vier Prinzipien der biomedizinischen Ethik versteht man vier Grundsätze, an denen sich das pflegerische und das ärztliche Handeln im Patient:innenkontakt orientiert. Beauchamp und Childress (2019, S. 99 f.) nennen das Prinzip der Autonomie, das Prinzip des Nichtschadens, das Prinzip der Fürsorge und das Prinzip der Gerechtigkeit.

Suizidprävention. URL: https://www.dgpalliativmedizin.de/images/210224_DGP_Eckpunkte_Suizidassistenz_Suizidpr%C3%A4vention.pdf. Zugegriffen am 03.11.2023.
Deutscher Pflegerat (DPR) (Hrsg.) (2015) Grundsatzpapier des DPR zur Diskussion um eine Gesetzesänderung zum Assistierten Suizid (Beihilfe zur Selbsttötung) und zur Tötung auf Verlangen. URL: https://deutscher-pflegerat.de/wp-content/uploads/2020/02/2015-07-29-DPR-Stellungnahme-zum-assistierten-Suizid.pdf. Zugegriffen am 03.11.2023.
Dörmann L, Nauck F, Wolf-Ostermann K, Stanze H (2023) „I Should at Least Have the Feeling That It [...] Really Comes from Within": Professional Nursing Views on Assisted Suicide. Palliative Medicine Reports 4(1): 175–184.
Groenewoud, JH, van der Heide A, Onwuteaka-Philipsen BD, Willems DL, van der Maas PJ, van der Wal G (2000) Clinical Problems with the Performance of Euthanasia and Physician-Assisted Suicide in the Netherlands. The New England Journal of Medicine 342 (9): 551–556.
Hosseinzadeh K, Rafiei H (2019) Nursing Student Attitudes toward Euthanasia: A Cross-Sectional Study. In: Nursing Ethics 26 (2): 496–503.
International Council of Nurses (ICN) (2021) Der ICN-Ethikkodes für Pflegefachpersonen. Überarbeitet 2021. URL: https://www.dbfk.de/media/docs/download/Allgemein/ICN_Code-of-Ethics_DE_WEB.pdf. Zugegriffen am 03.11.2023.
Kremeike K, Perrar KM, Lindner R, Bostroem K, Montag T, Voltz R (2019) Todeswünsche bei Palliativpatienten – Hintergründe und Handlungsempfehlungen. Zeitschrift für Palliativmedizin 20 (06): 323–335.
Krug H, Ritterbusch U (2022) Mit welcher Haltung lehren? Skizzierung eines Umfrageprojektes. Ethik in der Medizin 34 (3): 467–474.
Monteverde S (2017) Leiden lindern, warten können: Ethos und Ethik in Palliative Care. In: Steffen-Bürgi B, Schärer-Santschi E, Staudacher D, Monteverde S (Hrsg.) Lehrbuch Palliative Care. 3. vollständig überarbeitete und erweiterte Aufl. Bern: 832–849.
Ozcelik H, Tekir O, Samancioglu S, Fadiloglu C, Ozkara E (2014) Nursing Students' Approaches Toward Euthanasia. Omega 69 (1): 93–103.
Pauly BM, Varcoe C; Storch J (2012) Framing the Issues: Moral Distress in Health Care. HEC Forum 24 (1): 1–11.
Pesut B, Greig M, Thorne S, Storch J, Burgess M, Tishelman C, Chambaere K, Janke R (2020a) Nursing and euthanasia: A narrative review of the nursing ethics literature. Nursing Ethics 27 (1): 152–167.
Pesut B, Thorne S, Storch J, Chambaere K, Greig M, Burgess M (2020b) Riding an elephant: A qualitative study of nurses' moral journeys in the context of Medical Assistance in Dying (MAiD). Journal of Clinical Nursing 29 (19–20): 3870–3881.
Pesut B, Thorne S, Greig M (2020c) Shades of gray: Conscientious objection in medical assistance in dying. Nursing Inquiry 27 (1): 1–8.
Riedel A, Giese C, Rabe M, Böck S (2022) Pflege und assistierter Suizid: gesellschaftliche Verantwortung und ethische Implikation. Denkanstöße für Profession und Gesellschaft (15.08.2022). URL: https://link.springer.com/content/pdf/10.1007/s00481-022-00720-y.pdf. Zugegriffen am 03.11.2023.
Stanze H (2021) Suizidassistenz: Wieso sind Pflegefachkräfte so still?. Ein Plädoyer für mehr Diskussion. pflegen:palliativ 2021 (52): 24–26.
Stanze H, Radbruch R, Kern M, Castellanos-Herr NR, Sandt R (2024) „Ich kann und will nicht mehr": Curriculum für die Aus-, Fort- und Weiterbildung zum Umgang mit Sterbewünschen und Suizidassistenz in Deutschland (Reihe Palliative Care 1). Bonn/Rhein-Sieg.
Statistisches Bundesamt (2022a) Todesursachen. Suizide. URL: https://www.destatis.de/DE/Themen/Gesellschaft-Umwelt/Gesundheit/Todesursachen/Tabellen/suizide.html Zugegriffen am 03.11.2023.
Strauss AL (1991) Grundlagen qualitativer Sozialforschung. Datenanalyse und Theoriebildung in der empirischen soziologischen Forschung. Aus dem Amerikanischen von Astrid Hildenbrand. München.

Strauss A, Corbin J (1996) Grounded Theory: Grundlagen Qualitativer Sozialforschung. Aus dem Amerikanischen von Solveigh Niewiarra und Heiner Legewie. Weinheim.
Tanner S, Albisser Schleger H, Meyer-Zehnder B, Schnurrer V, Reiter-Theil S, Pargger H (2014) Klinische Alltagsethik – Unterstützung im Umgang mit moralischem Disstress?. Evaluation eines ethischen Entscheidungsfindungsmodells für interprofessionelle klinische Teams. Medizinische Klinik – Intensivmedizin und Notfallmedizin 10 (5): 354–363.
Van Bruchem-van de Scheur GG, Van der Arend AJG, Spreeuwenberg C, Abu-Saad HH, Ter Meulen RHJ (2007) Euthanasia and physician-assisted suicide in the Dutch homecare sector: the role of the district nurse. Journal of Advanced Nursing 58 (1): 44–52.
Van Bruchem-van de Scheur GG, Van der Arend AJG, Abu-Saad HH, Spreeuweberg C, Van Wijmen FCB, Ter Meulen RHJ (2008a) The role of nurses in euthanasia and physician-assisted suicide in The Netherlands. Journal of Medical Ethics 34 (4): 254–258.
Van de Scheur A, Van der Arend A (1998) The Role of Nurses in Euthanasia: A Dutch Study. Journal of Nursing Ethics 5 (6): 497–509.
Wöhlke S, Wiesemann C (2016) Moral distress im Pflegealltag und seine Bedeutung für die Implementierung von Advance Care Planning. Pflegewissenschaft 18 (5/6): 280–287.
Wöhlke S (2018) Bedeutsamkeit und Konsequenzen von moralischem Stress im pflegerischen Alltag. In: Riedel A, Linde A-C (Hrsg.) Ethische Reflexion in der Pflege. Konzepte – Werte – Phänomene. Berlin.

Teil 2: **Pflegerische und medizinische Fragen in Bezug auf den assistierten Suizid in unterschiedlichen Versorgungsstrukturen**

Claudia Bausewein

Grundlagen und Herausforderungen im Kontext der Palliativmedizin

1 Grundlagen der Palliativmedizin

Palliativversorgung ist in den letzten Jahren fest in das deutsche Gesundheitssystem verankert worden. Im Folgenden sollen die Grundlagen und wesentlichen Elemente dargestellt werden.

1.1 Ganzheitliche Sichtweise und Multiprofessionalität

Die Weltgesundheitsorganisation definiert Palliativversorgung als „die Verbesserung der Lebensqualität von Patienten (Erwachsenen und Kindern) und ihren Familien, die mit Problemen verbunden mit einer lebensbedrohlichen Erkrankung konfrontiert sind. Dies geschieht durch Vorbeugen und Linderung von Leiden mittels frühzeitiger Erkennung und genauer Beurteilung und Behandlung von Schmerzen und anderen physischen, psychosozialen oder spirituellen Problemen. Palliative Care respektiert die Wünsche der Patienten und hilft den Familien, mit praktischen Fragen zurechtzukommen, einschließlich dem Umgang mit Verlust und Trauer während der Erkrankung und im Fall des Todes." (Sepulveda et al. 2002). Im Zentrum der Versorgung steht die Verbesserung der Qualität des verbleibenden Lebens und nicht die Quantität, also Verlängerung der Lebenszeit. Neben der ganzheitlichen Sichtweise auf die Situation der Betroffenen gemäß dem „Total pain"-Modell[1] nach Cicely Saunders mit der körperlichen, psychischen, sozialen und spirituell-existentiellen Dimension gilt der Fokus der Betreuung immer den Patient/-innen und ihren Angehörigen (Saunders 1964). Diese sind von der fortgeschrittenen Erkrankung eines Menschen und dem nahen Lebensende in zweifacher Hinsicht betroffen: sie müssen Abschied nehmen von einem geliebten Menschen und sie sind häufig die Hauptversorgenden, die sich um viele praktische Aspekte kümmern und häufig erst eine Begleitung zuhause ermöglichen.

Um der Vielfalt der zum Teil hochkomplexen Bedürfnisse und Probleme der Patient/-innen und ihrer Angehörigen zu begegnen, wird spezialisierte Palliativversorgung meist durch ein multiprofessionelles Team angeboten, da weder eine Berufsgruppe noch ein einzelner Mensch die Betreuung leisten kann (Müller/Kern 2006). In der Regel gehören Ärzt/-innen, Pflegende, Sozialarbeiter/-innen, Seelsorgende, Psycho-

1 „Total pain" beschreibt nach Cicely Saunders das ganzheitliche Erleben von Schmerzen mit einer körperlichen, psychischen, sozialen und spirituellen Dimension.

https://doi.org/10.1515/9783111371795-004

log/-innen und Physiotherapeut/-innen zu einem spezialisierten Palliativteam, ergänzt durch Apotheker/-innen, Atem-, Musik- und Kunsttherapeut/-innen und ehrenamtliche Hospizbegleitende.

Wesentliche Säulen der Palliativversorgung sind die Kontrolle belastender Symptome, Kommunikation, psychosoziale Unterstützung und Begleitung bei spirituell-existentiellen Fragen.

1.2 Symptomkontrolle

Menschen mit fortgeschrittenen Erkrankungen und begrenzter Lebenszeit leiden häufig unter vielfältigen Symptomen wie Schmerzen, Atemnot, Erbrechen, Unruhe, Verwirrtheit, Depression etc. In der Regel treten mehrere Symptome zu einem Zeitpunkt auf, die sowohl durch medikamentöse als auch nicht-medikamentöse Maßnahmen gelindert werden. Die Arzneimitteltherapie spielt eine zentrale Rolle in der palliativmedizinischen Behandlung, und der richtige und individuell angepasste Einsatz von Medikamenten mit Beachtung der Applikationsform, von Organinsuffizienzen und Medikamenteninteraktionen kann wesentlich zum Therapieerfolg beitragen. Trotzdem werden Medikamente allein nicht für die Behandlung ausreichen. Physiotherapie, Atem- und Musiktherapie und Psychotherapie sind ergänzende Therapieformen, die als unterstützende Maßnahmen eingesetzt werden können.

1.3 Kommunikation

Das Gespräch mit Patient/-innen und ihren Angehörigen gehört zu den ureigensten und häufigsten Aufgaben aller im Gesundheitswesen Tätigen. Jeder Arzt und jede Ärztin führt während ihres Berufslebens 150.000–200.000 Gespräche (Fallowfield et al. 2002). So ist es auch die Aufgabe der Primärversorgenden, mit den Patient/-innen über Therapieziele, Prognose, lebensverlängernde Maßnahmen und das Sterben zu sprechen. Allerdings sind gerade Themen wie Sterben und Tod oft tabuisiert und die Betroffenen werden häufig isoliert, da keine offene und wahrhaftige Kommunikation zu diesen Themen stattfindet. Somit gehören Gespräche zu diesen zum Teil schwierigen Themen zu den Kernkompetenzen von Palliativmediziner/-innen und aller in der Palliativversorgung Tätigen.

1.4 Psychosoziale und spirituell-existentielle Begleitung

Menschen mit fortgeschrittenen Erkrankungen sind häufig auch psychisch stark belastet – aufgrund der Progredienz der Erkrankung, der sich verändernden Lebenssituation und des möglichen nahen Lebensendes. Spirituelle und existentielle Fragen

z. B. über den Sinn des Leidens und des Lebens, was Menschen hinterlassen oder über Schuld treten hinzu. Außerdem benötigen die An- und Zugehörigen Unterstützung aufgrund ihrer Doppelbelastung als Betroffene und häufig auch Hauptversorgende. Nicht alle Patient/-innen und ihre Angehörigen brauchen eine professionelle Begleitung bei diesen Fragen, viele profitieren aber von der Unterstützung durch Sozialarbeiter/-innen, Psycholog/-innen und Seelsorgende.

1.5 Strukturen der Palliativversorgung und Hospizarbeit

Palliativversorgung muss von allen im Gesundheitswesen Tätigen geleistet werden. Zu den Aufgaben von Hausärzt/-innen, niedergelassenen Fachärzt/-innen, Pflegediensten sowie Ärzt/-innen, Pflegenden und anderen Berufsgruppen im Krankenhaus zählen die Grundversorgung und die Begleitung bei schwerer Erkrankung und am Lebensende. Dazu gehören Schmerztherapie und Symptomkontrolle, Gespräche über die Erkrankung und Therapiemöglichkeiten und die Organisation der Versorgung (Leitlinienprogramm Onkologie 2019, S. 411–438). Diese sogenannte allgemeine Palliativversorgung wird bei komplexen Versorgungssituationen, die mehr Kompetenz, Erfahrung, aber auch Ressourcen erfordern, durch die spezialisierte Palliativversorgung ergänzt (Leitlinienprogramm Onkologie 2019, S. 411–438). Dies sind Einrichtungen und Dienste, deren Hauptaufgabe in der Palliativversorgung liegt. Sie zeichnen sich durch multiprofessionelle Teams und eine 24-Stunden-Verfügbarkeit aus (Leitlinienprogramm Onkologie 2019, S. 411–438). Strukturen der spezialisierten Palliativversorgung sind Palliativstationen, Palliativdienste im Krankenhaus und Spezialisierte Ambulante Palliativversorgung (SAPV). In diesen Einrichtungen werden Menschen mit höher komplexen medizinischen, aber auch psychosozialen oder spirituell-existentiellen Problemen betreut.

In ambulanten Hospizdiensten betreuen ehrenamtliche Hospizbegleitende Patient/-innen zuhause, im Alten- und Pflegeheim oder im Krankenhaus und bringen Zeit, Offenheit und Normalität mit.

2 Todeswünsche bei Menschen mit fortgeschrittenen Erkrankungen und am Lebensende

Todeswünsche sind bei Menschen mit fortgeschrittenen Erkrankungen häufig. Daher haben Professionelle in der Hospiz- und Palliativversorgung Erfahrungen im Umgang mit diesen Situationen.[2]

2 Vgl. auch den Beitrag von Wachter in diesem Band.

2.1 Unterschiedliche Arten und Gründe von Todeswünschen

Menschen mit fortgeschrittenen Erkrankungen und am Lebensende äußern immer wieder Wünsche nach einem vorzeitigen Tod. Dies kann von der Akzeptanz des baldigen Sterbens bis zur Bitte um Beschleunigung des Sterbens im Sinn einer Hilfe bei der Selbsttötung, also Assistenz beim Suizid, oder die Bitte um aktive Tötung auf Verlangen gehen (Leitlinienprogramm Onkologie 2019, S. 411–438). Diese sogenannten Todeswünsche zeichnen sich durch einen immer stärker werdenden Handlungsdruck aus (Kremeike et al 2021).

Todeswünsche und Suizidalität sind nicht identisch, es gibt jedoch Überschneidungen (Bundesärztekammer 2021). Bei beiden handelt es sich in der Regel nicht um stabile Phänomene, sondern sie variieren über die Zeit in Art und Intensität. Sie sind durch äußere und innere Faktoren beeinflussbar, fluktuieren und schwanken im Verlauf von Tagen, Wochen oder Monaten. Im Sinn eines doppelten Bewusstseins möchten Menschen tot sein und können gleichzeitig die Zukunft planen (Jentschke/Rabe 2023). 12–45 % der Patient/-innen mit fortgeschrittenen Erkrankungen äußern einen vorübergehenden und 10–18 % einen stabilen und anhaltenden Todeswunsch (Chochinov et al. 1995; Wilson et al. 2016). Bessere Symptomkontrolle, psychologische Unterstützung und Palliativversorgung führen zu einer Änderung von Wünschen um Suizidassistenz und Tötung auf Verlangen (Briggs et al. 2022; Sprung et al. 2018).

Die Gründe für einen vorzeitigen Todeswunsch können komplex und vielfältig sein, wobei körperliche Beschwerden eher hinter psychischen, existentiellen und sozialen Motiven zurücktreten (Sprung et al. 2018). Unerträgliche Schmerzen oder andere unkontrollierte Symptome und insbesondere auch die Angst vor solchen Symptomen und unerträglichem Leid sind häufige Ursachen für Todeswünsche, aber auch die Sorge, selbst nicht mehr entscheiden zu können und von anderen abhängig zu werden. Autonomie- und Kontrollverlust sind zentrale Themen, wenn Menschen einen vorzeitigen Todeswunsch äußern. Sie möchten anderen nicht zur Last fallen oder haben das Gefühl, nichts mehr wert zu sein und ihre Würde zu verlieren. Auf der anderen Seite besteht große Sorge, der Medizin am Lebensende ausgeliefert zu sein sowie Sorge vor Übertherapie am Lebensende. Persönliche und soziale Faktoren spielen bei Palliativpatient/-innen bei Todeswünschen eine größere Rolle als körperliche oder psychiatrische Faktoren (Rietjens et al. 2009). Die Grundaussage bei der Äußerung von Todeswünschen oder dem Wunsch nach Suizidassistenz ist in der Regel nicht, dass Patient/-innen grundsätzlich nicht mehr leben möchten, sondern, dass für sie die Lebenssituation aufgrund einer Erkrankung oder körperlicher und seelischer Belastungen so schlecht ist, dass sie eigentlich ausdrücken, dass sie *so* wie ihr Leben zu diesem Zeitpunkt ist, nicht mehr leben wollen.

2.2 Umgang mit Todes- und Suizidwünschen in der Palliativversorgung

Wenn Menschen die Bitte um einen assistierten Suizid äußern, bedeutet das nicht, dass damit automatisch ein Handlungsauftrag verbunden ist. Erste Schritte sind Zuhören und Ernstnehmen der Gedanken, Erfahrungen und (möglichen) Aktivitäten um Todes- und Suizidwünsche in einer von Offenheit, Interesse und Respekt geprägten Atmosphäre (Deutsche Gesellschaft für Palliativmedizin 2021, S. 18; Leitlinienprogramm Onkologie 2019, S. 411–438). Der respektvolle Umgang mit Todes- und Suizidwünschen ist nicht gleichzusetzen mit einem Einverständnis mit den Wünschen (Kremeike et al. 2022). Im Vordergrund steht das Anliegen, die Situation und die Nöte der Menschen zu verstehen, die dazu führen, dass das Leben vorzeitig beendet werden soll. Die Sorge, dass das Ansprechen von Suizidgedanken dazu führen könnte, dass Menschen erst auf die Idee kommen oder ein Suizid ausgelöst werden könnte, ist unberechtigt (Leitlinienprogramm Onkologie 2019, S. 411–438). Im Gegenteil: Das Ansprechen möglicher Suizidgedanken ist für viele Betroffene eine Erleichterung. Falsch ist auch die Meinung von Professionellen, dass die Betroffenen von sich aus diese Themen ansprechen sollen (Rodriguez-Prat et al. 2017).

Wenn Menschen Suizid- und Todeswünsche äußern, bedürfen sie einer individuellen Begleitung, die sich an ihren Nöten und Bedürfnissen orientiert, mit allen Möglichkeiten der Palliativversorgung, insbesondere der Linderung belastender Beschwerden, psychosoziale Unterstützungsangebote zur Bewältigung der Lebenssituation, aber auch spirituell-existentielle Begleitung. Ca. 60 % der Menschen, die ein vorzeitiges Lebensende wünschen, leiden unter einer Depression (Briggs et al. 2022). Daher sind die Prüfung auf das mögliche Vorliegen einer Depression und die entsprechende Behandlung fester Bestandteil des Umgangs mit Suizid- und Todeswünschen.[3]

Die folgenden Aspekte sollten mit den Betroffenen angesprochen werden, wobei es sich selten um lediglich ein Gespräch allein handelt, sondern um einen kontinuierlichen Gesprächsprozess (Deutsche Gesellschaft für Palliativmedizin 2021, S. 18 f.; Leitlinienprogramm Onkologie 2019, S. 411–438):
- Auslöser des Todeswunsches,
- Ursachen des Todeswunsches,
- Dauerhaftigkeit und ggf. Alternativlosigkeit des Todeswunsches,
- Vorliegen körperlicher Symptome,
- psychische und spirituell-existentielle Belastungen,
- soziale Belastungen,
- Hinweise auf subjektiv empfundene Überlastung der Angehörigen,
- finanzielle Aspekte sowie
- Handlungsdruck – abgestuft nach Lebenssattheit, Lebensmüdigkeit, distanzierter Suizidalität und akuter Suizidalität.

3 Siehe die Beiträge von Pollmächer und von Rauch in diesem Band.

Durch die genannten Maßnahmen soll Betroffenen geholfen werden, dass sich ihre Lebenssituation verbessert und sie verschiedene Möglichkeiten der Betreuung und Begleitung bei fortgeschrittener Erkrankung und in der Sterbephase kennen bzw. erfahren, um ihnen so eine wirklich freie Entscheidung ermöglichen zu können. Bei vielen werden durch eine entsprechende Begleitung die Suizid- und Todeswünsche in den Hintergrund treten und an Dringlichkeit verlieren. Wichtig ist es, dass die Begleitung ergebnisoffen ist, das bedeutet, dass der assistierte Suizid als eine Option bestehen bleibt.

2.3 Schulungen zum Umgang mit Suizid- und Todeswünschen

Professionelle im Gesundheitswesen und auch in der Palliativversorgung haben Unsicherheiten im Umgang mit Todes- und Suizidwünschen (Galushko et al. 2016). Daher sind Schulungen zu den Rahmenbedingungen, zu eigenen Einstellungen und Haltungen und das Einüben von Gesprächen mit Patient/-innen sowie das Wissen über die Optionen der Hospiz- und Palliativversorgung essentiell. Entsprechende Schulungskonzepte wurden und werden aktuell von verschiedenen Trägern entwickelt. Vorreiter ist hier das Zentrum für Palliativmedizin an der Uniklinik Köln, das ein entsprechendes Konzept basierend auf Expertenkonsensus und Studienevidenz entwickelt und getestet hat (Frerich et al. 2020). Solche Schulungen führen zu einer Steigerung des Selbstvertrauens in Gesprächen zu Todeswünschen (Frerich et al. 2020).

3 Palliativversorgung und assistierter Suizid

Palliativversorgung und Suizidassistenz stehen in einem Spannungsfeld, das seit dem Bundesverfassungsgerichtsurteil 2020 zunehmend zu Diskussionen führt.

3.1 Zum Profil der Hospiz- und Palliativversorgung

Die Deutsche Gesellschaft für Palliativmedizin sieht es nicht als Aufgabe der Hospiz- und Palliativversorgung an, Hilfe bei einem Suizid zu leisten (Deutsche Gesellschaft für Palliativmedizin 2021). Konkret heißt das, dass eine Assistenz bei der Durchführung eines Suizids nicht zum Betreuungsspektrum der Hospiz- und Palliativversorgung gehört und nicht eine weitere Handlungsoption neben Symptomlinderung, psychosozialer und spirituell-existentieller Begleitung darstellt. Es kann aber in Einzelfällen dazu kommen, dass ein Dilemma für Ärzt/-innen entsteht, und dass Palliativmediziner/-innen in einzelnen Situationen Suizidhilfe geleistet haben und leisten werden.

Durch Palliativversorgung kann in den meisten Fällen eine Linderung von körperlichen Beschwerden und psychischem Leid erreicht werden, einhergehend mit einer deutlichen Verbesserung der Lebensqualität. Todes- oder Suizidwünsche lassen in der Regel nach und verlieren an Dringlichkeit. Nur in Ausnahmefällen bestehen sie weiter. In Ausnahmefällen kann die notwendige Leidenslinderung aber auch durch Palliativversorgung nicht erreicht werden. Und schließlich können Todes- und Suizidwünsche auch bei bester Hospiz- und Palliativversorgung, guter Symptomkontrolle und guten psychosozialen Unterstützungsangeboten weiter bestehen bleiben.

3.2 Position der Ärzte und Ärztinnen

Durch eine Änderung in der (Muster-)Berufsordnung der Bundesärztekammer für Ärzt/-innen und Ärzte ist das Verbot der Hilfe zur Selbsttötung durch Ärzt/-innen aufgehoben worden. Es wird aber betont, dass „die Hilfe zur Selbsttötung nicht zur Ausübung des ärztlichen Berufs gehört" und dass keine Ärztin und kein Arzt verpflichtet werden kann, Hilfe beim Suizid zu leisten (Bundesärztekammer 2021). Dies hatte auch schon das Bundesverfassungsgericht in seiner Urteilsverkündung betont, indem es ausdrückte, dass es keine Verpflichtung zur Suizidhilfe geben darf, auch nicht für Ärztinnen und Ärzte (Bundesverfassungsgericht 2020). Die Entscheidung, als Arzt oder Ärztin Suizidassistenz zu leisten, muss frei und allein auf Basis des eigenen Gewissens getroffen werden (Bundesärztekammer 2021).

4 Zusammenfassung: Grundsätzliche Herausforderungen

- Todes- und Sterbewünsche sind bei Menschen mit fortgeschrittenen Erkrankungen häufig und können auch das Begehren um Suizidassistenz beinhalten.
- Es ist essentiell, diese Anfragen ernstzunehmen und in einer offenen und respektvollen Atmosphäre die Situation und die Not der Betroffenen zu verstehen und eine individuelle Betreuung anzubieten.
- Mit Palliativversorgung treten die meisten Suizid- und Todeswünsche in den Hintergrund, können aber auch bei guter Symptomkontrolle bestehen bleiben.
- Der Umgang mit Todes- und Suizidwünschen ist herausfordernd, und es besteht bei Professionellen eine große Unsicherheit. Daher sind Schulungen zum Umgang mit solchen Wünschen wichtig, um das Selbstvertrauen und die Offenheit der Professionellen zu erhöhen.

Literatur

Briggs S, Lindner R, Goldblatt MJ, Kapusta N, Teising M (2020) Psychoanalytic understanding of the request for assisted suicide. Int J Psychoanal. 103(1): 71–88.

Bundesärztekammer (2021) Hinweise der Bundesärztekammer zum ärztlichen Umgang mit Suizidalität und Todeswünschen nach dem Urteil des Bundesverfassungsgerichts zu § 217 StGB. Deutsches Ärzteblatt 118(2–30): A1428–A32.

Bundesverfassungsgericht. Urteil des Zweiten Senats vom 26. Februar 2020 – 2 BvR 2347/15 –, Rn. 1–343.

Chochinov HM, Wilson KG, Enns M, Mowchun N, Lander S, Levitt M et al (1995) Desire for death in the terminally ill. Am J Psychiatry. 152(8): 1185–91.

Deutsche Gesellschaft für Palliativmedizin (2021) Empfehlungen der Deutschen Gesellschaft für Palliativmedizin (DGP) zum Umgang mit dem Wunsch nach Suizidassistenz in der Hospizarbeit und Palliativversorgung. Berlin.

Fallowfield L, Jenkins V, Farewell V, Saul J, Duffy A, Eves R (2002) Efficacy of a Cancer Research UK communication skills training model for oncologists: a randomised controlled trial. Lancet. 359(9307): 650–6.

Frerich G, Romotzky V, Galushko M, Hamacher S, Perrar KM, Doll A et al (2020) Communication about the desire to die: Development and evaluation of a first needs-oriented training concept – A pilot study. Palliat Support Care. 18(5): 528–36.

Galushko M, Frerich G, Perrar KM, Golla H, Radbruch L, Nauck F et al (2016) Desire for hastened death: how do professionals in specialized palliative care react? Psychooncology. 25(5): 536–43.

Jentschke E, Rabe A (2023) Das Modell des doppelten Bewusstseins. Zeitschrift für Palliativmedizin. 24(4): 185–9.

Kremeike K, Bostrom K, Preiser C, Dojan T, Voltz R (2022) Desire to Die: How Does the Patients' Chorus Sound? Omega (Westport). 302228221103393.

Kremeike K, Pralong A, Bostrom K, Bausewein C, Simon ST, Lindner R et al (2021) Desire to Die in palliative care patients-legal framework and recommendations of the national evidence-based guideline on palliative care in Germany. Ann Palliat Med. 10(3): 3594–610.

Leitlinienprogramm Onkologie (2019) Erweiterte S3 Leitlinie Palliativmedizin für Patienten mit einer nicht heilbaren Krebserkrankung. Onkologie Leitlinienprogramm. S. 411–438. Contract No.: AWMF-Registernummer: 128/001OL.

Müller M, Kern M (2006) Kommunikation im Team. Z Palliativmed. 7: 65–70.

Rietjens JA, van der Maas PJ, Onwuteaka-Philipsen BD, van Delden JJ, van der Heide A (2009) Two Decades of Research on Euthanasia from the Netherlands. What Have We Learnt and What Questions Remain? J Bioeth Inq. 6(3): 271–83.

Rodriguez-Prat A, Balaguer A, Booth A, Monforte-Royo C (2017) Understanding patients' experiences of the wish to hasten death: an updated and expanded systematic review and meta-ethnography. BMJ Open. 7(9): e016659.

Saunders C (1964) The symptomatic treatment of incurable malignant disease. Prescribers' Journal. 4: 68–73.

Sepulveda C, Marlin A, Yoshida T, & Ullrich A (2002) Palliative Care: the World Health Organization's global perspective. J Pain Symptom Manage, 24(2), 91–96. PM: 12231124.

Sprung C L, Somerville M A, Radbruch L, Collet N S, Duttge G, Piva J P, Antonelli M, Sulmasy D P, Lemmens W & Ely E W (2018) Physician-Assisted Suicide and Euthanasia: Emerging Issues From a Global Perspective. J Palliat Care, *33*(4), 197–203.

Wilson K G, Dalgleish T L, Chochinov H M, Chary S, Gagnon P R, Macmillan K, De Luca M, O'Shea F, Kuhl D & Fainsinger R L (2016) Mental disorders and the desire for death in patients receiving palliative care for cancer. BMJ Support Palliat Care, 6(2), 170–177.

Gregor Sattelberger

Praktiken und Interventionen in der Palliativpflege

1 Einleitung

Seit der Entscheidung des Verfassungsgerichts 2020[1] hat sich die Relevanz des Themas assistierter Suizid für die Pflegepraxis gravierend verändert. Das Gericht fordert in seinem Urteil eine Zugangsmöglichkeit zur Suizidbeihilfe im Sinne des Rechtes auf einen menschenwürdigen eigenen Tod. Auch Menschen in palliativen Pflegesituationen trauen sich dadurch vermehrt, das Thema anzusprechen und Unterstützung einzufordern. Es liegt in der Natur der Sache, dass Pflegende mit Personen häufiger in Kontakt kommen, die einen Wunsch nach Sterbehilfe auch zum Teil sehr nachdrücklich äußern. Dies sind im palliativen Bereich oft Menschen mit einer erhöhten körperlichen und psychischen Symptomlast, mit Sinnverlust und existenziellem Leid, mit unterschiedlichen Sorgen und Ängsten. Die ungewisse Zukunft und das Gefühl, anderen Menschen zur Last fallen zu müssen, spielen ebenso eine Rolle wie hohes Alter und Einsamkeit (Hospiz- und Palliativ Verband Berlin e. V. 2023, S. 4, Batzler et al 2023).

Allerdings ist noch nicht abzusehen, wie sich die Inanspruchnahme des assistierten Suizids bei Patient(inn)en in der Palliativversorgung künftig entwickeln wird. Eine aktuelle Studie von Gleich und Graw (2023) weist darauf hin, dass Palliativpatient(inn)en womöglich nur einen geringen Anteil derer ausmachen, die einen assistierten Suizid durchführen.

Die Möglichkeit des assistierten Suizids stellt Pflegende im Rahmen der Palliativversorgung wie auch ihre Arbeitgeber und Verbände vor die Notwendigkeit, sich in internen und öffentlichen Diskussionen zu positionieren. Da noch offen ist, wie die rechtlichen Vorgaben durch den Gesetzgeber ausfallen werden und da es noch wenig Wissen und Erfahrung im Umgang mit Sterbehilfevereinen gibt, bleibt die Praxis derzeit unscharf.

2 Palliative Care und Palliativpflege als aktueller Gegenentwurf zum assistierten Suizid

Ziel der Palliativpflege ist, „die Verbesserung der Lebensqualität von Patient(inn)en und ihren Familien, die mit Problemen konfrontiert sind, die mit einer lebensbedrohlichen Erkrankung einhergehen, und zwar durch Vorbeugen und Lindern von Leiden,

1 BVerfG, Urteil des Zweiten Senats vom 26.02.2020 - 2 BvR 2347/15 -, Rn. 1–343.

https://doi.org/10.1515/9783111371795-005

durch frühzeitiges Erkennen, sorgfältige Einschätzung und Behandlung von Schmerzen sowie anderen Problemen körperlicher, psychosozialer und spiritueller Art“ (Bausewein et al 2015, S. 5).

In der Praxis sollen Diagnostik und Therapie die verbleibende Lebensqualität nicht verschlechtern und Schmerzen und andere Symptome (rasch) gelindert werden. Das Sterben zu Hause soll ermöglicht und gefördert werden. Dabei werden der Mensch in seiner letzten Lebensphase und sein Umfeld durch qualifizierte Ehrenamtliche und multiprofessionell kooperierende Fachkräfte ganzheitlich unterstützt. Durch einen offenen und ehrlichen Umgang mit dem Thema Sterben und Tod soll die Auseinandersetzung damit gefördert und eine tragbare und vertrauensvolle Beziehung zwischen den Betroffenen und den Helfenden aufgebaut werden.

Das Sterben ist Teil des Lebens. Das Leben wird bejaht und gleichzeitig das Sterben als natürlicher Prozess angesehen, der weder beschleunigt noch verzögert wird. Es geht um ein Leben bis zum Tod. Die Sterbenden und ihr Umfeld werden in ihrer Trauer begleitet (Bausewein et al 2015; dies. s. Beitrag in diesem Band). Palliative Care orientiert sich radikal an den Betroffenen: Wünsche, Ziele und Bedürfnisse der Patient(inn)en stehen im Vordergrund (Heller und Knipping 2017, S. 50–58).

Diese Grundorientierung ist die Basis für eine sehr individuelle Pflege und Begleitung. Daraus resultiert oft eine intensive Zuwendung und Begleitung in der Pflege. Für eine bedürfnisorientierte Pflege sind eine gute Beziehung und aufrichtiges Interesse an dem Menschen, der zu pflegen ist, erforderlich. Daraus kann wiederum eine erhöhte Involviertheit der Pflegekräfte entstehen und die Motivation, Verantwortung zu übernehmen. Auch wird die multiprofessionelle Arbeit in der Palliativversorgung als sehr positiv und entlastend empfunden.

Davy und Ellis (2010) benennen sechs Dimensionen einer förderlichen Haltung professionell Pflegender zu Betreuten:

- Akzeptieren: die Person mit ihren individuellen Eigenschaften anerkennen und wertschätzen;
- in-Beziehung-treten/Beziehung gestalten: in Berührung mit den Beteiligten kommen und gezielt Kontakt aufnehmen, aufrechterhalten und beenden;
- stärken: die Betroffenen befähigen, selbstständig zu handeln, eigene Entscheidungen zu treffen und ihre Bedürfnisse einzufordern und umzusetzen;
- etwas für den anderen tun: durch Pflegeinterventionen etwas tun, was das System[2] unterstützt und von diesem nicht geleistet werden kann;
- Bedeutung zuordnen: nach dem Sinn zu suchen und offen für Gespräche zu sein, wenn das die Patient(inn)en wünschen;

2 System meint hier die Unit of Care, die Einheit aus Angehörigen bzw. nahen Personen, welche in Palliative Care mit in den Fokus genommen wird, da systemische Prozesse innerhalb dieser Gruppe zum Wohl des Patienten beitragen können oder dieses gefährden.

- die eigene Integrität schützen: „Der Helfer muss seinen Selbstwert und seine Selbstachtung aufrechterhalten, um seine Kraft und Gesundheit nicht zu verlieren. Tut er dies nicht, ist seine Fähigkeit, andere zu unterstützen, ernsthaft gefährdet." (Davy und Ellis 2010, S. 24).

Diese Dimensionen können Orientierung geben und gleichzeitig auch als Vorgaben gesehen werden. Sie werden im Bereich der Hospiz- und Palliativarbeit von Pflegenden als sehr erfüllend und bestätigend wahrgenommen. Jeder Aspekt ist auch in Bezug auf den assistierten Suizid von Bedeutung.

Pflege zeichnet sich meist durch eine körperliche Dienstleistung, verbunden mit Nähe, Intensität und Intimität aus. Dabei ist zu beachten das Palliativpflege nicht nur in spezialisierten Bereichen wie im Hospiz oder der Palliativstation stattfindet sondern in fast allen Feldern der Pfleg. Das Konzept der Palliativpflege stellt somit eine Basis für die Profession Pflege an sich dar. Und dies bedeutet, dass auch die Auseinandersetzung damit für nahezu alle Pflegenden von Bedeutung ist. Viele Pflegende äußern, dass die oben dargestellte Vorstellung von Palliativpflege eigentlich der Haltung entspricht, die sie zum Erlernen des Berufs geführt hat.

3 Sterbewünsche und Fragen zum assistierten Suizid

Im Rahmen der Palliativpflege[3] kommt es nicht selten vor, dass von Betroffenen Sterbewünsche geäußert werden. Diese reichen von der allgemeinen Form „ich würde gerne einfach einschlafen" oder „jetzt wird es langsam Zeit zu gehen" bis hin zur direkten Anfrage nach Adressen von Sterbehilfeorganisationen, einer „Pille" oder einer Anleitung, wie eventuell ein Medikament, das schon vor Ort ist und eingenommen werden könnte, um das Sterben zu beschleunigen. Gerade in spezialisierten Settings wie Hospizen, Palliativstationen und Hospizdiensten wird die vom Träger angebotene und beworbene Sterbebegleitung oft mit der Sterbehilfe verwechselt. Dies kann z. B. dazu führen, dass Menschen ganz gezielt bei Pflegekräften in einem Hospizverein anrufen und die assistierte Selbsttötung anfragen.

Wie oben schon aufgezeigt, arbeiten Pflegende in Arbeitsfeldern und in Grenzsituationen von gerade noch oder nicht mehr zu ertragendem Leid. „Einen Hund würde man jetzt einschläfern" ist eine Äußerung, die hier immer wieder zu hören ist. Und Pflegende sind auf Grund der Nähe und der intensiven und häufigen Kontakte nicht selten stark persönlich involviert. Sie kennen und begleiten die Patient(inn)en über längere Zeiträume. So kann es zu einem (nachvollziehbaren) Verständnis für

---

3 Ausführungen in diesem Text stellen Erfahrungen des Autors aus seiner langjährigen Arbeit in diesem Bereich und dem Austausch mit anderen Palliativpflegekräften im stationären und ambulanten Arbeitsfeld dar.

den Sterbewunsch kommen. Insbesondere dann, wenn die Pflegenden sehen, dass die Rahmenbedingungen nicht das ermöglichen, was möglich sein sollte. Sie kennen und wissen um den Mangel an notwendiger Hilfe. Das Gesundheitssystem und die Gesellschaft bieten oft nicht in ausreichender Form Unterstützungsmöglichkeiten.

Sterbewünsche werden oft auch deshalb als Belastung wahrgenommen, weil Pflegende das Bedürfnis haben, etwas zu tun. Dabei geht es hier erst einmal um das Zuhören und Wahrnehmen von Bedürfnissen. Ein geäußerter Sterbewunsch bedeutet noch nicht, dass jemand wirklich sein Leben beenden möchte und ist noch lange keine Anfrage zu einem assistierten Suizid. Pflegende sollten daher um die verschiedenen möglichen Bedeutungen von Sterbewünschen wissen und um die Differenzierung und den Umgang damit. Ebenso um die Möglichkeiten, Hilfen hinzuzuholen und sich selbst und das Team zu entlasten.[4]

Die eben beschriebene Differenzierung ist nötig, weil gerade am Lebensende die Ambivalenz zwischen Lebens- und Sterbewunsch nicht selten ist. Beide Wünsche können auch nebeneinander existieren. Außerdem können sie sich im Laufe einer Begleitung in ihrer Intensität verändern (Hospiz- und Palliativ Verband Berlin e.V. 2023; Deutsche Gesellschaft für Palliativmedizin 2020).

4 Das Sterben zulassen – eine Alternative zum assistierten Suizid?

Das Konzept von Palliative Care sieht vor, das Leben nicht unnötig zu verlängern, daher lebensverlängernde Maßnahmen zu beenden oder zu unterlassen. Dies ist vielen Patient(inn)en und ihren An- und Zugehörigen nicht bewusst. In der Praxis kommt es nicht selten vor, dass sie den Wunsch nach assistiertem Suizid äußern, aber nicht bedenken, dass sie z. B. die regelmäßig notwenige Dialyse beenden können oder dass die nächste Infektion nicht mehr behandelt werden muss. Eventuell auftretende Symptome können durch eine Palliativversorgung meist gut behandelt werden. Die Angst vor schlimmen Symptomen, die eine Beendigung von einer Therapie mit sich bringen könnte, ist daher eher unbegründet.

Die Option, das Sterben zuzulassen, wird oft auch von Fachleuten nicht in Erwägung gezogen. Die Möglichkeiten der palliativen Betreuung und Begleitung beim Beenden einer Therapie bzw. beim Zulassen des Sterbens ist möglich, wenn sie dem Willen der Betroffenen entspricht. Gerade im palliativen Kontext haben wir es mit Menschen zu tun, die aufgrund einer unheilbaren, fortschreitenden und weit fortgeschrittenen Erkrankung oder auch aufgrund von hohem Alter mit Gebrechlichkeit mit

4 Vgl. auch den Beitrag von Wachter in diesem Band.

hoher Wahrscheinlichkeit bei guter Symptomkontrolle und durch zeitlich absehbare Krisen (z. B. einer nächsten wiederkehrenden Lungenentzündung) sterben könnten.

Außerdem gibt es die Möglichkeit der palliativen Sedierung, wenn alle anderen Maßnahmen der Symptomlinderung nicht ausreichend greifen. Sie gilt als ultima ratio. Ziel ist es, den Patient(inn)en ihr Leiden zu nehmen bzw. dafür zu sorgen, dass diese die letzte beschwerliche Phase ihres Lebens nicht mehr miterleben müssen. Eine Lebensverkürzung wird in Kauf genommen, doch ist das Herbeiführen des Todes nicht das Ziel. So ist es z. B. möglich, dass die Sedierung nur nachts durchgeführt wird und die Patient(inn)en am Tag wieder für Besuche von Angehörigen wach sind (Bausewein et al 2015, S. 370–372). Diskutiert wird die Gefahr, dass die palliative Sedierung als Alternative/Gegenentwurf zum assistierten Suizid gesehen und diese Maßnahme dann „leichtfertiger" angewendet wird, um die Inanspruchnahme eines assistieren Suizids zu vermeiden. Hier könnte eventuell ein „Konkurrenzdruck" entstehen. Es gilt, von der Indikationsstellung der palliativen Sedierung nicht abzurücken und diese Möglichkeit auch weiter verantwortungsvoll einzusetzen.

Pflegekräfte können hier beraten und auf die möglichen Szenarien hinweisen, anregen, eine Therapiezieländerung herbeizuführen und durch vorausschauende Planung dafür sorgen, dass sich Krisen gut meistern lassen. Das schließt auch ein, die eigene Einschätzung und Beobachtung aktiv in ein Team oder eventell auch dagegenstehende ärztliche und institutionelle Argumente einzubringen. Übertherapie im palliativen Kontext ist kein Randphänomen und Pflegende sind nicht selten daran beteiligt.

5 Miteinander oder gegeneinander – von der Gleichzeitigkeit palliativer Pflege und assistiertem Suizid

In den letzten Jahren haben wir in unserer Praxis palliativer Versorgung zunehmend Begleitungen, in welchen der assistierte Suizid nicht nur diskutiert, sondern parallel zur Palliativversorgung und -begleitung von den Betroffenen angedacht und geplant wird. Folgendes abgewandelte Beispiel soll einen Einblick in die Praxis geben und die Schnittstellen von palliativer Betretung und Suizidhilfe deutlich machen

Frau M. leidet an einer Amyotrophen Lateralsklerose (ALS)[5]. Sie war eine sportliche Frau, die viel unterwegs war und gereist ist. Ihr ist bewusst, dass sie – angesichts des

5 Bei einer amyotrophen Lateralsklerose kommt es durch eine unaufhaltsame Degeneration der Motoneurone nach und nach zur Lähmung der Extremitäten, zu Einschränkungen der Motorik insgesamt–auch des. Schluckens bis hin zur Sprachunfähigkeit. Schließlich führen Lähmungserscheinungen in der Regel zur Ateminsuffizienz und damit zum Tod.

rasanten Verlaufs der Erkrankung – bald sterben wird. Sie ist schon jetzt auf Hilfe bei der Körperpflege und der Mobilisation angewiesen. Das Sprechen ist schwierig, und zunehmend können Angehörige und Freunde sie nicht mehr verstehen. Das Schlucken wird mühsamer, und sie nimmt an Gewicht ab. Das Essen muss ihr eingegeben werden. Auf Grund der baulichen Situation kann sie ihre Wohnung nicht mehr verlassen. Sie wird dort von ihrem Partner, ihren Eltern und Freunden betreut. Ein Pflegedienst kommt dreimal am Tag und von einem Hospizverein erhält sie einmal in der Woche Besuch von einer ehrenamtlichen Hospizbegleitung. Ein Team der Spezialisierten ambulanten Palliativversorgung (SAPV) ist ebenfalls beteiligt, weil es zu Verschleimung in den Atemwegen und Atemnot kommt. Frau M. berichtet von Lebenslust, möchte jeden Tag so gut es geht nutzen und mit ihr wichtigen Personen Zeit verbringen. Nach eigenen Angaben hat sie auch noch gewisse Dinge zu regeln. Sie möchte aber ab einem bestimmten Punkt selbst den Zeitpunkt des Sterbens bestimmen und niemandem zur Last fallen. Die Vorstellung, für jede Tätigkeit Hilfe zu benötigen und irgendwann nichts mehr selbst tun zu können, macht ihr Angst.

Frau M. ist Mitglied in einem Sterbehilfeverein. Dieser hat bereits alles überprüft, was gemäß seiner Vorgaben für einen assistierten Suizid wichtig ist und hat „grünes Licht" gegeben. Frau M. kann nun jederzeit aus dem Leben scheiden. Diese Möglichkeit hat bei Frau M. zu einer für alle wahrnehmbaren Entspannung geführt. Gleichzeitig berichten die Eltern den Mitarbeitenden des Pflegedienstes und dem SAPV-Team, dass sie Angst haben, dass ein „Sterbetermin" festgelegt werden könnte. Ein Teil der Familie empfindet diesen Schritt als sehr „gewaltsam". Das Thema kommt immer wieder auf.

Der Pflegedienst berichtet von Sorgen im Team, dass die Pflegenden im Rahmen des assistierten Suizids belangt werden könnten. Außerdem belasten das Team die Fragen der Familie und des Freundes. Es gibt Pflegende, die nicht mehr in die Versorgung von Frau M. eingebunden werden wollen. Andere übernehmen daher deren Schichten, was zu einem Mehraufwand in der Planung führt und zu Missstimmungen und Vorwürfen im Team. Dies ist für alle Beteiligten mit Stress und Unsicherheit verbunden. Das SAPV-Team überlegt, ob als Alternative eine palliative Sedierung angeboten werden sollte. Aufgrund der Fragen und Unsicherheiten bei den verschiedenen Personen erlaubt Frau M. die Kontaktaufnahme mit dem Sterbehilfeverein. Das SAPV-Team nimmt daraufhin Kontakt mit der Organisation auf.

Etwa vier Wochen nach der Kontaktaufnahme durch die Ärztin des SAPV-Teams mit dem Sterbehilfeverein vereinbart die Patientin einen Termin zur Durchführung des assistierten Suizids. Eine Pflegerin aus dem Pflegedienst kommt am Morgen zur Grundpflege. Sie hat mit Frau M. besprochen, dass alles „Unnötige" weggelassen, ihr Haar aber frisch gewaschen werden soll. Die Mutter der Patientin hilft dabei. Bis zur Durchführung des Suizids läuft die Behandlung durch das SAPV-Team weiter. In den letzten Tagen war das Team auch immer wieder wegen Atemnot und starker Obstipation zum Einsatz gekommen. Die Hospizhelferin des Hospizvereins hat sich zwei Tage zuvor von Frau M. verabschiedet und ihr versprochen, dass sie sich nach dem Suizid noch einmal mit den Eltern treffen und sich um diese kümmern wird.

Der assistierte Suizid wird im Beisein des Freundes und der Eltern durchgeführt. Der Sterbehilfeverein ist anwesend und informiert anschließend die Polizei. Diese veranlasst eine Abholung des Leichnams – aufgrund des unnatürlichen Todes – durch ein staatsanwaltlich beauftragtes Bestattungsunternehmen. Alle Beteiligten waren über die kriminalpolizeilichen Ermittlungen, die mit dem assistierten Suizid verbunden sind, im Vorfeld informiert und wussten, was sie an Dokumentation herausgeben dürfen und können.

In Nachgesprächen mit den verschiedenen professionell-tätigen Personen werden unterschiedliche Emotionen deutlich. Von „das war sehr stimmig und hat zu Frau M. gepasst. Ich kann damit gut leben“ bis hin zu der Äußerung und Hoffnung, dass man das “nicht noch einmal mittragen müsse“.

An diesem Beispiel wird deutlich, dass schon die Möglichkeit des assistierten Suizids große Unruhe auslösen kann und viele Fragen mit sich bringt. In der Praxis gibt es erst wenige Erfahrungen mit dem assistierten Suizid durch Sterbehilfevereine, da dieser erst seit Kurzem in der geschilderten Weise möglich ist und offen kommuniziert wird. Diese Möglichkeit des Sterbens wird zwar zunehmend wahrnehmbarer, aber wie oft Patient(inn)en tatsächlich darauf zurückgreifen und was davon eine Pflegekraft, der Pflegedienst oder der Träger mitbekommen, ist aktuell unklar. Hinzu kommt, dass durch die offene Gesetzeslage viel Unsicherheit besteht.

Einrichtungen der Palliativversorgung, aber auch Pflegeheime und ambulante Pflegedienste haben zunehmend Berührungspunkte mit der Thematik und der Durchführung von assistierten Suiziden. Wählt ein/-e Patient/-in den assistierten Suizid, kann dies von den Pflegenden als ein Versagen im Erbringen von guter Pflege gesehen werden. Besonders schwierig ist es oft für Pflegepersonen, die das Palliativkonzept stark verinnerlicht haben, sodass es ihrer Überzeugung und ihrem Pflegeverständnis entspricht. Dann hindert sie der assistierte Suizid an der Ausübung ihrer Tätigkeit.

Ein Patient/eine Patientin wählt einen anderen, eventuell für sich stimmigeren Weg. Diese Situation kann Diskussionen im Pflegeteam auslösen zwischen den Pflegenden, die die Entscheidung der zu Pflegenden als oberstes Gut sehen und mittragen können und denen, die diese Vorgehensweise als emotional und moralisch schwierig ansehen. Es sollte verhindert werden, dass es zu einer Ausgrenzung derer kommt, die das Eine oder das Andere befürworten und unterstützen. Schnell werden z. B. Begriffe wie Toleranz, Moral, religiöse Orientierung und Gewissengründe gegeneinander ausgespielt. (Ricot 2022, S 14). Allein diese Dynamik zeigt auf, wie komplex die pflegerische Tätigkeit sein kann. Und es wird deutlich, wie dringend notwendig es ist, dass Pflegekräfte die Kompetenz besitzen, sich systematisch und strukturiert mit ethischen und rechtlichen Fragen auseinanderzusetzen und ihre Position argumentativ vertreten zu können.

In der Praxis ist zunehmend zu beobachten, dass Patient(inn)en sich für den assistierten Suizid entscheiden, was zu einer großen Verunsicherung im System führt.

Das gilt auch dann, wenn sie selbst vom assistierten Suizid am Ende keinen Gebrauch machen, lediglich Mitglied in einem Sterbehilfeverein sind oder die Zustimmung von diesem haben, jederzeit ihrem Leben ein Ende setzen zu können. Um Irritationen zu vermeiden, verheimlichen manche Betroffene den Kontakt zu einer Sterbehilfeorganisation. An dieser Stelle wird deutlich, wie schnell durch die Thematik eine Vertrauensbasis zerbrechen kann bzw. die Begleitung sich verkompliziert. Doch wäre gerade eine transparente Kommunikation aller Beteiligten wichtig. Denn nur so können Bedürfnisse erkannt und alternative Optionen angeboten werden. Die Offenheit ist wichtig, um verlässliche Absprachen treffen zu können – auch zwischen den Pflegenden/Hospiz- und Palliativangeboten und z. B. Sterbehilfevereinen, wie es oben im Beispiel deutlich wird.

6 Aktuelle Herausforderungen für die Palliativpflege

Für Pflegende stellt sich die Frage, wie sehr sie in diese Entscheidungen hineingezogen werden möchten, ganz gleich, ob sie diese mittragen würden oder nicht nachvollziehen wollen und können. Wenn sich Personen für den assistierten Suizid entscheiden und diesen ankündigen, können z. B. folgende Fragen entstehen: Wie fühlt es sich an, einen Menschen zu waschen und noch einmal den Verband frisch zu machen, wenn man weiß, dass er heute Nachmittag im Beisein der Familie sein Leben beenden wird? Ist das dann überhaupt noch sinnvoll? Was wird erwartet? Wird erwartet, dass die Pflegekraft unterstützt, anreicht oder im Nebenzimmer für die Angehörigen da ist? Wie ist es, wenn man den Patient(inn)en und deren Angehörigen aus Überzeugung heraus auch beim assistierten Suizid beistehen will, aber der Arbeitgeber hier eine strikte Distanzierung vorsieht? Was macht es mit anderen Mitbewohner(inne)n, die das mitbekommen und dem Pflegeteam Fragen stellen? Rein rechtlich lässt sich vermutlich genau definieren, was „Assistenz" beim Suizid ausmacht und was nicht. In der Praxis lässt sich dies erfahrungsgemäß jedoch nicht so einfach abgrenzen, zumindest nicht für jede Pflegekraft.

In einer Situation, in der sich die Pflege in Deutschland in einer tiefgreifenden Krise befindet, wird ihr ein moralisch-ethischer Konflikt zugemutet, der sie nicht selten überfordern wird. Pflegekräfte, die mit hohen Idealen der Fürsorge angetreten sind, können demoralisiert werden und schließlich den Beruf aufgeben. Pflegekräfte scheinen besonders häufig moralischen Stress zu erleben, da sie ihren Patient(inn)en sehr nahe sind und persönlichen Kontakt pflegen, gleichzeitig aber in ihrem Handeln und der Mitsprache eine untergeordnete Rolle im Gesundheitssystem einnehmen (Anneser und Thurn 2023, S. 75 ff.).

Folgende aktuelle und konkrete Perspektiven auf die Praxis zeigen, wie wichtig es ist, dass die Pflegenden an der Diskussion beteiligt und gehört werden:

Vom Verfassungsgericht wurde klar formuliert, dass niemand zur Mitwirkung am assistierten Suizid gezwungen werden darf. Dies gilt somit auch für Pflegekräfte. Doch wie oben schon gezeigt wurde, stellt sich für die Beteiligten die Frage, wo die Beteiligung am assistierten Suizid beginnt und wo sie endet. Pflegende können in die Situation kommen, dass sie kurz vor dem Akt des Sterbens die Person noch in eine Position lagern müssen, die dieser die Einnahme eines Medikaments erst ermöglicht.

Was ist, wenn beim Durchführen des Suizids eine Komplikation auftritt? Wer ist dann dafür zuständig? Das Vorgehen bei unnatürlicher Todesursache verändert auch die Versorgung von Verstorbenen und den Umgang mit ihnen (polizeiliche Ermittlung).

Pflegekräfte haben hierzu keine einheitliche Haltung und fühlen sich mehr oder weniger hineingezogen und beteiligt. Es ist unmöglich, nicht Anteil zu nehmen, d. h. Pflegende haben keine Wahl, sie sind nicht gänzlich unbeteiligt. Diese Aspekte müssen im Blick sein und vorgedacht werden.

Aktuell ist nicht genau geregelt wie der Umgang mit Medikamenten, die den Tod herbeiführen, aussieht. Es gibt Sterbehilfevereine, die das Medikamente erst mitbringen, wenn der Termin für den Suizid feststeht, und dann selbst vor Ort bleiben und alles regeln. Es gibt aber auch Menschen, die den Pflegekräften berichten, dass sie das Mittel nun zu Hause haben, und es ihnen eine Erleichterung verschafft, weil sie nun wissen, dass sie jederzeit den Weg des Suizids gehen könnten. Dies bedeutet z. B. in der ambulanten Pflege, dass ab diesem Zeitpunkt immer damit gerechnet werden muss, eine suizidierte Person vorzufinden, da es unter Umständen keinen „vereinbarten Termin" gibt auf den man sich einstellen kann. Wie müsste sich ein Pflegeteam verhalten, wenn eine Person das Medikament zum Suizid daheim hat, die Freiwilligkeit und Entscheidungsfähigkeit aber aufgrund von zunehmender Verwirrung oder anderer psychischer Veränderungen infrage steht?

Die Wahrnehmung des Arbeitsplatzes in einem Pflegeheim oder in einem Hospiz verändert sich, wenn dort der assistierte Suizid Teil des Angebots wird. Viele Pflegende haben das Ziel, den Patient(inn)en zu vermitteln, dass sie so angenommen werden wie sie sind, auch und gerade mit ihren Bedürfnissen und in ihrer Bedürftigkeit. Es geht darum, einen lebensbejahenden Schutzraum aufzubauen. Was passiert mit einem Arbeitsplatz, an dem beides – palliative Versorgung und assistierter Suizid – angeboten werden? Geht dann ein Schutzraum verloren, den die Pflege unterstützen möchte? Wie werden sich Bewohner/-innen verhalten und fühlen, wenn sie sich als Belastung wahrnehmen?

Falls Pflegeheime und stationäre Hospize die Durchführung eines assistierten Suizids in der eigenen Einrichtung hinnehmen müssen, was ist dann für die Beschäftigten vor Ort erforderlich?[6] Verantwortliche in Einrichtungen und Teams müssen

6 Die rechtlichen Möglichkeiten der Einrichtungen und Trägerschaften, hier eigene Regelungen vorzunehmen, erörtert der Beitrag von W. Höfling in diesem Band.

ihre Mitarbeitenden schützen. Sie sind verpflichtet, das Berufsethos und die Moral aller Beteiligten zu stärken. Sollten sie riskieren, wertvolle Mitarbeitende zu verlieren, die sich in ihrer lebensbejahenden Haltung den zu pflegenden Menschen gegenüber frustriert fühlen? Sollte darauf hingearbeitet werden, dass zumindest in bestimmten Fällen ein neutraler Ort wie z. B. ein Hotelzimmer in Erwägung gezogen werden kann?

In der Praxis werden sich für den Bereich der Pflege neue Fragestellungen auftun. Pflegende sind betroffen und werden fachlich und emotional von dem Thema berührt werden. Die genannten Aspekte zeigen, dass es sich bei dem Thema nicht um eine Diskussion von Politik, Ärzteschaft und Jurist(inn)en handelt, sondern dass die Profession Pflege eigene Diskussionen führen, eigene Argumentation vorlegen und diese in den Diskurs einbringen muss.

7 Überlegungen zum Umgang mit dem assistierten Suizid in der Palliativpflege

Die klare Abgrenzung der Palliativ- und Hospizbewegung zu den Anbietern des assistierten Suizids ist wichtig, nicht zuletzt, weil es noch immer Menschen gibt, die palliative Angebote nicht annehmen wollen, aus Sorge, dass diese ihr Leben verkürzen. Oder weil, wie oben beschrieben, Sterbebegleitung mit der Sterbehilfe (im Sinne einer Tötung) verwechselt wird. Durch diese Klarheit werden auch die Pflegenden Sicherheit in ihrem Handeln bekommen. Einige Hospiz-Vereine, Gesellschaften und Landesverbände der Hospiz- und Palliativversorgung haben Stellungnahmen verfasst (Hospiz- und Palliativ Verband Berlin e. V. 2023; Christophorus Hospiz Verein München 2021). In ihnen finden sich Empfehlungen und Orientierungshilfen zur Abgrenzung und zur Frage, wie ein paralleles Vorgehen der Palliativversorgung und der Inanspruchnahme von assistiertem Suizid aussehen kann. Dies zeigt für die Pflegenden, bei welchen Maßnahmen im Rahmen ihrer Arbeit ihre Mitwirkung erforderlich ist und mit welchen Aufgaben in Zukunft eine Auseinandersetzung erfolgen sollte.

Das betrifft ganz konkrete Fragen: Welche Auskunft darf ich als Pflegekraft geben, wenn mich Personen nach einem assistierten Suizid fragen? Wie weit darf ich beraten, wo ist die Grenze? Verweise ich als Pflegekraft einfach auf das Internet? Darf ich an einen Sterbehilfeverein vermitteln? Kann ich hinter dem Vorgehen eines solchen Vereins stehen und weiß ich genau, was ich da weiterempfehle? Oder sehe ich mich nicht als Experte/Expertin und sage dazu nichts?

Pflegende sollten zum Thema assistierter Suizid fachlich informiert sein und daher entsprechend fortgebildet werden. Leitungen und mindestens einzelne Personen im Team sollten Expertise besitzen und auch in der Lage sein, Gespräche zu moderieren und Sachverhalte zu ordnen. Es ist sinnvoll, sich frühzeitig kompetente Partner auch außerhalb der Einrichtungen zu suchen und diese bei Bedarf schnell für eine Beratung hinzuziehen zu können. Einige Pflegeeinrichtungen und Träger haben sich bereits mit der Thematik auseinandergesetzt und bieten Orientierungshilfen für ihre Mitarbeitenden an (Diakonie München und Oberbayern 2021; Ethikrat Caritasverband der Erzdiözese München und Freising 2022).

In den nächsten Jahren wird es aufgrund noch ausstehender bzw. sich ändernder Gesetze und Rechtsprechungen stete Anpassungen geben müssen. Auch die Akzeptanz in der Gesellschaft bezüglich des assistierten Suizids wird sich verändern, und es wird nicht „die Haltung der Hospiz- und Palliativversorgenden" geben.

Wichtig ist es, einen offenen und transparenten Umgang mit dem Thema zu fördern. Nur wenn Patient(inn)en sowie ihr Umfeld sich trauen, über ihre Wünsche, Bedürfnisse und Pläne zu sprechen, kann sich die Pflege darauf einstellen und gemeinsame Herangehensweisen im Alltag finden.

Dann kann im Pflegeteam nach Lösungen gesucht werden, z. B. wer sich die Begleitung in einem bestimmten Rahmen vorstellen kann oder nicht und welche Alternativen gesucht werden müssen. Dann sind auch Absprachen mit Sterbehilfevereinen und -organisationen möglich. In der Praxis zeigt sich, dass diese Organisationen vieles selbst übernehmen (z. B. Anwesenheit bei der Einnahme des Medikaments, Ansprechperson für die Polizei aufgrund des unnatürlichen Todes). Ihr Vorgehen dokumentiert gerade die Aspekte, die rechtlich wichtig sind (z. B Entbindung von der Garantenpflicht, Überprüfung der Entscheidungsfähigkeit) und schafft im Idealfall Transparenz und Sicherheit. Sorgen und Ängste von Pflegenden, hineingezogen und beteiligt zu werden, können so häufig reduziert werden.

Menschen entscheiden nicht in einem luftleeren Raum. Daher ist es wichtig, zu verstehen, dass es unter bestimmten Bedingungen zwar einen Anspruch auf einen assistierten Suizid geben kann, dieser aber immer auch Auswirkungen auf andere Personen hat. Die Auseinandersetzung damit wirkt sich auf die Kultur, die Haltung und das Befinden von Pflegenden und ihren Teams aus. Hilfe zum Sterben ist nicht gleichzusetzen mit Hilfe beim Sterben.

8 Ausblick und Wünsche

Es wird sicher noch einige Zeit brauchen, bis die rechtliche Situation rund um den assistierten Suizid eindeutig geklärt ist. Und genauso müssen erst einmal Erfahrungen mit dem Thema und der Umsetzung in der Praxis gesammelt werden. Dies gilt auch für das Zusammenwirken mit den Anbietern von assistiertem Suizid. Wenn der assistierte Suizid eine rechtlich verankerte Möglichkeit darstellt, ist es wichtig, die Schnittstellen genau anzuschauen und Tätigkeiten und Ausführende zu benennen, um möglichst allen gerecht zu werden. Pflegende dürfen sich eingestehen, dass diese neue Situation sie verunsichert. Es ist wichtig, dass dieser Unsicherheit Raum zur Aussprache gegeben wird. Entscheidungen, die z. B. ein Team oder einen Träger treffen, können im Laufe der nächsten Jahre angepasst werden.

Der assistierte Suizid wird die Arbeit der Pflege verändern. Im Sinne der Patient(inn)en zu denken, sich an ihren individuellen Bedürfnissen zu orientieren, ist Aufgabe der Pflege. Der Entschluss von zu pflegenden Menschen für einen assistierten Suizid darf nicht mit einer Kränkung und Demoralisierung des pflegerischen Selbstverständnisses einhergehen. Zugleich sollte die Pflege in Deutschland wachsam sein und alle Möglichkeiten in Hinblick auf alternative Angebote zum Suizid und die Schaffung von Bedingungen für ein lebensbejahendes Umfeld ausschöpfen. Pflege ist jedoch nur ein Teil der Gesellschaft und nur so stark, wie es diese der Pflege zugesteht.

Die Hospiz- und Palliativversorgung gründet auf tragenden und bewährten Werten und ermöglicht eine Haltung, die im Alltag eine Alternative für Menschen darstellen kann, die Sterbewünsche äußern und umsetzen wollen. Es ist wichtig, dass das Konzept von Palliativ Care bekannter und das Angebot ausgebaut und für alle Bürger/-innen zugänglich gemacht wird. Damit kann der Entstehung von Sterbewünschen, bei Palliativpatient(inn)en in vielen Fällen vorgebeugt werden. Die professionelle Pflege ist bei dieser präventiven Arbeit wesentlicher Bestandteil und direkt beteiligt. Eine Aufgabe, die in meinen Augen mit den Werten und Normen (z. B. internationaler Ethikkodex für Pflegefachpersonen), die sich die Pflege selbst auferlegt und die auch von der Gesellschaft erwartet werden dürfen, konform gehen.

Literatur

Anneser J, Thurn T, (2023) Moralischer Stress bei der Betreuung von Patienten am Lebensende – Implikationen für die Lehre im Fach Palliativmedizin. In: Anneser J, Frick E (Hrsg.) Psychosomatische Medizin und Palliative Care. Perspektiven und Ansätze aus multiprofessioneller Sicht. Stuttgart: 175–183.

Batzler Y, Melching H, Schallenburger M, Schwarz J, Neukirchen M, Bausewein C (2023) Beweggründe für den Wunsch nach Suizidassistenz. Eine retrospektive Auswertung telefonischer Anfragen. https://www.aerzteblatt.de/archiv/233575/Beweggruende-fuer-den-Wunsch-nach-Suizidassistenz. Zugegriffen am 3. Oktober 2023.

Bausewein C, Roller S, Voltz R (2015) Leitfaden Palliative Care. Palliativmedizin und Hospizbetreuung. München.

Christophorus Hospiz Verein München (2021) Die assistierte Selbsttötung. Position des Christophorus Hospiz Verein München (CHV). https://www.chv.org/fileadmin/chv/downloads/CHV_Die_assistierte_Selbsttoetung.pdf Zugegriffen am 3. Oktober 2023.

Davy J, Ellis S (2010) Palliativ pflegen. Sterbende verstehen, beraten und begleiten. Bern.

Deutsche Gesellschaft für Palliativmedizin (DGP) (2020) Erweiterte S3 Leitlinie Palliativmedizin – September 2020, "https://protect2.fireeye.com/v1/url?k=31323334-501d0a38-31357b2d-454441504e31-26ec471ad8d92062&q=1&e=bbf54e6e-2181-4a57-8492-33853b76067d&u=https://www.dgpalliativmedizin.de/wissenschaft/Ferweiterte-s3-leitlinie-palliativmedizin.html" https://www.dgpalliativmedizin.de/wissenschaft/erweiterte-s3-leitlinie-palliativmedizin.html Zugegriffen am 26. Februar 2024

Deutsche Gesellschaft für Palliativmedizin (DGP) (2023) https://www.dgpalliativmedizin.de/images/stories/Was_ist_Palliativmedizin_Definitionen_Radbruch_Nauck_Sabatowski..pdf Zugegriffen am 27. Februar 2024.

Diakonie München und Oberbayern – Innere Mission München e. V. (2021) Vom Umgang mit dem assistierten Suizid. Ein Positionspapier https://www.diakonie-muc-obb.de/images/dmo/presse/Dossier/assistierter_suizid/Positionspapier.pdfZugegriffenam27. Februar 2024.

Ethikrat Caritasverband der Erzdiözese München und Freising e. V. (2022) Assistierter Suizid. Eine Handreichung für Einrichtungen und Dienste zur Auseinandersetzung mit der Thematik auf der Basis einer lebensbejahenden Grundhaltung. https://www.caritasnet.de/export/sites/dicv/.content/.galleries/downloads/behinderung-inklusion/newsletter/Caritas-Muenchen_Assistierter-Suizid_ausdruckbar_20221024.pdf Zugegriffen am 03. Oktober 2023.

Gleich S, Graw M (2023) Wir sehen Regulierungsbedarf. https://www.faz.net/aktuell/wissen/medizin-ernaehrung/suizidhilfe-in-deutschland-studie-zeigt-schwachstellen-auf-19279720/die-studie-ergab-vorwiegend-19281013.html Zugegriffen am 09. November 2023.

Heller A, Knipping C (2017) Palliative Care-Haltung und Orientierung. In: Steffen-Bürgi B, Schärer-Santschi E, Staudacher D, Monteverde S (Hrsg.) Lehrbuch Palliative Care. Bern: 50–58.

Hospiz- und Palliativ Verband Berlin e. V. (2023) Umgang mit Menschen mit Sterbe- und Suizidwünschen und Anfragen nach Suizidassistenz, Handreichung für Hauptamtliche Hospizmitarbeiter:innen. https://hospiz-berlin.de/wp-content/uploads/2023/09/Handreichung-zum-Umgang-mit-Menschen-mit-Sterbe-und-Suizidwuenschen-und-Anfragen-nach-Suizidassistenz.pdf Zugegriffen am 10. Oktober 2023.

Ricot J (2022) Vorwort. In: Devos T, (Hrsg.) Sterbehilfe in Belgien. Erfahrungen, Reflexionen, Einsichten. Gießen: 13–18.

Thomas Pollmächer

Grundlagen und Herausforderungen im Kontext psychischer Erkrankungen

1 Einleitung

Mutmaßlich aufgrund einer zunehmenden Verbesserung der Behandlung von Menschen mit psychischen Erkrankungen hat sich die Zahl der Suizide in Deutschland von 1980 bis 2010 etwa halbiert. Danach blieb sie über lange Zeiträume unter 10.000 pro Jahr, 2021 starben 9.215 Personen im Rahmen einer Selbsttötung. 2022 erhöhte sich diese Zahl allerdings sprunghaft, und zwar um 9,8 % auf 10.119 Personen (Destatis 2023). Wenngleich ursächlich psychosoziale Belastungen durch die Corona-Pandemie eine Rolle spielen mögen, dürfte insbesondere auch der assistierte Suizid kausal von Bedeutung sein, denn die Zunahme betraf vor allem ältere Menschen. Und eine einzige Sterbehilfeorganisation berichtet, dass sich die Anzahl der von ihr vermittelten assistierten Suizide um 90 % von 120 auf 227 Fälle erhöht hat (DGHS, 2023). -

Eine Zunahme assistierter Suizide ist spätestens seit einem Urteil des Bundesverfassungsgerichts zu verzeichnen, welches 2020 den erst 2015 vom Gesetzgeber geschaffenen § 217 StGB (Verbot der geschäftsmäßigen Sterbehilfe) für verfassungswidrig erklärt und festgestellt hat, dass jeder Mensch das Recht hat, sein Leben selbst zu beenden und dabei Hilfe in Anspruch zu nehmen, wenn nur der Suizidentschluss frei zustande gekommen ist (Bundesverfassungsgericht 2020). Dies definiert das Bundesverfassungsgericht als einzig relevante Voraussetzung für die Legitimität des assistierten Suizids. Eine zum Tod führende Erkrankung oder unerträgliches Leid seien keine notwendige Voraussetzung.

Damit steht der assistierte Suizid auch Menschen mit psychischen Erkrankungen grundsätzlich offen, die schon jetzt den überwiegenden Teil der Suizidenten ausmachen (Pollmächer 2023). Allerdings schränken psychische Erkrankungen die Selbstbestimmungsfähigkeit sehr häufig ein (DGPPN 2014), sodass Suizidwünsche betroffener Menschen zu einem erheblichen Teil nicht als frei (bzw. freiverantwortlich) zu betrachten sind.

Es ist deshalb offenkundig, dass der Zusammenhang zwischen psychischen Erkrankungen, Suizidalität und dem Wunsch nach Unterstützung bei einer Selbsttötung für all diejenigen von großer Bedeutung ist, die professionell mit Menschen zu tun haben, die erwägen, sich das Leben zu nehmen. Im Folgenden werde ich einen Überblick über diese Thematik aus psychiatrischer Sicht geben.

https://doi.org/10.1515/9783111371795-006

2 Epidemiologie von Suizidalität und Suiziden

Psychische Erkrankungen sind häufig, man kann von regelrechten Volkskrankheiten sprechen. Die 12-Monatprävalenz für alle Erkrankungen über alle Altersklassen hinweg beträgt 38 % der Bevölkerung, allein von Depressionen sind 7 % betroffen (Wittchen et al. 2011). Der überwiegende Teil der etwa 10.000 Menschen, die sich jährlich das Leben nehmen, leidet an einer psychischen Erkrankung. Der häufig kolportierte Anteil von 90 % mag leicht überschätzt sein, weil es nicht immer einfach ist, post-mortem sichere psychiatrische Diagnosen zu stellen und weil es auch nicht immer gelingt, tödliches selbstschädigendes Verhalten ohne Sterbewunsch von einem Suizid zu unterscheiden (Brieger et al 2022). Schließt man Menschen mit einer Suchterkrankung ein, so liegt der Anteil aber sicher bei zwei Drittel oder darüber. Etwa 10 von 100.000 Bürgern nehmen sich jährlich in Deutschland das Leben, damit liegt die BRD im europäischen Mittelfeld. Die Unterschiede zwischen den Bundesländern sind erheblich, sie erreichen etwa den Faktor 2. Das heißt, im Bundesland mit den meisten Suiziden ist die Zahl doppelt so hoch wie im Bundesland mit den wenigsten Suiziden. Im Übrigen ist der Suizid nach wie vor die häufigste nicht-natürliche Todesursache, deutlich vor tödlichen Verkehrsunfällen und Tötungsdelikten.

Obwohl die Rate von Suiziden mit dem Alter stark zunimmt, die Ereignisse bei jungen Menschen also absolut betrachtet selten sind, ist der Suizid die zweithäufigste Todesursache im Alter zwischen 15 und 25 Jahren (Lewitzka 2022). Über alle Lebensalter hinweg sind Suizide bei Männern wesentlich häufiger als bei Frauen.

Suizidversuche, die überlebt werden, sind hingegen umgekehrt wesentlich häufiger bei Frauen als bei Männern. Verlässliche Statistiken hierzu existieren nicht, dem klinischen Eindruck nach dürften aber bis zu 20-mal mehr Menschen einen Suizidversuch unternehmen als Menschen durch einen Suizid zu Tode kommen, weshalb mit bis zu 200.000 Suizidversuchen jährlich in der BRD zu rechnen ist.

3 Das Ursachengefüge von Suizidalität

Die Ursachen von Suizidalität sind multifaktoriell. Wie weiter oben ausgeführt, spielen psychische Erkrankungen eine zentrale Rolle. Aus Abb. 1 (Ursachengefüge der Suizidalität) ist allerdings ersichtlich, dass auch andere ZNS-Erkrankungen von Bedeutung sind. Persönliche Umstände sind ebenfalls von hoher Relevanz, neben den schon erwähnten Faktoren Alter und Geschlecht auch die soziale und berufliche Situation. Für alleinlebende oder arbeitslose Menschen ist das Risiko deutlich erhöht. Aber auch biologische Faktoren, z. B. genetischer Natur, spielen eine Rolle (Navarro et al. 2023). Teilweise als Ursache, teilweise als Auslöser kommen auch akute und chronische psychosoziale Belastungen infrage, wie der Verlust geliebter Menschen oder akute Partnerschaftsprobleme. Auch Belastungen durch körperliche Erkrankungen spielen eine Rolle, insbesondere Schmerzen und Einschränkungen der Mobilität oder Kommunikationsfähigkeit.

Psychiatrische Erkrankungen		Persönliche Umstände
Depressive Störungen		Geschlecht
Schizophrenie		Alter
Anpassungsstörungen		Soziale Situation
Akute Belastungsreaktion		Berufliche Situation
Wahnhafte Störung		Schwere Erkrankungen
Persönlichkeitsstörungen		Genetische Konstellation
Demenzen	Suizidalität	und andere ...
und andere ...		
Andere ZNS-Erkrankungen		**Akute Situation**
Schlaganfälle		Life-events
Frontalhirnsyndrome		Kleinere psychosoziale Belastungen
und andere ...		Intoxikationen
		und andere ...

Abb. 1: Ursachengefüge der Suizidalität (Quelle: eigene Darstellung).

Gerade bei schweren körperlichen Erkrankungen ist es besonders wichtig, die Ursachen multifaktoriell zu verstehen. So leidet etwa ein Drittel der Menschen in Palliativeinrichtungen neben ihrer somatischen Haupterkrankung an einer zusätzlichen relevanten psychiatrischen Erkrankung und/oder an kognitiven Einschränkungen (Mitchell et al. 2011; Mehnert und Breitbart 2008), die häufig weder erkannt noch ausreichend behandelt werden (Durkin et al. 2003).

Gemeinsame Endstrecke all dieser multifaktoriellen Ursachen ist die vermutete Ausweglosigkeit der eigenen Situation, wobei diese Vermutung zur Schlussfolgerung führt, so nicht mehr weiterleben zu wollen. Fast immer ist es aber möglich aufzuzeigen, dass diese vermutete Ausweglosigkeit nur eine vermeintliche ist, weil es eben sehr effektive Möglichkeiten gibt, die aktuelle Situation zum Besseren zu wenden (s. auch den Beitrag von Bausewein in diesem Band).

4 Suizidprävention und Behandlung von Suizidalität

Jeder Suizid ist ein tragisches Ereignis, weshalb euphemistische Konnotationen, z. B. jemand habe „den Freitod gewählt“, äußerst fragwürdig erscheinen. Ebenso fragwürdig sind aber auch moralisch abwertende Begriffe wie „Selbstmord“, die den Suizidenten in die Nähe von Verbrechern rücken. Unabhängig von jeder Ursache und Bewertung scheint es klar, dass schon aus Gründen der Humanität jeder Einzelne und die Gesellschaft Menschen zur Seite stehen müssen, die der Ausweglosigkeit ihrer eigenen Situation dadurch entkommen wollen, dass sie sich selbst töten.

Hieraus resultiert die Verpflichtung zur Suizidprävention, der sich zum Beispiel das Nationale Suizidpräventionsprogramm (2024) verschrieben hat. Wie Tab. 1 (Dimensionen der Suizidprävention) zeigt, sind die Möglichkeiten zur Verhinderung von Selbsttötungen mannigfach und lassen sich folgendermaßen gliedern (s. a. Lewitzka 2022):

Tab. 1: Dimensionen der Suizidprävention mit einigen konkreten Beispielen (Quelle: eigene Darstellung).

Primärprävention	– Information und Aufklärung der Gesamtbevölkerung – Gatekeeper-Training, Fort- und Weiterbildung (z. B. Mental Health First Aid) – Methoden-Restriktion – Stressbewältigungsprogramme für Risikogruppen – …
Sekundärprävention	– Niederschwellige Beratungs- und Behandlungsangebote (z. B. Krisendienste) – Früherkennung psychiatrischer Erkrankungen – Leitliniengerechte psychopharmakologische und psychotherapeutische Behandlung – Psychosoziale Interventionen zur Verbesserung prekärer Lebenssituationen – …
Tertiärprävention	– Leitliniengerechte Therapie mit Fokus auf die Verhinderung weiterer Suizidversuche, Nachsorge, Postvention – Psychosoziale Interventionen zur Verbesserung prekärer Lebenssituationen – …

Primäre Suizidprävention umfasst alle Maßnahmen, die darauf abzielen, die Suizidalität und die Durchführung von Suiziden zu verhindern. Hierzu gehören allgemeine Aufklärungsmaßnahmen genauso wie die gezielte Verbreitung von Wissen über Suizidalität, die Entstehung psychischer Erkrankungen und deren Behandlung in wichtigen Bevölkerungsgruppen (sog. Gatekeeper wie Lehrer oder Pflegepersonen). Auch die bauliche Suizidprävention an Gebäuden und Verkehrswegen gehört hierher.

Maßnahmen der *sekundären Suizidprävention* richten sich an Menschen, die bereits suizidal oder aufgrund ihrer Situation akut gefährdet sind, suizidal zu werden. Diese benötigen niederschwellige Beratungsmaßen wie z. B. psychiatrische Krisendienste, medizinische Behandlungsangebote aller Art einschließlich psychotherapeutischer und palliativmedizinscher Maßnahmen.

Die *tertiäre Suizidprävention* setzt nach bereits erfolgten Suizidversuchen ein. Bei diesen Patienten ist einerseits eine allgemeine engmaschige Nachsorge, aber auch eine intensive spezifische Behandlung notwendig. Gerade solche Menschen brauchen ein enges soziales Unterstützungsnetz und die dazugehörigen Ansprechpartner.

5 Der assistierte Suizid

Schon der direkte Übergang von der Suizidprävention zum assistierten Suizid in der vorliegenden Darstellung macht deutlich, welches immense Spannungsfeld besteht zwischen dem humanen Impuls und der moralischen Verpflichtung, das Leben der Mitmenschen zu schützen, und dem u. U. doch legitimen Wunsch solcher Mitmenschen, ihrem Leben mit Hilfe anderer selbstbestimmt ein Ende zu setzen. Die öffentliche und fachliche Diskussion dieses Spannungsfelds ist seit vielen Jahren höchst kontrovers, übrigens auch in den Ländern, in denen entsprechende Praktiken schon seit Jahren etabliert sind. In manchen dieser Länder ist neben dem assistierten Suizid auch die Tötung auf Verlangen legal, die in Deutschland und der Schweiz verboten ist.

Deshalb sind Vergleiche mit der Schweiz, in der seit Jahrzehnten assistierter Suizid von sog. Sterbehilfeorganisationen praktiziert wird, am ehesten geeignet, in etwa die zukünftige Entwicklung in Deutschland abzuschätzen. Organisationen wie EXIT oder Dignitas (letztere ist auch in Deutschland aktiv) haben seit Jahren deutlich steigende Mitgliederzahlen und die Zahl assistierter Suizide in der Schweiz nimmt stetig zu. Sie hat sich z. B. allein von 2010 bis 2020 mehr als verdreifacht auf über 1200 pro Jahr. Gleichzeitig ist die Zahl nicht assistierter Suizide bei etwa 1000 pro Jahr konstant geblieben (Pollmächer 2023), was verdeutlicht, dass das Angebot des assistierten Suizids nicht dazu führt, dass sich weniger Menschen ohne Unterstützung das Leben nehmen.

Für Deutschland gibt es keine verlässlichen Zahlen zu assistierten Suiziden, in den offiziellen Statistiken werden sie nicht gesondert ausgewiesen. Wie schon eingangs erwähnt, hat aber eine fast 10 %ige Zunahme der Gesamtzahl von Suiziden 2021 auf 2022 mit großer Wahrscheinlichkeit ihre Ursache zumindest teilweise in einem Anstieg assistierter Suizide. Eine jüngst publizierte Studie (Gleich et al. 2023a und 2023b) hat alle Todesbescheinigungen derjenigen Menschen analysiert, die von 2020 bis 2022 in München verstorben sind. Sie fanden 603 Suizide (unter 45.353 Sterbefällen). Unter diesen wiederum 37 assistierte Suizide. Assistierte Suizide machten 6,5 % der Gesamtsuizide aus und 0,08 % aller Verstorbener. In der Schweiz hingegen entfielen bereits 2014 1,4 % aller Todesfälle auf assistierte Suizide (Bundesant für Statistik der Schweiz, 2015), das entspricht dem 17,5-fachen des Anteils in München von 2020 bis 2022. Und betrachtet man die Münchner Zahlen jahresbezogen, fällt in diesem kurzen Zeitraum eine stetige Zunahme auf (2020: 5; 2021: 13; 2022: 19), die fast einer Vervierfachung entspricht. Natürlich erlauben die vorliegenden Daten keine quantitativ verlässliche Extrapolation der Entwicklung in Gesamtdeutschland, aber mit einer dramatischen Zunahme assistierter Suizide muss auch in Deutschland in den nächsten Jahren gerechnet werden.

Darüber, welchen Anteil Menschen mit einer psychischen Erkrankung an den assistierten Suiziden haben, ist wenig bekannt. Klar ist, dass diese Menschen bisher weltweit deutlich in der Minderzahl sind, zumal in den meisten Ländern assistierte Suizide bei einer psychischen Erkrankung erst seit wenigen Jahren als legitim betrachtet werden. Vielfach wurde nämlich zunächst angenommen, dass allein das Vorhandensein einer psychiatrischen Diagnose die Suizidassistenz delegitimiere, weil die Betroffenen grundsätzlich nicht zu einer selbstbestimmten Suizidentscheidung fähig seien. Diese Ansicht ist aber nicht haltbar, wie weiter unten ausgeführt wird. Jedenfalls lassen Daten aus den Niederlanden vermuten, dass die Zahl psychisch kranker Menschen, die durch assistierten Suizid oder Tötung auf Verlangen zu Tode kommen, in den letzten Jahren überproportional wächst. Zwischen 2011 und 2021 hat sich deren Zahl dort mehr als vervierfacht, während die Gesamtzahl sich nur verdoppelt hat (Pollmächer et al. 2023).

Die oben erwähnte Studie aus München berichtet, dass von 37 assistierten Suiziden 6 (16 %) Menschen mit psychischen Erkrankungen betroffen haben (Gleich et al. 2023b). Zeitreihen für einzelne psychiatrische Diagnosen existieren weltweit nicht. Stichproben aus den Niederlanden und Belgien ergaben ohne Berücksichtigung demenziell eingeschränkter Patienten für assistierte Suizide und Tötungen auf Verlangen übereinstimmend folgendes Bild: Über die Hälfte der Personen mit einer psychiatrischen Diagnose sind weiblich. Die Hälfte leidet an einer Depression und in gleichem Umfang bestehen Persönlichkeitsstörungen. Unter 20 % leiden an einer Schizophrenie und jeweils weniger als 10 % an Angststörungen, Traumafolgestörungen, Suchterkrankungen, bipolaren Störungen oder anderen. Komorbiditäten sind häufig, viele Patienten erfüllen also die Kriterien für mehrere Diagnosen (Thienpont et al. 2015; Kim et al. 2016; Calati et al. 2021).

6 Der rechtliche Rahmen in Deutschland

Die Tötung auf Verlangen ist in Deutschland verboten (§ 216 StGB). Die rechtlichen Voraussetzungen für die Legitimität des assistierten Suizids sind im Beitrag von Verrel in diesem Band ausführlich erörtert und werden hier deshalb nur kurz und mit dem Blick auf Menschen mit einer psychiatrischen Erkrankung geschildert.

Die herausragende Besonderheit in Deutschland ist, dass – anders als in allen Ländern, die den assistierten Suizid rechtlich geregelt haben – für dessen Legitimität eine zum Tod führende Erkrankung oder ein unerträglicher Leidenszustand keine zwingende Voraussetzung darstellen. Damit steht es jedermann, ob krank oder gesund, grundsätzlich frei, Hilfe beim Suizid in Anspruch zu nehmen, ohne dass aber ein Anspruch auf eine solche Unterstützung bestünde. Allerdings ist die Suizidassistenz nur dann legitim, wenn die Entscheidung zur Selbsttötung frei erfolgt, d, h. selbstbestimmt, frei von äußerem Druck und geprägt von Dauerhaftigkeit und innerer Festigkeit. Die entsprechende epochale Entscheidung des Bundesverfassungsgerichts von 2020 stellt in diesem Zusammenhang auch fest, der Suizidwillige müsse „seinen Willen frei und unbeeinflusst von einer akuten psychischen Störung bilden und nach dieser Einsicht handeln können“ (Bundesverfassungsgericht 2020, RN 241). Diese Bemerkung des höchsten Gerichts macht klar, wie wichtig die Frage ist, ob bei einem suizidwilligen Menschen eine psychische Erkrankung vorliegt und ob sie seine Fähigkeit beeinträchtigt, eine freie Entscheidung zu treffen.

7 Freie Suizidentscheidung und psychische Erkrankungen

Zum Einstieg in dieses Thema soll ein kurzes Fallbeispiel dienen:

Eine 75 Jahre alte, verwitwete Dame wurde von ihren Angehörigen dazu gedrängt, sich in einer psychiatrischen Klinik vorzustellen. Dort erklärte sie, sie wolle sich das Leben nehmen und hoffe, im Krankenhaus hierbei Unterstützung zu erhalten. Sie sei seit Jahrzehnten verwitwet, ihre einzige Tochter sei vor einem Jahr an einer Krebserkrankung verstorben. Das Verhältnis zu Schwiegersohn und der einzigen Enkelin sei problematisch. Sie fühle sich nutz- und freudlos und wolle deshalb aus dem Leben scheiden. Die Patientin zeigte keinerlei Hinweise auf eine Einschränkung ihrer kognitiven Funktionen. Bei der genauen psychiatrischen Untersuchung zeigten sich neben den Suizidwünschen andere Symptome einer schweren Depression. Die Patientin zeigte eine Grübelneigung und war gedanklich stark auf die Todeswünsche eingeengt. Der Appetit war vermindert, sie hatte in den vergangenen zwei Monaten sechs Kilogramm an Gewicht verloren, es bestand ein frühmorgendliches Erwachen. Obwohl die Patientin zunächst keine Einsicht darin zeigte, depressiv erkrankt zu sein, ließ sie sich innerhalb einer Woche zu einem Behandlungsversuch motivieren, der kombiniert pharmakologisch-verhaltenstherapeutisch durchgeführt wurde. In den folgenden Wochen änderte sich der Zustand der Patientin kaum. Erst ab der dritten Behandlungswoche nahm zunächst die Grübelneigung ab, depressive Stimmung und Todeswünsche verschwanden innerhalb von sieben Wochen vollständig, sodass die Patientin gesund entlassen werden konnte und sich darauf freute, die Enkelin bei der bevorstehenden Abiturprüfung zu unterstützen.

Diese prototypische Fallvignette illustriert sehr deutlich, warum Wünsche nach einem assistierten Suizid immer auch aus der Perspektive einer möglichen psychiatrischen Erkrankung zu sehen sind. Eine Depression kann den Blick auf das eigene Leben, dessen Wert und dessen Zukunft in hohem Maße negativ beeinflussen. Daraus resultierende Todes- und Suizidwünsche können nach erfolgreicher Behandlung vollkommen verschwinden. Die Fallvignette macht auch deutlich, dass die oberflächlich betrachtete Plausibilität eines Todeswunsches, die in diesem Fall durch die soziale Vereinsamung der Patientin nach dem Tod ihrer Tochter suggeriert wird, keinesfalls ausschließt, dass eine schwere und vor allem erfolgreich behandelbare Erkrankung hinter dem Wunsch steht, bei einem Suizid unterstützt zu werden. Gleiches gilt übrigens auch für die plausiblen Todeswünsche schwer körperlich erkrankter und leidender Menschen, von denen bis zu einem Drittel zusätzlich an einer psychiatrischen Erkrankung leiden, die oft nicht ausreichend behandelt ist, wie bereits unter Punkt 3 ausgeführt wurde (s. auch den Beitrag von Bausewein in diesem Band).

Bei jedem Wunsch nach einem assistierten Suizid ist also zunächst die Frage zu stellen, ob eine psychiatrische Erkrankung vorliegt. Anschließend stellt sich die Frage, ob diese Erkrankung einer freien Suizidentscheidung im Wege steht. Grundsätzlich können nahezu alle psychiatrischen Erkrankungen die Fähigkeit beeinträchtigen, frei und selbstbestimmt zu entscheiden (DGPPN 2014). Sie tun dies aber nicht zwangsläufig, d. h. es ist immer im Einzelfall und für eine konkrete Entscheidung zu prüfen, ob dies der Fall ist.

Suizidwunsch und psychiatrische Erkrankungen treffen in unterschiedlichen Konstellationen aufeinander. Der Zusammenhang kann zufällig oder kausal sein (Pollmächer 2023). Zufälligkeit ist dann anzunehmen, wenn ein ursächlicher Zusammenhang fehlt, z. B. bei einem Patienten mit einer erfolgreich behandelten Zwangserkrankung, der im Rahmen einer terminalen körperlichen Erkrankung sein Leben beenden möchte. Ein ursächlicher Zusammenhang besteht dann, wenn die psychische Erkrankung eine notwendige Bedingung des Suizidwunsches ist. Dann sind erneut zwei unterschiedliche Konstellationen zu unterscheiden: Suizidalität ist entweder die Folge einer psychischen Erkrankung, und zwar wenn die Auswirkungen einer psychischen Erkrankung unabhängig von der aktuellen Symptomatik zum Todeswunsch führen. Beispielhaft wäre an eine langjährig bipolar erkrankte Patientin zu denken, die in remittiertem Zustand aufgrund der immensen sozialen Folgen der Erkrankung einen Suizid erwägt, oder aber deshalb, weil sie rückblickend auf eine Vielzahl schwerer Erkrankungsphasen keine weiteren zu ertragen bereit ist. Oder aber Suizidalität ist ein Symptom der psychiatrischen Erkrankung, wenn sie z. B. im Rahmen einer wahnhaft-depressiven Symptomatik, einer akuten Belastungsreaktion, einer Anpassungsstörung oder als Folge eines paranoid-halluzinatorischen Syndroms auftritt. Auch Suizidalität im Rahmen akuter Intoxikationen mit Alkohol oder Drogen gehören in diese Kategorie. Suizidalität als Symptom einer psychischen Erkrankung beruht typischerweise nicht auf einem freien Suizidentschluss, weil die Erkrankung selbst den Patienten in kognitiver, emotionaler und/oder affektiver Hinsicht daran hindert, seine Situation und die Erfolgsaussichten einer Behandlung oder anderweitigen Unterstützung realistisch einzuschätzen. In diesem Fall ist Suizidalität zudem meist von erheblicher Ambivalenz geprägt.

Die Beurteilung, ob ein Suizidwunsch im Einzelfall als frei und selbstbestimmt zu betrachten ist, kann durchaus schwierig sein. Nimmt man in der Situation des oben geschilderten Falles an, die Patientin hätte sich nicht von einem Behandlungsversuch überzeugen lassen und die Klinik verlassen wollen, um bei einer Sterbehilfeorganisation um Unterstützung ihres Suizids nachzusuchen, hätte nochmals eine sehr genau Prüfung durchgeführt werden müssen. Offensichtlich ist eine solche Beurteilung ohne vertiefte Fachkenntnisse, wie sie im Wesentlichen Psychiaterinnen und Psychiater haben, nicht möglich.

8 Ausblick

Die enge Assoziation zwischen Suizidalität und psychischen Erkrankungen führt zwangsläufig dazu, dass diese Erkrankungen im Kontext des assistierten Suizids eine wichtige Rolle spielen. Dies insbesondere deshalb, weil sie die Fähigkeit einer Person, frei zu entscheiden, einschränken oder aufheben können. Deshalb scheint es dringend notwendig, dass staatliche Schutzkonzepte geschaffen werden, die verhindern, dass Suizidwünsche selbstbestimmungsunfähiger Menschen mit Hilfe Dritter umgesetzt werden. Allerdings muss auch sichergestellt werden, dass Menschen nicht nur deshalb kategorisch von der Möglichkeit eines assistierten Suizids ausgeschlossen werden, weil sie an einer psychischen Erkrankung leiden.

Beides zusammen scheint nur im Rahmen eines vom Gesetzgeber legislativ vorgegebenen Schutzkonzeptes realisierbar zu sein. Es ist deshalb sehr bedauerlich, dass es im Sommer 2023 im deutschen Bundestag nicht gelungen ist, ein entsprechendes Gesetz zu verabschieden. Dies scheint wichtig und umso dringlicher, als jetzt erste Daten vorliegen, die einen starken Anstieg der Zahl assistierter Suizide seit 2020 vermuten lassen und darauf hindeuten, dass ein wesentlicher Teil der Betroffenen psychisch krank war und dennoch vor Durchführung des assistierten Suizids keine fachlich fundierte Einschätzung der Freiverantwortlichkeit durchgeführt worden ist (Gleich et al. 2023a).

9 Zusammenfassung

Suizidalität und psychische Erkrankungen sind eng miteinander assoziiert. Deshalb spielen diese Erkrankungen auch im Zusammenhang mit assistierten Suiziden eine ganz erhebliche Rolle. Die zentrale Voraussetzung für die Legitimität von Suizidassistenz, nämlich die Fähigkeit des Suizidwilligen, sich frei für seinen eigenen Tod zu entscheiden, kann durch psychische Erkrankungen beeinträchtigt oder aufgehoben sein. Außerdem sind Suizidwünsche psychisch kranker Menschen meist vorübergehend und durch eine adäquate Behandlung reversibel. Schon deshalb sollte das primäre Ziel immer die Suizidprävention sein, und es bedarf eines wirksamen legislativen Schutzkonzeptes um psychisch kranke Menschen, wenn sie nicht zu einer freiverantwortlichen Entscheidung über ihr Leben in der Lage sind, vor Suizidassistenz zu bewahren.

Literatur

Brieger P, Menzel S, Hamann J (2022) Wird die Rolle von psychischen Erkrankungen beim Suizid überbewertet? Bundesgesundheitsblatt Gesundheitsforschung Gesundheitsschutz 65: 25–29.

Bundesverfassungsgericht (2020): 2 BvR 2347/15 vom 26. Februar 2020.

Calati R, Ollié E, Dassa D et al. (2021) Euthanasia and assisted suicide in psychiatric patients: a systematic reviewof the literature. J Psychiatr Res 135: 153–173.

Destatis (2023) https://www.destatis.de/DE/Themen/Gesellschaft-Umwelt/Gesundheit/Todesursachen/Tabellen/suizide.html Zugegriffen am 07.05.2024.

Deutsche Gesellschaft für humanes Sterben (2023) https://www.dghs.de/ueber-uns/presse/presse-erklaerungen/artikel/erneutegesetzgebungnichtzwingenderforderlich/ „Erneute Gesetzgebung nicht zwingend erforderlich" – DGHS – Deutsche Gesellschaft für Humanes Sterben e. V. Zugegriffen am 07.05.2024

Durkin I, Kearney M, O'Siorain L (2003) Psychiatric disorder in a palliative care unit. Palliat Med 17: 212–218.

Deutsche Gesellschaft für Psychiatrie und Psychotherapie, Psychosomatik und Nervenheilkunde e. V. (DGPPN) (2014) Achtung der Selbstbestimmung und Anwendung von Zwang bei der Behandlung von psychisch erkrankten Menschen. Eine ethische Stellungnahme der DGPPN. Nervenarzt 85: 1419–1431.

Gleich S, Peschel O, Graw M, Schäfer B (2023a) Assistierte Suizide in München – eine erste kritische Analyse. Rechtsmedizin. https://doi.org/10.1007/s00194-023-00668-3 .

Gleich S, Peschel O, Graw M, Schäfer B (2023b) Assistierte Suizide in München – Rolle der Sterbehilfeorganisationen und der beteiligten Ärzte. Rechtsmedizin. https://doi.org/10.1007/s00194-023-00669-2 .

Kim SYM, De 'Vries R, Peteet JR (2016) Euthanasia and assisted suicide of patients with psychiatric disorders in the netherlands 2011–2014. JAMA Psychiatry 73: 362–368.

Lewitzka U (2022) Suizidprävention im Kontext des assistierten Suizids. Nervenarzt 93: 1112–1124.

Mehnert A, Breitbart W (2008) Diagnostik und Behandlung psychischer Störungen in der Palliativmedizin. In: Koch U, Lang K, Mehnert A, Schmeling-Kludas C (Hrsg) Die Begleitung schwerkranker und sterbender Menschen. Schattauer, Stuttgart. 90–122.

Mitchell AJ, Chan M, Bhatti H, Halton M, Grassi L, Johansen C, Meader N (2011) Prevalence of depression, anxiety, and adjustment disorder in oncological, haematological, and palliative-care settings: a meta-analysis of 94 interview-based studies. Lancet Oncol 12:160–174.

Nationales Suizidpräventionsprogramm. URL: https://www.suizidpraevention.de/ Zugegriffen am 07.05.2024.

Navarro D, Marín-Mayor M, Gasparyan A, García-Gutiérrez MS, Rubio G, Manzanares J. Molecular Changes Associated with Suicide (2023). Int J Mol Sci 24: 16726.

Pollmächer T (2023) Der assistierte Suizid aus psychiatrischer Sicht. Nervenarzt 94: 625–30.

Bundesamt für Statistik BPS der Schweiz URL: https://www.bfs.admin.ch/bfsstatic/dam/assets/3902305/master. Zugegriffen am 07.05.2024.

Thienpont L, Verhofstadt M, Van Loon T, Distelmans W, Audenaert K, De Deyn PP (2015) Euthanasia requests, procedures and outcomes for 100 Belgian patients suffering from psychiatric disorders: a retrospective, descriptive study. BMJ Open 27: e7454.

Wittchen HU, Jacobi F, Rehm J, Gustavsson A, Svensson M, Jönsson B, Olesen J, Allgulander C, Alonso J, Faravelli C, Fratiglioni L, Jennum P, Lieb R, Maercker A, van Os J, Preisig M, Salvador-Carulla L, Simon R, Steinhausen HC (2011) The size and burden of mental disorders and other disorders of the brain in Europe 2010. Eur Neuropsychopharmacol 21: 655–79.

Stephanie Rauch

Pflege in der Psychiatrie: Assessment, Kommunikation und Beziehungsgestaltung, Suizidprävention

1 Einleitung

Gemäß der Präambel des ICN von 2021 sind die grundlegenden Verantwortungen von Pflegefachpersonen, Gesundheit zu fördern, Krankheiten zu verhindern, Gesundheit wieder herzustellen, Leiden zu lindern und ein würdiges Sterben zu unterstützen. Per Definition sind Pflegefachpersonen Pflegende, die eine grundständige pflegerische Ausbildung durchlaufen haben und zur Ausübung der Pflege durch die zuständige Aufsichtsbehörde ihres Landes berechtigt wurden (ICN 2021, S. 28).[1]

Professionelle psychiatrische Pflege ist dann erforderlich, wenn Betroffene ihre Selbstpflege nicht mehr nach den eigenen Vorstellungen ihrer Bedürfnisse gestalten können. Dabei bezieht sich die pflegerische Unterstützung auf die Förderung des individuellen Wohlbefindens, der jedem Menschen eigenen subjektiven Lebensqualität sowie der persönlichen Entwicklung, wobei die Pflegefachperson ihr fachliches Wissen zur Verfügung stellt. Die Betroffenen werden bei der Entwicklung ihrer persönlichen Kompetenzen unterstützt und begleitet. Auseinandersetzung mit der Krankheit, deren subjektive Bedeutung im alltäglichen Leben sowie Frühwarnzeichen sind ebenso wichtig bei der Unterstützung der Betroffenen, wie Krankheitsbewältigung im Sinne von Empowerment und Recovery sowie der Stärkung von Resilienz (Verbändedialog 2019).

Ein Suizid ist laut WHO grundsätzlich vermeidbar, lässt sich verhindern und es gibt Hilfe (WHO 2022). Gerade im psychiatrischen Kontext ist genau zu eruieren, ob eine freie Willensentscheidung vorliegt oder ob der Wunsch zu sterben mit der momentanen akuten psychischen Erkrankung in Zusammenhang steht (siehe hierzu den Beitrag von Pollmächer in diesem Band).

Suizidalität ist bei allen Menschen möglich und per se keine Erkrankung. Durch psychosoziale Krisen und psychische Erkrankungen, welche häufig mit Verzweiflung, Hoffnungslosigkeit oder dem Gefühl, existentiell bedroht zu sein, einhergehen, rückt die Möglichkeit suizidaler Handlungen jedoch häufig näher. Dabei ist Suizidalität in der Regel kein Ausdruck von Freiheit und Wahlmöglichkeit, sondern resultiert aus der Einengung auf subjektiv oder auch objektiv empfundene Not, die durch psychische oder körperliche Befindlichkeit entsteht. Ebenso können ideologische, gesellschaftliche oder kulturelle Rahmenbedingungen Auslöser sein (Wolfersdorf 2013, S. 70).

1 vgl. auch den Beitrag von Giese in diesem Band.

https://doi.org/10.1515/9783111371795-007

Gerade Pflegefachpersonen im klinischen Alltag müssen sich in besonderer Weise mit der Thematik der Suizidalität auseinandersetzen. Es bedarf einer fundierten Fachexpertise im Umgang mit Suizidalität, die es durch Fortbildungen und Fachweiterbildung oder Studium zu schulen gilt, um einen professionellen Umgang mit Suizidalität zu gewährleisten und Menschen mit Suizidgedanken bestmöglich zu unterstützen.

In der Diskussion zum assistierten Suizid in Deutschland wird von Seiten der Öffentlichkeit oder der deutschen Fachliteratur die Rolle der Pflegenden bislang nur andiskutiert, eine Richtlinie gibt es hierzu noch nicht, jedoch Stellungnahmen, wie die des Deutschen Pflegerates (DPR) oder der Pflegenden in der Akademie für Ethik in der Medizin.[2] Wichtige Aussagen dort sind, dass für Pflegefachpersonen keine Pflicht bestehen darf, am assistierten Suizid mitzuwirken oder Zwang ausgeübt werden kann, Handlungen in diesem Zusammenhang zu tätigen (DPR 2021; Riedel et al. 2022).

Da Pflegefachpersonen im klinischen Kontext diejenigen sind, die rund um die Uhr die Versorgung der Patient(inn)en gewährleisten und den intensivsten und häufigsten Kontakt zu ihnen haben, wenden sich Menschen mit Sterbewunsch oftmals zunächst an die Pflegefachpersonen. Daher ist es notwendig, dass diese sich mit der Thematik des assistierten Suizids auseinandersetzen.

Grundsätzlich wurde durch das Urteil des Bundesverfassungsgerichts vom 26.02.2020 deutlich gemacht, dass eine Suizidentscheidung, sofern frei und selbstbestimmt, zu respektieren ist. Jedoch wurde auch betont, dass es Faktoren gibt, die eine Freiverantwortlichkeit einschränken. Zu nennen sind hierbei psychische Erkrankungen. Eine Vielzahl an Suiziden und Suizidversuchen wird von psychisch erkrankten Personen verübt, wobei die Selbstbestimmungsfähigkeit hier durch die Erkrankung beeinträchtigt ist (DGPPN 2022). Bei psychisch Erkrankten handelt es sich um eine vulnerable Gruppe, die vor dem nicht reversiblen Schritt des Suizids zu schützen ist. Daher besteht eine wesentliche Aufgabe der Pflegefachpersonen in Psychiatrischen Kliniken darin, betroffene Personen professionell zu betreuen und in ihrem Genesungsprozess zu begleiten. Daraus resultierend sind Kenntnisse über Phasen der Suizidalität, Assessmentinstrumente zur Beurteilung der Suizidalität, Gesprächsführung, Milieugestaltung und Suizidprävention wesentliche Eckpfeiler der psychiatrischen Pflege.

Die Entscheidung des Bundesverfassungsgerichts vom 26.02.2020 verweist abschließend darauf, dass eine mögliche Regelung zum assistierten Suizid im Spannungsfeld verschiedener Schutzaspekte liegt und das hohe Rechtsgut des Lebens zu schützen sei. Auch für die psychiatrische Pflege ist zudem die Aussage des Gerichts, dass niemand verpflichtet werden darf, Hilfe bei einem Suizid zu leisten, äußerst wichtig (BVerfG 2020; Rengier 2021, S. 222).

2 Stellungnahme der Pflegenden in der Akademie für Ethik in der Medizin: Pflege und assistierter Suizid: gesellschaftliche Verantwortung und ethische Implikationen – Denkanstöße für Profession und Gesellschaft (15.08.2022). URL: https://doi.org/10.1007/s00481-022-00720-y.

2 Suizidalität im psychiatrischen Kontext

Suizide betreffen besonders Menschen mit psychischen Erkrankungen. Bis zu 90 % der jährlich begangenen Suizide stehen in Zusammenhang mit einer psychischen Störung und sind somit in der Regel nicht Ausdruck freier Wahlmöglichkeit (DGPPN 2023).

Verbreitete Ansätze zum Verständnis der Dynamik einer Entwicklung zum Suizid hin, sind bis heute die von Ringel (1953) und von Pöldinger (1982). Ringel definierte 1953 mit dem präsuizidalen Syndrom einen Symptomkomplex mit drei Phasen, die einem Suizid vorausgehen:

Phase 1: Einengung: Gefühl von Ohnmacht, ausgeliefert sein, Hilflosigkeit. Umwelt ist übermächtig und wird als nicht veränderbar erlebt. Das Denken wird vom Tod und nicht mehr vom Selbsterhaltungstrieb dominiert. Dabei wirkt die Empfindung des getriebenen Werdens in Richtung Sterben oft gegen den eigenen Willen. Verlassenheitsgefühl, Rückzug aus Beziehungen und soziale Isolation nehmen zu. Interessenlosigkeit, Gleichgültigkeit und Verlust des Selbstwertgefühls sind charakteristisch.

Phase 2: Aggressionshemmung und Aggressionsumkehr: Eigentlich gegen andere gerichtete Aggressionen werden auf die eigene Person umgelenkt.

Phase 3: Ankündigung des Suizids, konkrete Suizid- und Todesfantasien: sich vorstellen, wie es ist, tot zu sein und daraus resultierende Durchführungsfantasien, die das Denken beherrschen (Pschyrembel 2021, Stichwort Präsuizidales Syndrom).

Bei Pöldinger werden die „Stadien der suizidalen Entwicklung“ schematisch beschrieben:

In Stadium 1, dem Erwägungsstadium, wird erstmals ein Suizid als Möglichkeit, Probleme lösen zu können, überdacht. Bei diesem sind suggestive Momente von Bedeutung, wie zum Beispiel Medienberichte über Suizide, ebenso wie nach innen gewandte Aggressionen, welche nicht nach außen gezeigt werden können. Wenn solche Gedanken vorhanden sind, kämpfen Emotionen der Selbstzerstörung und Selbsterhaltung gegeneinander an und es kommt in diesem Zusammenhang auch zu Andeutungen in Richtung Suizid, Drohungen und Voraussagen. Die soziale Isolierung nimmt zu.

In Stadium 2, dem Ambivalenzstadium, dürfen diese Appelle, die aus den inneren Kämpfen mit der Selbstzerstörung und der Selbsterhaltung resultieren, nicht überhört werden. Pöldinger verweist in diesem Zusammenhang auf Studien, denen zufolge 80 % aller Menschen, die Suizid begangen haben, diesen vorher ankündigten. In dieser Phase kann es auch zu einer Kontaktaufnahme mit dem Hausarzt oder anderen Institutionen kommen.

Stadium 3 bezeichnet den Entschluss. Vorbereitungshandlungen werden unternommen. Oftmals wird eine Beruhigung vom Umfeld wahrgenommen, aus der leider meist der falsche Schluss gezogen wird, nämlich, dass die Krise vorbei ist und keine Gefahr mehr besteht. In der Realität ist zwar die Krise vorbei, jedoch weiß man nicht, in welche Richtung die Entscheidung gefallen ist. Deswegen wird oftmals auch von der „Ruhe vor dem Sturm" gesprochen und muss dementsprechend beobachtet werden. Es ist sinnvoll in dieser Phase, die Person, die von Suizid gesprochen hat, zu fragen, welche Gründe es gibt, dass sie jetzt leben will. Wenn die Person sich für das Leben entschieden hat, würde sie geradewegs Gründe dafür angeben, falls sie sich für den Suizid entschlossen hat, wird ihr auf die Schnelle keine plausible Antwort einfallen (Pöldinger 1982, S. 13 f.). Je genauer die Person auf die Frage, wofür es sich lohnt, zu leben, antwortet, umso eher kann davon ausgegangen werden, dass sie von Suizidalität distanziert ist (Schädle-Deininger und Wegmüller 2016/2017, S. 634).

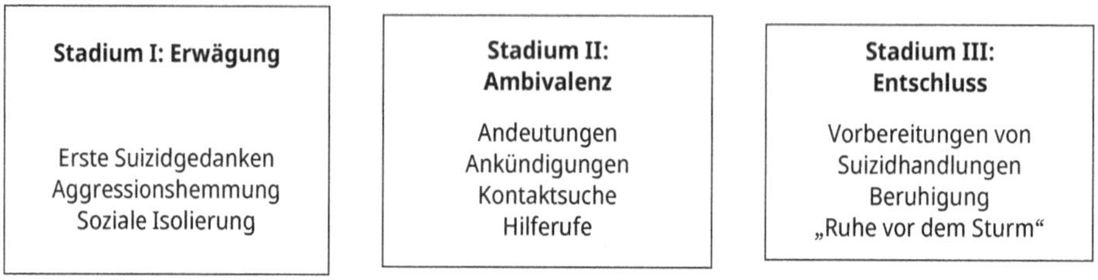

Stadium I: Erwägung	**Stadium II: Ambivalenz**	**Stadium III: Entschluss**
Erste Suizidgedanken Aggressionshemmung Soziale Isolierung	Andeutungen Ankündigungen Kontaktsuche Hilferufe	Vorbereitungen von Suizidhandlungen Beruhigung „Ruhe vor dem Sturm"

Abb. 1: Stadien der suizidalen Entwicklung nach Pöldinger (eigene Darstellung).

Die Entwicklungsmodelle sind von den Aussagen und Modellen zu den Ursachen suizidalen Verhaltens zu unterscheiden. Dabei gilt es, ein Krisen- und ein Krankheitsmodell zu differenzieren.

Beim Krisenmodell geht man davon aus, dass die Person bislang psychisch unauffällig war. Im Zusammenhang mit einem aktuellen Problem, welches einer Lösung bedarf, jedoch die Unterstützung im Umfeld fehlt, entwickelt sie eine Symptomatik, die als „Krisensymptomatik" oder „Risikopsychopathologie" bezeichnet werden kann (Wolfersdorf und Franke 2006, S. 9). Charakteristisch für diese Krise können Schlafstörungen, Unruhe, Angstzustände, Wut, Depressivität sowie Verzweiflung und Hoffnungslosigkeit sein. Dies kann bis hin zu Depersonalisation, Derealisation, dissoziativen oder präpsychotischen Zustandsbildern gehen. Modelle von suizidalem Verhalten im Umfeld oder der Kultur, die subjektiv als passend empfunden werden, frühere psychische Krisen oder ein psychopathologisches Risiko können Suizidalität fördern (Wolfersdorf und Franke 2006, S. 9).

Beim Krankheitsmodell wird von einem Vorliegen einer psychischen Krankheit ausgegangen. Daten aus der neurobiologischen, psychophysiologischen, genetischen und psychopharmakologischen Suizidforschung weisen ebenso wie die Resultate aus der Epidemiologie, die einen hohen Anteil an psychischen Erkrankungen bei durch Suizid verstorbenen Menschen gezeigt haben, darauf hin, dass psychische Erkrankungen bei Suizidalität von besonderer Bedeutung sind (Wolfersdorf und Franke 2006, S. 9 f., siehe dazu auch den Beitrag von Pollmächer in diesem Band).

3 Pflegerisches Assessment

Eine der Kernaufgaben beim Umgang mit suizidalen Menschen ist die professionelle Beurteilung der Suizidgefährdung. Des Weiteren ist der Aufbau einer tragfähigen therapeutischen Beziehung nötig, um bei der Krisenintervention zu unterstützen, ein Krankheitsverständnis zu vermitteln und effektive Bewältigungsstrategien zu entwickeln. Pflegefachpersonen benötigen beim Umgang mit psychisch Erkrankten ebenso wie bei suizidalen Menschen ein hohes Verantwortungsbewusstsein, eine patientenorientierte Haltung und Erfahrung. Auf den einzelnen Fall sollte immer individuell eingegangen werden. Fundiertes Fachwissen gibt zusätzlich die Sicherheit, dass alles getan wird, was getan werden kann, gibt aber keine Garantie für eine erfolgreiche Suizidprävention (Kozel 2015, S. 20).

Die Aufgabe des Assessments besteht nicht darin, Suizide vorherzusagen, sondern ein erhöhtes Suizidrisiko zu erkennen und dementsprechend professionell reagieren zu können. Wichtig hierbei sind Gespräche mit dem Patienten und Verhaltensbeobachtung. Eine Einschätzung, die auf Intuition und Erfahrung erfahrener Pflegefachpersonen beruht, ist in der Ergänzung mit einem systematisch durchgeführten Assessment ein wichtiger Bestandteil psychiatrischer Pflegepraxis. Diese Kombination bildet eine solide Grundlage für die Entscheidung von Interventionen und gibt Sicherheit bei der Einschätzung von Suizidalität. Jedoch bleibt die praktische Erfahrung und der Blick auf den klinischen Gesamtkontext weiterhin das wichtigste Werkzeug der Pflege (Abderhalden et al. 2005, S. 163).

In der Literatur werden zahlreiche Instrumente zur Einschätzung von Suizidalität beschrieben. Dabei sind die meisten Instrumente zur Einschätzung von Suizidgefährdung in englischer Sprache verfasst. Im deutschsprachigen Raum verbreitet sind die Beck-Suizidgedanken-Skala, der Fragenkatalog zur Einschätzung von Suizidalität von Pöldinger 1968 und die Nurses Global Assessment of Suicide Risk-Scale (NGASR-Skala). Diese standardisierten Einschätzungsinstrumente unterstützen und ergänzen die systemische Erfassung wichtiger Risikofaktoren für Suizidalität, können jedoch das direkte Gespräch mit den Patient(inn)en und das Fragen nach Suizidalität nicht ersetzen. Standardisierte Einschätzungsinstrumente professionell und verantwortungsvoll einzusetzen, bedeutet auch immer, den individuellen aktuellen Fall in Beziehung zu setzen, interpretieren zu können, von standardisierten Vorgaben abzuweichen, Veränderungen in die Einschätzung einzubeziehen und diese zu überdenken und anzupassen (Kozel 2015, S. 27).

4 Risikoeinschätzung

Es gibt Risikofaktoren, die in besonderer Weise für Menschen mit seelischen Erkrankungen gelten. Dabei handelt es sich um allgemeine Merkmale, die Anzeichen von einer Basissuizidalität darstellen und somit einer größeren Aufmerksamkeit bedürfen. Diese Basissuizidalität stellt, im Gegensatz zur akuten Suizidalität, die mit Suizidgedanken, Suizidabsichten und Suizidplänen einhergeht, ein erhöhtes Langzeitrisiko für Suizidgefährdung dar (Kozel und Abderhalden 2023, S. 1179).

Auf eine mögliche Basissuizidalität weisen hin:

- Suizidversuche in der Vergangenheit,
- Diagnostizierte Depression oder Schizophrenie,
- Wiederholte stationäre Aufnahmen innerhalb kurzer Zeit oder von weniger als drei Monaten nach der letzten Entlassung,
- Gefühl von Hoffnungslosigkeit,
- Suizidversuch oder Suizidgedanken in Zusammenhang mit der jetzigen Erkrankungsphase, auch wenn sie aktuell nicht mehr vorhanden sind (Finzen 1997, S. 58 f.).

Suizidalitätsfördernde Situationen können sein:

- Wechsel des Therapeuten, der Therapeutin,
- Verlust einer langjährigen Bezugsperson (Pflegende, Angehörige, Partner/Partnerin)
- Stationswechsel,
- Immer wiederkehrende oder anhaltende Krankheitssymptome, die durch Therapie kaum oder gar nicht beeinflussbar sind,
- Überforderung,
- Unzureichendes Entlassungsmanagement (überstürzte Entlassung, Weiterbetreuung wird nicht geplant) (Kozel und Abderhalden 2023, S. 1175 f.).

Finzen (1997) schätzt zusätzlich Patient(inn)en mit folgenden Merkmalen als besonders gefährdet ein und benennt Gefahrensituationen:

Demographische Merkmale als Risikofaktor: Ledige, Verwitwete oder Geschiedene, die aber nicht unbedingt allein leben, Menschen mit spannungsreichen Beziehungen oder mit beruflichen Schwierigkeiten.

Zu den Risikokrankheitsbildern gehören neben Depression und Schizophrenie auch Suchterkrankungen ebenso wie psychische Erkrankungen und Suizide in der Familienanamnese.

Zeiten, in denen wenig Therapien angeboten werden oder wenig Personal anwesend ist, sowie Belastungserprobungen mit Übernachtungen zu Hause schaffen Gefahrensituationen. Wenn der oder die Patientin „agiert“ und der Eindruck entsteht, dass eine Person bestimmte Erwartungen erfüllen könnte, aber nicht dementsprechend handelt, kann dies ebenfalls zu einer erhöhten Suizidgefährdung führen. „Agieren“ bedeutet in diesem Kontext, dass er oder sie ein manipulatives Verhalten zeigt, welches zu einer hohen Beteiligung verschiedener Personen (z. B. Pflegeteam, Angehörige etc.) und hohem Konfliktpotential führt, wobei die agierende Person im Mittelpunkt stehen möchte. Dabei kann das Betonen der eigenen Suizidalität wie auch das Verbergen von Suizidwünschen oder -vorhaben Teil des Agierens sein, muss es aber nicht. Solche Situationen können sowohl auf Seiten der Betroffenen als auch des Personals zu Enttäuschungen führen (Finzen 1997, S. 51 ff.). Daher ist es elementar, offen und ehrlich miteinander zu kommunizieren, um Missverständnisse zu klären und gemeinsam nach Lösungen zu suchen.

5 Kommunikation und Beziehungsgestaltung bei suizidalen Krisen

Wesentlich ist, die Gefährdung überhaupt zu erkennen. Jede Beobachtung, die auf eine Suizidalität hinweist, muss beachtet und es muss entsprechend darauf reagiert und gehandelt werden. Dabei wird das Ansprechen der Suizidalität als entlastend empfunden, da es den gefährdeten Menschen aus seiner Isolation befreit und er dadurch wieder beziehungsfähig wird (Schädle-Deininger und Wegmüller 2016/2017, S. 634).

Ein Suizid stellt grundsätzlich ein menschliches Drama dar. Für die Pflegenden in psychiatrischen Kliniken bedeutet die Arbeit mit suizidalen Patient(inn)en eine Herausforderung auch im interprofessionellen Sinne. Alle Berufsgruppen stehen in der Verantwortung, die Krise mitzutragen. Wichtig bei der Arbeit mit suizidalen Menschen ist, miteinander in Beziehung zu treten. Ein intensiver Kontakt ist eine Möglichkeit, dieses gefährliche Risiko zu minimieren. Nur Pflegefachpersonen, die sich mit ihrem Gegenüber auseinandersetzen und beschäftigen, können dessen Bedürfnisse verstehen und herausfinden, was notwendig ist, um die Patientin oder den Patienten wieder erreichen zu können. Um vorsichtig Hoffnung vermitteln zu können, muss die Pflegefachperson Verständnis für die vorhandene Hoffnungslosigkeit der betroffenen Person haben (Cutcliffe und Stevenson 2008, S. 950).

In einer Studie legten Cutcliffe et al. 2006 eine auf empirischer Basis entwickelte Theorie zur Pflege von Menschen mit Suizidalität vor. Die Fragestellung hierzu war, welches der zentrale Punkt ist, um suizidalen Menschen zu helfen und ihnen echte Unterstützung zu bieten. Das Zentrale gemäß Cutcliffe ist, den suizidalen Menschen in drei Phasen wieder mit „dem Menschsein" zu verbinden (Cutcliff nach Kozel 2015, S. 67).

Phase 1: „Bild vom Menschsein widerspiegeln" (Kozel 2015, S. 67): Betroffene berichteten, dass die Bezugspflegeperson ihnen dadurch, dass sie als empathische, fürsorgliche Person eine zwischenmenschliche Beziehung anbot, half, die Verbindung zum existentiellen Gefühl des Menschseins wieder herzustellen. Durch die Bereitschaft zuzuhören, ihnen ohne Vorurteile zu begegnen und sie nicht zu verurteilen, konnten

Mensch-zu Mensch-Kontakte erlebt werden und suizidale Konstrukte implizit in Frage gestellt werden (Cutcliffe et al. 2006, S. 796 ff.).

Phase 2: „Den Menschen zurück zum Menschsein führen" (Kozel 2015, S. 67): Die Pflegefachperson konnte den Betroffenen zu mehr Verständnis und Einsicht in Bezug auf die Umstände, die sie in die Krise geführt haben, verhelfen. Der Kontakt wurde als Begleitung zurück zum Menschsein wahrgenommen. Zudem wurden lebensorientierte Überzeugungen identifiziert, unterstützt und gestärkt (Cutcliffe et al. 2006, S. 796 ff.).

Phase 3: „Lernen zu leben" (Kozel 2015, S. 67): Die Pflegeperson unterstützt die suizidalen Menschen, ihre suizidale Krise zu verstehen und ihr einen Sinn zu geben. Dadurch wird die Verbindung zum Menschsein gestärkt. Die suizidale Phase kann durch diese Reflexion in die vergangene, gegenwärtige und zukünftige Lebensgestaltung integriert werden und die Betroffenen können wieder Lebensziele entwickeln, Hoffnung empfinden und Kontrolle über das eigene Leben zurückgewinnen (Cutcliffe et al. 2006, S. 796 ff.).

Um den zur Selbsttötung entschlossenen Menschen Schritt für Schritt weg von den suizidalen Gedanken zu führen, ist es notwendig, dass er wieder in Beziehung mit anderen kommt. Hierfür werden im klinischen Setting Beziehungsangebote gemacht und alle an der Behandlung beteiligten Berufsgruppen sind involviert, die Krise mitzutragen. Eine engmaschige Betreuung ist unerlässlich. Grundsätzlich ist es wichtig, dass die primäre Bezugsperson Kontakt hält und rechtzeitig Unterstützung durch andere Teammitglieder einfordert und diese über den eingeschätzten Grad der Suizidalität informiert. Die Pflegefachperson vermittelt dem suizidalen Menschen, dass er in einer Beziehung gehalten wird, in dem sie ihm sagt, „dass sie sich Sorgen macht, ansprechbar ist" (Schädle-Deininger und Wegmüller 2016/2017, S. 634) und ihm gleichzeitig das Gefühl gibt, ihm Achtung und Wertschätzung entgegenzubringen. Geeignete Angebote zur Ablenkung und Integration in den Stationsalltag sind ein Schritt weg von den suizidalen Gedanken. Rechtzeitige Information über freie Tage der Bezugspflegeperson und der Übergang zu einer anderen festen Bezugsperson sollten geplant werden (Schädle-Deininger und Wegmüller 2016/2017, S. 634). Der Kontakt zu den Betroffenen bei der Behandlung von Suizidalität hat einen besonderen Stellenwert, da nur in einer tragfähigen therapeutischen Beziehung offen und ehrlich über die suizidalen Gedanken gesprochen werden kann. Es besteht die Gefahr, dass die Betroffenen sich nicht auf die Interventionen einlassen und weiter an den Suizidgedanken festhalten, wenn sie das Gefühl haben, nicht verstanden zu werden (Amberger und Roll 2010, S. 146).

Eine beziehungsfördernde Grundhaltung wirkt auch der Gefahr der Isolation, die bei dem präsuizidalen Syndrom nach Ringel eine Einengung der zwischenmenschlichen Beziehungen darstellt, entgegen.

Als immer noch aktuell können dazu die Aussagen von Sonneck et al. zu einer beziehungsfördernden Grundhaltung gelten:

- Ich nehme den anderen an, wie er ist.
- Ich fange dort an, wo der andere steht.
- Ich zeige, dass ich mit ihm Kontakt aufnehmen möchte.
- Ich verzichte auf argumentierendes Diskutieren.
- Ich nehme die in mir ausgelösten Gefühle wahr (Worauf weisen sie mich hin?).
- Ich verzichte auf das Anlegen eigener Wertmaßstäbe.
- Ich orientiere mich an den Bedürfnissen.
- Ich arbeite an Partnerschaft und vermeide objektivierende Distanz (Sonneck et al. 2000, S. 187 f.).

Dementgegen schildern Sonneck et al. (2000, S. 187) nach Kulessa (1985) als Gefahren im Umgang mit Suizidgefährdeten:

- vorschnelle Tröstung,
- Ermahnung,
- Verallgemeinerung,
- Ratschlag,
- Belehrung,
- herunterspielen des Problems (ggf. des Suizidversuchs),
- beurteilen und kommentieren,
- nachforschen, ausfragen, analysieren,
- vorschnelle Aktivitäten entwickeln.

Daraus ergibt sich, dass der Umgang mit Suizidgefährdeten an die individuellen Bedürfnisse angepasst werden muss, da die vorliegenden Probleme sehr vielfältig sein können. Nur ein auf die jeweilige Situation bezogenes Angebot kann als Hilfe für sie persönlich angenommen werden, während Einseitigkeit und starres Festhalten an Normen sie in ihrer Überzeugung, dass ihnen nicht geholfen werden kann, bestärkt (Sonneck et al. 2000, S. 188).

Der Psychotherapeut Dorrmann wendet zum Beispiel folgende beziehungsfördernde Kommunikationsstrategien an: die Sprache des suizidalen Menschen aufgreifen, sich dem Interaktionsstil anpassen, die Äußerungen und Handlungen dabei spiegeln (Dorrmann 2012, S. 48 f.). Zu empfehlen sind auch akzeptanzorientierte Strategien wie die validierende Gesprächsführung, welche zum Aufbau von Vertrauen führt und die Selbstachtung der Betroffenen stärkt. Diese Validation ist ein Bestandteil der Dialektisch-Behavioralen Therapie (DBT) (Kozel 2015, S. 71 ff.). Das therapeutische problemorientierte Gespräch zeigt ebenfalls gute Effekte. Bei diesem wird der suizidalen Person vermittelt, dass für das aktuelle Problem eine Lösung gefunden werden kann. Die stellvertretende Hoffnung der Pflegefachperson stärkt die Hoffnung der suizidalen Person auf eine mögliche Lösung hin. Das strukturierte Gespräch hat einen zeitlichen Rahmen und kann bei Bedarf wiederholt werden (Amberger und Roll 2010, S. 169 f.).

6 Suizidprävention

Einen bedeutenden Beitrag zur Suzidprävention leistet die Milieutherapie. Bis heute ist der emeritierte Berner Prof. Dr. Edgar Heim der Hauptvertreter der Milieutherapie im deutschsprachigen Raum. Die Verfasser verschiedener wissenschaftlicher Fachbücher orientieren sich noch heute an ihm.

Milieutherapie bezieht sich auf das therapeutische Milieu der Organisation ebenso wie auf das soziale Milieu der Stationsgemeinschaft. Dabei ist zu beachten, dass Milieugestaltung die Voraussetzung für eine gelingende Milieutherapie ist (Grieser und Hans 2013, S. 212 f.). Durch den bewussten Einsatz von Milieugestaltung werden Umgebungsfaktoren derart verändert, dass sie eine positive Wirkung auf die Entwicklung von psychischen Störungen haben. Unterstützt wird die Umsetzung durch Wochenpläne mit regelmäßigen Aktivitäten, Stationsversammlungen, der Gestaltung des Gemeinschaftslebens und der Räumlichkeiten. Milieugestaltung ist eine interprofessionelle Aufgabe, durch ihre konstante Präsenz jedoch hat die psychiatrische Pflege im stationären Bereich den meisten Einfluss auf Strukturen, Abläufe, Kommunikationsstile und Umgebungsfaktoren (Abderhalden und Scheydt 2023, S. 508). Die Grundlage der Atmosphäre im psychiatrischen Krankenhaus wird durch die Milieugestaltung und Milieutherapie gebildet. Die Weltgesundheitsorganisation hält die Atmosphäre im psychiatrischen Krankenhaus für den bedeutendsten therapeutischen Faktor bei der stationären Behandlung psychisch Erkrankter. Es geht aber nicht allein um die äußere Milieugestaltung, sondern vor allem soll eine humane Gestaltung bedacht und eine Atmosphäre geschaffen werden, in der den psychisch Erkrankten menschlich begegnet wird. Durch ein „normales" Milieu, welches der allgemeingültigen Vorstellung der Welt außerhalb der Klinik entspricht, kann sich Gesundes neu entfalten und zugleich können spezielle Therapien durchführbar und wirksam werden (Tölle und Windgassen 2014, S. 327).

Auch ein stationäres psychiatrisches Setting ist keine Garantie zur Vermeidung eines Suizids. Selbst wenn beschützende Bedingungen vorliegen und die Behandlung, Pflege und Fürsorge optimal sind, kann ein Suizid geschehen (Schneider et al. 2018, S. 782). Dennoch ist immer im Sinne der suizidalen Person abzuwägen, welches Milieu am geeignetsten ist. Ein günstiges Milieu für den suizidalen Menschen ist so wenig restriktiv als möglich und bietet tragfähige und sichere Beziehungen (Kozel 2015, S. 92). Eine Aufnahme oder Verlegung auf eine beschützte Station ist dann sinnvoll und notwendig, sobald Weglauftendenz besteht und das Auffangen von Suizidalität über eine therapeutische Beziehung nicht mehr gewährleistet werden kann. Das beschützte Setting bietet eine engmaschigere Betreuung durch das Personal. Auch dieses Milieu bietet nicht einen vollständigen Schutz vor einem Suizid, verhindert jedoch zumindest das Weglaufen. Zwangsmaßnahmen bei akuter Suizidalität sollten das letzte Mittel der Wahl sein und erst in Erwägung gezogen werden, wenn sämtliche Deeskalationsmaßnahmen ausgeschöpft worden sind und erfolglos waren. Eine Zwangsmaßnahme stellt immer ein traumatisches Erlebnis dar. Daher ist, sofern möglich, eine

Eins-zu-eins-Betreuung grundsätzlich einer mechanischen Fixierung vorzuziehen. Die mechanische Fixierung ersetzt nicht die zwischenmenschliche Beziehung als antisuizidale Maßnahme. Gerade in einer akut suizidalen Phase ist die Nähe zu anderen, deren Zuhören und Verstehen äußerst wichtig (Schneider et al. 2018, S. 787 f.). Ein umfänglicher Wissensstand zu und Verständnis von Suizidalität als Ausdruck einer menschlichen Notlage ist für die Suizidprävention notwendig. Zusätzlich bedarf es der Kenntnis von Risikogruppen und das Wissen über die häufigsten psychischen Störungen, die mit Suizidgefährdung einhergehen.

Die vier Säulen der Suizidprävention im klinischen Setting sind:

1. Herstellung einer pflegerisch-therapeutischen Beziehung,
2. Diagnostik von Suizidalität und psychischer Störung,
3. Entscheidung unter Berücksichtigung der Sicherungsaspekte, welches Stationsmilieu aktuell am besten geeignet ist sowie
4. Behandlung der psychischen Grunderkrankung (Wolfersdorf und Franke 2006, S. 413).

Wie oben in diesem Kapitel beschrieben, ist eine gänzliche Suizidprävention auch im klinischen Setting nicht möglich. Die Wiederherstellung von Selbstbestimmung ist Ziel von Suizidprävention. Dabei bedeutet Selbstbestimmung, dass man die Freiheit der Wahl hat und nicht durch suizidale Einengung geleitet wird, welche mit Unfreiheit gleichgesetzt wird. Suizidprävention impliziert, dem suizidalen Menschen das individuell auf ihn abgestimmte aktuell bestmögliche Beziehungs- und Therapieangebot anzubieten, damit verhindert werden kann, dass sich Suizidideen in Suizidabsichten und die Gedanken der Umsetzung in Handlungen weiterentwickeln (Schneider et al. 2018, S. 784).

Eine ausreichende Personaldichte, Sicherstellung interprofessioneller Fort- und Weiterbildung sowie die baulichen Faktoren wie Zimmerbeschaffenheit und Sichtkontrollmöglichkeiten, sind weitere Aspekte der stationären Prävention. Für die gesamte Klinik sollte es einheitliche durch das Qualitätsmanagement gelenkte Verfahrensreglungen geben, die den Umgang mit Suizidgefahr, Suizidalität und suizidpräventivem Verhalten sowie der Dokumentation hierzu regeln (Schneider et al. 2018, S. 785).

Ein neueres Feld beschäftigt sich mit baulichen Anforderungen und Umbaumaßnahmen im Sinne einer suizidpräventiven Architektur. Diese sind bei bestehenden Gebäuden sehr komplex und bedürfen der Einbeziehung der Suizidhistorie der jeweiligen Klinik. Für individuell auftretende Probleme müssen Einzellösungen entwickelt werden, die mit atmosphärischen Kriterien und der jeweiligen räumlichen Situation abzustimmen sind. Bei Neubauten sollte die bauliche Suizidprävention auf jeden Fall Berücksichtigung finden. Um diese umfassend umzusetzen, ist die gemeinsame Planung von externen Fachleuten und Mitarbeitenden der Klinik sinnvoll (Glasow und Reisch 2015).

Da Menschen mit psychischen Erkrankungen und gegebenenfalls einem Suizidversuch in der Vorgeschichte ein erhöhtes Suizidrisiko vor allem kurz nach der Entlassung aus der Klinik aufweisen, ist eine poststationäre Suizidprävention in Form eines ausführlichen Entlassmanagements besonders wichtig. Hierbei sollte die zeitnahe ambulante ärztliche Weiterbehandlung und die Anbindung an einen sozialpsychiatrischen Dienst, einen ambulanten psychiatrischen Pflegedienst oder eine Tagesstätte vor der Entlassung verbindlich geplant werden (Lewitzka 2022, S. 1120).

7 Assistierter Suizid im pflegerischen psychiatrischen Kontext

Selbstbestimmung ist ein Menschenrecht. Daraus erschließt sich, dass jeder Mensch grundsätzlich das Recht hat, selbst zu bestimmen, wie er sein Leben führt. Dies impliziert auch, dass er über Maßnahmen, die seine Gesundheit betreffen, selbst entscheiden kann. Die Beachtung der Selbstbestimmung ist eine zentrale Grundlage für gutes ärztliches und pflegerisches Handeln. Psychische Erkrankungen können eine Beeinträchtigung darin darstellen, dass ein Mensch frei und selbstbestimmt entscheiden kann, dies ist aber nicht zwangsläufig immer der Fall (DGPPN 2014, S. 1419 f.). Daher kann der freie Wunsch nach einem Suizid nicht kategorisch auf Grund einer vorliegenden psychischen Erkrankung ausgeschlossen werden (Pollmächer 2023, S. 4 und dessen Beitrag in diesem Band).

Beim Wunsch nach assistiertem Suizid im psychiatrischen Kontext ist zu unterscheiden, ob es sich um Personen mit einer psychiatrischen Komorbidität bei somatischen, zum Tode führenden Krankheiten handelt, um Personen mit einer psychiatrischen Erkrankung, die unheilbar und therapieresistent ist oder um Personen mit psychiatrischen Erkrankungen, die zusätzlich eine im Tode endende Erkrankung erwerben, die zu dem Wunsch gelangt sind, dass sie ihr Leben beenden wollen (Weixler und Höpperger 2022, S. 24). Diese verschiedenen Konstellationen sind zu berücksichtigen, um zu identifizieren, ob die Person zur freien Willensentscheidung fähig ist. Zum Wohle der erkrankten Person muss in ihrem besten Interesse gehandelt werden und die Einschätzung möglichst objektiv und unparteiisch vorgenommen werden (Vollmann 2008, S. 60).

Aus Sicht der Pflege in der Psychiatrie ist grundsätzlich für die Ermöglichung des assistierten Suizids eine Gesetzgebung von essenzieller Bedeutung, die der Notwendigkeit des Schutzes für Menschen mit psychischen Erkrankungen, die eine erhöhte Suiziddisposition aufweisen, Rechnung trägt. Zusätzlich müssen die Voraussetzungen für die Inanspruchnahme von Suizidassistenz auch aus Gründen des oben geschilderten komplexen psychosozialen Bedingungsgefüges von Suizidalität gewissenhaft eingegrenzt werden (Saß und Cording 2022, S. 1154).

Vor dem Hintergrund der Rechtsprechung und gerade durch die neueren Entwicklungen ist es notwendig, dass auch psychiatrische Pflegefachpersonen sich mit den ethischen Aspekten des assistierten Suizids beschäftigen und sich veranschaulichen, welche Bedeutung das für die Pflegepraxis haben kann. Daher ist es wichtig, eine eigene Haltung zum Thema Suizid und assistiertem Suizid zu finden und sich mit der Rolle als pflegende Person auseinanderzusetzen, wenn ein Mensch den Wunsch zu sterben äußert. Pflegefachpersonen in der psychiatrischen Klinik werden durch Bezugspflege und ihre Rund-um-die-Uhr-Versorgung der Station oftmals bezüglich der Thematik der Suizidalität ins Vertrauen gezogen und kennen die Bedürfnisse der zu Betreuenden durch ihre enge Beziehung zu ihnen. Aus diesem Grund sollte der assistierte Suizid in Pflegeteams wie auch im gesamten interprofessionellen Team diskutiert werden. Durch gemeinsame Reflexion und Definition der eigenen Möglichkeiten und Grenzen ist am ehesten denkbar, eine Haltung zur Thematik zu finden. Selbst wenn ein Suizid oder ein assistierter Suizid nicht in der Klinik stattfindet, so ist der betroffene Mensch, den man kannte, nicht mehr da, was individuell zu einer psychischen Belastung der Teammitglieder führen kann (Bartsch 2023, S. 44 ff.).

Wie bei einem erfolgten Suizid während des stationären Aufenthalts sind auch zum assistierten Suizid Pflegevisiten, Suizidkonferenzen, ethische Fallbesprechungen und Supervision Möglichkeiten, um die einzelnen Teammitglieder und Teams zu stärken und bei diesem schwierigen und belastenden Thema zu unterstützen. Mit der Thematik Suizid oder assistiertem Suizid darf kein Teammitglied allein gelassen werden.

Pflegerische Professionalität in Kommunikation und fachlicher Begleitung sowie eine praktische Kultur der Sorge, zu der auch Suizidprävention gehört, können dazu beitragen, dass der Wunsch nach einem assistierten Suizid in den Hintergrund tritt und eine andere reflektierende Beratung, Begleitung und Versorgung möglich wird (Pleschberger und Petzold 2022, S. 147). Folgende Beispiele[3] geben einen Einblick in die Bandbreite der Herausforderungen, die im psychiatrischen Setting mit der Thematik verbunden sind:

Fallbeispiel eins handelt von einer 62-jährigen Patientin mit einer langjährig bekannten schizoaffektiven Erkrankung, die viele Jahre lang in einem Netzwerk aus ambulantem Psychiater, medikamentöser Therapie, Tagesstätte, sozialpsychiatrischem Dienst, stabilem sozialem Umfeld und Partnerschaft zu Hause leben konnte. Durch das Versterben ihres Partners erfuhr sie einen gravierenden Einbruch. Darauf folgten mehrere, teilweise monatelange, stationäre Aufenthalte auf verschiedenen psychiatrischen Stationen, die keine wesentliche Verbesserung der Symptomatik brachte, die sich durch depressive Verstimmung, Zerfahrenheit, Beziehungsideen und teilweise wahnhafte Inhalte äußerte. Dadurch entwickelte sich bei der Patientin der Wunsch, ihrem Leben bei einem Verein für Sterbehilfe in der Schweiz ein Ende zu setzen. Die Hürden, diese in Anspruch zu nehmen, erschienen ihr jedoch zu jedem Zeitpunkt zu hoch. Die Suizidwünsche wurden immer wieder mit der Patientin und auch innerhalb des gesamten Teams thematisiert. Nach sehr langer intensiver stationärer interprofes-

3 Alle Beispiele sind Fällen aus der Praxis der Autorin nachempfunden und so weit verfremdet, dass eine Rückführung auf die jeweilige Person nicht mehr möglich ist.

sioneller Betreuung und medikamentöser Neueinstellung, verschiedenen psychiatrischen Therapien und langsamer, begleiteter Wiedereingliederung ins häusliche soziale Umfeld konnte die Patientin stabilisiert werden und es ergaben sich neue Zukunftsaussichten. Die Patientin konnte sich von ihrem Wunsch hinsichtlich eines assistierten Suizids distanzieren und äußerte, dass sie froh sei, im stationären Setting so gut betreut worden zu sein und dass in der langen Zeit niemand vom Personal jemals hoffnungslos bezüglich einer Besserung ihres damaligen Zustands gewesen sei, was auch ihr Hoffnung gegeben habe.

Ein zweiter Fall betrifft die Geschichte einer 19-jährigen Patientin nach einem schweren Suizidversuch, bei dem sie einen Unterschenkel verlor. Die Patientin wurde nach mehreren Operationen traumatisiert in eine psychiatrische Klinik verlegt. Dort wurde sie engmaschig ärztlich, pflege- und psychotherapeutisch betreut und stabilisiert. Einen wichtigen Faktor stellte auch die Familie der Patientin dar. Vor der Entlassung in ein ambulantes Setting konnte sich die Patientin sehr gut von suizidalen Gedanken abgrenzen und berichtete, froh zu sein, dass der Suizidversuch nicht funktioniert hat. Sie hatte Pläne, eine Ausbildung zu beginnen und eine psychotherapeutische Begleitung weiterhin in Anspruch zu nehmen.

In einem weiteren Fall ging es um eine 82-jährige Patientin mit einer Parkinson Erkrankung. Diese Erkrankung war so weit fortgeschritten, dass sie fast nicht mehr allein gehen konnte. Sie wollte auf keinen Fall zukünftig von anderen Menschen abhängig sein und die zunehmende Verschlechterung empfand sie als unerträgliche Leidenssituation. Zusätzlich bestand eine langjährige schizoaffektive Störung, die jedoch gut eingestellt war. Die Patientin hatte beschlossen, Sterbehilfe in der Schweiz in Anspruch zu nehmen. Während einer stationären Stabilisierungsphase in der psychiatrischen Klinik wurden bezüglich des Sterbewunsches interprofessionelle Teambesprechungen, Angehörigengespräche und eine ethische Fallbesprechung durchgeführt, bei denen man zum Ergebnis einer vollständigen Freiverantwortlichkeit und einer Dauerhaftigkeit des Wunsches kam. Die Patientin wurde aus der Klinik entlassen und reiste mit ihren Angehörigen in die Schweiz.

Diese Beispiele zeigen die Schwierigkeit und Vielfältigkeit im Umgang mit Suizidalität oder dem Wunsch nach assistiertem Suizid im psychiatrischen Umfeld. Jeder Fall muss individuell gesehen werden und stellt eine große Herausforderung an alle Beteiligten dar.

Literatur

Abderhalden C, Grieser M, Kozel B, Seifritz E, Rieder P (2005) Wie kann der pflegerische Beitrag zur Einschätzung der Suizidalität systematisiert werden? PPH. 11(3): 160–164.

Abderhalden C, Scheydt S (2023) Milieugestaltung. In: Sauter D, Abderhalden C, Needham I, Wolff S (Hrsg.) Lehrbuch Psychiatrische Pflege. 4. vollständig überarbeitete und erweiterte Auflage. Bern.

Amberger S, Roll S C (2010) Psychiatriepflege und Psychotherapie. Stuttgart.
Bartsch C (2023) Hilfe zum Sterben – Pflege integrieren. Heilberufe. 75(10): 44–47.
BVerfG (2020) Urteil des zweiten Senats vom 26. Februar 2020. URL: https://www.bverfg.de/e/rs20200226_2bvr234715.html. Zugegriffen am 25.02.2024.
Cutcliffe J R, Stevenson C, Jackson S, Smith P (2006) A modified grounded theory study of how psychiatric nurses work with suicidal people. International Journal of Nursing Studies. 43(7): 791–802.
Cutcliffe J R, Stevenson C (2008) Feeling our way in the dark: The psychiatric nursing care of suicidal people—A literature review. International Journal of Nursing Studies. 45(6): 942–953.
DPR (2021) URL: https://deutscher-pflegerat.de/wp-content/uploads/2021/04/Stellungnahme-DPR_M%C3%B6gliche-Neuregelung-Suizidassistenz.pdf. Zugegriffen am 26.05.2024.
DGPPN (2014) Achtung der Selbstbestimmung und Anwendung von Zwang bei der Behandlung psychisch erkrankter Menschen. Eine ethische Stellungnahme der DGPPN. Der Nervenarzt. Volume 85: 1419–1431.
DGPPN (2022): Neuregelung der Suizidbeihilfe: Psychiatrie und Politik debattieren Schutzkonzepte. Pressemitteilung. URL: https://www.dgppn.de/presse/pressemitteilungen/pressemitteilungen-2022/suizidbeihilfe.html. Zugegriffen am 12.01.2024.
DGPPN (2023) Versorgung psychisch erkrankter Menschen. URL: https://www.dgppnkongress.de/_Resources/Persistent/f597a4920600317d4c5d3eedb1cf7ed09d237aec/DGPPN-Pressecaf%C3%A9%20Versorgung%20psychisch%20kranker%20Mesnschen%20-%20Digitale%20Pressemappe%20neu.pdf. Zugegriffen am 13.01.2024.
Dorrmann W (2012) Suizid. Therapeutische Interventionen bei Selbsttötungsabsichten. Stuttgart.
Finzen A (1997) Suizidprophylaxe bei Psychischen Störungen: Prävention, Behandlung, Bewältigung. Bonn.
Glasow N, Reisch T (2015) Architektur und Suizidprävention im psychiatrischen Kontext. URL: http://www.suizidprophylaxe-online.de/pdf/02_heft162_2015.pdf. Zugegriffen am 22.01.2024.
Grieser M, Hans M (2013) Wann arbeitet eine Pflegeperson milieutherapeutisch? PPH. 19(04): 212–218.
ICN (2021) Der ICN–Ethikkodex für Pflegefachpersonen. Überarbeitet 2021. URL: https://www.wege-zur-pflege.de/fileadmin/daten/Pflege_Charta/Schulungsmaterial/Modul_5/Weiterfu%CC%88hrende_Materialien/M5-ICN-Ethikkodex-DBfK.pdf. Zugegriffen am 11.01.2024.
Kozel B (2015) Professionelle Pflege bei Suizidalität. Köln.
Kozel B, Abderhalden C (2023) Suizidalität. In: Sauter D, Abderhalden C, Needham I, Wolff S (Hrsg.) Lehrbuch Psychiatrische Pflege. 4. vollständig überarbeitete und erweiterte Auflage. Bern.
Lewitzka U (2022) Suizidprävention im Kontext des assistierten Suizids. Der Nervenarzt. Volume 93: 1112–1124.
Pleschberger S, Petzold C (2022) Implikationen des assistierten Suizids für die professionelle Pflege. In: Feichtner A, Körtner U, Likar I, Watzke H, Weixler D (Hrsg.) Assistierter Suizid. Hintergründe, Spannungsfelder und Entwicklungen. Berlin.
Pöldinger W (1982) Erkennen und Beurteilung von Suizid. In: Reimer C (Hrsg.) Suizid. Ergebnisse und Therapie. Erkennung und Beurteilung der Suizidalität. Berlin.
Pollmächer T (2022) Der assistierte Suizid aus psychiatrischer Sicht. Der Nervenarzt. Volume 94: 625–630.
Pschyrembel (2021) Präsuizidales Syndrom. URL: https://www.pschyrembel.de/Pr%C3%A4suizidales%20Syndrom/K0M3K. Zugegriffen am 13.01.2014.
Rengier R (2021) Assistierter Suizid für psychisch Erkrankte. Die strafrechtliche Perspektive in Deutschland. In: Böhning A. (Hrsg.) Assistierter Suizid für psychisch Erkrankte. Herausforderung für die Psychiatrie und Psychotherapie. Bern.
Riedel A, Giese C, Rabe M, Böck S (2022) Pflege und assistierter Suizid: gesellschaftliche Verantwortung und ethische Implikationen – Denkanstöße für Profession und Gesellschaft (15.08.2022). URL: https://doi.org/10.1007/s00481-022-00720-y. Zugegriffen am 26.05.2024.
Saß H, Cording C (2022) Zur Freiverantwortlichkeit der Entscheidung für einen assistierten Suizid. Der Nervenarzt. Volume 93: 1150–1155.

Schädle-Deininger H, Wegmüller D (2016/2017) Psychiatrische Pflege. Kurzlehrbuch und Leitfaden für Weiterbildung, Praxis und Studium. 3. vollständig überarbeitete und erweiterte Auflage. Bern.

Schneider B, Wolfersdorf M, Wurst F M (2018) Suizid und Suizidprävention im psychiatrischen Krankenhaus. Fortschritte der Neurologie Psychiatrie. 86 (12): 778–798.

Sonneck G, Kapusta N, Tomandl G, Voracek M (2016) Krisenintervention und Suizidverhütung. 3. Auflage. Wien.

Tölle, R.; Windgassen, K. (2014): Psychiatrie. 17. überarbeitete und ergänzte Auflage. Heidelberg.

Verbändedialog Psychiatrische Pflege (2019) Definition und Grundlage psychiatrischer Pflege. URL: https://dg-pflegewissenschaft.de/wp-content/uploads/2019/08/Falzflyer_Verb%C3%A4ndedialog_Stand-26.08.2019.pdf.Zugegriffen am 11.01.2024.

Vollmann J (2008) Patientenselbstbestimmung und Selbstbestimmungsfähigkeit. Beiträge zur Klinischen Ethik. Stuttgart.

Weixler D, Höpperger E (2022) Willensfreiheit und Entscheidungsfähigkeit. In: Feichtner A, Körtner U, Likar I, Watzke H, Weixler D (Hrsg.) Assistierter Suizid. Hintergründe, Spannungsfelder und Entwicklungen. Berlin.

WHO (2022) Welttag für psychische Gesundheit ist der Suizidprävention in allen Teilen der Europäischen Region gewidmet. URL: https://www.who.int/europe/de/emergencies/overview/21-10-2019-world-mental-health-day-focuses-on-preventing-suicide-across-the-region. Zugegriffen am 13.01.2024.

WHO (2023) Suicide. URL: https://www.who.int/en/news-room/fact-sheets/detail/suicide. Zugegriffen am 13.01.2024.

Wolfersdorf M (2013) Suizid und Suizidprävention. In: Weiß P, Heinz A (Hrsg.): Ambulante Hilfe bei psychischen Krisen. Köln.

Wolfersdorf M, Franke C (2006) Suizidalität – Suizid und Suizidprävention. Fortschritte der Neurologie Psychiatrie. 74 (7): 400–419.

Annette Riedel, Anna-Henrikje Seidlein, Karen Klotz

Gerontologische Pflege und Ethik als Grundlage für den professionellen Umgang mit Todeswünschen und dem Wunsch nach einem assistierten Suizid älterer Menschen

1 Einleitung

Im Rahmen der professionellen Aufgabe „Leiden [zu] lindern" und „ein würdiges Sterben" zu begleiten (International Council of Nurses (ICN) 2021, S. 4), werden Pflegefachpersonen mit den Todeswünschen und Suizidäußerungen bzw. -absichten älterer Menschen konfrontiert. Hierunter fallen auch die Wünsche nach einem assistierten Suizid. Diese Wahrscheinlichkeit der Konfrontation lässt sich daraus ableiten, dass Todeswünsche (Güth et al. 2024a; Eggert et al. 2023, S. 4; Rubli Truchard et al. 2022, S. 1937–1939), Suizide und Suizidversuche im hohen Lebensalter eine relativ hohe Prävalenz aufweisen (Güth et al. 2024b; Lindner et al. 2022, S. 158, 2021, S. 142; Schneider et al. 2021, S. 142; Frühwald et al. 2021; Arbeitsgruppe Alte Menschen im Nationalen Suizidpräventionsprogramm für Deutschland 2019, S. 4).[1] Angesichts dessen erscheint es wenig verwunderlich, dass – wie Berichte aus der Schweiz und Kanada zeigen – die meisten Personen, die einen assistierten Suizid (Swissinfo 2023) bzw. einen „medically assisted death" (Statista 2023) umsetzen, über 70 Jahre alt sind. Wenngleich internationale Daten nicht vollumfänglich auf den nationalen Kontext übertragbar sind, so unterstreichen sie doch die Bedeutsamkeit, sich als Pflegefachperson in der professionellen Pflege und Begleitung älterer Menschen differenziert und verantwortungsvoll mit der Thematik auseinanderzusetzen.[2] Zwei aktuelle nationale Studien (Eggert et al. 2023; Gleich et al. 2024a, b) stützen diese Relevanz ab, indem sie Hinweise darauf geben, dass die Suizidassistenz von älteren Menschen mit Pflegebedarf in Erwägung gezogen wird und in der Folge Pflegefachpersonen – insbe-

1 Laut einer multizentrischen Querschnittserhebung aus der Schweiz kommt bei etwa einem von sechs Bewohner*innen in Einrichtungen der stationären Langzeitpflege ein Todeswunsch zum Ausdruck (Rubli Truchard et al. 2022, S. 1940). Eine deutsche Studie zeigt, dass bis zu 6,2 % der untersuchten älteren pflegebedürftigen Personen innerhalb der letzten drei Monate angaben, nicht mehr leben zu wollen; dass bis zu 3,1 % gerne Unterstützung bei der Inanspruchnahme einer Suizidassistenz erhalten würden und dass 1,7 % sich eine Tötung auf Verlangen wünschten (Eggert et al. 2023, S. 11). Auch die Studie von Gleich et al. (2024a, b) verweist auf die beiden beeinflussenden Faktoren – der Hochaltrigkeit und der Pflegebedürftigkeit – im Kontext der Suizidassistenz.

2 Aufgrund der nachfolgenden Bezugnahme auf Einrichtungen der stationären Langzeitpflege subsumieren wir unter dem Begriff „ältere Menschen" auch die Bewohnenden in den Einrichtungen, d. h. pflegebedürftige Menschen, vielfach Menschen hohen und höheren Alters (DESTATIS 2023).

https://doi.org/10.1515/9783111371795-008

sondere im Setting der Langzeitpflege – damit konfrontiert sind. Auch aufgrund der vielfach über einen längeren Zeitraum bestehenden Pflegebeziehungen stellen Pflegefachpersonen in Bezug auf Todeswünsche, Suizidbestrebungen und Wünsche nach einem assistierten Suizid nicht selten die ersten Ansprechpartner*innen dar (Bellon et al. 2022, S. 4–5; Elmore et al. 2018, S. 960). Dies gilt insbesondere auch im Setting der Langzeitpflege (Salvatore 2023, S. 28; Bareeqa et al. 2023, S. 13; Eggert et al. 2023, S. 15; Gringart et al. 2022, S. 14–15; Castelli Dransart et al. 2017, S. 603–608).

Im Rahmen des Beitrags sprechen wir von „Todeswunsch", der vielfach volatil ist. Das heißt, Todeswunsch und Lebenswunsch können parallel bestehen, Todeswünsche sind veränderlich bzw. nicht stabil. Der Todeswunsch ist daher nicht mit Suizidalität gleichzusetzen, wenngleich er als mögliches Anzeichen von Suizidalität ernst zu nehmen ist (Bausewein 2024, S. 40–41; Kremeike et al. 2024, S. 25–28; Kruse 2021b, S. 225–242; Kruse 2023, S. 98–99; Deutscher Ethikrat (DER) 2022, S. 35–38; Deutsche Krebsgesellschaft et al. 2020, S. 418–419). Zwei (vielfach volatile) Formen von Todeswünschen sind im vorliegenden Kontext herauszustellen, die nicht mit einer suizidalen Krise im Sinne einer akuten Suizidalität gleichzusetzen sind: Lebenssattheit („Sterben und Tod werden nicht als etwas Bedrohliches angesehen", Kruse 2021b, S. 226) und Lebensmüdigkeit („Es besteht der Wunsch zu sterben, aber ohne eigene Aktivität", Kruse 2021b, S. 226). Der Wunsch nach einem assistierten Suizid weist eine besondere fachliche und ethische Komplexität auf, z. B. in Bezug auf die Unsicherheiten und Kontroversen angesichts fehlender rechtlicher Regelungen, in Bezug auf die älteren Menschen mit kognitiven Veränderungen oder auch in Bezug auf die Gewissenvorbehalte und das moralische Belastungserleben[3] der Pflegefachpersonen (Riedel et al. 2024a, S. 11–15; Riedel et al. 2024c, S. 20–23).

Angesichts der pflegefachlichen und -ethischen Tragweite von Todeswünschen wie auch des (assistierten) Suizids im Rahmen der professionellen Pflege und Begleitung älterer Menschen in ihrer letzten Lebensphase ist den Pflegefachpersonen mit ihrer spezifischen Rolle und Expertise ein besonderer Stellenwert beizumessen (Riedel et al. 2024a, S. 3–10, 2024b, S. 266, 270–272; Riedel 2024, S. 85–88; Salvatore 2023, S. 28; Bareeqa et al. 2023, S. 13; Gringart et al. 2022, S. 14–15; DER 2022, S. 12, 122, 150; Kurkowski et al. 2018, S. 914), was in der Folge mit spezifischen Implikationen für die gerontologische Pflege einhergeht.

3 Der Terminus „Moralisches Belastungserleben" wird von uns als Überbegriff verwendet, unter dem sich verschiedene Formen bzw. Erlebensqualitäten moralischer Belastung fassen lassen, wie z. B.. „Moral Distress" und „Moral Injury" (Riedel und Seidlein 2024; Riedel et al. 2023, S. 3–10; Seidlein 2023; Seidlein und Kuhn 2023, S. 3732). Zur Entwicklung und Entstehung moralischen Belastungserlebens vgl. Goldbach et al. (2023, S. 36–68); vgl. Riedel et al. (2022b, S. 427–443). Die Erlebensqualität des „Moral Distress" definiert sich laut Morley et al. (2019, S. 660) als eine Form des psychischen Stresses, dessen Auslöser (als Unterscheidungsmerkmal zu anderen Formen des psychischen Stresses) ein sog. „moralisches Ereignis" ist (z. B. ein moralisches Dilemma, ein moralischer Konflikt). „Moral Distress" ist auch in Verbindung mit dem assistierten Suizid bzw. mit der Tötung auf Verlangen erfassbar (vgl. z. B.: Pesut et al. 2019, S. 127; 2020, S. 3874, 3880; Elmore et al. 2018, S. 965–966).

Ziel des Beitrages ist es demzufolge zu verdeutlichen, dass die pflegefachliche und -ethische Auseinandersetzung mit Todeswünschen und dem assistierten Suizid für die Pflegefachpersonen in der Versorgung und Begleitung älterer Menschen unumgänglich ist. Begründet wird diese Aussage auf der Basis von drei Perspektiven:

1. Die Perspektive der Gerontologie: Hierbei geht es um die Besonderheiten des Alter(n)s als höchst individuellem Prozess, um die Anforderungen und die Verletzlichkeit, insbesondere in der Auseinandersetzung mit der eigenen Endlichkeit.
2. Aus der Perspektive der älteren Menschen als Bewohner*innen stationärer Langzeitpflegeeinrichtungen: Hier stehen die institutionellen und professionellen Einflussfaktoren auf den individuellen Lebenswillen, auf die Entwicklung von Todeswünschen und Wünschen nach einem assistierten Suizid im Vordergrund.
3. Aus der Perspektive der Pflegefachpersonen, in der Konfrontation mit den Todes- und (assistierten) Suizidwünschen der älteren Menschen: Hier bilden die Herausforderungen und die damit einhergehende Bedeutsamkeit einer gerontologisch fundierten Pflege und Ethik in der Langzeitpflege den Fokus.

Der erste Teil des Beitrags legt das Augenmerk auf zentrale Bezugspunkte der Gerontologie im Kontext der Thematik. Diese Ausführungen dienen den beiden nachfolgenden Kapiteln als Grundlegung, im Sinne einer gerontologisch fundierten Pflege und Begleitung angesichts einer ethisch hochkomplexen Thematik.

2 Grundlagen der Gerontologie – Gegenstand professioneller Pflege und Ethik

Das multidimensionale Phänomen Alter und der höchst individuelle Prozess des Alterns fordern eine spezifische Expertise seitens der Pflegefachpersonen. Pflegefachpersonen, die ältere Menschen in ihren jeweiligen Lebensumfeldern pflegen, begleiten sie vielfach auch in ihrer letzten Lebensphase und im Sterben. Kruse (2021b) spricht in diesem Zusammenhang von der fachlichen und ethisch verantwortungsvollen „Gestaltung des Lebensendes“ (Kruse 2021b, S. 287, vgl. S. 9; vgl. Kruse 2023, S. 73–76), welche den betroffenen Menschen in seiner Einzigartigkeit und Verletzlichkeit jeweils einbezieht. Insbesondere dann, wenn Todeswünsche oder der Wunsch nach einem assistierten Suizid geäußert werden, ist die Pflege und Begleitung älterer Menschen in ihrer letzten Lebensphase aus pflegefachlicher und -ethischer Perspektive höchst anspruchsvoll. Dies angesichts dessen, dass Todeswünsche und Wünsche nach einem assistierten Suizid ebenfalls multidimensionale und zugleich multifaktorielle Geschehen darstellen (Eggert et al. 2023, S. 3–4; Sumner 2022, S. 1–3; DER 2022, S. 35–65; Frühwald et al. 2021). Das heißt in der Folge: Alter(n) fordert als multidimensionales Phänomen und in seiner Vielschichtigkeit der je individuellen Alter(n)sprozesse eine differenzierte Betrachtung und eine spezifische gerontologische Expertise (Schulz-

Nieswandt 2023, S. 20–23; Baranzke und Güther 2023, S. 631–632; Schweda 2023; Thornton 2021, S. 25–37; Kruse 2021a, S. 39–68; Fuchs 2021, S. 3–11). Dies auch aufgrund dessen, dass die Gruppe der älteren Menschen von einer sozialen Heterogenität der Lebensverläufe, Lebenslagen und von einer zunehmenden Pluralisierung der Lebensentwürfe und soziokulturellen Wertvorstellungen geprägt ist (Kruse 2021b, S. 13–35).

Als Lehre vom Alter befasst sich die Alter(n)sforschung mit den medizinischen, psychologischen, soziologischen, pädagogischen und methodischen Aspekten rund um Alter und Altern, deren Beschreibung, Entwicklung und Veränderungen. Bei der wissenschaftlichen Beschäftigung geht es laut Thomae (1991, S. 323) insbesondere darum, zum Wohlergehen dieser Zielgruppe beizutragen und individuelle, gesundheitsbezogene und gesellschaftsbezogene Einflussfaktoren auf den Alter(n)sprozess zu identifizieren. Bedeutsam sind die spezifischen Herausforderungen und Entwicklungsaufgaben im Alter(n) sowie die Themen Endlichkeit und Verletzlichkeit.

Um die Pflege und Begleitung älterer Menschen entsprechend den aktuellen wissenschaftlichen Erkenntnissen auszurichten und abzusichern, um den Besonderheiten und der Komplexität des Alter(n)s die notwendige Aufmerksamkeit beizumessen, stellt die Gerontologie folglich eine zentrale Bezugswissenschaft professioneller Pflege dar.

Diese Bedeutsamkeit unterstreichend, werden nachfolgend drei zentrale Diskurse der Gerontologie herausgestellt, die im Kontext von Todeswünschen wie auch Wünschen nach einem assistierten Suizid älterer Menschen bedeutsam sind:
(1) die Vulnerabilität (Verletzlichkeit),
(2) die Auseinandersetzung mit der Endlichkeit und dem Lebensende und
(3) die Suizidalität im Alter.

Zum ersten Aspekt: Das Konzept der Vulnerabilität beschreibt eine erhöhte individuelle Verletzlichkeit. Verletzlichkeit ist „ein Merkmal der conditio humana" – verstanden als die „grundsätzliche Verwundbarkeit", die jedoch am Lebensende in besonderer Weise in das Zentrum rückt (Kruse 2021b, S. 211; Kruse 2023, S. 47–61; DER 2022, S. 53; Rehmann-Sutter 2022, S. 231–232; Gallistl et al. 2023, S. 19–20). Dieser Verletzlichkeitsperspektive ist stets die Potenzialperspektive gegenüberzustellen, welche auf die Entwicklungspotenziale der älteren Menschen verweist (Kruse 2017, S. 65–94), ebenso die Prozessperspektive, welche den Einbezug der Entstehens-, Entwicklungs- und Veränderungsfaktoren der Verletzlichkeit einfordert (Schweda 2022, S. 223). Bezogen auf den Wunsch nach einem assistierten Suizid kann das persönliche Empfinden des Verletzt- bzw. des Verwundetseins diesen Wunsch auslösen oder verstärken. In diesen Situationen ist es wichtig, die vorhandenen Potenziale des älteren Menschen im Umgang mit der individuellen Verletzlichkeit zu erfassen und die verletzend wirkenden Faktoren zu identifizieren und bestenfalls auszuräumen.

Zum zweiten Aspekt: Die Auseinandersetzung mit der Endlichkeit und dem Lebensende. Munnichs formuliert, „dass eines der Hauptthemen, mit denen sich der Mensch im höheren Lebensalter auseinanderzusetzen hat, das der Endlichkeit des Daseins ist" (Munnichs 1977, S. 579). Das Älterwerden fordert von den Menschen Umstellungen, Anpassungen und Umorientierungen. Gewohnte, routinierte und Sicherheit vermittelnde Verhaltensweisen und Handlungen müssen aufgegeben, Alternativen und Formen der Kompensation gesucht und trainiert werden. Endlichkeit soll an dieser Stelle nicht nur an den zeitlichen Ereignissen des Geborenwerdens und des Sterbens ansetzen, sondern ist nach Rentsch (1994) weiter zu fassen: „Die Endlichkeit betrifft nicht nur die zeitliche Begrenztheit als Konstituens der menschlichen Grundsituation, sondern alle Begrenztheit des Menschen" (Rentsch 1994, S. 294), also die „Gesamtheit der existenziellen Grenzen". Diese Perspektivenerweiterung fördert die Sensibilität für die vielen „kleinen Abschiede" des älteren Menschen (Rentsch 1994). So wird den Menschen im hohen Lebensalter die körperliche und psychische Verletzbarkeit, die Vergänglichkeit und Endlichkeit der Menschen im sozialen Umfeld wie auch des eigenen Lebens besonders bewusst. Die Auseinandersetzung mit der Endlichkeit und dem Lebensende sind Themen, die zwar nicht nur im Alter bedeutsam sind und sein sollten (Sallnow et al. 2022, S. 844–845), zugleich sind Endlichkeit und die Auseinandersetzung mit Sterben und Tod zentrale Themen im Alter (Kruse 2021b, S. 171–247; Bozzaro 2021, S. 326–329; Kurkowski et al. 2018, S. 912). Hierbei geht es um die Fähigkeit, die Endlichkeit und „das Lebensende bewusst wahrzunehmen, zu ertragen und zu gestalten", im Sinne eines seelisch-geistigen Entwicklungsprozesses (Kruse 2021b, S. 294). Es geht um die Möglichkeiten und Grenzen selbstverantwortlichen Lebens (Kruse 2021b, S. 171–241). Aus dieser persönlichen Auseinandersetzung – die eine „Ausbalancierung zwischen Selbstverantwortung und bewusst angenommener Abhängigkeit" (Kruse 2023, S. 98–99) umfasst, können Todeswünsche sowie Wünsche nach einem assistierten Suizid resultieren: z. B. angesichts eines befürchteten oder erlebten Verlustes der Selbstständigkeit im Zusammenhang mit einer chronischen Erkrankung, in der Sorge vor einer umfassenden Hilfe- und Pflegebedürftigkeit sowie der Angst vor dem Umzug in eine Einrichtung der stationären Langzeitpflege (Kruse 2021b, S. 201–208; Kruse 2023, S. 91–99; DER 2022, S. 41; Frühwald et al. 2021; Kurkowski et al. 2018, S. 916–917).

Zum dritten Aspekt: Suizidalität im Alter und deren Hintergründe ist ein zentrales Thema der Gerontologie (Güth et al. 2024b; Lindner et al. 2022, S. 158, 2021, S. 142; Frühwald et al. 2021; Arbeitsgruppe Alte Menschen im Nationalen Suizidpräventionsprogramm für Deutschland 2019, S. 4–5; Schmidtke und Schaller 2006, S. 379–386; Wächtler 1991, S. 597–605). So schreibt z. B. Wächtler (1991) in Bezug auf die „erhöhte Suizidalität älterer Menschen", dass sich diese „erst aus dem Zusammentreffen verschiedener ungünstiger Belastungsfaktoren und aus dem Wechselspiel zwischen externen Krisenanlässen und intrapsychischen Bewertungs- und Verarbeitungsprozessen verstehen" lassen (S. 601; vgl. auch Etzersdorfer 2024, S. 186–191; Frühwald et al. 2021; Schmidtke und Schaller 2006, S. 379–386; DER 2022, S. 35–62). Hierunter fallen die Verluste nahstehender Menschen, schwerwiegende Lebensereignisse, aber auch die soziale Lebenssituation vereinsamter und isolierter älterer Menschen, Desolation[4] und Einsamkeit (Richter 2024, S. 223–229; Loke 2023; Kaelin 2021, S. 335–336), dies auch in Einrichtungen der stationären Langzeitpflege (Kaspar et al. 2023, S. 89–118; Plattner et al. 2022, S. 5–7; Gardiner et al. 2020, S. 748–757). Hinzu kommen gesundheitliche Faktoren (Frühwald et al. 2021) wie auch „gesellschaftliche Diskriminierung und Ausgrenzung" (Wächtler 1991, S. 603; Frühwald et al. 2021; Arbeitsgruppe Alte Menschen im Nationalen Suizidpräventionsprogramm für Deutschland 2019). Letzteres kann zum Beispiel durch entsprechende gesellschaftliche Altersbilder und Ageism forciert werden, die den sozialen Umgang mit dem Alter(n) und den älteren Menschen beeinflussen und prägen (Gherman et al. 2023, S. 336–337; Thornton 2021, S. 25–37; Kagan 2021, S. 28–30). Die „von den Vorurteilen betroffenen alten Menschen integrieren diese Stereotype häufig in ihr Selbstbild und in ihre Identität" (Lehr und Niederfranke 1991, S. 42; Ehmer 2023, S. 29–30).[5] Zuschreibungen wie Altersbilder und Ageism sind im Kontext von Todeswünschen und Wünschen nach einem assistierten Suizid beachtlich (Pillen 2023, S. 70–78; Overall 2022, S. 66–78; Kagan 2021, S. 28–29; Salvatore 2023, S. 25–27; Schmidtke und Schaller 2006, S. 379–386), denn sie beeinflussen die persönliche Auseinandersetzung und Bilanzierung und haben Einfluss auf die subjektive Bewertung der Lebensqualität (Wenner et al. 2023, S. 584–590), auf die Sinn- und Wertgebung des Lebens. Als mögliche Auswirkung negativ konnotierter Altersbilder können die Aussagen älterer Menschen eingeordnet werden, nicht zur Last fallen zu wollen (Etzersdorfer 2024, S. 190; DER 2022, S. 81; Wassiliwizky et al. 2022, S. 1137; Henking 2022, S. 71; Rehmann-Sutter 2022, S. 243–246; Frühwald et al. 2021; Seidlein et al. 2019, S. 452–453; Kurkowski et al. 2018, S. 916; Gramaglia et al. 2019, S. 16; Richards 2017, S. 2, 6). Dieses Bestreben kann Todeswünsche provozieren und/oder den Wunsch nach einem assistierten Suizid auslösen (DER 2022, S. 81, 132). Jeglicher Gedanke oder gar der Wunsch nach einem Suizid älterer Menschen gründet auf einem Aufbegehren angesichts aktueller, erwartbar belastender, leidvoller Situationen oder Lebensbedingungen. Die Bewertung (rational und affektiv) der erlebten Belastung ist hierbei subjektiv. Die Ri-

4 Unter Desolation versteht man in der Gerontologie eine spezifische Form der Vereinsamung, die aus dem emotional-psychischen Verlust von Personen resultiert, hier insbesondere von wichtigen Bezugspersonen und Partner*innen (Dykstra 1995, S. 327; Revenson und Johnson 1984; Gubrium 1974, S. 107–113; Roth 1959). Townsend prägte den Begriff Desolation im Jahr 1957, um die besondere Situation gerade verwitweter Personen zu beschreiben, um die Besonderheit dieses Verlustes im Alter herauszustellen und zur sozialen Isolation abzugrenzen (Townsend 1957; Roth 1959; Townsend 1968, S. 257–278, 285–286). Desolation im Alter ist umso stärker mit Vereinsamung und Einsamkeit verbunden, je tiefer die Verbindungen zum*zur Partner*in war und zumal dann, wenn keine Kinder vorhanden sind (Preitler et al. 1994).

5 Hervorzuheben ist an dieser Stelle: Altersbilder sind komplexe Phänomene, sie sind von Heterogenität geprägt und nicht ausschließlich defizitär ausgerichtet (Schulz-Nieswandt 2023, S. 19–25; Schweda et al. 2023, S. 79–82; Ehni 2021, S. 299–300). So beschreibt Ehmer (2023) eine „spannungsvolle Koexistenz von negativen und positiven Alternsbildern sowohl in der Fremdzuschreibung wie auch in der Selbstwahrnehmung älterer Menschen" (S. 29).

siko- und Einflussfaktoren sind hingegen durchaus objektivier- und kontextualisierbar, sodass es vielfach Hinweise auf eine mögliche Suizidalität gibt (Frühwald et al. 2021; Schneider et al. 2021, S. 144–145; Arbeitsgruppe Alte Menschen im Nationalen Suizidpräventionsprogramm für Deutschland 2019, S .8), die Maßnahmen der Suizidprävention einfordern.

In Bezug auf die Themen der Gerontologie wird eindrücklich erfassbar: Diese betreffen vollumfänglich die professionelle Pflege. Man kann folglich von dem Anspruch an eine gerontologisch fundierte Pflege und Ethik sprechen. Hierunter verstehen wir eine Pflege und Begleitung älterer Menschen, die die Vielfältigkeit und Heterogenität des Alter(n)s anerkennt, in deren Rahmen medizinische, psychologische und soziale Aspekte rund um das Alter(n) berücksichtigt werden und die Individualität des Alter(n)s, das subjektive Wohlergehen und die Lebensqualität zentrale Bezugspunkte darstellen. Eine gerontologisch fundierte Pflege und Ethik ist sensibel für die Verletzlichkeit ohne die Potenziale für die Selbstverantwortung älterer Menschen aus dem Blick zu verlieren. Es geht um eine „selbstbestimmungsermöglichende Sorge" (DER 2016, S. 47) und die verantwortungsvolle Balance zwischen (relationaler) Fürsorge (Riedel und Linde 2023, S. 5–6) und (relationaler) Autonomie (DER 2022, S. 109–110; Bobbert 2022, S. 365; Bobbert 2020, S. 190–202; Remmers 2020, S. 249–262; Gastmans 2005, S. 284). Es geht neben dem Selbstentscheiden (Autonomie) insbesondere um das Zusammenentscheiden (relationale Autonomie), um so die „Beziehung zwischen Autonomie und Verbundenheit" herauszustellen (Gastmans 2005, S. 286). Die Erweiterung relational in Bezug auf die Fürsorge und die Autonomie unterstreicht, dass individuelle und professionelle Entscheidungen immer in und unter wirkenden Rahmenbedingungen und in einem sozialen Kontext bzw. unter einem sozialen Einfluss getroffen werden. Diese inneren und äußeren Einflussfaktoren und -nahmen sind im Kontext von Todeswünschen und den Wünschen nach einem assistierten Suizid stets mitbeachtlich, auch im Kontext der Freiverantwortlichkeit (DER 2022, S. 66–72; Graumann 2022, S. 184–187; Bobbert 2022, S. 338–348; Henking 2022, S. 70–72)[6].

Eine gerontologisch fundierte Pflege und Ethik die sich an der Lebensqualität und Würde des älteren Menschen ausrichtet, wie sie hier umschrieben wird, umfasst zugleich die zentralen Prämissen des ICN-Ethikkodex (2021), welchen die professionelle, ethisch fundierte Pflege verpflichtet ist: „Leiden lindern und ein würdiges Sterben unterstützen" (S. 4), unabhängig vom Alter und unter Berücksichtigung der professionellen ethischen Werte wie Respekt, Empathie, Fürsorge, Mitgefühl und Integrität (ICN 2021, S. 4). Im Kontext der Thematik des Beitrags kann zugleich die Fürsprache für die älteren Menschen bedeutsam sein, im Sinne der sog. Advocacy (Gherman et al. 2023, S. 337; ICN 2021, S. 23; Abbasinia et al. 2020, S. 145). In der Kombination einer geronto-

6 Zur Bedeutung der Freiverantwortlichkeit in Diskursen um den assistierten Suizid s. Deutscher Ethikrat (DER 2022) und auch die Beiträge von Pollmächer und von Verrel in diesem Band.

logisch fundierten und ethisch reflektierten Pflege ist es möglich, mit der ethisch komplexen und situativ herausforderungsvollen Thematik der Begegnung und des Umgangs mit Todes- und (assistierten) Suizidwünschen älterer Menschen professionell umzugehen. Diese integrative Perspektive von Pflege und Ethik dient dem Wohlergehen der älteren Menschen wie auch den Pflegefachpersonen (Arjama et al. 2023, S. 7–10; Riedel et al. 2024a, S. 24: Riedel et al. 2024b; Riedel et al. 2022a, S. 710–712).

Im Folgenden liegt die Perspektive auf den Bewohner*innen der stationären Langzeitpflege und den institutionellen und professionellen Wirkfaktoren auf Todeswünsche und Wünsche nach einem assistierten Suizid.

3 Einflussfaktoren auf Todeswünsche und Wünsche nach einem assistierten Suizid – Perspektive der Bewohner*innen in der stationären Langzeitpflege

Wie bereits vorausgehend deutlich wurde, ist die Lebenssituation von älteren Menschen maßgeblich durch Einflussfaktoren, die das Altern und die Alter(n)sbilder betreffen, geprägt. Sofern sie zugleich als pflegebedürftige Menschen Bewohnende von Einrichtungen der stationären Langzeitpflege sind, sind ihre Lebensumstände und individuelle Erfahrungswelt durch weitere, anders gelagerte Aspekte geprägt. Die Bedeutung und Auswirkung dieser mittel- und/oder unmittelbar den Lebenswillen sowie die Entwicklung von (volatilen) Todeswünschen und Wünschen nach einem assistierten Suizid beeinflussenden Faktoren stehen im Fokus der folgenden Ausführungen.

Nach wie vor präferiert die Mehrheit der über 65-Jährigen in Deutschland Pflege in den eigenen vier Wänden (Hajek et al. 2018a, S. 686, 688, 690) sowie das eigene Zuhause als persönlichen Ort des Sterbens (Schnakenberg et al. 2022). Viele ältere pflegebedürftige Menschen wollen den Einzug in eine Einrichtung der stationären Langzeitpflege vermeiden – oft wird der Umzug nicht als freiwillig, sondern alternativlos erlebt – verbunden mit dem Gefühl, ausgeliefert zu sein (O’Neill et al. 2020, S. 7–8). Betroffene fürchten und/oder erleben zudem einen Verlust von Autonomie (Wöhlke und Riedel 2023, S. 512–513; Halifax et al. 2021, S. 4; Tuominen et al. 2016, S. 32–33). Zugleich stellt die Bewahrung von Unabhängigkeit, Individualität und Selbstbestimmung einen zentralen Wunsch bzw. ein zentrales Bedürfnis von Bewohner*innen in Einrichtungen der stationären Langzeitpflege dar (Schweighart et al. 2022, S. 18–23, 24–26). Die selbst wahrgenommene Autonomie manifestiert sich insbesondere in Möglichkeiten älterer Menschen, eigene Entscheidungen über ihr tägliches Leben zu treffen; sie fördert sowohl die Gesundheit als auch die Lebensqualität (Moilanen et al. 2021, S. 424–428). Die Präferenzen für pflegebezogene Autonomie sind jedoch komplex und werden individuell sehr unterschiedlich gewichtet; sie reichen u. a. von freier Wahl der Lebensmittel bis hin zu Schlafzeiten und -dauer (Hajek et al. 2018b, S. 73–76). Der Alltag und damit das Leben der pflegebedürftigen Menschen wird zugleich durch äußere Zwänge geprägt (z. B. Fachpersonalmangel, Leistungsbezug, Finanzierungsmodalitäten), denen sie als Bewohner*innen ebenso unterliegen wie die in diesem System agierenden professionellen Akteur*innen. Die Qualität der Pflege – und damit auch ein wesentlicher Teil der Lebensqualität (Boggatz 2020, S. 177–328) – hängt maßgeblich von dem Personalschlüssel, dem Qualifikationsniveau und -mix und auch den Arbeitsbedingungen des Personals ab (Perruchoud et al. 2021). Pflegerische Maßnahmen nicht durchführen zu können („unfinished nursing care" und „unmet care needs") – insbesondere im Bereich der sozialen, zwischenmenschlichen Fürsorge, aber auch die Körperpflege und Mobilisation betreffend – gehört zum Alltag und prägt das Erleben der Involvierten (Hackman et al. 2023, S. 33, 36–39; Kalánková et al. 2021, S. 150–151, 166–171). Zusammengenommen tragen diese und weitere Faktoren wie z. B. eine hohe Symptomlast und/oder unzureichend eingestellte Symptome zu einer reduzierten Lebensqualität der Bewohner*innen bei (Rodriguéz-Martinéz et al. 2023).

Ebenso spielen innere, aus der Kultur der Einrichtung resultierende Einflussfaktoren (z. B. die Haltung und Vorbildfunktion der Führungsebene) eine erhebliche Rolle (André et al. 2014; Wöhlke und Riedel 2023, S. 509–511). Die starke Konzentration darauf, finanziellen und administrativen Anforderungen genügen zu können, schränkt jedoch auch die Möglichkeiten von Führungskräften ein, eine Kultur der Fürsorge zu fördern, was wiederum auf deren Seite zu Moral Distress führen kann (Riedel et al. 2023, S. 13; Morvati und Hilli 2023, S. 329–331).

In diesem Spannungsfeld müssen Bedürfnisse tagtäglich (neu) ausgehandelt und z. T. auch der Eigenlogik und Ordnung der Einrichtung untergeordnet und zurückgestellt werden. Die Erfahrungen und Narrative ebenso wie Forschungsstränge bzgl. stationärer Langzeitpflege oszillieren zwischen dem Widerspruch der „Caring Institution" (Heimerl 2022) und der „totalen Institution" (Dillard-Wright und Jenkins 2023; Artner 2018) und der ambivalenten Frage, ob es sich dabei um einen „„Ort[e] zum Leben" oder einen „Ort[e] zum Sterben"' (Heimerl 2022, S. 321) handelt.

Der Einzug in eine Einrichtung der stationären Langzeitpflege wird angesichts der angedeuteten Restriktionen und Gegebenheiten von pflegebedürftigen Menschen als eine drastische Zäsur erlebt. Zwar bemühen sie sich, ihre wesentlichen sinnstiftenden Aktivitäten aufrechtzuerhalten und ihre Identität zu wahren (Križaji et al. 2018, S. 517–519), die vielfältigen psychischen Stressoren und das Wissen darum, dass damit zugleich ein Übergang in ‚die letzte Lebensphase' stattfindet, stellen jedoch eine enorme Herausforderung dar. So ist insbesondere die erste Zeit nach dem Einzug mit einem signifikanten Rückgang der Lebensqualität verbunden (Villeneuve et al. 2022, S. 105–107). Dies lässt sich auch auf die damit verbundenen psychischen Belastungen zurückführen. Herausforderungen im Zusammenhang mit dem Umzug in eine Einrichtung der stationären Langzeitpflege sind jedoch (I) kaum für den deutschen Kontext untersucht, (II) ist die Perspektive der älteren Menschen unterrepräsentiert und

(III) werden Strategien zum Umgang mit den Herausforderungen am Übergang zu stationärer Langzeitpflege bislang nicht systematisch entwickelt und bewertet (Skudlik et al. 2023, S. 5-12, 14–17).

Im weiteren Verlauf nach dem Einzug in die Einrichtung erlangt die Lebensqualität zwar nicht mehr dasselbe Niveau wie vor der Aufnahme, jedoch zeigt sie bei den Bewohner*innen keinen stärkeren Rückgang, verglichen mit der Lebensqualität von Menschen, die in der Häuslichkeit verbleiben, sodass eine „relative Anpassung“ an die neuen Lebensbedingungen einzutreten scheint (Villeneuve et al. 2022, S. 105–107). Dies kann jedoch in Abhängigkeit von vorliegenden Erkrankungen sehr unterschiedlich sein. So zeigt z. B. eine longitudinale Studie mit Menschen mit Demenz eine weitere Abnahme der Lebensqualität (Røen et al. 2019, S. 8–19); nur vereinzelt zeigen Arbeiten eine (unmittelbare) Verbesserung der Lebensqualität (Winkler 2020, S. 267–303, 305–322). Die Ausprägung einzelner Aspekte der individuellen Lebensqualität hängt dabei auch von strukturellen Faktoren der Einrichtung ab. So stellen etwa Kok et al. (2018) fest, dass Bewohner*innen in kleineren Einrichtungen (verglichen mit einer größeren) *einen* Aspekt der Lebensqualität – das Vorhandensein von Angstzuständen – verbessern können.

Dennoch birgt der Alltag in einer Einrichtung der stationären Langzeitpflege auch nach der Eingewöhnungsphase diverse Herausforderungen für die Lebenswelt älterer pflegebedürftiger Menschen und nicht immer tritt das zumeist erhoffte Gefühl des „Zuhause seins“ ein (Cater et al. 2020, S. 321–338). Dieses für das persönliche Wohlbefinden, die psychische und physische Gesundheit sowie Spiritualität höchst relevante Gefühl hängt u. a. davon ab, ob sich bedeutungsvolle *soziale Beziehungen* entwickeln, *Autonomie* (im Sinne von Kontrolle und Wahlmöglichkeiten) ausgeübt werden kann, wie die *physische Umgebung* gestaltet ist, sich die Betroffenen *behandelt fühlen* und die *Organisation funktioniert* und nicht zuletzt davon, wie sie ihre *persönliche Wahrnehmung und Bewältigung* einschätzen (Cater et al. 2020, S. 321–338).

Jeder einzelne dieser Faktoren kann die Betroffenen in Einrichtungen der stationären Langzeitpflege wiederum vor ungeahnte Probleme stellen. So kann z. B. trotz objektiv zahlreich vorhandener Angebote der Freizeitgestaltung und Beschäftigung Langeweile entstehen, die ein Gefühl bedeutungslosen Wartens auf das Lebensende befördert. Ein erheblicher Anteil an pflegebedürftigen Menschen gab in einer Studie an, das eigene Leben werde nicht mehr als bedeutsam empfunden (17,9 %) und dass man sich nutzlos fühle (27,3 %) (Eggert et al. 2023, S. 11). Beide dieser aufgeführten Erlebensperspektiven können die Entwicklung von Todeswünschen und Wünschen nach Suizidassistenz begünstigen. Aus Pflegebedürftigkeit und damit verbundener dauerhafter Abhängigkeit von Dritten wie auch aufgrund der damit einhergehenden Kosten, kann zudem das Gefühl, zur Last zu fallen (Richter 2024, S. 148–150; Nieuwenhuis et al. 2018, S. 2, 8), resultieren. Auch wenn das Gefühl, übermäßig zur Last zu fallen, insbesondere in häuslichen Pflegearrangements, die vor allem von informell pflegenden An- und Zugehörigen gesteuert und aufrechterhalten werden, eine herausragende Rolle spielt (Seidlein et al. 2019, S. 448–456) und im Zusammenhang mit

Fragen der Grenzen von Verantwortungsübernahme und familiären Verpflichtungen diskutiert wird (den Hartogh 2018), so kommt es dennoch auch in Einrichtungen der stationären Langzeitpflege gegenüber An- und Zugehörigen sowie in der Beziehung zu professionell Pflegenden zum Tragen. Es gründet sich auf dieser subjektiven Wahrnehmung einer asymmetrischen Beziehung und eines Ungleichgewichts zwischen dem*derjenigen, der pflegt und dem*derjenigen, der die Pflege in Anspruch nimmt bzw. erhält (Rehmann-Sutter 2019, S. 439–447; McPherson et al. 2010) und stellt sich bi-direktional dar (Foley et al. 2016). Die Sorge der pflegebedürftigen Menschen, eine (übermäßige) Belastung für ihr Umfeld zu sein, stellt sich auch als unabhängiger Prädiktor für mehr unerfüllte, individuelle Bedürfnisse der Pflegebedürftigen dar (Nieuwenhuis et al. 2018, S. 2, 8). Pflegebedürftige Menschen empfinden durch das Gefühl, zur Last zu fallen, nicht nur Frust und Schuld (Gazzillo und Leonardi 2023; Pedroso-Chaparro et al. 2023), vielmehr hat das Phänomen auch eine gesundheitsrelevante klinische Bedeutung, da es Stress hervorruft und die Lebensqualität negativ beeinflusst (Rodríguez-Prat et al. 2019, S. 411–412, 415–420). Rehmann-Sutter (2019) analysiert treffend, dass es sich bei dem Gefühl, eine Last zu sein, um eine empathische Sorge handelt, welche die Sorge um diejenigen miteinschließt, die die Organisation der Pflege und deren Verantwortung übernehmen. Das Gefühl, eine Belastung zu sein, impliziert die Überzeugung, dass sich die An- und Zugehörigen und/oder die professionell Pflegenden durch die Pflege tatsächlich belastet oder sogar überlastet fühlen (Rehmann-Sutter 2019, S. 439–447). Ob und inwiefern dies zutreffend und angemessen ist, wird dabei selten offen thematisiert. Dass Gefühle, anderen zur Last zu fallen, aber weitaus mehr als eine individuelle Ebene haben, nämlich auch durch institutionelle Normen und soziopolitische Strukturen beeinflusst werden, zeigen Roest et al. (2020) eindrücklich.

Darüber hinaus wird der Aufbau neuer sozialer Beziehungen durch körperliche und kognitive Einschränkungen sowie die ständige Konfrontation mit dem Tod anderer Bewohner*innen und den damit einhergehenden Verlusterfahrungen (Djivre et al. 2012), erschwert. Beziehungen zu Gleichaltrigen und zum Personal entwickeln sich eher unbeabsichtigt als Nebeneffekt oder Folge des Versuchs, ein normales Leben in der Einrichtung zu führen (Roberts und Bowers 2015). Fehlende soziale Beziehungen führen so zu objektiver sozialer Isolation; aber auch ohne soziale Isolation – umgeben von Mitbewohner*innen und sowie Personal – kann das Gefühl von Einsamkeit entstehen: durch das Gefühl, sich zwischen Fremden zu befinden und fehlplatziert zu sein ohne Zugehörigkeit zu empfinden, sowie der Wunsch nach bedeutsamen Gesprächen (Tjernberg und Bökberg 2020; Ericson-Lidman 2019). Insbesondere bei vollumfänglich erhaltener kognitiver Funktionsfähigkeit verstärken sich Gefühle des Alleinseins und fehlender sozialer Beziehungen in- und außerhalb der Einrichtung. Studien zeigen, dass Menschen in Einrichtungen der stationären Langzeitpflege von Einsamkeit betroffen sind (Hajek et al. 2024, S. 214–217; Gardiner et al. 2020, S. 748–757), wobei die Erscheinungsformen der Einsamkeit vom Alleinsein über Langeweile bis hin zum Gefühl, nicht zu Hause zu sein, reichen können (Plattner et al. 2022, S. 5–7, 8–9). Dabei besteht eine erhebliche Diskrepanz zwischen der Selbst- und Fremdeinschätzung, respektive der Innen- und Außenperspektive auf die Situation der pflegebedürftigen Menschen. Für Bezugspersonen können die von den pflegebedürftigen Menschen selbst als Müdigkeit und Warten beschriebenen Gefühle anders wahrgenommen und falsch verstanden werden. Während z. B. Außenstehende denken, der ältere Mensch benötige eine Beschäftigung, sehnen sich die Bewohner*innen nach dem Gefühl, für jemand anderen von Bedeutung zu sein (Kruse 2023, S. 30–64).

Wie deutlich wurde, können sich ältere pflegebedürftige Menschen als Bewohnende stationärer Langzeitpflegeeinrichtungen durch ihre umfängliche Vulnerabilität (vgl. Kap. 2), dauerhafte Abhängigkeit von der Unterstützung Dritter, die Art und Weise der Pflege, das soziale Umfeld und weitere Faktoren in ihrer Würde bedroht fühlen (Widmer et al. 2023, S. 279–284) und an Lebensqualität einbüßen. Die Angst vor drohendem Würdeverlust bei weiter zunehmender Pflegebedürftigkeit (Scheeres-Feitsma 2023) und tatsächliches Empfinden von Würdeverlust stellen einen wesentlichen Treiber von (volatilen) Todeswünschen dar, die unter Umständen den Wunsch nach Suizidassistenz hervorrufen und/oder befördern können (DER 2022, S. 35–66; Borges et al. 2024, S. 30). Aus der Perspektive der älteren Menschen ist es folglich bedeutsam, dass sie angesichts ihrer Vulnerabilität, der Notwendigkeit, sich mit der eigenen Endlichkeit auseinanderzusetzen und dem möglichen (latenten) Gefühl, zur Last zu fallen, eine gerontologisch fundierte professionelle Pflege und Begleitung in der letzten Lebensphase erfahren, die ihre Potenziale sieht und sinnstiftend darauf zurückgreift, die Autonomie und Selbstverantwortung stärkt und die Lebensqualität sichert und fördert (Drageset et al. 2017; Gastmans 2005, S. 286–287, 295–296).

4 Herausforderungen im Umgang mit Todeswünschen und dem assistierten Suizid – Perspektive der Pflegefachpersonen

Die vorherigen Ausführungen die Besonderheiten des Alter(n)s und die Spezifika der Situation älterer Menschen als Bewohner*innen von Einrichtungen der stationären Langzeitpflege betreffend, geben bereits einen Einblick in die komplexen Umstände und Wirkgefüge, die dazu führen, dass die Themen Todeswunsch und im speziellen die Entwicklung von Wünschen nach Suizidassistenz im Setting der stationären Langzeitpflege besonders relevant sind.

Aufgrund ihrer umfassenden Expertise in der Versorgung und Betreuung von Bewohner*innen in Einrichtungen der stationären Langzeitpflege (DER 2022, S. 128–131; Riedel und Lehmeyer 2022a, S. 995) spielen Pflegefachpersonen eine äußerst bedeutsame Rolle, nämlich dann, wenn es zur Äußerung von Todes- und (assistierten) Suizidwünschen älterer pflegebedürftiger Menschen kommt. Dies auch vor dem Hintergrund, dass Pflegefachpersonen das professionsethische Ziel verfolgen, das Lebensende der älteren Menschen würdevoll zu gestalten (Rafi und Abredari 2023, S. 184; ICN 2021, S. 4). Der professionsethische Anspruch ist hierbei, dass die oft über einen längeren Zeitraum aufgebauten Beziehungen dazu führen, dass Pflegefachpersonen die spezifischen Bedürfnisse und Wünsche der Bewohner*innen in ihrer Einzigartigkeit kennen und respektieren sowie die Potenziale situativer Verletzlichkeit wahrnehmen. Demgegenüber steht der Ist-Zustand in der Praxis, der sich durch ein hohes Arbeitspensum und Zeitdruck kennzeichnet, sodass Pflegefachpersonen ihrem Versorgungs-, Hilfs- und Fürsorgeanspruch nicht gerecht werden können (Senghaas und Struck 2023, S. 11–12). Dieser Soll-/Ist- Widerspruch stellt sodann eine generelle Gefährdung der moralischen Integrität – verstanden als „ein Gefühl der moralischen Unversehrtheit oder der moralischen Ganzheit" (Riedel und Lehmeyer 2022b, S. 453; vgl. auch Seidlein und Kuhn 2023, S. 3728–3730, 3732–3734) – der Pflegefachpersonen dar (‚Ich kann den*die Bewohner*in nicht so versorgen, wie ich es für ethisch angemessen halte bzw. wie ich es tun würde, stünden mir bessere Ressourcen zur Seite.'). Entwickelt sich auf dieser Versorgungsgrundlage ein Todeswunsch oder ein Wunsch nach Suizidassistenz von Bewohnenden der Einrichtungen der stationären Langzeitpflege, so stellt dies eine zugespitzte und besondere pflegeprofessionelle und pflegeethische Herausforderung dar. Während der Umgang mit solchen Wünschen per se als schwierig gilt (Gather et al. 2023, S. 94–107; Galushko et al. 2023, S. 123–127; Dorman und Bouchal 2020, S. 327), ergeben sich in Bezug auf die Zielgruppe älterer pflegebedürftiger Menschen – zusätzlich zu den als einschränkend wahrgenommenen pflegerischen Rahmenbedingungen – nochmals spezifische ethische Fragestellungen, welche die Komplexität des Sachverhaltes unterstreichen (Gramaglia et al. 2019, S. 16–19; Richards 2017, S. 2–3, 6; Castelli Dransart et al. 2017, S. 609, 612).

Solche Fragestellungen sind z. B.:

- Was ist der ethisch angemessene Umgang mit Wünschen nach Suizidassistenz bei Personen mit einer dementiellen Entwicklung (Güth et al. 2024a; Marckmann und Pollmächer 2024; Groenewoud et al. 2022, S. 1707–1715; Bravo et al. 2019, S. 1079, 1081–1085; Diehl-Schmid et al. 2017, S. 1248–1257; Tomlinson und Stott 2015, S. 10–19)?
- Kann existentielles Leid(en) als ethisch legitimes Motiv für eine Suizidassistenz akzeptiert werden (Variath et al. 2020, S. 1507; Richards 2017, S. 2–3)?
- Handelt es sich bei der Äußerung eines Wunsches nach Suizidassistenz um den selbstbestimmten und freiverantwortlichen Wunsch des älteren Menschen oder führen Beeinflussung oder gesellschaftlicher Druck dazu, dass sich die Person den assistierten Suizid wünscht (z. B. durch Einfluss anderer Personen, gesellschaftliche Diskriminierung und Ausgrenzung älterer Menschen und den möglicherweise daraus resultierenden Wunsch, nicht zur Last fallen zu wollen) (Borges et al. 2024, S. 27–30; Pillen 2023, S. 76; DER 2022, S. 60; Wassiliwizky et al. 2022, S. 1139; Henking 2022, S. 71; Rehmann-Sutter 2022, S. 243–246; Frühwald et al. 2021; Seidlein et al.

2019, S. 449; Kurkowski et al. 2018, S. 916; Gramaglia et al. 2019, S. 16; Richards 2017, S. 6–7)?

- Was ist der ethisch angemessene Umgang mit Patientenverfügungen in Bezug auf die Suizidassistenz (Marjolein et al. 2024, S. 7–8; Variath et al. 2020, S. 1506; Banner et al. 2019, S. 4; Gastmans 2005, S. 293–294)?
- Wie können Pflegefachpersonen mit dem ethischen Spannungsfeld umgehen, indem es auf der einen Seite darum geht, den individuellen, freiverantwortlichen und autonomen Wunsch nach einem assistierten Suizid der älteren Menschen zu respektieren (wie es das Urteil des Bundesverfassungsgerichtes vom 26.02.2020 eröffnet) und indem es auf der anderen Seite darum geht, dem nun fokussierten professionellen Auftrag der Suizidprävention[7] gerecht zu werden (Riedel et al. 2024b)?

Nicht immer eröffnet der für die Profession bedeutende ICN-Ethikkodex eine Orientierung die pflegeprofessionellen Entscheidungen betreffend. So können z. B. die im ICN-Ethikkodex formulierten Ziele „Leiden lindern" und „ein würdiges Sterben" begleiten (ICN 2021, S. 4) ein ethisches Spannungsfeld eröffnen. Während der ältere Mensch den Wunsch nach assistiertem Suizid z. B. auf die Leidenslinderung bezieht, könnte die Pflegefachperson ein „würdiges Sterben" darin sehen, das verbleibende Leben zu begleiten und nicht zu verkürzen. Suizidprävention zu leisten und das Leben der Betroffenen älteren Menschen zu schützen auf der einen Seite und den autonomen Wunsch nach einem assistierten Suizid der Betroffenen zu respektieren auf der anderen Seite, kann nicht gleichzeitig realisiert werden.

Zugleich bleibt auch bei einer Anbahnung von Maßnahmen der Suizidprävention die Möglichkeit bestehen, dass sich ein Wunsch nach Suizidassistenz festigt, was möglicherweise in Einzelfällen auch bedeutet, dass ein assistierter Suizid umgesetzt wird (Riedel et al. 2024a, S. 6–7; Riedel et al. 2024b).

Dies wiederum kann dazu führen, dass Pflegefachpersonen das Gefühl entwickeln, in ihrem professionellen Auftrag versagt zu haben (Castelli Dransart et al. 2017, S. 606–608). Andererseits wird die Option der Suizidassistenz von Pflegefachpersonen teilweise auch als mögliche Entlastung für zu pflegende Menschen gesehen, nämlich dann, wenn dem unabänderlichen Leiden der Betroffenen dadurch begegnet werden kann (Davidson et al. 2022, S. 643; Sandham et al. 2022, S. 3106; Pesut et al. 2020, S. 3874). Dieses Motiv wird jedoch nicht von allen Professionellen als legitim akzep-

7 Am 06.07.2023 wurde im Deutschen Bundestag die Suizidprävention in Deutschland dahingehend fokussiert, dass der Antrag „Suizidprävention stärken" (URL: https://dserver.bundestag.de/btd/20/076/2007630.pdf) eingebracht und bewilligt wurde (vgl. Deutscher Bundestag 2023). Am 30.04.2024 hat das Bundesministerium für Gesundheit die „Nationale Suizidpräventionsstrategie" (Bundesministerium für Gesundheit 2024) veröffentlicht. Im Dezember 2024, kurz vor dem Ende der Legislaturperiode, hat das Bundeskabinett den Entwurf für ein Suizidpräventionsgesetz verabschiedet (https://www.aerzteblatt.de/nachrichten/156550/Suizidpraeventionsgesetz-passiert-Bundeskabinett-mit-monatelanger-Verspaetung).

tiert (Gustad et al. 2021, S. 102). Diese fachlichen Unsicherheiten und ethischen Spannungsfelder, die einerseits die Prämissen im ICN-Ethikkodex, aber auch die fehlenden Regelungen und Orientierungsdirektiven für den Umgang mit den Wünschen nach einem assistierten Suizid bei älteren Menschen in Einrichtungen der stationären Langzeitpflege eröffnen, prägen aktuell die Konfrontation und den Umgang mit Todeswünschen und den Wünschen nach einem assistierten Suizid. Sie unterstreichen die ethische Kontroverse und Ambivalenz in Bezug auf die Thematik.

In der Summe zeigt sich, dass die Vielschichtigkeit der mit Todeswünschen und Wünschen nach einem assistierten Suizid verbundenen Bedeutungen und deren Volatilität sowie die ethische Komplexität solcher Situationen wiederkehrend moralische Handlungsunsicherheit aufseiten der Professionellen provozieren (Gather et al. 2023, S. 94–104; Wedler et al. 2014, S. 139–142) und moralisches Belastungserleben auslösen kann (Hol et al. 2023, S. 7–8; Sandham et al. 2022, S. 1308; Cayetano-Penman et al. 2021, S. 78–81; Wilson et al. 2021, S. 671; Pesut et al. 2020, S. 3874, 3880; Dorman und Bouchal 2020, S. 327; Bellens et al. 2020, S. 498; Elmore et al. 2018, S. 960). Den internationalen Studien zufolge führt moralisches Belastungserleben zu negativen Konsequenzen für das persönliche Wohlbefinden, die Gesundheit und den Berufsverbleib der Pflegefachpersonen und kann darüber hinaus die Pflegequalität reduzieren (Riedel et al. 2024a, S. 11; Petersen und Melzer 2023, S. 1207–1213; Rushton 2017, S. 11).

Angesichts der dargelegten Bedeutsamkeit der Thematik für Pflegefachpersonen und die Bewohner*innen von Einrichtungen der stationären Langzeitpflege werden abschließend die damit verbundenen (An-)Forderungen zusammenfassend skizziert und die Relevanz einer gerontologisch fundierten Pflege und Ethik unterstrichen.

5 Umgang mit Todeswünschen und dem assistierten Suizid – die Bedeutung einer gerontologisch fundierten Pflege und Ethik

Sowohl die aktuellen Gegebenheiten in Einrichtungen der stationären Langzeitpflege wie auch die individuell erlebte Lebensqualität, Sorge und Würde können den Todeswunsch wie auch den Wunsch nach einem assistierten Suizid der älteren Menschen beeinflussen. Die aktuelle Situation der Pflegefachpersonen im Umgang mit Wünschen nach einem assistierten Suizid stellt sich aufgrund der gesellschaftlichen und politischen Diskurse, der aktuell gültigen Gerichtsurteile, der ethischen Komplexität und der pflegeprofessionellen Verantwortung als uneindeutig und fachlich wie moralisch verunsichernd dar (Riedel 2024, S. 85–92; Riedel et al. 2024a, S. 2–4, 2024b, S. 272–275; Riedel et al. 2022a, S. 710–711; Borges et al. 2024). So geht es einerseits um den professionell-zugewandten und respektvollen Umgang mit den vielfach volatilen Todeswünschen und Wünschen nach einem assistierten Suizid und andererseits um die anspruchsvolle

Förderung der Suizidprävention, insbesondere bei der Zielgruppe der älteren Menschen (Eggert et al. 2023, S. 4). Pflegefachpersonen haben – als eine bedeutsame Berufsgruppe im Bereich des Gesundheits- und Sozialsystems – durch ihre besondere Nähe zu den Bewohner*innen in Einrichtungen der stationären Langzeitpflege die besondere Zugänglichkeit und Sensibilität, mögliche Suizidalität frühzeitig zu erkennen und bestehende Suizidrisiken zu erfassen. So ist es ihnen bestenfalls möglich, auf dieser Basis vertrauensvoll das Gespräch über die Todes- und/oder (assistierte) Suizidwünsche zu suchen bzw. ein solches Gespräch anzubieten oder zu vermitteln. Zugleich verfügen sie über die Kompetenzen, pflegespezifische Maßnahmen der Symptom- und Leidenslinderung anzubieten, die das physische, psychische, spirituelle und/oder soziale Leid(en) (Total Pain) des älteren Menschen lindern können (Clua-García et al. 2021, S. 3002, 3004). Ziel der Suizidprävention ist es auch, Lebenslagen vorzubeugen, in denen sich ältere Menschen aufgrund einer als unerträglich empfundenen Lebenssituation genötigt fühlen, das eigene Leben durch den Suizid bzw. die Inanspruchnahme von Suizidassistenz zu beenden (DER 2022, S. 109–152). Parallel dazu darf das Ziel, im Rahmen des pflegerischen Auftrags einen Beitrag zur Suizidprävention zu leisten, nicht dazu führen, dass das Thema Suizidassistenz zunehmend tabuisiert wird und/oder der Not der Betroffenen nicht vollumfassend begegnet wird.

Um im Rahmen dieser Herausforderungen und Spannungsfelder handlungsfähig zu sein und zu bleiben, ist eine – wie oben konturiert – umfassende gerontologisch fundierte Pflege und Ethik erforderlich, die

1. ... es Pflegefachpersonen ermöglicht, die Bewohner*innen frühzeitig in ihrer Not zu sehen. Diese Ermöglichung betrifft sowohl die Ebene der einzelnen Pflegefachperson im Sinne einer selbstreflexiven und offenen Haltung als vor allem auch die Ebene der Institution und des Gesundheitssystems. Erstgenannte umfasst die evidenzinformierte Fort- und Weiterbildung zur Auseinandersetzung damit, was Lebensqualität für die Zielgruppe der pflegebedürftigen Menschen in Einrichtungen der stationären Langzeitpflege insgesamt bedeutet und durch welche Faktoren und Maßnahmen diese gezielt gefördert und so der Lebenswille im Sinne einer Suizidprävention erhalten und/oder unterstützt werden kann, ebenso wie die Exploration der Bedürfnisse und der Hintergründe von möglichen Todeswünschen und Wünschen nach Suizidassistenz einzelner Bewohner*innen. Gleichermaßen gehört dazu aber auch eine Haltung der Offenheit zur Auseinandersetzung, das generelle Wissen um die wirkenden Vorstellungen eines „guten Sterbens" bzw. eines „guten Todes" sowie die Bereitschaft mit den älteren Menschen – ggf. gemeinsam mit deren An- und Zugehörigen – individuelle Wünsche für ihr Sterben und eine palliative Versorgung zu thematisieren. Diese kommunikativen Kompetenzen sollten künftig gezielter durch spezifische Angebote (vgl. z. B. Frerich et al. 2020, S. 528–536) gefördert werden.
2. ... Pflegefachpersonen dafür sensibilisiert zu erkennen, wenn die Würde und die Autonomie gefährdet oder die Selbstbestimmung in Bezug auf Todeswünsche und Wünsche nach Suizidassistenz der älteren Menschen beeinflusst werden. Insbe-

sondere aufgrund der vielfach über einen längeren Zeitraum bestehenden (Pflege-)Beziehungen spielen die Pflegefachpersonen im Zusammenhang der Absicherung der Freiverantwortlichkeit hinsichtlich der Einordnung der Ernsthaftigkeit und der Dauerhaftigkeit der Todeswünsche und der Wünsche nach einem assistierten Suizid eine zentrale Rolle (Riedel 2024, S. 86–88; Marjolein et al. 2024). Bezugnehmend auf die Expertise einer gerontologisch fundierten Pflege und Ethik ist es ihnen möglich, Suizidalität zu erkennen, die sensible Thematik empathisch und zugewandt anzusprechen, dies unter Berücksichtigung der situativen Verletzlichkeit der älteren Menschen. Erst so wird Suizidprävention möglich und einer Tabuisierung entgegengewirkt.

3. ... Pflegefachpersonen darin bestärkt, sich (pro)aktiv mit ihrer spezifischen Expertise in die Abwägung ethisch komplexer Themen und deren Entscheidungen einzubringen wie auch ihre professionelle Rolle und Bedeutsamkeit im Umgang mit Todeswünschen und dem Wunsch nach einem assistierten Suizid der ihrerseits gepflegten älteren Menschen zu verdeutlichen.
4. ... sie als Pflegefachpersonen ermutigt, sich im Sinne der Würde und Lebensqualität der älteren Menschen zu positionieren und für sie einzutreten (Advocacy). Denn so wurde deutlich: Nicht nur die individuelle Lebenssituation der älteren Menschen kann sich auf Todeswünsche und den Wunsch nach einem assistierten Suizid auswirken, sondern auch die institutionellen Gegebenheiten sowie die Sorge davor, anderen zur Last zu werden. Hier müssen insbesondere die Einrichtungen der stationären Langzeitpflege die Verantwortung dahingehend übernehmen, dass Rahmenbedingen und Versorgungsdefizite nicht dazu führen, dass das Leben der älteren Menschen ihrerseits als hoffnungs-, nutz- und sinnlos oder gar als wertlos erlebt wird.
5. ... die Pflegefachpersonen dahingehend stärkt, Gewissensvorbehalte zu formulieren und die eigene moralische Integrität zu schützen (Riedel et al. 2024a, S. 19–22; Riedel et al. 2024c, S. 20–23).

An dieser Stelle ist zu unterstreichen, dass es keinesfalls die einzelnen Pflegefachpersonen sind, die hier in der alleinigen Verantwortung stehen, eine gerontologisch fundierte Pflege und Ethik in die Praxis zu integrieren. Vielmehr stehen hier Führungsverantwortliche der Einrichtungen der stationären Langzeitpflege sowie die Politik in der Verantwortung, für Rahmenbedingungen zu sorgen, die Pflege- und Versorgungsqualität ermöglichen. Insbesondere auch deshalb, weil unzureichende Ressourcen und Systemprobleme sich auf die Entwicklung von Todeswünschen und Wünschen nach Suizidassistenz auswirken.

Literatur

Abbasinia M, Ahmadi F, Kazemnja A (2020) Patient advocacy in nursing: A concept analysis. Nursing Ethics 27(1): 141–151. URL: https://doi.org/10.1177/0969733019832950.

André B, Sjøvold E, Rannestad T, Ringdal GI (2014) The impact of work culture on quality of care in nursing homes-a review study. Scandinavian Journal of Caring Science 28(3): 449–457. URL: https://doi.org/10.1111/scs.12086.

Arbeitsgruppe Alte Menschen im Nationalen Suizidpräventionsprogramm für Deutschland (2019) Wenn das Altwerden zur Last wird. Suizidprävention im Alter. URL: https://www.bmfsfj.de/resource/blob/95512/03e414bd01deff4bf704d6e9e5ce4dab/wenn-das-altwerden-zur-last-wird-data.pdf. Zugegriffen am 04.01.2024.

Arjama AL, Suhonen R, Kangasniemi M (2023) Ethical issues in long-term care settings: Care workers' lived experiences. Nursing Ethics. URL: https://doi.org/10.1177/09697330231I9/277.

Artner L (2018) Materialities in and of Institutional Care for Elderly People. Frontiers in Sociology 3. URL: https://doi.org/10.3389/fsoc.2018.00030.

Atunez Villagran C, de Lima Dalmolin G, Devos Barlem EL, Bitencourt Toscani Greco P, Carpes Lanes T, Andolhe R (2023) Association between Moral Distress and Burnout Syndrome in university-hospital nurses. Revista Latino- Americana de Enfermagem. 31: e3747. URL: https://doi.org/10.1590/1518-8345.6071.3747.

Deutsche Krebsgesellschaft (DKG), Deutsche Krebshilfe (DKH), und Arbeitsgemeinschaft der Wissenschaftlichen Medizinischen Fachgesellschaften e. V. (AWMF). 2020. „Erweiterte S3-Leitlinie Palliativmedizin für Patienten mit einer nicht-heilbaren Krebserkrankung. Langversion 2.2". URL: https://www.leitlinienprogramm-onkologie.de/fileadmin/user_upload/Downloads/Leitlinien/Palliativmedizin/Version_2/LL_Palliativmedizin_Langversion_2.2.pdf. Zugriffen am 04.01.2024.

Balard F, Pott M, Yampolsky E (2022) Suicide among the elderly in France and Switzerland: What does the societal context tell us about the place of relatives? Death Studies 46(7): 1583–1592. URL: https://doi.org/10.1080/07481187.2021.1926634.

Banner D, Schiller CJ, Freeman S (2019) Medical assistance in dying: A political issue for nurses and nursing in Canada. Nursing philosophy: an international journal for healthcare professionals 20(4): e12281. URL: https://doi.org/10.1111/nup.12281.

Baranzke H, Güther H (2023) Ethik des Alterns. In: Hank K, Wagner M, Zank S (Hrsg.) Alternsforschung. Handbuch für Wissenschaft und Studium. Baden-Baden: 629–658.

Bareeqa SB, Samar SS, Masood Y, Husain MM (2023) Prevalence of Suicidal Behaviors in Residents of Long-Term Care Facilities: A Systematic Review and Meta-Analysis. Omega: 29:302228231176309, URL: https://doi.org/10.1177/00302228231176309.

Bausewein C (2024) Die aktuelle Gesetzeslage zum assistierten Suizid. Onkologie 30:38–42.

Bellens M, Debien E, Claessens F, Gastmans C, Dierckx de Casterlé (2020) „It is still intense and not unambiguous." Nurses' experiences in the euthanasia care process 15 years after legalisation. Journal of Clinical Nursing 29: 492–502.

Bellon F, Mateos JT, Pastells-Peiró R, Espigares-Tribó G, Gea-Sánchez M, Rubinat-Arnaldo E (2022) The role of nurses in euthanasia: A scoping review. International Journal of Nursing Studies 134: 104286.

Bobbert M (2022) Ein freier, informierter und dauerhafter Wille zum assistierten Suizid? Psychologische und ethische Fragen. In: Bobbert M (Hrsg.) Assistierter Suizid und Freiverantwortlichkeit. Baden-Baden: 323–373.

Bobbert M (2020) Pflege im Alter: Fürsorge-Herausforderungen des Autonomieprinzips. In: Dibelius O, Piechotta-Henze G (Hrsg.) Menschenrechtsbasierte Pflege. Plädoyer für die Achtung und Anwendung von Menschenrechten in der Pflege. Bern: 190–202.

Boggatz T (2020) Quality of Life in Long-Term Care Facilities. In: Boggatz T (Hrsg.) Quality of Life and Person-Centered Care for Older People. Cham: 177–328.

Bolster C, Holliday C, Oneal G, Shaw M (2015) Suicide Assessment and Nurses: What Does the Evidence Show? Online Journal of Issues in Nursing, 20(1): 2. URL: https://doi.org/10.3912/OJIN.Vol20No01Man02.

Borges PJ, Hernández-Marrero P, Pereira SM (2024) A bioethical perspective on the meanings behind wish to hasten death: a meta-ethnographic review. BMC Medical Ethics 25:23. URL: https://doi.org/10.1186/s12910-024-01018-y.

Bozzaro C (2021) Endlichkeitserfahrung. In: Fuchs M (Hrsg.) Handbuch Alter und Altern. Anthropologie – Kultur – Ethik. Berlin: 324-329.

Bravo G, Trottier L, Rodrigue C, Arcand M, Downie J, Dubois M F, Kaasalainen S, Hertogh C M, Pautex S, Van den Block L (2019) Comparing the attitudes of four groups of stakeholders from Quebec, Canada, toward extending medical aid in dying to incompetent patients with dementia. International Journal of Geriatric Psychiatry 34(7): 1078–1086.

Bundesministerium für Gesundheit (2024) Nationale Suizidpräventionsstrategie. URL: https://www.bundesgesundheitsministerium.de/fileadmin/Dateien/5_Publikationen/Praevention/abschlussbericht/240430_Nationale_Suizidpraeventionsstrategie.pdf. Zugegriffen am 03.05.2024.

Castelli Dransart DA; Scozzari E, Voélin S (2017) Stances on Assisted Suicide by Health and Social Care Professionals Working with older Persons in Switzerland. Ethics & Behavior 27(7): 599–614.

Cater D, Tunalilar O, White D L, Hasworth S, Winfree J (2022) "Home is Home:" Exploring the Meaning of Home across Long-Term Care Settings. Journal of Aging and Environment, 36(3): 321–338.

Cayetano-Penman J, Malik G, Whittall D (2021) Nurses' Perceptions and Attitudes About Euthanasia: A Scoping Review. Journal of Holistic Nursing 39(1): 66–84.

Clua-García R, Casanova-Garrigós G, Moreno-Poyato AR (2021) Suicide care from the nursing perspective: A meta-synthesis of qualitative studies. Journal of Advanced Nursing. 77(7): 2995–3007.

Davidson JE, Stokes L, DeWolf Bosek MS, Turner M, Bojorquez G, Lee YS, Upvall M (2022) Nurses' values on medical aid in dying: A qualitative analysis. Nursing Ethics 29(3): 636–650.

den Hartogh G (2018) Relieving one's relatives from the burdens of care. Medicine Health Care and Philosophy, 21(3) 403–410.

DESTATIS (Statistisches Bundesamt) (2023) Pflegebedürftige: Deutschland, Stichtag, Geschlecht, Altersgruppen, Art der Versorgung von Pflegebedürftigen. Stand: 30.03.2024. URL: https://www.destatis.de/DE/Themen/Gesellschaft-Umwelt/Bevoelkerung/Bevoelkerungsvorausberechnung/Publikationen/Downloads-Vorausberechnung/statistischer-bericht-pflegevorausberechnung-5124209229005.html Zugegriffen am 02.08.2024.

Deutsche Gesellschaft für Palliativmedizin e.V. (DGP) (2021) Empfehlungen der deutschen Gesellschaft für Palliativmedizin. Zum Umgang mit dem Wunsch nach Suizidassistenz in der Hospizarbeit und Palliativversorgung. URL: www.dgpalliativmedizin.de/dgp-aktuell/nun-auch-als-online-broschuere-dgp-empfehlungen-zum-umgang-mit-dem-wunsch-nach-suizidassistenz.html. Zugegriffen am 06.12.2023.

Deutsche Stiftung Patientenschutz (2022) Pflegeheim oder begleiteter Suizid? Ergebnisse einer repräsentativen Bevölkerungsumfrage. URL: https://www.stiftung-patientenschutz.de/uploads/docs/sonstige/Studie_Pflegeheim_vs_Suizid_02.09.2022.pdf. Zugegriffen am 04.01.2024.

Deutscher Bundestag (2023) Stenografischer Bericht 115. Sitzung, 06.07.2023, Plenarprotokoll 20/115. URL: https://dserver.bundestag.de/btp/20/20115.pdf. Zugegriffen am 28.12.2023.

Deutscher Ethikrat (DER) (2016) Patientenwohl als ethischer Maßstab für das Krankenhaus. Stellungnahme. URL: https://www.ethikrat.org/publikationen/publikationsdetail/?tx_wwt3shop_detail%5Bproduct%5D=6&tx_wwt3shop_detail%5Baction%5D=index&tx_wwt3shop_detail%5Bcontroller%5D=Products&cHash=d34d49f366c897c16cfc62b44ded2860. Zugegriffen am 29.12.2023.

Deutscher Ethikrat (DER) (2022) Suizid – Verantwortung, Prävention und Freiverantwortlichkeit. Stellungnahme. URL: https://www.ethikrat.org/fileadmin/Publikationen/Stellungnahmen/deutsch/stellungnahme-suizid.pdf.Zugegriffen am 29.12.2023.

Diehl-Schmid J, Jox R, Gauthier S, Belleville S, Racine E, Schüle C, Turecki G, Richard-Devantoy S (2017) Suicide and assisted dying in dementia: what we know and what we need to know. A narrative literature review. International Psychogeriatrics 29(8): 1247–1259.

Dillard-Wright J, Jenkins D (2023) Nursing as total institution. Nursing Philosophy e12460. URL: https://doi.org/10.1111/nup.12460

Djivre, SE, Levin, E, Schinke, RJ,Porter, E (2012) Five Residents Speak: The Meaning of Living with Dying in a Long-Term Care Home. Death Studies, 36(6): 487–518.

Dorman JD, Bouchal SR (2020) Moral distress and moral uncertainty in medical assistance in dying: A simultaneous evolutionary concept analysis. Nursing Forum 55(3): 320–330.

Drageset J, Haugan G, Tranvåg O (2017) Crucial aspects promoting meaning and purpose in life: perceptions of nursing home residents. BMC Geriatrics 17(1): 254. URL: https://doi.org/10.1186/s12877-017-0650-x.

Dykstra PA (1995) Loneliness among the never and formerly married: the importance of supportive friendships and a desire for independence. J Gerontol B Psychol Sci Soc Sci 50(5): 321–9. URL: doi: 10.1093/geronb/50b.5.s321.

Eggert S, Haeger M, Teubner C, Sperling U, Drinkmann A, Lindner R, Kessler E-M, Schneider B (2023) Lebensendlichkeit, Lebensmüdigkeit und Suizidprävention im Kontext von Pflegebedürftigkeit – Eine Befragung pflegender Angehöriger. Projektbericht. Berlin: Zentrum für Qualität in der Pflege. URL: https://www.zqp.de/wp-content/uploads/Abschlussbericht_ZQP_NaSPro_Lebensmuedigkeit.pdf. Zugegriffen am 28.12.2023.

Ehmer J (2023) Altersbilder und Konzeptionen des Alter(n)s im historisch-kulturellen Vergleich. In: Hank K, Wagner M, Zank S (Hrsg.) Alternsforschung. Handbuch für Wissenschaft und Studium. Baden-Baden: 29–58.

Ehni H-J (2021) Sozialethische Reflexion. In: Fuchs M (Hrsg.) Handbuch Alter und Altern. Anthropologie – Kultur – Ethik. Berlin: 293-305.

Elmore J, Wright DK, Paradis M (2018) Nurses' moral experiences of assisted death: A meta synthesis of qualitative research. Nursing Ethics 25(8): 955–972.

Ericson-Lidman E (2019) Struggling between a sense of belonging and a sense of alienation: Residents' experiences of living in a residential care facility for older people in Sweden. Nordic Journal of Nursing Research, 39(3): 143–151.

Erlemeier N, Hirsch RD, Lindner R, Sperling U (2014) Ältere Menschen in stationären Einrichtungen, in: Lindner R, Hery D, Schaller S, Schneider B, Sperling U (Hrsg.) Suizidgefährdung und Suizidprävention bei älteren Menschen. Heidelberg: 111–122.

Etzersdorfer E (2024) Suizidprävention im Alter. Zeitschrift für Gerontologie und Geriatrie 57(3): 186–191.

Foley G, Timonen V, Hardiman O (2016) "I hate being a burden": The patient perspective on carer burden in amyotrophic lateral sclerosis. Amyotrophic Lateral Sclerosis and Frontotemporal Degeneration 17 (5-6): 351–357.

Frerich G, Romotzky V, Galushko M, Hamacher S, Perrar KM, Doll A, Montag T, Golla H, Strupp J, Kremeike K, Voltz R (2020) Communication about the desire to die: Development and evaluation of a first needs-oriented training concept – A pilot study. Palliative and Supportive Care 18(5): 528–536.

Frühwald T, Pinter G (2021) Stellungnahme der Österreichischen Gesellschaft für Geriatrie und Gerontologie zum assistierten Suizid bei älteren Menschen, Zeitschrift für Gerontologie und Geriatrie 54: 390–394.

Fuchs M (2021) Was ist Altern? In: Fuchs M (Hrsg.) Handbuch Alter und Altern. Anthropologie – Kultur – Ethik. Berlin: 3-11.

Gallistl V, Bohrn K, Rohner R, Kolland F (2023) Doing Vulnerability. Zeitschrift für Gerontologie und Geriatrie 56: 18–22.

Galushko M, Frerich G, Eisenmann Y (2023) Todeswunsch aus Sicht der Versorgenden. In: Kremeike K, Perrar KM, Voltz R (Hrsg.) Palliativ und Todeswunsch. Stuttgart: 120–127.

Gardiner C, Laud P, Heaton T, Gott M (2020) What is the prevalence of loneliness amongst older people living in residential and nursing care homes? A systematic review and meta-analysis. Age and Ageing 49(5): 748–757.

Gastmans C (2005) Sorge für ein menschenwürdiges Lebensende in katholischen Pflegeeinrichtungen in Flandern (Belgien) Ethik in der Medizin 17: 284–297.

Gather J, Braun E, Vollmann J (2023) Zur ethischen Beurteilung von Suizidwünschen. In: Kremeike K, Perrar KM, Voltz R (Hrsg.) Palliativ und Todeswunsch. Stuttgart: 94–104.

Gazzillo F, Leonardi J (2023) Burdening guilt: Theoretical and clinical features. International Forum of Psychoanalysis. URL: https://www.tandfonline.com/doi/full/10.1080/0803706X.2023.2236343

Gherman MA, Arhiri L, Holman AC (2023) Ageism and moral distress in nurses caring for older patients. Ethics & Behavior 33(4): 322–338.

Gleich S, Peschel O, Graw M, Schäffer B (2024a) Assistierte Suizide in München – Rolle der Sterbehilfeorganisationen und der beteiligten Ärzte. Rechtsmedizin, 34(1): 31–36. URL: https://doi.org/10.1007/s00194-023-00669-2.

Gleich S, Peschel O, Graw M (2024b) Assistierte Suizide in München – eine erste kritische Analyse. Rechtsmedizin, 34(1): 24–30. URL: http://dx.doi.org/10.1007/s00194-023-00668-3.

Goldbach M, Riedel A, Lehmeyer S (2023) Entstehung und Wirkung moralischen Belastungserlebens bei Pflegefachpersonen. In: Riedel A, Lehmeyer S, Goldbach M (Hrsg.), Moralische Belastung von Pflegefachpersonen: Hintergründe – Interventionen – Strategien. Heidelberg: 35–68.

Gramaglia C, Calati R, Zeppegno P (2019) Rational Suicide in Late Life: A Systematic Review of the Literature. Medicina 55(10): 656.

Graumann S (2022) Relationale Autonomie – ein Kommentar zur Diskussion über die Neuregelung des assistierten Suizids. In: Bobbert M (Hrsg.) Assistierter Suizid und Freiverantwortlichkeit. Baden-Baden: 181–189.

Gringart E, Adams C, Woodward F (2022) Older Adults' Perspectives on Voluntary Assisted Death: An In-Depth Qualitative Investigation in Australia. Omega 14: 302228221090066. URL: https://doi.org/10.1177/00302228221090066.

Groenewoud AS, Leijten E, van den Oever S, van Sommeren J, Boer TA (2022) The ethics of euthanasia in dementia: A qualitative content analysis of case summaries (2012-2020). Journal of American Geriatric Society 70(6): 1704–1716.

Gubrium JF (1974). Marital Desolation and the Evaluation of Everyday Life in Old Age. Journal of Marriage and Family 36(1): 107–113. URL: https://doi.org/10.2307/351000.

Gustad KE, Askjer Å, Nortvedt P, Fredheim OMS, Magelssen M (2021) Refractory suffering at the end of life and the assisted dying debate: An interview study with palliative care nurses and doctors. Clinical Ethics 16(2): 98–104.

Güth U, Battegay E, Jox RJ, Abawi K, Weitkunat R, Schneeberger AR (2024a) Der assistierte Suizid in der Schweiz (Teil 1). Medizinethische Kontroversen und das Dilemma des Zauberlehrlings. Praxis 113(9): 230–235.

Güth U, Battegay E, Jox RJ, Abawi K, Weitkunat R, Schneeberger AR (2024b) Der assistierte Suizid in der Schweiz (Teil 2). Der „unsichtbare" Alterssuizid. Praxis 113(10): 274–279.

Hackman P, Hult M, Häggman-Laitila A (2023) Unfinished nursing care in nursing homes. Geriatric Nursing 51: 33–39.

Hajek A, Zwar L, Gyasi RM, Kretzler B, König H-H (2024) Prevalence and determinants of loneliness among the oldest old living in institutionalized setting. Zeitschrift für Gerontologie und Geriatrie 57(3): 214–219.

Hajek A, Lehnert T, Wegener A, Riedel-Heller SG, König HH (2018a) Langzeitpflegepräferenzen der Älteren in Deutschland – Ergebnisse einer bevölkerungsrepräsentativen Umfrage. Gesundheitswesen 80(8-09): 685–692.

Hajek A, Lehnert T, Wegener A, Riedel-Heller SG, König HH (2018b) Correlates of preferences for autonomy in long-term care: results of a population-based survey among older individuals in Germany. Patient Preference and Adherence 12: 71–78.

Halifax E, Bui NM, Hunt LJ, Stephens CE (2021) Transitioning to Life in a Nursing Home: The Potential Role of Palliative Care. Journal of Palliative Care 36(1): 61–65.

Hartog ID, Zomers ML, van Thiel GJMW, Leget C Sachs APE, Uiterwaal CSPM, van den Berg V, van Wijngaarden E (2020) Prevalence and characteristics of older adults with a persistent death wish without severe illness: a large cross-sectional survey. BMC Geriatrics 20(1): 342. URL: https://doi.org/10.1186/s12877-020-01735-0.

Health Canada (2022) Third annual report on Medical Assistance in Dying in Canada 2021. URL: https://www.canada.ca/content/dam/hc-sc/documents/services/medical-assistance-dying/annual-report-2021/annual-report-2021.pdf. Zugegriffen am 04.01.2024.

Hébert M, Asri M (2022) Paradoxes, nurses' roles and Medical Assistance in Dying: A grounded theory. Nursing Ethics 29(7-8): 1634–1646.

Heimerl K (2022) Pflegeheime als „Caring Institutions". In: Kojer M, Schmidl M, Heimerl K (Hrsg.) Demenz und Palliative Geriatrie in der Praxis: Heilsame Betreuung unheilbar demenzkranker Menschen. Berlin/Heidelberg: 319–331.

Henking T (2022) Suizid und Suizidbeihilfe aus rechtlicher und ethischer Perspektive. Bundesgesundheitsblatt Gesundheitsforschung Gesundheitsschutz. 65: 67–73.

Hol H, Vatne S, Strømskag KE, Orøy A, Rokstad AMM (2023) Norwegian nurses' perceptions of assisted dying requests from terminally ill patients-A qualitative interview study. Nursing Inquiry 30(1): e12517RE.

ICN (2021) Der ICN-Ethikkodex für Pflegefachpersonen. URL: https://www.dbfk.de/media/docs/newsroom/publikationen/ICN_Code-of-Ethics_DE_WEB.pdf Zugriffen am 28.12.2023.

Kaelin L (2021) Personale Bindung und Einsamkeit. In: Fuchs M (Hrsg.) Handbuch Alter und Altern. Anthropologie – Kultur – Ethik. Berlin: 330-336.

Kagan SH (2021) Palliative and End of Life Care. In: McSgerry W, Rykkje L, Thornton S (Hrsg.) Understanding Aging for Nurses and Therapists. Cham: 25–37.

Kalánková D, Stolt M, Scott PA, Papastavrou E, Suhonen R (2021) Unmet care needs of older people: A scoping review. Nursing Ethics, 28(2): 149–178.

Kaspar R, Wenner J, Tesch-Römer C (2023) Einsamkeit in der Hochaltrigkeit. In: Kaspar R, Simonson, J, Tesch-Römer C, Wagner M, Zank S (Hrsg.) Hohes Alter in Deutschland. Berlin: 89–118.

Kious B (2022) Burdening Others. Hastings Center Report. Sep 52(5): 15–23.

Kipke R (2021) Sinnverneinung. Warum der assistierte Suizid uns alle angeht. Ethik in der Medizin 33: 521–538.

Kojer M, Schmidl M (2022) Die „große Ethik" – Entscheidungen am Lebensende. In: Kojer M, Schmidl M, Heimerl K (Hrsg.) Demenz und Palliative Geriatrie in der Praxis. Berlin/Heidelberg: 343–353.

Kok JS, Nielen MMA, Scherder EJA (2018) Quality of life in small-scaled homelike nursing homes: an 8-month controlled trial. Health and Quality of Life Outcomes, 16(1): 38. URL: https://doi.org/10.1186/s12955-018-0853-7.

Kremeike K, Boström K, Voltz R (2024) Sterben als einziger Ausweg – wie Todeswünschen begegnen? Onkologie 30 (suppl1): S25–S31.

Kremeike K, Perrar KM, Voltz R (2023) Das Phänomen Todeswunsch in der Palliativversorgung. In: Kremeike K, Perrar KM, Voltz R (Hrsg.) Palliativ und Todeswunsch. Stuttgart: Kohlhammer: 17–27.

Križaj T, Warren A, Slade A (2018) "Holding on to What I Do": Experiences of Older Slovenians Moving into a Care Home. Gerontologist 58(3): 512–520.

Kruse A (2017) Lebensphase hohes Alter. Verletzlichkeit und Reife. Berlin.

Kruse A (2021a) Gerontologie. In: Pantel J, Bollheimer C, Kruse A, Schröder J, Sieber C, Tesky VA (Hrsg.) Praxishandbuch Altersmedizin. Geriatrie – Gerontopsychiatrie – Gerontologie. Stuttgart: 65–68.

Kruse A (2021b) Vom Leben und Sterben im Alter. Wie wir das Lebensende gestalten können. Stuttgart.
Kruse A (2023) Leben in wachsenden Ringen. Sinnerfülltes Alter. Stuttgart.
Kurkowski S, Heckel M, Volland-Schüssel K (2018) Wünsche von Bewohnern stationärer Altenhilfeeinrichtungen für ihr Sterben. Zeitschrift für Gerontologie und Geriatrie 51: 912–920.
Lehr UM, Niederfranke A (1991) Altersbilder und Altersstereotype. In: Oswald WD, Herrmann WM, Kanowski S, Lehr UM, Thomae H (Hrsg.) Gerontologie, Stuttgart: 38–46.
Lemiengre J, Dierckx de Casterlé, Schotsman P, Gastmans C (2014) Written institutional ethics policies on euthanasia: an empirical based organizational-ethical framework. Medicine Health Care and Philosophy 17: 215–228.
Lindner R, Sperling U, Drinkmann A, Hery D, Renken S, Schneider B, Tilmann S, Teising M (2021) Suizidprävention für alte Menschen. In: Schneider B, Lindner R, Giegling I, Müller S, Müller-Pein H, Rujescu D, Urban B, Fiedler G (Hrsg.) Suizidprävention in Deutschland. Aktueller Stand und Perspektiven. Kassel: 141–168.
Lindner R, Drinkmann A, Schneider B, Sperling U, Supprian T (2022) Suizidalität im Alter. Zeitschrift für Gerontologie und Geriatrie 55: 157–164.
Loke,S (2023) Einsames Sterben und unentdeckte Tode in der Stadt. Bielefeld.
Mangino DR, Nicolini ME, De Vries RG, Kim SYH (2020) Euthanasia and Assisted Suicide of Persons with Dementia in the Netherlands. American Journal Geriatric Psychiatry 28(4): 466–477.
Marckmann G, Pollmächer T (2024) Assisted suicide in persons with mental disorders: a review of clinical-ethical arguments and recommendations. Annals of Palliative Medicine URL: doi: 10.21037/apm-23-472.
McPherson CJ, Wilson KG, Chyurlia L, Leclerc C (2010) The balance of give and take in caregiver–partner relationships: An examination of self-perceived burden, relationship equity, and quality of life from the perspective of care recipients following stroke. Rehabilitation Psychology, 55(2): 194–203.
Moilanen T, Kangasniemi M, Papinaho O, Mynttinen M, Siipi H, Suominen S, Suhonen R (2021) Older people's perceived autonomy in residential care: An integrative review. Nursing Ethics 28(3): 414–434.
Morley G, Ives J, Bradbury-Jones C, Irvine F (2019) What is 'moral distress'? A narrative synthesis of the literature. Nursing Ethics 26(3), 646–662.
Morley G, Bena JF, Morrison SL, Albert NM (2023) Sub-categories of moral distress among nurses: A descriptive longitudinal study, Nursing Ethics, 30(6): 885-903. URL: doi: 10.1177/09697330231160006.
Morvati D, Hilli Y (2023) Middle managers' ethos as an inner motive in developing a caring culture. Nursing Ethics 30(3): 321–333.
Munnichs JMA (1977) Die Einstellung zur Endlichkeit und zum Tod. In: Thomae H, Lehr U (Hrsg.) Altern. Probleme und Tatsachen. Wiesbaden: 579–612.
Nieuwenhuis AV, Beach S, Schulz R. (2018) Care Recipient Concerns About Being a Burden and Unmet Needs for Care. Innovation in Aging 2(3), igy026. URL: https://doi.org/10.1093/geroni/igy026.
O'Neill M, Ryan A, Tracey A, Laird L (2020) "You're at their mercy": Older peoples' experiences of moving from home to a care home: A grounded theory study. International Journal of Older People Nursing 15(2): e12305. URL: https://doi.org/10.1111/opn.12305.
Ohnsorge K, Rehmann-Sutter C, Streeck N, Gudat H (2019) Wish to die at the end of life and subjective experience of four different typical dying trajectories. A qualitative interview study. PLoS ONE 14(1): e0210784.
Overall C (2022) Is Aging Good? In: Wareham CS (Hrsg.) The Cambridge Handbook of the Ethics of Aging. Cambridge: 66–78.
Pedroso-Chaparro MDS, Cabrera I, Vara-García C, Márquez-González M, Losada-Baltar A (2023) Physical limitations and loneliness: The role of guilt related to self-perception as a burden. Journal of the American Geriatrics Society 71(3): 903–908.

Perruchoud E, Weissbrodt R, Verloo H, Fournier CA, Genolet A, Rosselet Amoussou J, Hannart S (2021) The Impact of Nursing Staffs' Working Conditions on the Quality of Care Received by Older Adults in Long-Term Residential Care Facilities: A Systematic Review of Interventional and Observational Studies. Geriatrics 7(1). URL: https://doi.org/10.3390/geriatrics7010006.

Peschmann J, Lindner R (2023) Todeswünsche in der Geriatrie. In: Kremeike K, Perrar KM, Voltz R (Hrsg.) Palliativ und Todeswunsch. Stuttgart: 41–53.

Pesut B, Thorne S, Storch J, Greig M, Burgess M (2020) Riding an elephant: A qualitative study of nurses' moral journeys in the context of Medical Assistance in Dying (MAID). Journal of Clinical Nursing 29: 3870–3881.

Pesut B, Thorne S, Storch J, Greig M, Fulton A, Janke R, Vis-Dunbar M (2019) Ethical, policy, and practice implications of nurses' experiences with assisted death. A Synthesis. Advances in Nursing Science 42(3): 216–230.

Petersen J, Melzer M (2023) Predictors and consequences of moral distress in home-care. A cross-sectional survey. Nursing Ethics 38(7-8): 1199–1261.

Pillen A (2023) „Ich möchte niemanden zur Last fallen!" – Sterbewünsche im Alter und ihre Beziehung zu Altersbildern in der Spätmoderne. In: Duncker S, Schmidt A-M (Hrsg.) Sterben mit Anspruch? Sterbehilfe aus gesellschaftstheoretischer und historischer Sicht. Baden-Baden: 63–80.

Plattner L, Brandstötter C, Paal P (2022) Einsamkeit im Pflegeheim – Erleben und Maßnahmen zur Verringerung: Eine Literaturübersicht. Zeitschrift für Gerontologie und Geriatrie, 55(1): 5–10.

Preitler B, Berger W, Schweighofer M (1994) Einsamkeit im Alter. In: Klicpera Ch, Schabmann A, Al-Roubaie A, Schuster B, Weber G, Beran H (Hrsg.) Psychosoziale Probleme im Alter. Wien: 83–93.

Prompahakul C, Epstein E (2020) Moral distress experienced by non-western nurses: an integrative review. Nursing Ethics 27: 778–795.

Radbruch L, Leget C, Bahr P, Müller-Busch C, Ellershaw J, de Conno F, Vanden Berghe P on behalf of the board members of the EAPC (2016) Euthanasia and physician-assisted suicide: A white paper from the European Association for Palliative Care, Palliative Medicine 30(2): 104–116.

Rafii F, Abredari H (2023) Death with Dignity in End-of-Life Nursing Care: Concept Analysis by Rodgers' Evolutionary Method. Iranian Journal of Nursing and Midwifery Research 28(2): 179–187.

Reed FM, Fitzgerald L, Bish MR (2017) A practice model for rural district nursing success in end-of-life advocacy care. Scandinavian Journal of Caring Science. 32(2): 746–755.

Rehmann-Sutter C (2022) Sind wir verletzbar durch den Tod? In: Coors M (Hrsg.) Moralische Dimensionen der Verletzlichkeit des Menschen. Berlin/Boston: 229–248.

Rehmann-Sutter C (2019) Self-perceived burden to others as a moral emotion in wishes to die. A conceptual analysis. Bioethics, 33(4):439–447.

Remmers H (2020) Providing Help. Aging and Care. In: Schweda M, Coors M, Bozzaro C (Hrsg.) Aging and Human Nature. Cham: 191–204.

Rentsch T (1994) Philosophische Anthropologie und Ethik der späten Lebenszeit. In: Baltes PB, Mittelstraß J, Staudinger UM (Hrsg.) Alter und Altern. Ein interdisziplinärer Studientext zur Gerontologie. Berlin/New York: 283–304.

Revenson TA, Johnson JL (1984) Social and demographic correlates of loneliness in late life. American Journal of Community Psychology 12(1): 71–85.

Richards N (2017) Old age rational suicide. Sociology Compass. 11(3): e12456. URL: doi: 10.1111/soc4.12456.

Richardson S (2023) An international expansion in voluntary euthanasia/assisted dying: The implications for nursing. International Nursing Review 70(1): 117–126.

Richter G (2024) Einsamkeit und assistierter Suizid im Alter (2024). In: Bozzaro C, Richter G, Rehmann-Sutter C (Hrsg.) Ethik des assistierten Suizids. Autonomien, Vulnerabilitäten Ambivalenzen. Bielefeld: 223–232.

Richter S (2024) Erleben von Zukunftssicherheit, Armutsrisiken und prekären Lebenslagen im Pflegeheim. Zeitschrift für Gerontologie und Geriatrie 57(2): 146–151.

Riedel A (2024) Assistierter Suizid und die Pflege(nden). In: Bozzaro C, Richter G, Rehmann-Sutter C (Hrsg.) Ethik des assistierten Suizids. Autonomien, Vulnerabilitäten Ambivalenzen. Bielefeld: 85–105.

Riedel A, Seidlein AH (2024) Moralisches Belastungserleben. Socialnet Lexikon. URL: https://www.social net.de/lexikon/Moralisches-Belastungserleben

Riedel A, Klotz K, Seidlein AH (2024a) Assistierter Suizid und die ethischen Implikationen. für die Pflegefachpersonen. In: Riedel A, Lehmeyer S (Hrsg.) Ethik im Gesundheitswesen. Berlin/Heidelberg: Springer. URL: https://doi.org/10.1007/978-3-662-58685-3_102-1.

Riedel A, Klotz K. Heidenreich T (2024b) Ethische Aspekte von Todes- und Suizidwünschen älterer Menschen in der Pflege und für Pflegefachpersonen. Ethik in der Medizin 36(3): 263–281. URL: https://doi.org/10.1007/s00481-024-00822-9.

Riedel A, Seidlein A-H, Klotz K (2024c) Integrität wahren – gewissenhaft abwägen. Pflege Zeitschrift 77(4): 20–23.

Riedel A, Goldbach M, Lehmeyer S (2023) Moralisches Belastungserleben und moralische Resilienz. Begriffliche Darlegungen und theoretische Einordnungen zur Hinführung. In: Riedel A, Lehmeyer S, Goldbach M (Hrsg.), Moralische Belastung von Pflegefachpersonen: Hintergründe – Interventionen – Strategien. Heidelberg: 3–33.

Riedel A, Linde, A-C (2023) Zwischen Genuss und Belastung. pflegen: palliativ 59: 4–7.

Riedel A, Lehmeyer S (2022a) Organisationsethik in der stationären Langzeitpflege aus der Pflege heraus und mit der Pflege entwickeln – Professionelle Besonderheiten als Motiv und als intrinsische Motivation in den strukturierten Entwicklungs- und Implementierungsprozess einbinden. In: Riedel A, Lehmeyer S (Hrsg.) Ethik im Gesundheitswesen. Berlin/Heidelberg: 995–1010.

Riedel A, Lehmeyer S (2022b) Erlebensqualitäten moralischer Belastung professionell Pflegender und die Notwendigkeit des Schutzes der moralischen Integrität – am Beispiel der COVID-19-Pandemie. In: Riedel A, Lehmeyer S (Hrsg.) Ethik im Gesundheitswesen. Berlin/Heidelberg: 447–475.

Riedel A, Giese C, Rabe M; Böck S (2022a) Pflege und assistierter Suizid: gesellschaftliche Verantwortung und ethische Implikationen – Denkanstöße für Profession und Gesellschaft. Ethik in der Medizin 34(4): 709–714.

Riedel A, Goldbach M, Lehmeyer S (2022b) Moralisches Belastungserleben professionell Pflegender – Modellierung der Entstehung und Wirkung eines ethisch bedeutsamen Phänomens. In: Riedel A, Lehmeyer S (Hrsg.) Ethik im Gesundheitswesen. Berlin/Heidelberg: 427–446.

Rikmenspoel MJHT, de Boer F, Onwuteaka-Philipsen BD, Pasman HRW, Widdershoven GAM (2024) Communication about euthanasia in Dutch nursing homes. Death Studies Death Studies. URL: doi: 10.1080/07481187.2024.2330011.

Roberts T, Bowers B (2015) How nursing home residents develop relationships with peers and staff: A grounded theory study. International Journal of Nursing Studies, 52(1): 57–67.

Rodríguez-Martínez A., De-la-Fuente-Robles YM, Martín-Cano MD, Jiménez-Delgado JJ (2023) Quality of Life and Well-Being of Older Adults in Nursing Homes: Systematic Review. Social Sciences, 12(7): 418. URL: https://doi.org/10.3390/socsci12070418.

Rodríguez-Prat A, Balaguer A, Crespo I, Monforte-Royo C. (2019) Feeling like a burden to others and the wish to hasten death in patients with advanced illness: A systematic review. Bioethics 33(4): 411–420.

Roest B, Trappenburg M, Leget C (2020) Being a burden to others and wishes to die: The importance of the sociopolitical context. Bioethics, 34(2): 195–199.

Røen I, Benth JŠ, Kirkevold Ø, Testad I, Selbæk G, Engedal K, Bergh S (2019) Exploring the trajectories of quality of life and its covariates in nursing home residents: a longitudinal study. Journal of Nursing Home Research 5: 8–19.

Roth M (1959) Mental Health Problems of Aging and the Aged. Bull. Org. mond. Santé/Bull. Wld. Hlth Org. 21: 527–561.

Rubli Truchard E, Monod S, Bula CJ, Dürst A-V, Levorato A, Mazzocato C, Münzer T, Pasquier J, Quadri P, Rochat E, Spencer B, von Gunten A, Jox RJ (2022) Wish to Die Among Residents of Swiss Long-Term

Care Facilities: A Multisite Cross-Sectional Study. Journal of the American Medical Directors Association, 23(12): 1935–1941.

Rushton CH (2017) Cultivating Moral Resilience. The American Journal of Nursing, 117(2 Suppl 1): 11–15.

Sallnow L, Smith R, Ahmedzai SH, Bhadelia A, Chamberlain C, Cong Y, Doble B, Dullie L, Durie R, Finkelstein EA, Guglani S, Hodson M, Husebø BS, Kellehear A, Kitzinger C, Knaul FM, Murray SA, Neuberger J' O'Mahony S, Rajagopal MR, Russell S, Sase E, Sleeman KE, Solomon S, Taylor R, Tutu van Furth M, Wyatt K; Lancet Commission on the Value of Death (2022) Report of the Lancet Commission on the Value of Death: bringing death back into life, Lancet 399: 837–884.

Schnakenberg R, Fassmer AM, Allers K, Hoffmann F (2022) Characteristics and place of death in home care recipients in Germany – an analysis of nationwide health insurance claims data. BMC Palliative Care, 21(1), 172. URL: https://doi.org/10.1186/s12904-022-01060-w.

Salvatore T (2023) Dying by Suicide in Nursing Homes: A Preventable End of Life Outcome for Older Residents. OMEGA – Journal of Death and Dying, 88(1): 20–37.

Sandham M, Carey M, Hedgecock E, Jarden R (2022) Nurses' experiences of supporting patients requesting voluntary assisted dying: A qualitative meta-synthesis. Journal of Advanced Nursing. 78: 3101–3115.

Scheeres-Feitsma TM, van Laarhoven AJJMK, de Vries R, Schaafsma P, van der Steen JT (2023) Family involvement in euthanasia or Physician Assisted Suicide and dementia: A systematic review. Alzheimers & Dementia. 19(8): 3688–3700.

Schmidtke A, Schaller S (2006) Suizidalität. In: Oswald WD, Lehr U, Sieber C, Kornhuber J (Hrsg.) Gerontologie. Stuttgart: 379–386.

Schneider B, Lindner R, Giegling I, Müller S, Müller-Pein H, Rujescu D, Urban B, Fiedler G (2021) Suizidprävention Deutschland – Aktueller Stand und Perspektiven. Kassel: Deutsche Akademie für Suizidprävention e.V. (DASP). URL: https://www.naspro.de/dl/Suizidpraevention-Deutschland-2021.pdf. Zugegriffen am 04.01.2024.

Schulz-Nieswandt F (2023) Was ist Altern und wie erforscht man es wozu? In: Hank K, Wagner M, Zank S (Hrsg.) Alternsforschung. Handbuch für Wissenschaft und Studium. Baden-Baden: 19–27.

Schweda M (2022) Altern und Vulnerabilität. In: Coors M (Hrsg.) Moralische Dimensionen der Verletzlichkeit des Menschen. Berlin/Boston: 205–227.

Schweda M (2023) Alter(n). In: Neuhäuser C, Raters M-L, Stoecker R (Hrsg.) Handbuch Angewandte Ethik. Berlin: 424–427.

Schweda M, Hummers E, Kleinert E (2023) Zwischen Bagatellisierung und Pathologisierung: Gesundheitsversorgung im Alter und die Zeitstruktur guten Lebens. Ethik in der Medizin 35: 77–91.

Schweighart R' O'Sullivan JL, Klemmt M, Teti A, Neuderth S (2022) Wishes and Needs of Nursing Home Residents: A Scoping Review. Healthcare 10(5): 854. URL: https://doi.org/10.3390/healthcare10050854.

Seidlein AH (2023) Moral Distress: Allgegenwärtig, erschöpfend erforscht und nun? Pflege 36(4): 187–188.

Seidlein AH, Kuhn E (2023) When Nurses' Vulnerability Challenges Their Moral Integrity: A Discursive Paper. Journal of Advanced Nursing 79(10): 3727–3736.

Seidlein AH, Buchholz I, Buchholz M, Salloch S (2019) Relationships and burden: An empirical-ethical investigation of lived experience in home nursing arrangements. Bioethics 33(4): 448–456.

Senghaas M, Struck O (2023) Arbeits- und Personalsituation in der Alten- und Krankenpflege. Wie beurteilen Beschäftigte und Führungskräfte Belastungsfaktoren, Ressourcen und Handlungsmöglichkeiten? Institut für Arbeitsmarkt- und Berufsforschung. URL: https://doku.iab.de/forschungsbericht/2023/fb0823.pdf. Zugegriffen am 16.01.2024.

Seppänen M, Niemi M, Sarivaara S (2023) Social relations and exclusion among people facing death. European Journal of Ageing 20 (1). URL: https://doi.org/10.1007/s10433-023-00749-y.

Skudlik S, Hirt J, Döringer T, Thalhammer R, Lüftl K, Prodinger B, Müller M (2023) Challenges and care strategies associated with the admission to nursing homes in Germany: a scoping review. BMC Nursing, 22(1): 5. URL: https://doi.org/10.1186/s12912-022-01139-y.

Snir JT, Ko DN, Pratt B, McDougall R (2022) Anticipated impacts of voluntary assisted dying legislation on nursing practice. Nursing Ethics 29(6): 386–1400.

Statista (2023) Number of medically assisted deaths in Canada in 2021, by age. URL: https://www.statista.com/statistics/792308/number-of-medically-assisted-deaths-canada-by-age/. Zugegriffen am 29.12.2023.

Streeck N (2022) Sterbewünsche. In: Riedel A, Lehmeyer S (Hrsg.) Ethik im Gesundheitswesen. Berlin/Heidelberg: 717–733.

Sumner L.W. (2022) 'Half in Love with Easeful Death': Rational Suicide and the Elderly. In: Wareham CS (Hrsg.) The Cambridge Handbook of the Ethics of Aging. Cambridge: 172–193.

Swissinfo (2023) The Swiss assisted suicide organisation EXIT helped a total of 1,125 people end their lives in 2022, up 15% on the previous year, it said on Friday. URL: https://www.swissinfo.ch/eng/society/assisted-suicide-numbers-up-last-year–says-organisation/48256854. Zugegriffen am 29.12.2023.

Thomae H (1991) Lebenszufriedenheit. In: Oswald WD, Herrmann WM, Kanowski S, Lehr UM, Thomae H (Hrsg.) Gerontologie. Stuttgart: 323–328.

Thornton S (2021) Life history of olde people: Social theories and the sociology of aging. In: McSgerry W, Rykkje L, Thornton S (Hrsg.) Understanding Aging for Nurses and Therapists. Cham: 25–37.

Tjernberg J, Bökberg C (2020) Older persons' thoughts about death and dying and their experiences of care in end-of-life: a qualitative study. BMC Nursing 19(1): 123. URL: https://doi.org/10.1186/s12912-020-00514-x.

Tomlinson E, Stott J (2015) Assisted dying in dementia: a systematic review of the international literature on the attitudes of health professionals, patients, carers and the public, and the factors associated with these. International Journal Geriatric Psychiatry 30(1): 10–20.

Townsend P (1968) Isolation, desolation, and loneliness. In: Shanas E, Townsend P, Wedderburn D, Friis H, Milhoj P, Stehouwer J Old people in three industrial societies. New York, 285–287.

Townsend P (1975) The family life of old people. London.

Tuominen L, Leino-Kilpi H, Suhonen R (2016) Older people's experiences of their free will in nursing homes. Nursing Ethics 23(1): 22–35.

Van Orschot B, Mücke K, Cirak A, Henking T, Neuderth S (2019) Gewünschter Sterbeort, Patientenverfügungen und Versorgungswünsche am Lebensende: erste Ergebnisse einer Befragung von Pflegeheimbewohnern. Zeitschrift für Gerontologie und Geriatrie 52: 582–588.

Variath C, Peter E, Cranley L, Godkin D, Just D (2020) Relational influences on experiences with assisted dying: A scoping review. Nursing Ethics 27(7): 1501–1516.

Villar F, Serrat R, Bilfeldt A, Larragy J. (2021) Older People in Long-Term Care Institutions: A Case of Multidimensional Social Exclusion. In: Walsh K, Scharf T, Van Regenmortel S, Wanka A (Hrsg.) Social Exclusion in Later Life. Cham: 297–309.

Villeneuve R, Meillon C, Dartigues JF, Amieva H (2022) Trajectory of Quality of Life Before and After Entering a Nursing Home: A Longitudinal Study. Journal of Geriatric Psychiatry and Neurology, 35(1): 102–109.

Wächtler C (1991) Suizidalität. In: Oswald WD, Herrmann WM, Kanowski S, Lehr UM, Thomae H (Hrsg.) Gerontologie, Stuttgart: 597–605.

Wand AP, Peisah C, Draper B, Jones C, Brodaty H (2016) Rational Suicide, Euthanasia, and the Very Old: Two Case Reports. Case Reports in Psychiatry 2026:2016:4242064. URL: doi: 10.1155/2016/4242064.

Wand AP, Peisah C, Draper B, Brodaty H (2018) The nexus between elder abuse, suicide, and assisted dying: The importance of relational autonomy and undue influence. Macquarie Law Journal 18: 79–92.

Wassiliwizky M, Gerlinger G, Domsche K, Reif A, Bader F, Pollmächer T (2022) Der assistierte Suizid. Nervenarzt 93: 1134–1142.
Wedler H, Teising M, Hery D (2014) Ethische Aspekte der Suizidprävention. In: Lindner R, Hery D, Schaller S, Schneider B, Sperling U (Hrsg.) Suizidgefährdung und Suizidprävention bei älteren Menschen. Heidelberg: 133–143.
Wenner J, Wagner M, Zank S (2023) Lebensqualität in der Hochaltrigkeit. In: Hank K, Wagner M, Zank S (Hrsg.) Alternsforschung. Handbuch für Wissenschaft und Studium. Baden-Baden: 581–601.
Widmer A, Wiegand K, Huber E (2023) Wenn Abhängigkeit verletzlich macht: Ansprüche von Pflegeheimbewohnenden an eine würdevolle Pflege. Pflege 36(5): 277–285.
Wilson M, Wilson M, Edwards S, Cusack L, Wiechula R (2021) Role of attitude in nurses' responses to requests for assisted dying. Nursing Ethics 28(5): 587–833.
Winkler R (2020) Lebensqualität pflegebedürftiger älterer Menschen. Eine Längsschnittstudie unter Berücksichtigung des Pflegeheimeinzugs. Wiesbaden.
Wöhlke S, Riedel A. (2023) Pflegeethik und der Auftrag der Pflege – Gegenwärtige Grenzen am Beispiel der stationären Altenpflege. Bundesgesundheitsblatt Gesundheitsforschung Gesundheitsschutz. 66(5): 508–514.

Beate Winkler

Ärztlich assistierter Suizid – spezielle Herausforderungen und Erfahrungen in der Kinderonkologie

Fallskizze 1

G. ist 15 Jahre alt, als bei ihr ein nicht metastasiertes alveoläres Rhabdomyosarkom diagnostiziert wird. Wir sprechen im ersten Gespräch über die Bösartigkeit des Tumors, die empfohlene intensive Chemotherapie, die lokale Strahlentherapie und eine möglicherweise notwendige Operation im Verlauf.

G.: „Werde ich damit sicher wieder gesund?"
Ich: „Es ist die Behandlung mit den besten Chancen nach heutigem Kenntnisstand der Medizin. Ich hoffe, dass wir damit deine Krebserkrankung heilen können, aber eine Heilung können wir auch mit dieser intensiven Therapie nicht garantieren."

G.: „Ich mache das alles mit. Ich werde das schon aushalten. Aber wenn der Tumor wiederkommt, fahre ich in die Schweiz und bringe mich um."

G. erleidet drei Monate nach Ende der Intensivtherapie ein metastatisches Rezidiv. Gemäß ihrem Wunsch erhält sie eine erneute intensive Rezidivtherapie, die sich über neun Monate erstreckt, die Erkrankung aber nicht unter Kontrolle bringen kann. Sie erleidet einen Querschnitt und erblindet im Verlauf. Sie stirbt etwa 15 Monate nach der Rezidivdiagnose in pädiatrischer palliativer Behandlung zu Hause. Nach einer Suizidassistenz hat sie nie wieder gefragt.

1 Einführung

Seit dem Urteil des BVerfG vom Februar 2020 wird der assistierte Suizid in der Öffentlichkeit intensiv diskutiert. Dabei richtet sich der Blick meist auf Erwachsene, die ihrem Leben ein Ende setzen möchten. Während im Urteil des BVerfG keine untere Altersgrenze für den Zugang zu einer Suizidbeihilfe expliziert wird, geben die zwei aktuell vorliegenden, jedoch im Bundestag gescheiterten Gesetzesentwürfe die Volljährigkeit als eine Grundbedingung vor (Helling-Plahr, Künast et al. 2022; Castellucci et al. 2022)[1]. Ob „davon

1 In dem „Entwurf eines Gesetzes zur Strafbarkeit der geschäftsmäßigen Hilfe zur Selbsttötung und zur Sicherstellung der Freiverantwortlichkeit der Entscheidung zur Selbsttötung" der Gruppe von Castellucci et al. heißt es in § 217 Geschäftsmäßige Förderung der Selbsttötung: (1) Wer in der Absicht, die Selbsttötung eines anderen zu fördern, diesem hierzu geschäftsmäßig die Gelegenheit gewährt,

https://doi.org/10.1515/9783111371795-009

auszugehen [ist], dass eine Person regelmäßig erst mit Vollendung des 18. Lebensjahres die Bedeutung und Tragweite einer Suizidentscheidung vollumfänglich zu erfassen vermag", wie es in der Gesetzesvorlage von Helling-Plahr und Künast heißt, also ob per Gesetz der Ausschluss von Jugendlichen unter 18 Jahren generell richtig ist, soll in diesem Aufsatz diskutiert werden.

Hierfür werde ich zunächst skizzieren, in welchem Alter und aus welchen Gründen Kinder und Jugendliche in hochentwickelten Industriestaaten sterben. Danach werde ich schildern, welche Formen der Hilfe *im* und ggf. *zum* Sterben in der Kinderheilkunde bereits praktiziert werden und legal sind. Darauffolgend stelle ich Daten aus meiner eigenen Abteilung vor. Die Klinik für Pädiatrische Hämatologie und Onkologie am Universitätsklinikum Hamburg-Eppendorf (UKE) ist eine der größten derartigen Abteilungen in Deutschland, sodass diese Zahlen einen gewissen repräsentativen Überblick über das Sterben in der Kinderonkologie in Deutschland geben dürften. Schließlich wird auf eine potenzielle Rolle der Pflege beim assistierten Suizid eingegangen.

Es muss überlegt werden, welche Argumente für oder gegen die Erlaubnis einer Suizidassistenz bei Jugendlichen sprechen, und dies am Beispiel eines Jugendlichen in der Terminalphase einer onkologischen Erkrankung. Dabei wird der Frage nachgegangen, auf welche ethischen Werte wir uns in so einer Diskussion beziehen können.

Im Schlussteil werde ich einen Vorschlag unterbreiten, wie man mit ernsthaften und dauerhaften Suizidwünschen bei schwer körperlich kranken Jugendlichen umgehen könnte.

2 In welchem Alter und woran sterben Kinder?

Die Sterblichkeit von Kindern und Jugendlichen ist weltweit, aber vor allem in den hochentwickelten Industriestaaten, in den letzten Jahrzehnten deutlich zurückgegangen (Verhagen und Buijsen 2023, S. 5–6). In Deutschland sind 2021 etwa 1 Million Erwachsene gestorben und knapp 3000 Kinder und Jugendliche (0,3 % aller Todesfälle, Alter 0–20 Jahre).[2] Knapp 2000 der Verstorbenen starben im Säuglingsalter. In dieser

---

verschafft oder vermittelt, wird mit Freiheitsstrafe bis zu drei Jahren oder mit Geldstrafe bestraft. (2) Die Förderungshandlung im Sinne des Absatzes 1 ist nicht rechtswidrig, wenn 1. die suizidwillige Person volljährig und einsichtsfähig ist, ...

In dem Entwurf von Helling-Plahr, Künast et al. heißt es in § 3 Autonom gebildeter, freier Wille (1) Ein autonom gebildeter, freier Wille setzt die Fähigkeit voraus, seinen Willen frei [...] zu bilden und nach dieser Einsicht handeln zu können. Es ist davon auszugehen, dass eine Person regelmäßig erst mit Vollendung des 18. Lebensjahres die Bedeutung und Tragweite einer Suizidentscheidung vollumfänglich zu erfassen vermag.

2 Statistisches Bundesamt: Todesursachen in Deutschland im Jahr 2021. Daten extrahiert aus der Todesursachenstatistik Deutschland, (URL: https://www.destatis.de/DE/Themen/GesellschaftUmwelt/Gesundheit/Todesursachen/_inhalt.html).

Gruppe führten vor allem Erkrankungen, die ihren Ursprung in der Perinatalperiode haben (z. B. Frühgeburtlichkeit und angeborene Fehlbildungen) zum Tod. Zwischen einem und 15 Jahren sind Todesfälle besonders selten. Zwischen 15 und 20 Jahren nimmt vor allem der Tod durch Unfälle, Verletzungen und Vergiftungen (inkl. Suizide) zu. Der Tod durch eine Krebserkrankung ist bei Säuglingen sehr selten. Insgesamt sind 2021 etwa 200 Kinder in Deutschland an einer Krebserkrankung gestorben, dies relativ gleich verteilt in allen Altersgruppen mit einem Anstieg bei den über 15-Jährigen (Abb. 1). Krebserkrankungen zählen damit zu den häufigsten Todesursachen bei Kindern und Jugendlichen.

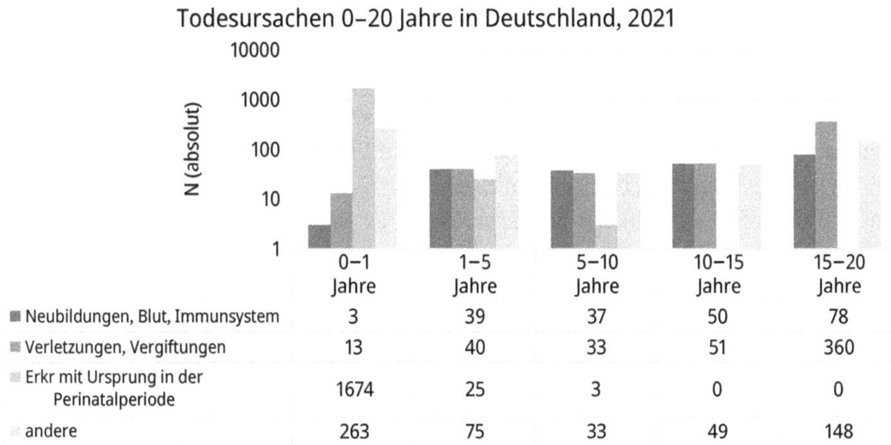

	0–1 Jahre	1–5 Jahre	5–10 Jahre	10–15 Jahre	15–20 Jahre
Neubildungen, Blut, Immunsystem	3	39	37	50	78
Verletzungen, Vergiftungen	13	40	33	51	360
Erkr mit Ursprung in der Perinatalperiode	1674	25	3	0	0
andere	263	75	33	49	148

Abb. 1: Todesursachen bei Kindern und Jugendlichen nach Alter im Jahr 2021 in Deutschland (Quelle: Statistisches Bundesamt, Todesursachenstatistik; eigene Darstellung).

3 Hilfe *im* und *zum* Sterben bei Kindern und Jugendlichen

Auch bei Kindern kann die Durchführung oder Unterlassung von Maßnahmen zu einem verfrühten Todeseintritt beitragen. Folgende Praktiken werden wie bei Erwachsenen durchgeführt: Therapien am Lebensende zur Leidenslinderung (*indirekte Sterbehilfe*), z. B. wenn beim Einsatz einer hochdosierten Opiattherapie oder einer Sedierung die Verkürzung des Lebens als Nebenwirkung in Kauf genommen wird, um Symptome, die anders nicht gelindert werden können, zu behandeln. Außerdem werden Formen des Sterben-Zulassens (auch: *passive Sterbehilfe)* durch das Nicht-Aufnehmen oder den Abbruch einer lebenserhaltenden Therapie praktiziert. Hierzu zählen z. B. die Beendigung einer Katecholamin-Therapie und einer Beatmung auf der Intensivstation, wenn das Leben des/r Patienten/-in absehbar nicht mehr zu retten ist, aber auch ein gemeinsamer Beschluss zwischen Eltern und Ärzt/-innen, bei einem Kleinkind keine onkologische (Rezidiv-)Therapie zu beginnen, wenn die Prognose nach den heutigen Erkenntnissen infaust ist. Diese Formen der Sterbehilfe sind in Deutschland legal. Sie werden in der Regel in einem Aushandlungsprozess zwischen Ärzt/-innen, Eltern und ggf. dem/r Jugendlichen ausführlich besprochen und je nach Situation gemeinsam entschieden.

In den Niederlanden ist es prinzipiell möglich, bei Jugendlichen ab 12 Jahren auch eine Tötung auf Verlangen (*aktive Sterbehilfe*) einzusetzen, ihnen also eine letale Substanz auf ihren Wunsch zu applizieren, im Falle einer schweren Erkrankung mit unerträglichem Leiden (in Analogie zu den Möglichkeiten beim Erwachsenen). Bei 12- bis 16-Jährigen müssen Eltern und Patient/-in dieser Form der Sterbehilfe zustimmen, bei Jugendlichen zwischen 16 und 18 Jahren wird lediglich angestrebt und empfohlen, dass die Eltern informiert werden, sie haben aber kein Veto-Recht (Davies 2018, S. 127).

In Belgien dürfen Kinder und Jugendliche seit 2014 unabhängig vom Alter alle Formen der Sterbehilfe erhalten, hier sind jedoch im Verfahren strengere Regularien als bei Erwachsenen vorgegeben (z. B. müssen unerträgliche körperliche Symptome bei einer somatischen Erkrankung vorliegen und ein/e Kinder- und Jugendpsychiater/-in muss zur Beurteilung der Entscheidungsfähigkeit zu Rate gezogen werden). Bis 2021 ist in Belgien bei einem Kind und zwei Jugendlichen eine Tötung auf Verlangen vorgenommen worden: das Kind litt an einem Hirntumor, ein Jugendlicher an einer zystischen Fibrose und ein weiterer an einer Muskeldystrophie Duchenne (Murdoch 2021, S. 104).

In Deutschland ist die *Tötung auf Verlangen* in § 216 des Strafgesetzbuchs weiterhin verboten[3], während Erwachsenen ein *ärztlich assistierter Suizid* nach dem Urteil des BVerfG prinzipiell offenstehen sollte, da „das allgemeine Persönlichkeitsrecht [...] als Ausdruck persönlicher Autonomie ein Recht auf selbstbestimmtes Sterben [umfasst]". Für die meisten Staaten, in denen der ärztlich assistierte Suizid erlaubt, eine Tötung auf Verlangen aber verboten ist, werden Nicht-Volljährige ausgeschlossen (z. B. Oregon). Im ethischen Wertegerüst der Pädiatrie wird das *Kindeswohl* häufig als das leitende ethische Prinzip verstanden, während die Patientenautonomie in bestimmten Fällen (z. T. Alters- und Kompetenz-bedingt notwendig) zurücksteht (*Benefizienz*). Die Vorstellung, nicht-volljährige Jugendliche bei einem Suizid gemäß ihrem Wunsch zu unterstützen, ihnen aber die Tötung auf Verlangen zu verweigern, scheint offenbar weltweit schwer vorstellbar.

Wenn ich auf die weiter oben zitierten Gründe für das Versterben von Kindern und Jugendlichen zurückkomme, gibt es u. a. eine Patientenkohorte, in der die Anfrage für einen assistierten Suizid auf Ärzt/-innen und Pflegende dennoch zukommen könnte – die Patient/-innen, die an einer onkologischen Erkrankung häufig unter monate- oder jahrelanger Behandlung leiden.

---

3 § 216 StGB: Tötung auf Verlangen. (1) Ist jemand durch das ausdrückliche und ernstliche Verlangen des Getöteten zur Tötung bestimmt worden, so ist auf Freiheitsstrafe von sechs Monaten bis zu fünf Jahren zu erkennen. (2) Der Versuch ist strafbar.

Ich möchte mich im Weiteren mit der Frage beschäftigen, ob nicht-volljährigen Jugendlichen, die in einer palliativen Situation wegen einer Krebserkrankung sind und sich eine Suizidassistenz wünschen, diese angeboten werden sollte.

4 Behandlung von Kindern mit einer onkologischen Erkrankung in einer palliativen Situation

Im Jahr 2021 sind in Deutschland etwa 200 Kinder an einer Krebserkrankung verstorben. Pro Jahr wird in Deutschland bei etwa 2000 Kindern eine Krebserkrankung diagnostiziert. Nationale und internationale Daten zeigen, dass heute in den Industrienationen etwa 80 % der krebskranken Kinder und Jugendlichen von ihrer Erkrankung langfristig geheilt werden können. Die Prognose bei Kindern mit Krebserkrankungen hat sich in den letzten Jahrzehnten deutlich verbessert.[4]

Im Jahr 2021 sind 29 Patienten, die z. T. über Jahre in unserer Abteilung, der Klinik für Pädiatrische Hämatologie und Onkologie am UKE in Hamburg, behandelt wurden, verstorben. Das Alter der Patient/-innen bei ihrem Tod ist Abb. 2 zu entnehmen.

Die Kinder und Jugendlichen waren bei Erstdiagnose der Erkrankung zwischen einem Tag und 17 Jahren alt (im Mittel knapp sieben Jahre). Die mittlere Erkrankungsdauer betrug 2 ¾ Jahre (21 Tage bis 13 Jahre). Fünf Kinder litten an einer Leukämie, acht Kinder an Rezidiven eines soliden Tumors, 13 Kinder an einem Hirntumor und drei Kinder an einer anderen hämatologischen oder immunologischen Erkrankung. 22 Patienten verstarben an ihrer Grunderkrankung, sieben an therapiebedingten Komplikationen. 22 Kinder und Jugendliche starben zu Hause in Betreuung durch das Hamburger Kinderpalliativteam KinderPACT (oder durch ein regionales Team), ein junger Erwachsener in einem Hospiz, zwei Patienten verstarben in der Klinik auf der Normalstation und vier Patient/-innen an Komplikationen oder nicht beherrschbarer Grunderkrankung auf der Intensivstation.

14 Kinder und Jugendliche starben im Alter zwischen neun und 18 Jahren – dies sind die Patient/-innen, die potenziell (ggf. zusammen mit ihren Eltern) um eine Hilfe zum Suizid aufgrund einer hohen Symptomlast bei einer Krebserkrankung anfragen könnten. Auch wenn es sich um nur sehr wenige Patient/-innen handelt, darf allein ihre geringe Anzahl nicht dazu führen, sich der Diskussion um Hilfe zum Suizid in dieser Kohorte zu entziehen, dies gebietet die Achtung vor jedem einzelnen Menschen (Kamlah 1976, S. 20).[5] Meine Absicht ist es darzustellen, dass es diese – wenn auch

---

4 Kinderkrebsinfo (2021) Deutsches Kinderkrebsregister. URL: www.gpoh.de/kinderkrebsinfo. Abbildung: Anstieg der Überlebensraten in Deutschland.

5 Vgl. Kamlah, Meditatio mortis, 1976, S. 20: „*In dubio pro libertate.* Gerade nämlich, wenn man annimmt, dass die Zahl der Fälle moralisch erlaubter Selbsttötungen verschwindend klein ist, kommt

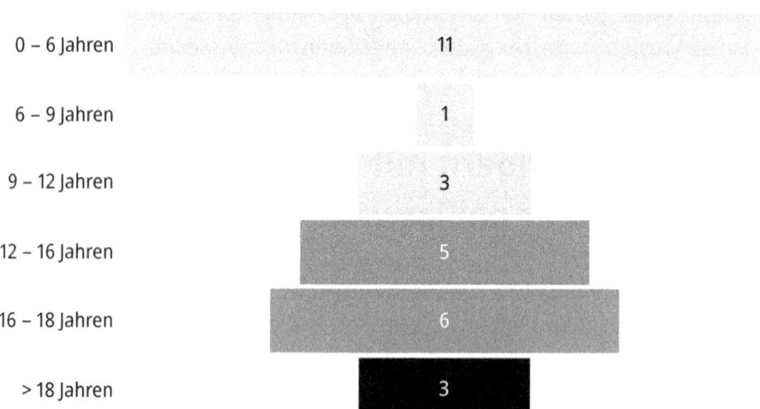

Abb. 2: Alter der 29 im Jahre 2021 verstorbenen Patient/-innen unserer Abteilung zum Zeitpunkt ihres Todes.

anzahlmäßig kleine – Gruppe gibt und dass wir dazu verpflichtet sind, über deren potenzielle Bedürfnisse nachzudenken.

5 Rolle der Pflege

Kommt Pflegenden in der Diskussion um einen *ärztlich assistierten Suizid bei Jugendlichen und Kindern* eine Rolle zu? Und wenn ja, welche? Wie unter Punkt 4 geschildert, wurden 22 von 29 Patient/-innen in der palliativen Situation zu Hause durch ein Kinderpalliativteam bis zum Tod betreut. In der Versorgung dieser schwerkranken Kinder und Jugendlichen stehen Pflegekräfte „an vorderster Front", sie besuchen Kinder und Jugendliche zu Hause z. T. allein. Sie fungieren als Ansprechpartner/-innen in der Versorgung und sind Mitglieder des Behandlungsteams. Sie können somit von Patient/-innen und Familien angesprochen werden, wenn der Wunsch nach Hilfe zu einem Suizid als eine Option zur Behandlung (resp. Beendigung) schwerwiegender Symptome zur Sprache kommt. Um Todeswünsche und das Sprechen darüber nicht im Keim zu ersticken (zu tabuisieren), ist ein Wissen um die legalen Möglichkeiten in einer palliativen Behandlungssituation auch auf der Seite der Pflegenden notwendig. Sie können in eine Vermittlerrolle zwischen Ärzt/-innen und Patient/-in geraten, zum

alles darauf an, sie nicht zu übersehen. Was de facto selten vorkommt, kann doch de principio moralisch zulässig und für unser bedrängtes Leben sehr bedeutsam sein."

Sprachrohr werden. Kinderkrankenpflegende können aufgrund ihrer Erfahrung im Umgang mit Kindern und Jugendlichen zudem hilfreich sein in der Evaluation, ob diese entscheidungsfähig sind, und in der Beurteilung, ob formulierte Todeswünsche andauernd und frei von Zwang sind. Gerade erfahrene Palliativpflegekräfte können zudem Ärzt/-innen bei Durchführung eines assistierten Suizids zur Seite stehen und eine entlastende Funktion für diese und für die Angehörigen haben (gemeinsames (Er)Tragen einer sehr schwierigen Situation).

6 Ethische Argumente *gegen* die Erlaubnis eines ärztlich assistierten Suizids bei Jugendlichen

Es gibt „klassische" Argumente gegen den ärztlich assistierten Suizid und die aktive Sterbehilfe generell, also unabhängig vom Alter des/r Patient/-in. Hier werden in der Regel folgende genannt: die Heiligkeit des Lebens, das Berufsethos des Arztes, die These, dass jegliches Leiden behandelbar sei und die Sorge vor Missbrauch (*slippery slope* Argument, Holm 2015, S. 40). Die *Heiligkeit des Lebens* mag antiquiert klingen, jedoch liegen dieser Argumentation weit verbreitete und oft tief verankerte religiöse Ansichten zugrunde. In diesen wird z. B. von einem absoluten Wert des Lebens gesprochen, das Gott gegeben und nicht von menschlicher Hand genommen werden darf (Farrow 2018, S. 186). Aber auch in unseren Gesetzen wird dem „Rechtsgut Leben" eine herausragende Bedeutung beigemessen. Das leibliche Leben ist die Basis des Seins jedes Individuums und gilt als unbedingt schützenswert.[6] Dieser hohe Wert des Lebens schlägt sich im *Berufsethos* der Ärzt/-innen nieder. Im Genfer Ärztegelöbnis heißt es „Ich werde den höchsten Respekt vor menschlichem Leben wahren" und in der ärztlichen Berufsordnung unter § 1 Aufgaben des Arztes, Satz (1) „Der Arzt dient der Gesundheit des einzelnen Menschen und der Bevölkerung" [...] und in Satz (2) „Aufgabe des Arztes ist es, das Leben zu erhalten, die Gesundheit zu schützen und wiederherzustellen [...]." Hierauf berufen sich Ärzt/-innen, wenn sie vertreten, dass eine Suizidassistenz oder die Tötung auf Verlangen keine ärztliche Aufgabe seien und auch nicht sein können, da der Tod eines/r Patienten/-in niemals von einem Arzt intendiert werden dürfe: „Der Tod jedoch ist kein Ziel der Medizin." (Maio 2021, S. 638). Nicht zuletzt äußern Gegner der Tötung auf Verlangen und des assistierten Suizids die Sorge vor *Missbrauch* dieser Maßnahmen durch Mediziner/-innen, also auch davor, dass Patient/-innen durch Ärzt/-innen oder Angehörige der assistierte Suizid nahegelegt wird und diese gegen ihren Willen oder doch wenigstens ohne ihre klare Zustimmung durch medizinisches Personal zu Tode kommen.

6 Beispielhaft sei der Artikel 2, Satz 2 unseres Grundgesetzes genannt: „Jeder hat das Recht auf Leben und körperliche Unversehrtheit."

Für Kinder und Jugendliche werden weitere Argumente ins Feld geführt. Die Sachlage sei ohnehin schon sehr komplex, die Bevölkerung in ihren Ansichten tief gespalten und die Politik nicht in der Lage, zu einer Lösung zu kommen. Man müsse daher diese „hyperkomplizierte“ Fragestellung zunächst zurückstellen, um für den Großteil der potenziell Betroffenen zu Lösungen zu kommen. Hier zeigt sich ein utilitaristischer Ansatz, der in Canada mit der Bill C-14 verfolgt wurde, verbunden mit dem Auftrag, sich um die zunächst ausgeschlossenen Gruppen zeitnah zu kümmern (Campbell et al. 2023, S. 170).

Häufiger werden jedoch die zwei folgenden Argumente genannt:

Erstens die *verminderte Einsichts-* und somit *Einwilligungsfähigkeit*, d. h. die fehlende Fähigkeit, wirklich zu überblicken, was der Tod bedeutet, nicht nur das Ende eines Leidens, sondern eben auch das Ende des Lebens an sich, das Ende der Person und die Unumkehrbarkeit des Prozesses. Es wird auch aus kinderärztlicher und kinder- und jugendpsychiatrischer Sicht angeführt, dass Entscheidungsprozesse bei Kindern und Jugendlichen neurobiologisch anders ablaufen als in einem ausgereiften, erwachsenen Gehirn. Jugendliche neigen dazu, vorschnell ohne sorgfältige Abwägung emotionale, irrationale Entscheidungen zu treffen (Murdoch 2021, S. 109).

Zweitens der *Verweis* auf die *Vulnerabilität* von Kindern und Jugendlichen. Sie gelten als besonders schützenswert, sie sind besonderen Abhängigkeitsverhältnissen unterworfen, vor allem in ihrer eigenen Familie. So ist das Risiko erhöht, dass sie Entscheidungen zu ihrem Sterben u. U. nicht autonom, sondern nur gemäß den Erwartungen z. B. ihrer Eltern treffen (Kaczor 2016, S. 57).

Der Staat und auch das medizinische System müssen sich um vulnerable Gruppen wie Kinder und Jugendliche ganz besonders kümmern und sie in besonderem Maße vor Machtmissbrauch schützen. Bei dem hohen Wert des Lebens an sich, der Würde jedes einzelnen Kindes, kann es da überhaupt in Betracht kommen, dass Ärzt/-innen Kindern und Jugendlichen nicht nur *im*, sondern auch *zum* Sterben helfen? Selbst wenn es deren eigenständiger und klarer Wunsch ist?

7 Ethische Argumente *für* die Erlaubnis des ärztlich assistierten Suizids bei Jugendlichen

Befürworter des ärztlich assistierten Suizids und/oder der Tötung auf Verlangen beziehen sich in ihrer Argumentation in der Regel auf die *Autonomie* des/der Suizidwilligen und häufig auf die Notwendigkeit, eine Antwort auf *unerträgliches Leiden* zu haben (Holm 2015, S. 40).

In Bezug auf Jugendliche wird man zunächst das Argument der *Gerechtigkeit* vorbringen. Wenn unser Staat Erwachsenen die selbstbestimmte Gestaltung ihres Sterbens erlaubt, muss dies nicht auch für ältere Kinder und Jugendliche gelten? Das Gegenargument, dass diese warten könnten, bis sie volljährig seien, trifft zumindest für krebskranke Jugendliche in einer palliativen Situation, die erwartbar niemals volljährig werden können, nicht zu. Auch das pauschale Absprechen der Urteilsfähigkeit in Bezug auf das eigene Sterben aufgrund des kalendarischen Lebensalters halten viele Kinderonkolog/-innen und Kinderärzt/-innen für nicht korrekt, da ein chronisch krankes Kind sich durch das Leben mit der Erkrankung anders entwickelt als seine Altersgenossen. Niederländische Kolleg/-innen halten es für möglich, dass Kinder ab dem Alter von etwa neun Jahren die Tragweite einer Entscheidung über das eigene Sterben überblicken können (de Keijzer et al. 2022, S. 458). Ggf. setzen sich Kinder und Jugendliche mit den Themen Sterben und Tod auf andere Weise auseinander als Erwachsene. Das kindliche oder jugendliche Denken hierüber sollte aber nicht automatisch als weniger „gut" (reif) eingestuft werden. Wer darf definieren, dass ausschließlich der erwachsene Blick auf die Welt der richtige ist? Die Diskriminierung von Kindern und Jugendlichen, im Sinne des englischen Wortes *childism* muss in den Blick genommen werden, wenn pauschal behauptet wird, dass Kinder und Jugendliche nicht ausreichend entscheidungsfähig seien (Campbell et al. 2023, S. 172). In der Kinderonkologie, in der viele Kinder und Jugendliche behandelt werden und in Studien eingebunden sind, sind Ärzt/-innen dazu angehalten, neben den Eltern auch den/die Betroffene selbst aufzuklären, und zwar in einer Weise, die dem Alter, dem Entwicklungsstand und dem Vorwissen des/der Patient/-in angepasst ist. Das sieht auch das sogenannte Patientenrechtegesetz vor: „[...] sind die wesentlichen Umstände [...] auch dem Patienten entsprechend seinem Verständnis zu erläutern, soweit dieser aufgrund seines Entwicklungsstandes und seiner Verständnismöglichkeiten in der Lage ist, die Erläuterung aufzunehmen [...]." (BGB § 630e)

Entsprechend fordern heute Ethikkommissionen, dass Aufklärungsunterlagen in unterschiedlichen Versionen je nach Alter vorzuhalten sind (Stärkung der Patientenautonomie). Ob sie Anwendung finden, also ob ein Kind schriftlich die Zustimmung zur vorgeschlagenen Therapie geben muss, wird in das Ermessen der behandelnden Kinderonkolog/-innen gelegt. Wir sind also täglich dazu verpflichtet, zu evaluieren, ob und wie Kinder und Jugendliche einer Therapie zustimmen und wie sie erfassen können, was wir ihnen vorschlagen. Bei der Evaluation der Bildung eines freien und dauerhaften Willens bei einer von Patient/-innen erwünschten Suizidassistenz könnte – unabhängig vom kalendarischen Alter – in Analogie zu anderen Behandlungsentscheidungen verfahren werden.

Dass das *Leiden* eines Kindes oder Jugendlichen in der palliativen Behandlungsphase ebenso ausgeprägt sein kann wie im Erwachsenenalter, sollte nicht infrage stehen.

Fallskizze 2

Bei M. wird im Alter von 16 Jahren eine akute lymphoblastische Leukämie diagnostiziert. Noch unter der Dauertherapie erleidet sie ein Rezidiv der Leukämie, das erneut mit einer intensiven Chemotherapie und einer allogenen Knochenmarktransplantation behandelt wird. Als Komplikation tritt eine schwere akute und chronische graft-versus-host disease (GvHD) auf, die zu zunehmenden Wunden am ganzen Körper führt, wie bei einem Verbrennungsopfer. Trotz einer multimodalen immunsuppressiven Therapie kommt es zu einer Zunahme der Symptome. Unter stationären Bedingungen ist keine Besserung zu erreichen, so dass M. zu Hause ist. Es findet sich kein Pflegedienst, der die Versorgung der Wunden zu Hause leisten könnte, so dass M. zweimal in der Woche in die onkologische Tagesklinik für Verbandswechsel in Sedierung kommt. Sie leidet an ausgeprägten, opiodpflichtigen Schmerzen. Bei einer Superinfektion mit sehr hohen Entzündungszeichen gibt sie an, „nicht mehr zu können". Sie möchte nicht mehr. Sie ist zu dem Zeitpunkt 17 Jahre alt. Die Mutter, die sie stets begleitet, versteht. Ärztlicherseits besteht wenig Hoffnung, die Situation grundsätzlich zu ändern. M. entscheidet sich nach einem entsprechenden Angebot gegen eine erneute i. v. antibiotische Therapie und für eine palliative Sedierung unter Vorenthaltung von Nahrung und Flüssigkeit. Sie verstirbt nach wenigen Tagen im Krankenhaus im Beisein ihrer Familie. Eine Assistenz zum Suizid wurde weder angefragt noch ärztlicherseits angeboten.

Ähnlich wie in der Behandlung von Erwachsenen wird auch bei Kindern und Jugendlichen mit Sterbewünschen angesichts eines unerträglichen Leidens bei schwerer körperlicher Erkrankung eine *kontinuierliche terminale Sedierung bis zum Tod* als mögliche Alternative genannt. Dies mag für einzelne Patient/-innen und Eltern die richtige Antwort und für Ärzt/-innen eine „ethisch akzeptable" Alternative sein.[7]

Für Jugendliche mit einem klaren Bedürfnis danach, ihr Sterben wirklich selbst zu gestalten, ist eine terminale Sedierung als „Ersatzleistung" bei Wunsch nach einem assistierten Suizid aus Autonomiegründen möglicherweise nicht angemessen. Bei einer terminalen Sedierung müssen Patient/-innen darauf vertrauen, dass die Absprachen, das Sterben zuzulassen und die Sedierung bis zum eingetretenen Tod aufrechtzuerhalten, vom ärztlichen Team eingehalten werden. Der genaue Zeitpunkt des Todes ist im Unterschied zum assistierten Suizid nicht vorher bestimmbar.

7 Deutsche Gesellschaft für Palliativmedizin: In der Erweiterten S3-Leitlinie Palliativmedizin für Patienten mit einer nicht-heilbaren Krebserkrankung wird die palliative Sedierung definiert „als der überwachte Einsatz von Medikamenten mit dem Ziel einer verminderten oder aufgehobenen Bewusstseinslage (Bewusstlosigkeit), um die Symptomlast in anderweitig therapierefraktären Situationen in einer für Patienten, Angehörige und Mitarbeiter ethisch akzeptablen Weise zu reduzieren [...] Die palliative Sedierung ist erlaubt, wenn sie indiziert ist und sie fachgerecht durchgeführt wird." Langversion 2.2 – September 2020, AWMF-Registernummer: 128/001 OL, S. 437. Unterstreichung hinzugefügt.

8 Ausblick – Wie sollten wir mit Wünschen nach Hilfe zum Sterben bei älteren Kindern und Jugendlichen umgehen?

Meiner Meinung nach dürfen im Sinne einer Gleichberechtigung bei dem Zugang zur Suizidassistenz Jugendliche nicht pauschal aufgrund ihres kalendarischen Alters ausgeschlossen werden. Es gibt diese Anfragen, die Todeswünsche, bei älteren Kindern und Jugendlichen wie bei Erwachsenen. Kinder und Jugendliche sind weniger in traditionellen, gesellschaftlichen Tabuisierungen gefangen und können manchmal erstaunlich offen und weniger ängstlich über ihre Vorstellungen vom Tod sprechen.

Fallskizze 3

P. ist neun Jahre alt. Sie hat ein Rezidiv eines alveolären Rhabdomyosarkoms. Obwohl es ihr sehr schlecht geht, besteht sie darauf, bis wenige Tage vor ihrem Tod mit der Kinderpsychotherapeutin an „ihrem Himmel“ zu basteln. Während sie bastelt, träumt sie in Worten von einem schönen Leben nach dem Tod. Sie möchte, dass ihre Eltern „ihren Himmel“ bekommen, wenn sie gestorben ist. Das Bild soll ihre Eltern trösten.

Sollten Jugendliche stete, gefestigte Todeswünsche äußern und sich Hilfe *im* und möglicherweise auch *zum* Sterben wünschen, sollten diese ernsthaft evaluiert werden. Wegen der unklaren Rechtslage wäre es zur Absicherung für Familien und Ärzt/-innen wünschenswert, eine rechtliche Regelung zu haben, um die vom Betroffenen gewünschte Art zu sterben auch für Minderjährige zu ermöglichen. Dabei ist zu bedenken, dass bei schwerer Erkrankung nicht immer Zeit für lange Klärungsprozesse bleibt.

Dass ein Arzt oder eine Ärztin sich in der palliativen Versorgung bei einem/-r Minderjährigen zur Durchführung eines assistierten Suizids *ohne* eine explizite Erlaubnis seitens des Gesetzes entschließen würde, scheint mir kaum zumutbar. Ärzt/-innen und Pflegende, vor allem aber Patient/-innen, dürfen von der Gesellschaft erwarten, dass sie sich diesen Themen widmet, dass man Suizide und Wünsche nach selbstgestaltetem Sterben nicht tabuisiert. Und von der Politik dürfen sie erwarten, dass man die Entwicklung eines Gesetzes zum assistierten Suizid nicht auf die lange Bank schiebt.

In den Ländern, in denen sowohl der ärztlich assistierte Suizid als auch die Tötung auf Verlangen erlaubt sind, wird bei Erwachsenen zu 95 % von letzterer Gebrauch gemacht.[8] In den meisten Ländern, in denen der assistierte Suizid erlaubt, die Tötung auf

8 Forschungsgruppe Weltanschauungen in Deutschland (2022): Sterbehilfe Niederlande: URL: https://fowid.de/meldung/sterbehilfe-niederlande-2011-2021.

Verlangen aber verboten ist, werden Jugendliche vom assistierten Suizid per Gesetz ausgeschlossen. Vielleicht ist auch dies ein Thema, um das wir uns kümmern müssen. Wir sollten wahrnehmen, dass beim Wunsch nach Hilfe *zum* Sterben die meisten Menschen die weniger autonome Methode einer Tötung auf Verlangen vorziehen, dass angesichts sehr schwerer Erkrankungen und ausgeprägten Leidens, Patient/-innen sich Hilfe von ihren Ärzt/-innen wünschen, die über das Ausstellen eines Rezepts hinausgeht. Gerade wenn es um Kinder und Jugendliche und eine Hilfe *zum* Sterben gehen sollte, müssen sich Ärzt/-innen überlegen, ob sie ein uraltes, überholtes Berufsethos[9] über die Bedürfnisse ihrer Patient/-innen stellen dürfen. In bestimmten Situationen scheint es, dass die Patient/-innen von uns erwarten, dass wir ihnen zur Seite stehen bis zu so extremen Maßnahmen wie der Tötung auf Verlangen (Young 2021, S. 3568). Für Pflegende als Teil des Behandlungsteams ist die Beschäftigung mit diesen schwierigen Grenzthemen wichtig, denn wir können diese Wege nur als Team mit unseren Patient/-innen zusammen gehen.

Der ärztlich assistierte Suizid kann auch ein Thema in der Kinderonkologie sein. Über die Jahre haben mich einzelne Patient/-innen und deren Eltern um die vorzeitige Beendigung ihres Lebens gebeten. Wir, Ärzt/-innen und Pflegende, sollten bei solchen Fragen vor allem eines tun: unseren Patient/-innen zuhören und sie ernst nehmen. Und wir sollten ihnen in der Beurteilung ihres Lebens, ihrer Krankheit und ihres Sterbens eine Stimme geben.

Literatur

Berufsordnung Hamburger Ärzte: Berufsordnung der Hamburger Ärzte und Ärztinnen vom 27.03.2000 i. d. F. vom 17.12.2018 (in Kraft getreten am 01.09.2019).

Bundesverfassungsgericht zu § 217: Urteil vom 26.02.2020 2BvR 2347/15, 2 BvR 2527/16, 2 BvR 2354/16 m 2 BvR 1593/16, 2 BvR 1261/16, 2 BvR 651/16, das das Verbot der geschäftsmäßigen Förderung der Selbsttötung für verfassungswidrig erklärte.

Campbell S, Denburg A, Moola F, Carnevale FA, & Petch J (2023) Re-examining medical assistance in dying for mature minors in Canada: Reflections for health leaders. Healthcare management forum 36(3): 170–175.

Castellucci L (2022) Entwurf eines Gesetzes zur Strafbarkeit der geschäftsmäßigen Hilfe zur Selbsttötung und zur Sicherstellung der Freiverantwortlichkeit der Entscheidung zur Selbsttötung. Deutscher Bundestag, Drucksache 20/904.6.

Davies D (2018) Medical assistance in dying: A pediatric perspective. Paediatrics & Child Health, 23(2): 125–130.

de Keijzer S C, Widdershoven G, Verhagen A A E & Pasman H R (2023) The age limit for euthanasia requests in the Netherlands: a Delphi study among paediatric experts. Journal of Medical Ethics 49(7): 458–464.

9 Wikipedia: Im Hippokratischen Eid heißt es: Ich werde niemandem, auch nicht auf seine Bitte hin, ein tödliches Gift verabreichen oder auch nur dazu raten.

Deutsche Gesellschaft für Palliativmedizin (2020) Erweiterte S3-Leitlinie Palliativmedizin für Patienten mit einer nicht-heilbaren Krebserkrankung https://www.dgpalliativmedizin.de/images/stories/pdf/LL_Palliativmedizin_Langversion_2.2.pdf. Zuletzt zugegriffen am 09.06.2024.

Deutscher Bundestag (2023) Bundestag lehnt Gesetzesentwürfe zur Reform der Sterbehilfe ab. https://www.bundestag.de/dokumente/textarchiv/2023/kw27-de-suiziddebatte-954918. Zuletzt zugegriffen am 11.02.2024.

Farrow D (2018) Reckoning with the last enemy. Theoretical Medicine and Bioethics 39(3): 181–195.

Forschungsgruppe Weltanschauungen in Deutschland (2022). Sterbehilfe in den Niederlanden 2011–2021: https://fowid.de/meldung/sterbehilfe-niederlande-2011-2021. Zuletzt zugegriffen am 11.02.2024.

Helling-Plahr K, Künast R et al. (2022) Entwurf eines Gesetzes zur Regelung der Suizidhilfe. Deutscher Bundestag, Drucksache 20/2332.

Holm S (2015) The debate about physician assistance in dying: 40 years of unrivalled progress in medical ethics? Journal of Medical Ethics 41(1): 40–43.

Kaczor C (2016) Against euthanasia for children: a response to Bovens. Journal of Medical Ethics 42(1): 57–58.

Kamlah W (1976) Meditatio mortis. Kann man den Tod „verstehen“, und gibt es ein „Recht auf den eigenen Tod“? Stuttgart.

Kinderkrebsinfo (2021) Überblick Pädiatrische Onkologie und Vorstellung nationaler/ internationaler Fachgesellschaften und Organisationen (https://www.gpoh.de/kinderkrebsinfo/content/fachinformationen/paediatrische_onkologie/index_ger.html. Zuletzt zugegriffen am 11.02.2024.

Maio G (2021) Der assistierte Suizid und die Identität der Medizin. Deutsche Medizinische Wochenschrift 146(10): 638.

Murdoch J (2021) A step too far or a step in the wrong direction? A critique of the 2014 Amendment to the Belgian Euthanasia Act. Monash Bioethics Review 39 (Suppl 1) 103–116.

Statistisches Bundesamt (2023) Todesursachenstatistik Deutschland. https://www.destatis.de/DE/Themen/GesellschaftUmwelt/Gesundheit/Todesursachen/_inhalt.html. Zuletzt zugegriffen am 11.02.2024.

Verhagen A A E & Buijsen M (2023) Should the Dutch Law on Euthanasia Be Expanded to Include Children? Cambridge Quarterly of Healthcare Ethics 32(1): 5–13.

Weltärztebund: Deklaration von Genf. https://www.bundesaerztekammer.de/fileadmin/user_upload/BAEK/Themen/Internationales/Bundesaerztekammer_Deklaration_von_Genf_04.pdf. Zuletzt zugegriffen am 09.06.2024.

Wikipedia: Eid des Hippokrates. https://de.wikipedia.org/wiki/Eid_des_Hippokrates. Zuletzt zugegriffen am 09.06.2024.

Young J E, Winters J, Jaye C, Egan R (2021) Patients' views on end-of-life practices that hasten death: a qualitative study exploring ethical distinctions. Annuals of Palliative edicine 10(3): 3563–3574.

Teil 3: **Rechtliche Aspekte**

Torsten Verrel

Rechtliche Grundlagen des assistierten Suizids und mögliche Entwicklungen

1 Einführung

Sterbewünsche, die Patienten[1] auch und gerade gegenüber Pflegekräften äußern und für die sie um Unterstützung bei der Umsetzung bitten, sind keineswegs neue Phänomene. Ebenso ist die strafrechtliche Unterscheidung zwischen erlaubten und verbotenen Formen der Sterbehilfe und insbesondere die Beurteilung von Suizidassistenz seit vielen Jahren Gegenstand von Fortbildungsveranstaltungen. Die Entscheidung des Bundesverfassungsgerichts (BVerfG) vom 26. Februar 2020, in der das 2015 eingeführte Verbot der geschäftsmäßigen Suizidförderung in § 217 StGB für verfassungswidrig erklärt wurde, hat jedoch zu einer bemerkenswerten Enttabuisierung von Suizidhilfe vor allem im medizinisch-pflegerischen Bereich geführt. Dieses Urteil hat darüber hinaus Niederschlag in der jüngsten Suizidrechtsprechung des Bundesgerichtshofs (BGH) gefunden und eine intensive Diskussion über eine künftige gesetzliche Regelung der Suizidassistenz[2] ausgelöst. Der folgende Beitrag informiert über die allgemeinen Grundlagen der strafrechtlichen Bewertung von Suizidassistenz (s. Punkt 2), die in den letzten Jahren auf diesem Gebiet erfolgten Rechtsentwicklungen (s. Punkt 3), um dann auf die Kernaussagen des BVerfG zur Respektierung autonomer Sterbewünsche (s. Punkt 4) und die Perspektiven einer künftigen gesetzlichen Regelung der Suizidhilfe (s. Punkt 5) einzugehen.

2 Grundlagen der strafrechtlichen Bewertung von Suizidassistenz

Die häufig zu hörende Einschätzung, dass der Suizid keine Straftat und folglich die Beteiligung daran auch nicht strafbar ist, bedarf der Präzisierung. Zwar erfassen die Tötungsdelikte des Strafgesetzbuchs, die §§ 211 ff. StGB, nur die Tötung eines anderen Menschen, sodass der (versuchte) Suizid für den Suizidenten in keinem Fall strafbares

1 Aus Gründen der besseren Lesbarkeit wird das generische Maskulin verwendet, das aber für alle Geschlechter steht.

2 Der Begriff der Suizidassistenz ist kein juristischer Terminus, meint aber dasselbe wie Suizidbeihilfe oder Suizidteilnahme. Letztere umfasst nach strafrechtlichem Verständnis auch die Anstiftung zum Suizid, also das Hervorrufen des Entschlusses zum Suizid, das im Folgenden aber nicht näher betrachtet wird.

https://doi.org/10.1515/9783111371795-010

Unrecht sein kann. Das schließt jedoch nicht aus, dass die Mitwirkung einer anderen Person für diese eine strafbare Fremdtötung sein kann und schützt auch dann nicht vor Strafe, wenn die Beschaffung des Suizidmittels gegen Strafvorschriften des Betäubungsmittelgesetzes (BtMG) verstößt. Außerdem stellt sich die Frage, in welchem Umfang strafrechtlich abgesicherte Rettungspflichten bestehen, wenn Personen nach einem Suizidversuch aufgefunden werden.

2.1 Suizid und keine Tötung auf Verlangen

Die erste rechtliche Weichenstellung besteht in der Beurteilung, ob das Verhalten des Sterbewilligen tatsächlich als Suizid und damit eine Assistenz dazu als bloße Beihilfe eingeordnet werden kann. Davon abzugrenzen ist die nach § 216 StGB strafbare Tötung auf Verlangen, die im Kontext mit Sterbewünschen von Patienten nach wie vor mit dem überkommenen Begriff der aktiven Sterbehilfe umschrieben wird. Die Unterscheidung, ob es sich um Beihilfe zu einer Selbsttötung oder um eine täterschaftliche Fremdtötung handelt, erfolgt mit Hilfe des Kriteriums der Tatherrschaft. Dieses fragt danach, wer den todbringenden Akt in den Händen gehalten, ihn kontrolliert hat (vgl. BGHSt 67, 95 Rn. 14), und kann idealtypisch durch die Art und Weise der Zuführung eines Suizidmittels verdeutlicht werden. Hat der Sterbewillige das todbringende Mittel selbst eingenommen, also etwa ein vom Helfer bereit gestelltes Glas mit einer Zubereitung von Natrium-Pentobarbital ausgetrunken, liegt eine Selbsttötung vor, während die dem Sterbewilligen wunschgemäß vom „Helfer“ verabreichte Injektion eines todbringenden Mittels eine strafbare Tötung auf Verlangen ist. Noch drastischer ist die Verdeutlichung der Abgrenzung von Selbst- und Fremdtötung bei der Verwendung einer Schusswaffe. Hat sich der Sterbewillige mit der vom Helfer besorgten Pistole eigenhändig getötet oder hat er den anderen darum gebeten, ihn damit zu erschießen? Die Unterscheidung zwischen Suizid und Fremdtötung mit Hilfe des Tatherrschaftskriteriums bereitet in der großen Mehrzahl der Fälle keine Probleme und führt zu eindeutigen Ergebnissen, kann jedoch wie ein später noch dazustellendes Urteil des BGH vom 28. Juni 2022 zeigt (s. Punkt 3.3), im Einzelfall durchaus schwierig sein.

2.2 Suizid durch Sterbefasten

Ein anderes Problem betrifft die rechtliche Einordnung des freiwilligen Verzichts auf Flüssigkeit und Nahrung, der auch als Sterbefasten bezeichnet wird. Hier geht es nicht um die Abgrenzung zur Tötung auf Verlangen, da die Tatherrschaft beim Sterbewilligen liegt. Mit der Einführung des § 217 StGB stellte sich jedoch die vorher nicht relevante Frage, ob es sich um eine Form des Suizids handelt mit der Folge, dass eine dabei wiederholt geleistete Unterstützung z. B. durch die Bereitstellung eines Zimmers und pflegerische Begleitung eine strafbare geschäftsmäßige Suizidförderung sein könnte. Diese von niemandem gewünschte Konsequenz und vom Gesetzgeber nicht bedachte Problematik des § 217 StGB führte zu nachvollziehbaren, aber nicht überzeugenden Versuchen, das Sterbefasten mit Blick auf dessen gestreckten Verlauf und Umkehrbarkeit nicht als Suizid, sondern als eine „Handlung sui generis" anzusehen (Deutsche Gesellschaft für Palliativmedizin 2019, S. 4 f.). Mit dem Wegfall von § 217 StGB kann die Einordnung des Sterbefastens einstweilen wieder dahinstehen. Nach hier vertretener Ansicht handelt es sich um eine Selbsttötung (ebenso u. a. Saliger 2017 Rn. 31; Birnbacher 2015, S. 322 f.), hat es doch der Sterbewillige – wenn auch über einen langen Zeitraum und mit der Möglichkeit umzukehren – selbst in der Hand, ob er isst und trinkt. Im Unterschied zu einer vom Patienten gewünschten Therapiebegrenzung, bei dem die nicht länger behandelte Erkrankung zum Tod führt, lässt der Sterbefastende nicht seiner letalen Erkrankung ihren Lauf, sondern verweigert die ihm ohne medizinische Hilfe mögliche Nahrungsaufnahme und schafft damit eine von seiner Erkrankung unabhängige, neue Todesursache (Verrel 2016, S. 48).

2.3 Freiverantwortlichkeit des Suizidenten

Die mit Abstand rechtlich wie auch praktisch bedeutsamste Fragestellung bei Selbsttötungen ist die, ob der Entschluss dazu als ein Akt autonomer Selbstbestimmung angesehen werden kann, also wohl erwogenen war, nicht unter dem Einfluss von psychischen Störungen oder dem Druck anderer zustande kam und nicht auf einer nur vorübergehenden Stimmungslage beruhte, sondern dauerhaft war (vgl. BVerfGE Rn. 244). Denn nur unter der Voraussetzung einer freiverantwortlichen Entscheidung zum Suizid bleibt die Teilnahme daran straflos (Rengier 2023, § 8 Rn. 2 ff.). Wer jemanden durch Drohungen in den Suizid treibt, einen aus Liebeskummer begangenen Suizid einer 16-Jährigen oder eine andere aus momentaner Verzweiflung begangene oder als Hilferuf angelegte Selbsttötung vorwerfbar unterstützt, kann sich strafbar machen. Dabei reicht das Spektrum je nach Lage des Falls von Mord über vorsätzliche oder fahrlässige Tötung bis hin zu unterlassener Hilfeleistung.

Es gehört nun zu den gesicherten Erkenntnissen der Suizidforschung, dass die ganz überwiegende Zahl von (versuchten) Suiziden kein Ausdruck einer autonom getroffenen Entscheidung, sondern „unfrei" ist. Ebenso wenig bestehen aber Zweifel daran, dass es im hier interessierenden pflegerischen Kontext von Krankheit und Sterbeprozessen durchaus zu freiverantwortlich gebildeten Sterbewünschen kommen kann. Es gibt jedenfalls eine ganze Reihe davon ausgehender Entscheidungen von Gerichten und Staatsanwaltschaften (jüngst BGHSt 67, 95; Auflistung weiterer Fälle bei Verrel 2023, S. 469, Fn. 15). Das BVerfG hat sogar jenseits von krankheitsbedingtem Leiden Raum für autonome Selbsttötungsentscheidungen gesehen (s. Punkt 4.1). Gleichwohl führt der Ausnahmecharakter freier Suizide in Kombination mit der regelmäßig fehlenden sicheren Kenntnis über die Hintergründe des Suizidentschlusses dazu, dass die Fälle einer straflosen Suizidassistenz von vornherein beschränkt sind. Besonders problematisch ist die Mitwirkung an Suiziden von psychisch kranken Personen. Zwar schließt die Diagnose einer psychischen Störung die Freiverantwortlichkeit nicht per se aus (Saß und Cording 2022, S. 1150, 1153). Wie erstinstanzliche Entscheidungen des LG Essen vom 1. Februar 2024 (LG Essen 2024) und des LG Berlin vom 8. April 2024 (LG Berlin 2024) zeigen, in denen jeweils ein Arzt, der einem an Schizophrenie leidenden Patienten bzw. einer depressiven Patientin ein Suizidmittel verschafft hatte, wegen Totschlags zu einer Freiheitsstrafe von drei Jahren verurteilt wurde, bestehen hier ganz erhebliche Strafbarkeitsrisiken.

2.4 Unterlassene Rettung von Suizidenten

Sollte Gewissheit darüber bestehen, dass es sich um einen freiverantwortlich gebildeten Suizidentschluss handelt, darf nicht nur straflos Beihilfe zu seiner Umsetzung – etwa durch Empfehlung einer Suizidmethode, Beschaffung eines Suizidmittels oder Vermittlung von anderweitiger Suizidhilfe – geleistet werden, sondern es besteht auch danach keine Verpflichtung, den Suizidenten an der Umsetzung dieser Entscheidung zu hindern und insbesondere nicht zu Rettungsaktivitäten. Dies hat der BGH in der Vergangenheit anders gesehen, seine dahingehende Rechtsprechung – grundsätzliche Rettungspflicht auch gegenüber freiverantwortlich handelnden Suizidenten – jedoch im Jahr 2019 korrigiert (s. Punkt 3.2). Ob ein Recht zur Rettung freiverantwortlich (!) handelnder Suizidenten fortbesteht, haben Gerichte bisher nicht entscheiden müssen, erscheint aber angesichts des Verbots eigenmächtiger Heilbehandlungen und der vom BVerfG geforderten Respektierung autonomer Sterbewünsche (s. Punkt 4.1) fraglich (vgl. Saliger 2023 Rn. 86). In dem häufigeren Fall nicht autonom gefasster Suizidentscheidungen und auch bei Unsicherheit darüber, ob Freiverantwortlichkeit gegeben ist, besteht eine strafbewehrte Pflicht zur Suizidverhinderung. Die Folgen einer Verletzung dieser Pflicht hängen davon ab, in welcher Beziehung der untätig Bleibende zum Suizidenten steht. Handelt es sich um einen sog. Garanten, wie etwa nahe Angehörige oder das in die Behandlung des Patienten eingebundene medizinische oder pflegerische Personal, kommt eine Strafbarkeit wegen vorsätzlicher oder fahrlässiger Tötung durch Unterlassen in Betracht. Besteht keine solche Nähebeziehung zum Suizidenten, können sich untätig bleibende Personen wegen unterlassener Hilfeleistung strafbar machen (Saliger 2023 Rn. 87 f.).

2.5 Strafbarkeit nach dem Betäubungsmittelgesetz

Ein weiteres nur selten thematisiertes Strafbarkeitsrisiko vor allem für ärztliche Suizidhelfer besteht durch § 29 BtMG. Diese Vorschrift stellt u. a. das Verschreiben oder Überlassen (Abs. 1 Nr. 6) von verschreibungspflichtigen Betäubungsmitteln, zu denen gem.

Anlage III auch Pentobarbital gehört, unter Strafe, wenn dies zu anderen Zwecken als der medizinischen Behandlung von Patienten (§ 13 Abs. 1 BtMG) erfolgt, was bei der Ermöglichung eines Suizids offensichtlich ist. Wie der BGH im Jahr 2001 für einen aus der Schweiz eingereisten Sterbehelfer festgestellt hat, steht dessen Strafbarkeit nach § 29 BtMG nicht entgegen, dass die Verwendung des von ihm mitgebrachten Natrium-Pentobarbitals im Rahmen einer ansonsten straflosen Assistenz zu einem freiverantwortlichen Suizid erfolgte. Nach aktueller Rechtsprechung des Bundesverwaltungsgerichts (BVerwGE 180, 382) haben Sterbewillige auch keinen Anspruch darauf, vom Bundesinstitut für Arzneimittel und Medizinprodukte (BfArM) eine Erlaubnis zum Erwerb dieses Suizidmittels nach § 3 Abs. 1 Nr. 1 BtMG zu erhalten, da der Versagungsgrund des § 5 Abs. 1 Nr. 6 BtMG (keine notwendige medizinische Versorgung, Verhinderung von Miss- und Fehlgebrauch) entgegensteht. Stattdessen hat das BVerwG auf die Möglichkeiten verwiesen, sich zur Selbsttötung geeignete, nicht unter das BtMG fallende Arzneimittel verschreiben zu lassen (BVerwGE, Rn 42 ff.).

3 Neuere Rechtsentwicklungen

Das soeben dargestellte Koordinatensystem der rechtlichen Beurteilung von Mitwirkungen an Suiziden hat in den letzten Jahren bemerkenswerte Modifizierungen erfahren, die zunächst in Richtung einer Strafbarkeitserweiterung gingen, zuletzt aber eine deutlich liberalere Tendenz hatten.

3.1 Kriminalisierung geschäftsmäßiger Suizidassistenz durch § 217 StGB

Im Jahr 2015 vollzog der Gesetzgeber durch die Einführung des § 217 StGB einen Bruch mit dem Grundsatz, dass die Beihilfe zu einem freiverantwortlichen Suizid kein strafbares Unrecht ist. Diese Vorschrift stellte nämlich die geschäftsmäßige Förderung der Selbsttötung ganz unabhängig davon unter Strafe, ob es sich um eine autonome Suizidentscheidung gehandelt hat. Mit der neuen Strafvorschrift sollte Sterbehilfevereinen wie Exit oder Dignitas entgegengetreten werden. Der Gesetzgeber ging von einer abstrakten Gefährdung des Selbstbestimmungsrechts sowohl durch im Eigeninteresse handelnde organisierte Sterbehelfer als auch durch einen in der Gesellschaft entstehenden Anschein aus, dass der assistierte Suizid eine normale, ja womöglich erwartete Form der Lebensbeendigung sei (BT-Drs. 18/5373, S. 11). Die Strafrechtswissenschaft hatte zuvor in seltener Geschlossenheit an den Gesetzgeber appelliert, von einer solchen Regelung Abstand zu nehmen (Hilgendorf und Rosenau 2015, S. 129), die abgesehen von ihrer Systemwidrigkeit viele Auslegungsfragen aufgeworfen und zu einer der Suizidprävention nicht förderlichen Strafbarkeitsfurcht bei (Palliativ-)Medizinern geführt hat.

§ 217 StGB wurde im Jahr 2020 vom BVerfG nach Verfassungsbeschwerden u. a. von Patienten und Ärzten für verfassungswidrig und damit nichtig erklärt, da es sich nach Ansicht des BVerfG um eine Vorschrift handelt, die das Grundrecht auf autonomes Sterben in unverhältnismäßiger Weise einschränkt (s. Punkt 4.) Seitdem kreist die Diskussion um das Ob und Wie einer Nachfolgeregelung (s. Punkt 5.).

3.2 Begrenzung von Rettungspflichten

Ein Jahr vor der Entscheidung des BVerfG hatte der BGH seine Rechtsprechung zur ärztlichen Hilfspflicht gegenüber Suizidenten geändert (BGHSt 64, 121 u. 135) und damit eine seit 1984 bestehende Rechtsunsicherheit beseitigt. Damals sah der 3. Strafsenat (BGHSt 32, 376) einen Hausarzt, der seine Patientin bei einem Hausbesuch nach einem Suizidversuch bewusstlos vorgefunden hatte, grundsätzlich in der Pflicht, Rettungsmaßnahmen einzuleiten, obwohl keine Zweifel an der Freiverantwortlichkeit ihrer Suizidentscheidung bestanden. Zwar sprach der BGH den Hausarzt aufgrund seiner ärztlichen Gewissensentscheidung letztlich frei, doch schaffte diese ergebnisorientierte Einzelfallentscheidung keine Rechtssicherheit im Umgang mit freiverantwortlichen (Patienten-)Suiziden. Die Begründung des BGH, dass mit der Bewusstlosigkeit der Suizidentin die Tatherrschaft des anwesenden Arztes wieder auflebt, stand in deutlichem Widerspruch zur anerkannten Straflosigkeit einer zuvor gewährten Beihilfe und wurde nicht nur in der Strafrechtswissenschaft kritisiert (Rengier 2023, § 8 Rn. 20 ff.). Auch Gerichte und Staatsanwaltschaften verweigertem dem BGH die Gefolgschaft (u. a. OLG München 1987, StA München I 2011; LG Deggendorf 2015). Erst 35 Jahre später hatte der BGH die Gelegenheit, seine Rechtsprechung zu korrigieren und festzustellen, dass „die Garantenstellung des Arztes für das Leben seines Patienten endet, wenn er vereinbarungsgemäß nur noch dessen freiverantwortlichen Suizid begleitet“ (BGHSt 64, 135). In einer Parallelentscheidung führt der BGH aus, dass der Arzt, der die Freiverantwortlichkeit kennt, „nicht mit strafrechtlichen Konsequenzen verpflichtet werden (kann), gegen den Willen des Suizidenten zu handeln“ (BGHSt 64, 121). Dies schließt auch die Verneinung einer Strafbarkeit wegen unterlassener Hilfeleistung ein. In der in Punkt 3.3 vorgestellten „Insulinentscheidung“ hat der BGH diese Entpflichtung von Ärzten konsequent auf Ehepartner als weitere Personen mit einer Garantenstellung gegenüber dem Sterbewilligen übertragen. Sie würde in gleicher Weise für Pflegekräfte gelten.

3.3 Einschränkung von § 216 StGB

Die bislang weitreichendste Strafbarkeitseinschränkung hat vor kurzem der 6. Strafsenat des BGH (BGHSt 67, 95) vorgenommen, indem er die Abgrenzung zwischen Suizidbeihilfe und Tötung auf Verlangen (s. Punkt 2.1) drastisch zugunsten erster verschoben und seine Bereitschaft angedeutet hat, selbst eine eindeutige Tötung auf Verlangen dann nicht zu bestrafen, wenn es dem Sterbewilligen faktisch unmöglich war, seine autonom getroffene Entscheidung eigenhändig umzusetzen. Zugrunde lag der Fall eines multimorbiden, seiner langjährigen Leiden und stark eingeschränkten Lebensqualität überdrüssigen Mannes, der von seiner Frau, einer berenteten Krankenschwester, zu Hause gepflegt wurde. Nach der eigenhändigen Einnahme einer von der Ehefrau zubereiteten letalen Medikamentendosis bat der freiverantwortlich handelnde Mann seine Frau darum, ihm zur Absicherung seines Todes zusätzlich eine ebenfalls letale Dosis Insulin zu spritzen, was diese auch tat und noch vor Eintritt der Wirkung der Medikamente zu seinem Tod durch Unterzuckerung führte. Der BGH hob die erstinstanzliche Verurteilung der Ehefrau zu einer Bewährungsstrafe von einem Jahr auf und sprach sie vom Vorwurf der Tötung auf Verlangen frei. Aufgrund einer normativen Auslegung des Tatherrschaftskriteriums kam der BGH zu dem Ergebnis, dass sich das Gesamtgeschehen einschließlich der Insulingabe als ein allein vom Ehemann beherrschtes Geschehen und damit das Verhalten der Ehefrau als bloße Beihilfe zum Suizid darstellt. Besonderes Gewicht hatte für den BGH der Umstand, dass der Ehemann nach der Insulingabe noch die Möglichkeit hatte, sich retten zu lassen, darauf aber verzichtet hat (BGHSt 67, 95, 100 Rn. 17). Mit dieser Argumentation könnte allerdings jede bisher eindeutig als Tötung auf Verlangen angesehene Handlung zu einer Suizidhilfe umgedeutet werden, wenn die tödliche Wirkung der vom anderen verabreichten Substanz nicht sogleich eintritt und noch reversibel ist. Es verwundert daher nicht, dass die Entscheidung auf Kritik in der Strafrechtswissenschaft gestoßen ist (s. nur Walter 2022, Rixen und Duttge 2022). Befürworter des Entscheidungsergebnisses, zu denen auch der Verfasser gehört, verweisen auf andere Begründungsmöglichkeiten[3] für die Straflosigkeit der Ehefrau (Franzke und Verrel 2023, S. 1116, 1119 f.).

Der BGH hat den Anwendungsbereich von § 216 StGB aber nicht nur durch sein extensives Verständnis von Suizidhilfe eingeschränkt, sondern in einem sog. obiter dictum[4] angekündigt, die Vorschrift darüber hinaus in Zukunft restriktiv auszulegen. So folgert der 6. Strafsenat aus dem vom BVerfG anerkannten Recht auf selbstbestimmtes Sterben (s. Punkt 4.1), dass § 216 StGB in solchen Fällen nicht eingreift, in denen der Sterbebewillige für die Umsetzung seines Sterbewunsches darauf angewiesen ist, dass eine andere Person die Tötungshandlung vornimmt, zu der er selbst aus tatsächlichen Gründen nicht mehr in der Lage ist. Manche sehen in dieser Ankündigung den Anfang vom Ende des § 216 StGB (vgl. Jäger 2022, S. 870, 873), dessen Berechtigung in der Strafrechtswissenschaft seit jeher kontrovers beurteilt wird. Es bleibt festzuhalten, dass die nunmehr genauer in den Blick zu nehmende Entscheidung des

3 Angesichts des vom Ehemann durch die eigenhändige Medikamenteneinnahme unter Beweis gestellten ernsthaften Sterbewillens kann die nachfolgende Insulingabe als reine Absicherungshandlung und damit als bloße Beihilfe gewertet werden.

4 Dabei handelt es sich um Rechtsausführungen des Gerichts, die nur anlässlich der Entscheidung eines konkreten Falles gemacht werden, ohne deren Begründung zu tragen.

BVerfG den BGH dazu ermuntert hat, die Grenzen zwischen erlaubter Suizidbeihilfe und verbotener Fremdtötung neu zu vermessen und über Einschränkungen des § 216 StGB nachzudenken, die bisher nur Gegenstand akademischer Überlegungen waren.

4 Das Urteil des BVerfG zur Verfassungswidrigkeit von § 217 StGB

Diese Entscheidung aus dem Jahr 2020 gehört zwar auch zu den neueren Rechtsentwicklungen, ragt aber in ihrer Bedeutung und Tragweite derart heraus, dass sie gesondert dargestellt werden muss. Die unmittelbare Rechtswirkung des Urteils scheint auf den ersten Blick gar nicht so spektakulär zu sein. Denn mit der Aufhebung von § 217 StGB hat das BVerfG zunächst nur die bis zum Jahr 2015 und schon seit sehr langer Zeit davor bestehende Rechtslage der Straflosigkeit der Mitwirkung an einem freiverantwortlichen Suizid wiederhergestellt. Aber abgesehen davon, dass vom BVerfG für verfassungswidrig erklärte Strafnormen Seltenheitswert haben, kann die Grundsätzlichkeit und Konsequenz der Begründung, mit der § 217 StGB verworfen wurde, in der Tat als „Paukenschlag aus Karlsruhe" (u. a. von Gottschalk 2020) bezeichnet werden.

4.1 Grundrecht auf Suizid

Der beginnt damit, dass das BVerfG ein Grundrecht auf autonomes Sterben anerkannt hat, das die Selbsttötung ebenso einschließt wie die Freiheit, dafür Hilfe bei Dritten zu suchen und angebotene Hilfe auch in Anspruch zu nehmen, zu der aber niemand verpflichtet werden darf (BVerfGE 153, 182 f., Leitsätze 1.c und 6.). Diese grundrechtliche Absicherung eines autonom gefassten Suizidentschlusses hat zur Folge, dass gesetzliche, insbesondere strafrechtliche Einschränkungen der Suizidbeihilfe besonders begründungsbedürftig sind und nicht zu einer faktischen Aushöhlung des Grundrechts auf Selbsttötung führen dürfen. Die sah das BVerfG aber im Fall des § 217 StGB in Kombination mit dem damals noch geltenden berufsrechtlichen Verbot ärztlicher Suizidassistenz als gegeben an. Die eigentliche Sprengkraft der Entscheidung liegt aber darin, dass das BVerfG dieses Grundrecht nicht auf bestimmte Leidens- oder Krankheitszustände beschränkt, sondern ausdrücklich davon abgekoppelt und es dem Staat untersagt hat, eine über die Prüfung der Autonomie hinausgehende Bewertung der Suizidmotivation vorzunehmen.

> Das Recht auf selbstbestimmtes Sterben ist als Ausdruck personaler Freiheit nicht auf fremddefinierte Situationen beschränkt. Das den innersten Bereich individueller Selbstbestimmung berührende Verfügungsrecht über das eigene Leben ist insbesondere nicht auf schwere oder unheil-

> bare Krankheitszustände oder bestimmte Lebens- und Krankheitsphasen beschränkt. Eine Einengung des Schutzbereichs auf bestimmte Ursachen und Motive liefe auf eine Bewertung der Beweggründe des zur Selbsttötung Entschlossenen und auf eine inhaltliche Vorbestimmung hinaus, die dem Freiheitsgedanken des Grundgesetzes fremd ist. [...] Maßgeblich ist der Wille des Grundrechtsträgers, der sich einer Bewertung anhand allgemeiner Wertvorstellungen, religiöser Gebote, gesellschaftlicher Leitbilder für den Umgang mit Leben und Tod oder Überlegungen objektiver Vernünftigkeit entzieht. [...] Dieses Recht besteht in jeder Phase menschlicher Existenz. (BVerfGE Rn. 210).

Das BVerfG hat aber nicht nur religiös oder moralethisch begründeten Kriminalisierungsforderungen (z. B. Christdemokraten für das Leben 2012, S. 48) eine Absage erteilt, sondern auch deutlich gemacht, dass das Selbstbestimmungsrecht über das eigene Leben ebenso wenig unter Hinweis auf die Möglichkeiten der palliativmedizinischen Versorgung relativiert werden kann, beide also nicht in einem Ausschließungsverhältnis zueinanderstehen.

> Auch die durch das Gesetz zur Verbesserung der Hospiz- und Palliativversorgung in Deutschland [...] beschlossenen Verbesserungen der palliativmedizinischen Patientenversorgung [...] sind nicht geeignet, eine unverhältnismäßige Beschränkung der individuellen Selbstbestimmung auszugleichen. Sie mögen bestehende Defizite in der quantitativen und qualitativen Palliativversorgung beseitigen und hierdurch geeignet sein, die Zahl darauf zurückzuführender Sterbewünsche todkranker Menschen zu reduzieren. Sie sind indes kein Korrektiv zur Beschränkung dennoch oder losgelöst davon in freier Selbstbestimmung gefasster Selbsttötungsentschlüsse. Eine Pflicht zur Inanspruchnahme palliativmedizinischer Behandlung besteht nicht. (BVerfGE Rn. 298 f.).

4.2 Voraussetzungen der Freiverantwortlichkeit

Das BVerfG ist für sein weites Verständnis einer grundrechtlich abgesicherten Freiheit zur Selbsttötung z. T. heftig kritisiert worden. So wurde ihm vorgeworfen, dass es auch „Suizide aus Liebeskummer für unbedingt schützenswert" hält (Schütz und Sitte 2020). Betrachtet man jedoch die in der Entscheidung genannten Voraussetzungen für autonome Suizidentscheidungen, ist dieser Vorwurf unberechtigt. Denn abgesehen von der Fähigkeit zur freien und von akuten Störungen unbeeinflussten Willensbildung, einer auf der Kenntnis aller erheblichen Umstände vorgenommenen Abwägung des Für und Wider und der Abwesenheit von unzulässigen Einflussnahmen oder Druck (BVerfGE Rn. 241–243), kann nach Ansicht des BVerfG „von einem freien Willen nur dann ausgegangen werden, wenn der Entschluss, aus dem Leben zu scheiden, von einer gewissen „Dauerhaftigkeit" und „inneren Festigkeit" getragen ist (BVerfGE Rn. 244). Die praktischen Herausforderungen bestehen zweifellos darin, diese abstrakt formulierten Anforderungen an eine autonome Selbsttötungsentscheidung in konkrete, rechtssicher zu handhabende Kriterien umzusetzen. Allerdings sind die Willenserforschung und insbesondere die Abklärung der Einwilligungsfähigkeit beileibe keine neuen, sondern ganz alltägliche Aufgabenstellungen in der Behandlung und Pflege von Patienten. Macht man sich klar, dass das bisher von niemanden ernsthaft in Frage gestellte Selbstbestimmungsrecht in Gesundheitsangelegen die Befugnis beinhaltet, auch vital indizierte Behandlungsmaßnahmen ungeachtet ihrer Erfolgsaussichten abzulehnen, sollten die Schwierigkeiten, eine belastbare Beurteilung der Freiverantwortlichkeit vorzunehmen, nicht überschätzt werden. Einzuräumen ist allerdings, dass die Loslösung des Grundrechts auf selbstbestimmtes Sterben von bestimmten Krankheitszuständen, also die Respektierung auch einer anderweitig begründeten Lebensmüdigkeit, eine besonders sorgfältige Prüfung der Freiverantwortlichkeit erfordert, für die es bisher kein etabliertes Vorgehen gibt.

4.3 Regelungsoptionen

Damit stellt sich die Frage, in welchem Umfang der Gesetzgeber Vorgaben für die Gewährleistung autonomer Suizidentscheidungen und dazu geleisteter Hilfe machen kann. Das BVerfG folgt aus der Verfassungswidrigkeit von § 217 StGB nämlich nicht, dass es dem Gesetzgeber schlechthin verwehrt ist, die Suizidhilfe zu regulieren (BVerfGE Rn. 338). Im Gegenteil hat es die staatliche Pflicht betont, „die Autonomie Sterbewilliger und damit auch das hohe Rechtsgut Leben zu schützen" (BVerfGE Leitsatz 3b), was auch den Einsatz des Strafrechts umfassen kann. Darauf hat sich das BVerfG jedoch nicht festgelegt, sondern den breiten Gestaltungsspielraum des Gesetzgebers und dabei vor allem die Möglichkeit eines „prozeduralen Schutzkonzepts" hervorgehoben, das u. a. Aufklärungs-, Warte-, Nachweispflichten und Zuverlässigkeitsanforderungen an Sterbehelfer beinhalten kann, deren Einhaltung auch strafrechtlich abgesichert werden darf (BVerfGE Rn. 339 f.). Wichtig ist für das BVerfG jedoch – und darin liegt der vom Gesetzgeber jetzt zu bewältigende Spagat zwischen Schutz und Gewährleistung von Selbstbestimmung –, dass er die Zulässigkeit von Suizidassistenz nicht nach „Maßstäben objektiver Vernunft" beurteilen und nur eine solche „regulatorische Einschränkung" der Suizidassistenz vornehmen darf, die dem Recht auf Selbsttötung „auch faktisch hinreichend Raum zur Entfaltung und Umsetzung belässt" (BVerfGE Rn. 341). Mit Blick auf eine strafrechtliche Regulierung ist zu beachten, dass „der legitime Einsatz des Strafrechts zum Schutz der autonomen Entscheidung des Einzelnen über die Beendigung seines Lebens [...] seine Grenze aber dort [findet], wo die freie Entscheidung nicht mehr geschützt, sondern unmöglich gemacht wird" (BVerfGE Rn. 273). Mit anderen Worten dürfen die der Verhinderung unfreier Suizide dienenden Anforderungen an den Nachweis von Freiverantwortlichkeit und die Hürden für den Zugang zu Suizidhilfe nicht so hoch sein, dass es im Ergebnis (fast) keine erlaubte Suizidhilfe mehr gibt.

5 Ausblick: Welche Neuregelung ist zu erwarten?

Eine Prognose darüber, in welcher Weise die Suizidassistenz künftig geregelt werden wird – und hier kann es immer nur um die Unterstützung freiverantwortlicher Suizide gehen –, fällt schwer. Wie die im Anschluss an die Entscheidung des BVerfG vorgelegten Gesetzentwürfe zeigen, von denen keiner eine Mehrheit gefunden hat (Deutscher Bundestag 2023), können vier zentrale Gesetzgebungsfragen ausgemacht werden.

5.1 Regelungsgegenstände

Eine wesentliche Regelungsfrage ist die, ob und welche Rolle das *Strafrecht* spielen soll. So sah der Vorschlag von Castellucci u. a. (BT-Drs. 20/904) einen „neuen" § 217 StGB vor, der das Verbot der geschäftsmäßigen Suizidförderung unverändert wieder einführt, aber um eng gefasste Rechtfertigungstatbestände ergänzt wurde, während der zusammengelegte Entwurf von Helling-Plahr/Künast u. a. (BT-Drs. 20/7624) lediglich eine strafbewehrte Verschwiegenheitspflicht der Mitarbeiter von Beratungsstellen enthielt, im Übrigen aber von einer strafrechtlichen Absicherung der im Entwurf genannten Voraussetzungen für den Zugang zu Suizidhilfe abgesehen hat.

Weiterhin ist das *Ausmaß der Prozeduralisierung* zu klären, nämlich in welchem Umfang (ärztliche?) Beratungs-, Untersuchungs-, Dokumentations- und Berichtspflichten sowie Wartefristen vorgesehen werden, um die Freiverantwortlichkeit der Suizidentscheidung zu gewährleisten. Dabei könnte sich wie im Entwurf von Helling-Plahr/Künast u. a. vorgesehen, eine Differenzierung danach anbieten, ob es sich um einen durch schwere Krankheit motivierten oder unabhängig davon bestehenden Sterbewunsch handelt. Denn das Verbot einer inhaltlichen Bewertung der Suizidmotivation hindert nach Ansicht des BVerfG nicht daran, „dass je nach Lebenssituation unterschiedliche Anforderungen an den Nachweis der Ernsthaftigkeit und Dauerhaftigkeit eines Selbsttötungswillens gestellt werden können" (BVerfGE Rn. 340).

Auch wenn das BVerwG davon ausgeht, dass der betäubungsmittelrechtliche Ausschluss des legalen *Zugangs zu Natrium-Pentobarbital* eine verhältnismäßige Einschränkung des Grundrechts auf selbstbestimmtes Sterben ist, wird kein Weg an einer Reform des BtMG vorbeiführen. So enthalten bisher alle Gesetzentwürfe auf das jeweilige Regelungskonzept abgestimmte Anpassungen des BtMG im Hinblick auf die erlaubte Verschreibung von bisher unter das BtMG fallenden Suizidmitteln.

Schließlich bleibt zu klären, welche *staatlichen und privaten Institutionen oder Personen* in ein künftiges Verfahren für die Inanspruchnahme von Suizidhilfe eingebunden sein sollen. Dies betrifft sowohl die Prüfung der Freiverantwortlichkeit als auch eine etwaig vorgeschriebene Beratung sowie die Verschaffung von geeigneten Suizidmitteln. In diesem Zusammenhang stellt sich die Frage, ob *Sterbehilfevereine* noch eine Rolle inner- oder außerhalb des regulierten Bereichs der Suizidassistenz spielen sollen und ob insoweit ggf. Zulassungsvoraussetzungen, Tätigkeitskontrollen oder Werbeverbote vorzusehen sind.

5.2 Regelungswünsche

In welcher Weise an den Stellschrauben einer künftigen Regelung der Suizidassistenz gedreht wird, dürfte in hohem Maße von der grundsätzlichen Einstellung abhängen, die Abgeordnete zum Suizid und der Suizidassistenz haben. So drängte sich angesichts der überbordenden Rechtfertigungsvoraussetzungen im Gesetzentwurf von Castellucci u. a. der Eindruck eines Suizidverhinderungsgesetzes auf, das es Sterbewilligen so schwer wie möglich machen sollte, Unterstützung bei der Umsetzung ihres Sterbewunsches zu finden. Dass damit der vom BVerfG geforderte Entfaltungsraum für assistierte Selbsttötungen zu sehr beschnitten worden wäre, dürfte der wesentliche Grund für die Ablehnung im Bundestag gewesen sein. Es stellt sich aber auch bei den liberaleren, keineswegs schlanken Regelungsvorschlägen die Frage, ob die richtige Balance zwischen Zugangsermöglichung und Kontrolle von Suizidhilfe gefunden wurde. Ein Regelungsmodell zu entwerfen, das die Suizidassistenz praktikabel und rechtssicher ausgestaltet, dabei aber auch der staatlichen Lebensschutzverpflichtung ausreichend Rechnung trägt, ist alles andere als einfach. Die seinerzeit in der Diskussion um die Einführung von § 217 StGB noch empfohlene normative Enthaltsamkeit, also die Forderung, alles so zu lassen, wie es ist (BT-Drs. 18/6546), dürfte überholt sein. Denn es bedarf jedenfalls einer Änderung des BtMG, das den legalen Zugang zu Natrium-Pentobarbital als Mittel, das „eine schmerzfreie, regelmäßig schnelle und weitgehend risikofreie Selbsttötung" ermöglicht (BVerwGE, Rn 39), nach wie vor undifferenziert untersagt. Auch scheint in der Praxis eine Verunsicherung darüber eingetreten zu sein, wie sich die Rechtslage nach der Entscheidung des BVerfG darstellt. Es ist eine Ironie der Gesetzgebungsgeschichte, dass die seinerzeit als Alternative zu § 217 StGB vorgeschlagenen zivil- und verwaltungsrechtlichen Kontrollen von Sterbehelfern mit dem Argument verworfen wurden, es dürfe nicht der Eindruck eines staatlichen „Gütesiegels" für Suizidhilfe entstehen (BT-Drs. 18/5373, S 13). Mit dem vom BVerfG nach Einkassieren des § 217 StGB aufgezeigten Weg eines prozeduralen Schutzkonzepts wird es aber genau dazu kommen, nämlich zu einem gesetzlich geregelten Verfahren des legalen Zugangs zu Suizidmitteln. Dabei sollten nach Ansicht des Verfassers zwei Überlegungen leitend sein. Zum einen sollte es keine Neuauflage einer strafrechtlichen Einschränkung geben. Insoweit genügt die seit jeher bestehende Strafbarkeit der Mitwirkung an unfreien Suiziden, die – wie die Urteile des LG Essen und des LG Berlin eindrücklich gezeigt haben – nicht nur auf dem Papier steht. Eine darüber hinaus gehende Kriminalisierung von reinen Verfahrensverstößen würde zu einer der Suizidprophylaxe gerade nicht förderlichen Scheu führen, Suizidhilfe überhaupt anzubieten. Zum anderen sollten künftige Regeln für den Zugang zu Suizidhilfe maßvoll ausgestaltet und vom Zutrauen in die Seriosität ärztlicher Suizidassistenz getragen sein. Ein neues Gesetz sollte so viel wie nötig und so wenig wie möglich regeln.

Entscheidungen

BGHSt 32, 367, Urteil vom 4.7.1984 – 3 StR 96/84, u. a. veröffentlicht in NJW 1984, 2639; NStZ 1985, 119.
BGHSt 46, 279, Urteil vom 7.2-2001 – 5 StR 474/00, u. a. veröffentlicht in NJW 2001, 1802; NStZ 2001, 324.
BGHSt 64, 121, Urteil vom 3.7.2019 – 5 StR 132/18, u. a. veröffentlicht in NJW 2019, 3092; NStZ 2019, 662.
BGHSt 64, 135, Urteil vom 3.7.2019 – 5 StR 393/18, u. a. veröffentlicht in NJW 2019, 3089; NStZ 2019, 666.
BGHSt 67, 95, Beschluss vom 28.6.2022 – 6 StR 68/21, u. a. veröffentlicht in NJW 2022, 3021; NStZ 2022, 633; 528; MedR 2023, 218.
BVerfGE 153, 182, Urteil vom 26.02.2020 – 2 BvR 2347/15, u. a. veröffentlicht in NJW 2020, 905; NStZ 2020, 528; MedR 2020, 563.
BVerwGE 180, 382, Urteil vom 7.11.2023 – 3 C 8.22, u.a. veröffentlicht in NJW 2024, 1526; MedR 2024, 524.
LG Deggendorf, Beschluss vom 13.09.2013 – 1 Ks 4 Js 7438/11, BeckRS 2015, 20138.
LG Essen, Urteil vom 1.2.2024 – 32 Ks 5/23, veröffentlicht u.a. in MedR 2024, 919.
LG Berlin, Urteil vom 8.4.2024 – 540 Ks 2/23, Presseerklärung unter https://www.berlin.de/gerichte/presse/pressemitteilungen-der-ordentlichen-gerichtsbarkeit/2024/pressemitteilung.1434831.php. Zugegriffen am 8.7.2024.
Staatsanwaltschaft (StA) München I, Verfügung vom 30. 7. 2010 – 125 Js 11736/09, NStZ 2011, 345.

Gesetzentwürfe, Anträge

BT-Drs. 18/5373 (2015) Entwurf eines Gesetzes zur Strafbarkeit der geschäftsmäßigen Förderung der Selbsttötung. https://dserver.bundestag.de/btd/18/053/1805373.pdf. Zugegriffen am 02.01.2025.
BT-Drs. 18/6546 (2015) Keine neuen Straftatbestände bei Sterbehilfe. https://dserver.bundestag.de/btd/18/065/1806546.pdf. Zugegriffen am 02.01.2025.
BT-Drs. 20/904 (2022) Entwurf eines Gesetzes zur Strafbarkeit der geschäftsmäßigen Hilfe zur Selbsttötung und zur Sicherstellung der Freiverantwortlichkeit der Entscheidung zur Selbsttötung. https://dserver.bundestag.de/btd/20/009/2000904.pdf. Zugegriffen am 02.01.2025.
BT-Drs. 20/7624 (2023) Entwurf eines Gesetzes zum Schutz des Rechts auf selbstbestimmtes Sterben und zur Regelung der Hilfe zur Selbsttötung sowie zur Änderung weiterer Gesetze. https://dserver.bundestag.de/btd/20/076/2007624.pdf. Zugegriffen am 02.01.2025.

Literatur

Birnbacher D (2015) Ist Sterbefasten eine Form von Suizid? Ethik in der Medizin 27(4): 315–324.
Christdemokraten für das Leben (CDL), Münster (2012) Zeitschrift für Lebensrecht (ZfL) 21(2): 47–51.
Deutscher Bundestag (2023) Deutscher Bundestag – Bundestag lehnt Gesetzentwürfe zur Reform der Sterbehilfe ab. https://www.bundestag.de/dokumente/textarchiv/2023/kw27-de-suiziddebatte-954918. Zugegriffen am 02.01.2025.

Deutsche Gesellschaft für Palliativmedizin (2019) Positionspapier zum freiwilligen Verzicht auf Flüssigkeit und Nahrung. https://www.dgpalliativmedizin.de/phocadownload/stellungnahmen/DGP_Positionspapier_Freiwilliger_Verzicht_auf_Essen_und_Trinken%20.pdf. Zugegriffen am 02.01.2025.

Franzke K, Verrel T (2023) Anmerkung zum Beschluss des BGH vom 28.6.2022 – 6 StR 68/21. JuristenZeitung (JZ) 77(22): 1115–1119.

Gottschalk C (2022) Das Karlsruher Urteil ist ein Paukenschlag. Stuttgarter Zeitung vom 26.2.2022. https://www.stuttgarter-zeitung.de/inhalt.bundesverfassungsgericht-zur-suizidhilfe-das-karlsruher-urteil-ist-ein-paukenschlag.d9ea3042-4f6e-4573-938a-1c2a274d11d7.html. Zugegriffen am 02.01.2025.

Hilgendorf E, Rosenau H (2015) Stellungnahme deutscher Strafrechtslehrerinnen und Strafrechtslehrer zur geplanten Ausweitung der Strafbarkeit der Sterbehilfe. Medstra 1(3): 129.

Jäger C (2022) „Ich will kein Zombie sein". Juristische Arbeitsblätter (JA) 54(10): 870–873.

Rengier R (2023) Strafrecht Besonderer Teil II. 24. Aufl. München.

Rixen S, Duttge G (2022) Tötung auf Verlangen – oder Beihilfe zum Suizid? GesundheitsRecht 21(10): 640–643.

Saliger F (2023) Kommentierung Vor §§ 211–217. In: Kindhäuser U, Neumann U, Paeffgen H-U, Saliger F (Hrsg.) Nomos Kommentar Strafgesetzbuch Band 3. 6. Aufl. Baden-Baden.

Saliger F (2017) Kommentierung zu § 217 StGB. In: Kindhäuser U, Neumann U, Paeffgen H-U (Hrsg.) Nomos Kommentar Strafgesetzbuch Band 2. 5. Aufl. Baden-Baden.

Saß H, Cording C (2022) Zur Freiverantwortlichkeit der Entscheidung für einen assistierten Suizid. Der Nervenarzt 93(11): 1150–1155.

Schütz C, Sitte T (2020) Sterbehilfe künftig auch bei Liebeskummer. FAZ Einspruch vom 26.02.2022. https://www.faz.net/einspruch/sterbehilfe-kuenftig-auch-bei-liebeskummer-16652800.html. Zugegriffen am 02.01.2025.

Verrel T (2023) Grundrecht auf Suizid – auch im Strafvollzug? In: Beisel H, Verrel T, Laue C, Meier B-D, Hartmann A, Hermann D (Hrsg.) Die Kriminalwissenschaften als Teil der Humanwissenschaften. Baden-Baden: 467–481.

Verrel T (2016) Suizidbeihilfe – geschäftsmäßig verboten, im Einzelfall erlaubt? Gesundheit und Pflege 6(2): 45–49.

Walter T (2022) Tötung bleibt Tötung. LTO vom 19.8.2022. https://www.lto.de/persistent/a_id/49366/. Zugegriffen am 02.01.2025.

Wolfram Höfling

Private Regulierung der Suizidassistenz? Überlegungen zu den Gestaltungsspielräumen kirchlicher Einrichtungen

1 Problemaufriss

Mit dem Grundsatzurteil des Bundesverfassungsgerichts vom 26.02.2020 zur Verfassungswidrigkeit des Straftatbestandes der geschäftsmäßigen Suizidhilfe (BVerfG 2020) hat das Sterbehilferecht den (vorläufigen) Höhepunkt seiner Konstitutionalisierung erreicht. Als fragmentarische Querschnittsmaterie aus strafrechtlichen Regelungen (vor allem Tötungsdelikte), zivilrechtlichen Vorschriften (etwa des Betreuungsrechts) und öffentlich-rechtlichen Normen (namentlich Grundrechtsbestimmungen) ist es ein in hohem Maße justizgeprägtes Rechtsgebiet. Dabei dominierte zunächst die höchstrichterliche Rechtsprechung in Strafsachen die Konkretisierung, ehe ab etwa Mitte der 1990er-Jahre vermehrt zivilrechtliche Aspekte Berücksichtigung erlangten. Mit dem Inkrafttreten des sog. Patientenverfügungsgesetzes (§§ 1901a ff. BGB) im Jahre 2009 trat das Selbstbestimmungsrecht und damit das Verfassungsrecht in den Mittelpunkt (eingehend Höfling 2012, S. 444–462).

Rechtlich zu respektierende Selbstbestimmung über den eigenen Körper und das eigene Leben setzt „Selbstbestimmungsfähigkeit" i. S. von durchaus nicht trivialer Freiverantwortlichkeit (dazu jüngst Bobbert 2022) voraus, soll sie nicht in Integritätsgefährdung umschlagen. Die Einbeziehung Dritter in diesen Prozess kann zu prekären Konfliktkonstellationen führen und erneut strafrechtliche Fragen aufwerfen. Wie schwierig die Suche nach dem konkretisierenden Ausgleich zwischen Autonomie und Integritätsschutz sein kann, zeigt etwa die provozierte Grundsatzentscheidung des BGH zum „Fall Putz" (BGH 2010; zur Kritik Höfling 2011).

Erhebliche Kontroversen hat auch eine Entscheidung des BVerwG aus dem Jahre 2017 ausgelöst. Nach Auffassung des höchsten Verwaltungsgerichts kann in extremen Notfällen ein unheilbar kranker Mensch einen Anspruch auf eine behördliche Genehmigung der Abgabe einer letalen Dosis Natriumpentobarbital zum Zwecke der Selbsttötung haben BverwG 2017) – eine Entscheidung, der sich der Bundesgesundheitsminister bekanntlich widersetzt hat und die das BVerwG selbst im Lichte des bundesverfassungsgerichtlichen Grundsatzurteils jüngst revidiert hat (BverwG 2023). Diese Leitentscheidung hat, so kann man wohl sagen, die sterbehilferechtliche Diskussion nachhaltig in Aufruhr versetzt.

https://doi.org/10.1515/9783111371795-011

Davon sind nicht zuletzt auch kirchliche Einrichtungen betroffen, die mit Suizid(hilfe)wünschen ihrer Patient(inn)en oder Bewohner(inn)en konfrontiert sind. Insoweit rückt u. a. die Frage in den Mittelpunkt, ob und inwieweit diese Orte als „Schutzräume" gegen integritätsgefährdende Sterbehilfeangebote ausgestaltet werden können. Bevor die Gestaltungsspielräume etwas näher in den Blick genommen werden, sind zunächst die wesentlichen Entscheidungsgründe des bundesverfassungsgerichtlichen Judikats zu skizzieren und kritisch einzuordnen.

2 Das Grundsatzurteil des BVerfG und seine Folgen

2.1 „Autonome Selbstbestimmung" als unantastbarer Höchstwert?

Bereits im ersten Leitsatz der Entscheidung des BVerfG vom 26.02.2020 kommt die zentrale normative Leitidee und Botschaft zum Ausdruck: Das allgemeine Persönlichkeitsrecht gem. Art. 2 Abs. 1 GG i. V. m. Art. 1 Abs. 1 GG „umfasst als Ausdruck persönlicher Autonomie ein Recht auf selbstbestimmtes Sterben", das die Freiheit einschließe, sich – ggf. mit der angebotenen Hilfe Dritter – das Leben zu nehmen. Nachdrücklich hebt das BVerfG dabei die Verwurzelung dieses Grundrechts in der Garantie der unantastbaren Menschenwürde hervor (Rn. 206, 210 f.). Es liegt in der Konsequenz einer derartigen Profilierung des Rechts auf ein selbstbestimmtes Sterben, dass es nicht auf fremddefinierte Situationen beschränkt ist. Der suizidwilligen Person selbst steht die Definitionskompetenz unabhängig von Krankheit, Leid oder Todesnähe zu (Rn. 210). In immer neuen Paraphrasierungen und mit überschießender Rhetorik („autonome Selbstbestimmung"; wie keine andere Entscheidung berühre der Suizidwunsch Identität und Individualität des Menschen) kreiert das BVerfG hier eine Art „Supergrundrecht" (Geyer 2020).

Zwar hält das BVerfG es grundsätzlich für zulässig, das Grundrecht einzuschränken, um zu verhindern, dass Angebote geschäftsmäßiger Suizidhilfe den Anschein der Normalität erzeugten und vor allem alte und kranke Menschen sich zur Selbsttötung gedrängt fühlten (Rn. 228 ff.). Bei seiner Prüfung der Verhältnismäßigkeit der grundrechtsbeschränkenden Wirkungen des in § 217 StGB verankerten Verbots der geschäftsmäßigen Suizidhilfe kommt das Gericht allerdings zu dem Ergebnis, die Regelung sei „jedenfalls nicht angemessen" (Rn. 265 ff.). Ein Blick auf die Gesamtrechtsordnung – unter Berücksichtigung etwa des Betäubungsmittelrechts, des ärztlichen Berufsrechts – lasse nämlich erkennen, dass das Recht auf ein selbstbestimmtes Sterben faktisch leerlaufe. Jenseits der Angebote von Sterbehilfeorganisationen stünden suizidwilligen Personen keine realistischen und zumutbaren Optionen zur Verfügung (Rn. 278 ff.). Allerdings stellt das Gericht klar, dass es keinen Anspruch auf Suizidhilfe gegenüber Dritten gibt, die ihrerseits eine derartige Hilfe ablehnen (Rn. 342).

Es geht im hier interessierenden Kontext nicht um eine eingehende kritische Würdigung des Urteils (dazu etwa Rixen 2020, S. 397–403; Höfling 2020, S. 245–257). Einige wenige Bemerkungen sind aber angebracht. So zustimmungswürdig die Grundthese des Gerichts von der grundrechtlichen Gewährleistung eines unkonditionierten Rechts auf Sterben auch ist, so problematisch ist dessen realitätsferne Überhöhung. Grundrechtsdogmatik ist kein Glasperlenspiel; ihre Bewährungsprobe ist die Lebenswirklichkeit. Anders formuliert: Grundrechtsdogmatik muss kontextsensibel sein. Das BVerfG marginalisiert die tragischen Umstände und sozialen Beziehungsaspekte jeden Suizids. Es würdigt nur unzureichend den Umstand, dass Selbstbestimmung am Lebensende immer prekäre Selbstbestimmung ist. Kaum jemand dürfte den Weg aus dem Leben beschreiten als autonomes Subjekt – frei von Fremdeinflüssen, ausschließlich aus einer Binnenperspektive die Sinnhaftigkeit der eigenen Existenz abwägend, jenseits aller interpersonalen Bezüge. Und wenn ein Suizidwilliger in dieser tragischen Lebenssituation die Hilfe und Unterstützung Dritter sucht, spätestens dann verläßt er den Raum „autonomer Selbstbestimmung“, und es öffnet sich ein Raum für heteronome Integritätsgefährdung.

2.2 Folgediskussionen und gegenwärtige Rechtslage

Das Urteil des BverfG hat lebhafte Debatten, aber auch eine erhebliche parlamentarische Betriebsamkeit ausgelöst. Das ist hier nicht nachzuzeichnen (s. etwa Kaiser und Reiling 2021, S. 121–174). Die bisherigen gesetzgeberischen Anläufe zu einer Neuregelung der Suizidassistenz jedenfalls sind allesamt gescheitert. Die geltende Rechtslage in Deutschland ist danach eine überaus „liberale“: Jede Art von Hilfe bei einem freiverantwortlichen Suizid kann straflos geleistet werden. Da im ärztlichen Standesrecht im Gefolge des bundesverfassungsgerichtlichen Judikats das bis dahin geltende kategorische Mitwirkungsverbot in § 16 der Musterberufsordnung aufgehoben worden ist, hat sich auch insoweit der Möglichkeitsraum für suzidgeneigte Personen erweitert. Deshalb kann nicht (mehr) davon ausgegangen werden, dass das Recht auf ein selbstbestimmtes Sterben faktisch leerläuft. Zwei Kammerentscheidungen des BverfG weisen ebenfalls in diese Richtung. Nach dem Urteil vom 26.02.2020 habe man es nun mit einer „grundlegend modifizierten tatsächlichen und rechtlichen Situation“ zu tun. Man könne nicht mehr davon ausgehen, dass die Suche von Suizidwilligen nach „medizinisch kundigen Suizidbeihelfern und verschreibungswilligen sowie -berechtigten Personen aussichtslos“ sei (BverfG 2021, S. 1086 f.; ferner BverfG 2020a: Rn. 8 ff.). Und es liegt ganz auf dieser Linie, wenn nunmehr das Bundesverwaltungsgericht seine Judikatur zu einem Anspruch auf eine letale Dosis Natriumpentobarbital (s. o.) geändert hat (BVerwG 2023).

3 Suizid(assistenz)wunsch in kirchlichen Einrichtungen der Gesundheitsversorgung

Das ist also, grob skizziert, der rechtliche Ordnungsrahmen, innerhalb dessen auch kirchliche Einrichtungen sich bewegen. Auch deren Mitarbeiterinnen und Mitarbeiter etwa im Senioren- und Pflegebereich werden immer wieder – und wohl mit steigender Tendenz – mit Sterbe(hilfe)wünschen von Bewohnerinnen und Bewohnern oder Patientinnen und Patienten konfrontiert. Der erfahrene Psychologe und Psychotherapeut Michael Wunder, langjähriger Leiter des Beratungszentrums der Evangelischen Stiftung Alsterdorf in Hamburg, hat jüngst in einem Interview die These vertreten, oftmals reagierten Mitarbeiter „sehr naiv" auf Todeswünsche (Zum Umgang mit und Verständnis von Todeswünschen siehe den Beitrag von Wachter im selben Band). Entscheidend sei in solchen Situationen vor allem die Klärung der eigenen Position „und deren Übereinstimmung mit den Grundsätzen der Einrichtung" (Wunder 2023; zum Umgang mit und Verständnis von Todeswünschen siehe den Beitrag von Wachter im selben Band).

Wie aber könnten solche „Grundsätze" aussehen, welche Spielräume haben kirchliche Einrichtungen zur Regulierung des Umgangs mit Suizidhilfe(wünschen)?

Diesen Fragen soll im Folgenden im Blick auf Institutionen der katholischen Kirche nachgegangen werden. Nach katholischem Selbstverständnis sind ihre Einrichtungen einer „Kultur des Lebens" verpflichtet und einer Achtung vor dem Leben in Würde bis zuletzt. Damit aber ist Suizidhilfe grundsätzlich unvereinbar. Katholische Einrichtungen insbesondere der stationären Betreuung und Pflege kranker, alter und/oder pflegebedürftiger bzw. sonst unterstützungsbedürftiger Menschen müssen dementsprechend möglichst „suizidhilfefreie" Orte sein. So lässt sich die Herausforderung zugespitzt formulieren, der sich die Träger der Einrichtungen gegenübersehen. Die lehramtliche Ablehnung jeder Form der „Herbeiführung" des Todes prägt das katholische Selbstverständnis in Fragen der Sterbehilfe in einem besonderen Maße. Für evangelische Trägereinrichtungen etwa dürfte insoweit eine größere Bandbreite möglicher Positionierungen existieren.

3.1 Suizidhilferegulierung als komplexer Prozess des Grundrechtsausgleichs

Die Entscheidung des Einzelnen, aus dem Leben zu scheiden, ist – so hat es das BVerfG apodiktisch formuliert – im Ausgangspunkt „als Akt autonomer Selbstbestimmung von Staat und Gesellschaft zu respektieren" (Rn. 210).

Doch auf einen so einfachen Nenner lässt sich die sterbehilferelevante Grundrechtsdogmatik nicht bringen. Die Grundrechte und also auch das Grundrecht auf ein selbstbestimmtes Sterben binden gemäß Art. 1 III GG nur den Staat unmittelbar.

Dieser darf die Grundrechte nicht übermäßig beschränken, etwa, so die Auffassung des BVerfG, das Grundrecht auf ein selbstbestimmtes Sterben durch § 217 StGB. Die Gesellschaft – und das meint im Gegensatz zum Staat: die Mitglieder der Gesellschaft – unterliegen dagegen grundsätzlich keiner Bindung an die Grundrechte, sie sind selbst Träger von grundrechtlicher Freiheit. Machen nun Grundrechtsträger in einer Weise Gebrauch von ihren Freiheiten, dass diese kollidieren, dann bedarf es eines angemessenen Ausgleichs, den der Staat ermöglichen und garantieren muss. Das „Ensemble" der Grundrechtsberechtigten in der hier interessierenden Konstellation besteht aus

- den Bewohnerinnen und Bewohnern der Einrichtungen,
- den Besucherinnen und Besuchern (wozu auch Sterbehelfer bzw. Sterbehilfeorganisationen gehören können),
- den Beschäftigten der Einrichtungen,
- den katholischen Trägern der Einrichtungen.

Die grundrechtlichen Wechselwirkungen dieses „Multiakteursarrangements" sind hier nicht im einzelnen zu analysieren (eingehend Rixen 2023, S. 69–79). Näherer Betrachtung aber bedarf jene Konfliktkonstellation, die sich aus dem Wunsch einer Bewohnerin/eines Bewohners nach Suizidassistenz einerseits und dem Interesse eines Einrichtungsträgers an der Aufrechterhaltung eines von derartigen Aktivitäten freien Schutzraums andererseits ergibt.

3.2 Das Recht auf einen selbstbestimmten und ggf. assistierten Suizid als Grundrechtsposition auch von Heimbewohnerinnen und -bewohnern

Insoweit ist zunächst klarstellend darauf hinzuweisen, dass mit dem Wechsel in eine Heimeinrichtung (dieser Begriff wird hier als Sammelbezeichung für unterschiedliche stationäre Betreuungsorte verwendet) kein Verlust des Grundrechtsstatus für die Bewohner verbunden ist. Für die Bewohnerinnen und Bewohner sind die Heimeinrichtungen nun der Lebensmittelpunkt, ihr Zimmer ist ihre Wohnung (i. S. des Art. 13 GG) als der Bereich ungestörter Persönlichkeitsentfaltung, auch in Kontakt und Beziehung zu anderen. Dementsprechend können sie grundsätzlich auch eine angebotene Suizidhilfe in Anspruch nehmen (Rixen 2023, S. 74). Allerdings ist zu berücksichtigen, dass die Inanspruchnahme einer Suizidhilfe kein isolierter Freiheitsakt ist, sondern in die unmittelbare Umgebung und die Gesellschaft hineinwirkt. Das erweist sich vor allem im Kontext einer katholischen Einrichtung in besonderer Weise als grundrechtsrelevant.

3.3 Zur kirchlichen Selbstbestimmungsfreiheit als gegenläufigen Grundrechtsposition

Die Verfassung schützt auch Einrichtungen der Kirche. Insoweit steht die kirchliche Selbstbestimmungsfreiheit gem. Art. 140 GG i. V. m. Art. 137 Abs. 3 S. 1 Weimarer Reichsverfassung als eine spezifische Garantie der Religionsfreiheit in Rede, daneben im Blick auf die Verfügungsherrschaft über das Eigentum Art. 14 Abs. 1 GG. Wenn die (katholische) Kirche – sensibel für die existentielle Gefährdung der Integrität und fragilen Autonomie vulnerabler Personen – ihre Einrichtungen zu Schutzräumen ausgestalten möchte, in denen ihrem Selbstverständnis entsprechend Suizidhelfer „ausgesperrt" sein sollen, so unterfällt dies verfassungsrechtlichem Schutz.

3.4 Heimvertragliche Konkretisierung von Hausverboten für Sterbehelfer(organisationen)

Denkbar ist, dass katholische Einrichtungen ihrem Selbstverständnis von suizidhilfefreier Lebensbegleitung bis zum Schluss dadurch reale Wirkkraft verleihen, dass sie Hausverbote für Sterbehelfer und Sterbehilfeorganisationen erlassen und diese explizit in die jeweiligen Heimverträge aufnehmen. Rixen hat dazu folgenden Formulierungsvorschlag unterbreitet: „In der Einrichtung ist Suizidhilfe, also das Gewähren, Verschaffen oder Vermitteln von Gelegenheiten zum Suizid, nicht gestattet, auch Informationsveranstaltungen, die für den Suizid bzw. die Suizidhilfe eintreten, sind untersagt. Personen, die diesen Verboten zuwiderhandeln, dürfen sich nicht in der Einrichtung aufhalten (Hausverbot)" (Rixen 2023, S. 77 Fn. 114). Mit einer solchen Regelung ließe sich das Schutzraum-Konzept weitgehend sicherstellen – allerdings zulasten des Rechts der Bewohnerinnen und Bewohner auf ein selbstbestimmtes Sterben unter Zuhilfenahme Dritter. Ob eine derartige Auflösung der konfligierenden Grundrechtspositionen auch Bestand vor – sicherlich angerufenen – Gerichten haben wird, ist nicht sicher zu beantworten. Immerhin sollte berücksichtigt werden, dass der Vollzug von Suizidassistenz in kirchlichen Einrichtungen erhebliche negative Ausstrahlungswirkungen entfalten kann auf die Atmosphäre des Ortes – und auf die glaubensbasierte Grundüberzeugung, dass eine zugewandte, palliative Sorge um jeden Menschen auch im Sterben Integrität und Würde am ehesten zu wahren vermag.

Eine derartige Position entlässt die Einrichtungen allerdings nicht aus anderweitigen Verpflichtungen. Dazu zählt etwa, den Wunsch nach Suizidhilfe außerhalb der Einrichtung nicht zu verunmöglichen oder für die Zeit bis zur Implementation der Hausverbote angemessene Übergangsregelungen zu treffen (Rixen 2023, S. 77 f.).

4 Schlussbemerkung

Die derzeitige Rechtslage, die durch das Fehlen einer Regulierung auch der organisierten Suizidhilfe geprägt wird, birgt zweifelsohne Risiken. Deshalb trifft den Gesetzgeber auch die Obliegenheit, die weitere Entwicklung sorgsam zu evaluieren. Nur so kann er auf integritätsgefährdende Entwicklungen rechtzeitig reagieren. Auf der anderen Seite eröffnen sich aber auch den verschiedenen Wohlfahrtsverbänden Debattenräume, um professions- und organisationsspezifische Regulierungsmöglichkeiten zu erproben (Anselm u. a. 2023, S. 265 f.). Die Kirchen sollten dies als Chance begreifen.

Literatur

Anselm R/Bausewein C/Dabrock P/Höfling W (2023) Recht auf Leben, Rechte im Sterben. In: Anselm R u. a. (Hrsg.), Was tun, wenn es unerträglich wird? Die Frage nach dem assistierten Suizid als Herausforderung für Kirche und Diakonie, S. 250–261.

Bobbert M (2022) (Hrsg.), Assistierter Suizid und Freiverantwortlichkeit. Wissenschaftliche Erkenntnisse, ethische und rechtliche Debatten, Fragen der Umsetzung.

Bundesgerichtshof vom 25.06.2010, BGHSt 55, S. 191 ff.

Bundesverwaltungsgericht vom 02.03.2017, BverwGE 158, S. 142 ff.

Bundesverwaltungsgericht vom 07.11.2023-3 C 8.22.

Bundesverfassungsgericht vom 26.02.2020 – 2 BvR 2347/15 -, BverfGE 153, S. 182 ff.

Bundesverfassungsgericht vom 20.05.2020 – 1 BvL 2/20 u. a.

Bundesverfassungsgericht vom 10.12.2020, NJW 2021, S. 1086 f.

Geyer C (2020) Supergrundrecht Suizid, in: FAZ vom 5. März 2020, S. 11,

Höfling W (2020) Autonome Selbstbestimmung – und was nun? Kritische Anmerkungen und rechtspolitische Fragen zum Urteil des Bundesverfassungsgerichts zu § 217 StGB, ZME 66 (2020), S. 245 259.

Höfling W (2012) Die Entwicklung des sogenannten Sterbehilferechts in der (höchstrichterlichen) Rechtsprechung. In: Bormann F-J, Borasio G D (Hrsg.), Sterben. Dimensionen eines anthropologischen Grundphänomens, S. 444–462.

Höfling W (2011) Patientenautonomie oder (fürsorgliche) Fremdbestimmung – zu den Risiken und Nebenwirkungen provozierter „Grundsatz"-Entscheidungen, GesR 2011, S. 199–204.

Kaiser A-B, Reiling I (2021) Der Lebensschutz am Lebensende. Handlungsauftrag und Gestaltungsspielräume des Gesetzgebers nach dem Suizidhilfe-Urteil des Bundesverfassungsgerichts. In: Essener Gespräche zum Thema Staat und Kirche 56 (2021), S. 120–174.

Rixen S (2023) Rechtliche Zulässigkeit des Verbots der Suizidhilfe in katholischen Einrichtungen, GesR 2023, S. 69–79.

Rixen S (2020) Suizidale Freiheit? Das Recht auf (assistierte) Selbsttötung im Urteil des Bundesverfassungsgerichts vom 26. Februar 2020, BayVBl. 2020, S. 397–403.

Wunder M Interview. In: Eppendorfer. Zeitung für Psychiatrie & Soziales 2023.

Andreas Penner, Tanja Koopmann-Röckendorf

Arbeitsrechtliche Fragen des assistierten Suizids: Kann der Arbeitgeber die Unterstützung eines Suizids verbindlich anweisen?

1 Einführung

Der Wunsch nach Unterstützung eines Suizids, das beleuchtet dieser Band eingehend, ist ein in vielen Facetten herausforderndes Feld für Pflegekräfte. Auch generell ist assistierter Suizid eine Herausforderung für die Rechtsordnung. Sollen sodann an einem assistierten Suizid Pflegekräfte nach Weisung des Arbeitgebers mitwirken, ergibt sich aus rechtlicher Sicht eine zusätzliche Komplexität.

1.1 Fragestellung und konfligierende Güter

Die Werte unserer Rechtsordnung sind darauf ausgerichtet, personale Autonomie zu gewährleisten, um ein selbstbestimmtes Leben zu fördern. Im äußersten kann dies die Entscheidung umfassen, das Gut, um dessen Willen der Schutz der Autonomie gewährt wird, aufzugeben. Das kann – subjektiv – als höchste Ausprägung der Autonomie eingeordnet werden. In gleicher Weise kann darin – subjektiv – indes eine fundamentale Verletzung der ethischen Werte, denen sich ein Mensch verpflichtet fühlt und damit als unvereinbar mit eigenen Handlungsmaßgaben ansieht, liegen.

Ebenso konträr kann die Hilfe zum Suizid – subjektiv – bewertet werden: als äußerster Akt der Unterstützung wie auch als unvereinbar mit eigenen Wertvorstellungen. Es sind jeweils Gewissensentscheidungen, denen eigen ist, dass Positionen eingenommen werden können, die unvereinbar wären, würden sie jeweils als allgemeingültiges Gesetz formuliert. Zugleich folgt aus solch unvereinbaren Positionen kein unmittelbarer Konflikt, jeder kann die für ihn überzeugende Haltung vertreten und danach Handeln, ohne dass daraus ein Konflikt entstünde.

Anderes gilt für die nachfolgend betrachteten Konstellationen in Weisungsverhältnissen abhängiger Beschäftigungen. Suizid kann, so hat das Bundesverfassungsgericht festgestellt, im Einzelfall von fremder Hilfe abhängig sein. Solch fremde Hilfe kann und sollte ggf. der Professionalität bedürfen, also trainierten Fähigkeiten, die auf systematisiertem, theoretischem Wissen und praktischer Erfahrung Dritter beruhen. Wenn das Leben ohne Qualen und mit Würde beendet werden soll, bedarf dies fundierter medizinischer Kenntnisse. Auch das wird in diesem Band eingehend beleuchtet.

https://doi.org/10.1515/9783111371795-012

Zugleich kann die Suizidassistenz arbeitsteilig realisiert werden, also durch das Zusammenwirken mehrerer. Ein solches Zusammenwirken ist aufgrund vorhandener Kenntnisse, Ausstattung und Umständen naheliegenderweise in Einrichtungen denkbar, welche sich eigentlich der Erhaltung des Lebens verpflichtet sehen oder, so sie ein Sterben in Würde begleiten, also Krankenhäuser, Altenheime und Palliativeinrichtungen, welche die Unterstützung des Suizids namentlich in ärztlich geleiteten Einrichtungen aber grundsätzlich nicht vorsehen (vgl. § 16 Satz 3 Musterberufsordnung Ärzte). Dort kann indes gleichwohl die Bereitschaft zu finden sein, in solch existentiellen Lagen als letzten Dienst die Assistenz für einen Suizid zu leisten. Will ein Arbeitgeber hierfür Arbeitnehmer verpflichten, kann es Fälle geben, in denen nicht mehr allen Beteiligten eine Gewissensentscheidung anheimgestellt werden kann, ist z. B. die Mitwirkung von Arbeitnehmern wie etwa Pflegekräften unerlässlich. Dann ist das Arbeitsrecht gefordert, den Ausgleich zwischen der Entscheidung des Arbeitgebers, einen assistierten Suizid zu unterstützen, und einer etwaig konträren Gewissensentscheidung von Beschäftigten zu finden, die hierfür nicht zur Verfügung stehen wollen. Zugleich ist zu würdigen, dass derjenige, der aus dem Leben scheiden will, diesen letzten Akt, seinen autonomen Willen zu verwirklichen, nicht ohne fremde, professionelle Hilfe realisieren kann.

Darf also ein Arbeitgeber eine Pflegekraft verpflichten, einen suizidwilligen Patienten beim Sterben zu unterstützen? Wann und unter welchen Voraussetzungen darf es abgelehnt werden, solch einer Weisung zu folgen? Dabei wird hier allein die Perspektive der Pflegekraft in den Mittelpunkt gestellt: Wann darf von ihr die Mitwirkung verlangt werden? Eine andere Frage, die hier nicht näher beleuchtet wird, ist, inwiefern eine Einrichtung von einem Arzt die Mitwirkung verlangen kann und ob hier ggf. abweichende Maßgaben gelten könnten. Zunächst geht es hier um Mitwirkungshandlungen, die der originären Pflegetätigkeit mit dem Ziel einer Gesundheitsversorgung entsprechen. Es wird unterstellt, dass etwaige Tätigkeiten, welche in fachlicher Hinsicht die pflegerische Kompetenz überschreiten, weil z. B. ärztliche Befugnisse erforderlich sind, der Pflegekraft nicht abverlangt werden. Die Abgrenzung dieser Fragestellung und die Beurteilung deren rechtlicher Konsequenzen bedürfte eigenständiger Beleuchtung.

1.2 Rechtsprechung des Bundesverfassungsgerichts

Anlass, solche möglichen Konfliktlagen der Mitwirkung am Suizid nach Weisung eines Arbeitgebers näher zu beleuchten, ist die Entscheidung[1] des Bundesverfassungsgerichts über die Verfassungswidrigkeit des § 217 StGB, mit welcher der Straftatbestand der geschäftsmäßigen Förderung der Selbsttötung für nichtig erklärt wurde.

1 BVerfG, Urt. v. 26.02.2020, 2 BvR 2347/15.

Damit wurde im Jahr 2020 eine Entscheidung von herausragender Bedeutung für die Auslegung des Allgemeinen Persönlichkeitsrechts getroffen.

Das Bundesverfassungsgericht setzt sich in seiner Entscheidung dezidiert mit dem Inhalt des Allgemeinen Persönlichkeitsrechts aus Art. 2 Abs. 1 i. V. m. Art. 1 Abs. 1 GG auseinander. Es begründet die Nichtigkeit damit, dass es das Verbot dem Suizidwilligen faktisch unmöglich mache, eine geschäftsmäßig angebotene Suizidhilfe in Anspruch zu nehmen.[2]

Das Allgemeine Persönlichkeitsrecht in seiner Ausprägung als Recht auf selbstbestimmtes Sterben beinhalte nicht nur das Recht, nach freiem Willen lebenserhaltende Maßnahmen abzulehnen und auf diese Weise einem zum Tode führenden Krankheitsgeschehen seinen Lauf zu lassen.[3] Es erstrecke sich vielmehr auch auf die Entscheidung des Einzelnen, sein Leben eigenhändig zu beenden.[4]

Das Recht auf selbstbestimmtes Sterben stehe grundsätzlich jedem Bürger unabhängig von den Gründen für seinen Todeswunsch zu.[5] Es könne und dürfe keinen gegen die Autonomie des Menschen gerichteten Lebensschutz geben.[6] Genauso könne aber auch niemand verpflichtet werden, Suizidhilfe zu leisten. Nach der Entscheidung des Bundesverfassungsgerichts habe der Suizidwillige die mangelnde individuelle ärztliche Bereitschaft zur Suizidhilfe als durch die Gewissensfreiheit seines Gegenübers geschützte Entscheidung grundsätzlich hinzunehmen. Aus dem Recht auf selbstbestimmtes Sterben folge dementsprechend kein Anspruch gegenüber Dritten auf Unterstützung beim Selbsttötungsvorhaben.[7]

Für medizinische Einrichtungen folgt aus der Entscheidung also, dass sie Suizidhilfe anbieten dürfen, dies aber in keinem Fall müssen. Zugleich bleibt aber die Abgrenzung zumindest zum Straftatbestand der Tötung auf Verlangen.[8] Auch hat der Gesetzgeber trotz verschiedener Reformbemühungen noch keine Neuregelung zur geschäftsmäßigen Sterbehilfe realisieren können. In den Entwürfen für eine Reform[9] finden sich zudem keine Regelungen für den hier zu betrachtenden Fragenkreis des assistierten Suizids unter Einbeziehung von Arbeitnehmern. Damit kann nur auf dem bisherigen Stand der Rechtslage aufgebaut werden, wie auch über die Berücksichtigung der Gewissensfreiheit ein etwaiges Strafbarkeitsrisiko in uneindeutigen Fällen zu berücksichtigen ist.

---

2 BVerfG, Urt. v. 26.02.2020, 2 BvR 2347/15, juris Rn. 215 f.

3 Vgl. im Ergebnis auch BVerfG, Beschluss v. 26.07.2016, 1 BvL 8/15, juris Rn. 79; BGH, Urt. v. 25.06.2010, 2 StR 454/09, juris Rn. 18, 31 ff.; BGH, Beschluss v. 08.06.2005, XII ZR 177/03, juris Rn. 9 ff.; BGH, Urt. v. 28.11.1957, 4 StR 525/57, juris Rn. 9.

4 BVerfG, Urt. v. 26.02.2020, 2 BvR 2347/15, juris Rn. 209.

5 BVerfG, Urt. v. 26.02.2020, 2 BvR 2347/15, juris Rn. 210.

6 BVerfG, Urt. v. 26.02.2020, 2 BvR 2347/15, juris Rn. 277.

7 BVerfG, Urt. v. 26.02.2020, 2 BvR 2347/15, juris Rn. 289.

8 BGH, Beschluss v. 28.06.2022, 6 StR 68/21, juris Rn. 14 ff; BGH, Urt. v. 03.07.2019, 5 StR 132/18, juris Rn. 17; LG Mannheim, Urt. v. 21.09.2012, 1 Ks 300 Js 24248/10, juris Rn. 48 ff.

9 BT-Drs. 20/904; BT-Drs. 20/2293; BT-Drs. 20/2332.

2 Ausgestaltung des Weisungsrechts im Arbeitsrecht

Maßgeblich für die Beantwortung der Fragestellung ist die Ausgestaltung des Weisungsrechts. Vorliegend geht es darum, dass sich ein Arbeitgeber für die Unterstützung eines Suizides entscheidet und für die Durchführung Arbeitnehmer einzusetzen gedenkt und darunter – unter Berücksichtigung des Fokus dieses Bandes – Pflegekräfte. Solche Fälle berühren Gewissensfragen und das Bundesarbeitsgericht verortet die Streitentscheidung dann stets im Weisungsrecht. Das gilt gleich, ob die Tätigkeit, die das Gewissen berührt, originärer, jedenfalls aber vorhersehbarer Gegenstand der vertraglich geschuldeten Tätigkeit ist oder ob die Tätigkeit nicht vorhersehbar war, so jedenfalls die Tätigkeit nicht eindeutig vertraglich ausgeschlossen ist.

2.1 Weisungsrecht und Leistungsverweigerungsrecht

Grundsätzlich unterliegt der Arbeitnehmer dem Weisungsrecht des Arbeitgebers, wenn und soweit vertraglich für den konkreten Fall keine entgegenstehenden Vereinbarungen getroffen wurden. Durch die Ausübung des Weisungsrechts konkretisiert der Arbeitgeber nach § 106 GewO die Pflicht zur Arbeitsleistung hinsichtlich der Art der Tätigkeit (was, wie), dem Ort (wo) und der Zeit (wann, wie lange) der Arbeitsleistung und füllt damit den arbeitsvertraglichen Rahmen aus. In dem Weisungsrecht liegt – im Allgemeinen – der zentrale organisatorische Wert eines Arbeitsverhältnisses, weil damit die Vorteile arbeitsteiliger Zusammenarbeit in besonders effizienter und verlässlicher Weise realisiert werden können.

Das Weisungsrecht besteht indes nicht schrankenlos. Allgemeine gesetzliche Grenzen des Weisungsrechts stellen die Vorschriften über Leistungsverweigerungsrechte nach §§ 273, 275 II und III, 320 BGB, § 14 AGG dar.[10] Zudem können individual- wie kollektivvertragliche Regelungen das Weisungsrecht beschränken und tun dies regelhaft auch.

Mit dem Weisungsrecht des Arbeitgebers korrespondiert eine entsprechende Verpflichtung des Arbeitnehmers, den Weisungen nachzukommen. Die Nichtbefolgung einer rechtmäßigen Weisung stellt folglich eine Arbeitsvertragsverletzung dar, die eine Abmahnung und gegebenenfalls eine verhaltens- bzw. personenbedingte Kündigung zur Folge haben kann.[11] Eine rechtswidrige Weisung muss der Arbeitnehmer hingegen nicht befolgen. Ihm steht insoweit ein Leistungsverweigerungsrecht zu.[12]

---

10 BAG, Urt. v. 18.10.2017, 10 AZR 330/16, juris Rn. 68; BAG, Urt. v. 20.12.1984, 2 AZR 436/83, juris Rn. 43 ff.; LAG Niedersachsen, Urt. v. 08.12.2003, 5 Sa 1071/03, juris Rn. 33.

11 BAG, Urt. v. 12.05.2010, 2 AZR 845/08, juris Rn. 20.

12 BAG, Urt. v. 16.03.2023, 6 AZR 130/22, juris Rn. 31.

2.1.1 Ausübung billigen Ermessens

Der Arbeitgeber darf das ihm obliegende Weisungsrecht auch bei Beachtung dessen Grenzen gemäß § 106 S. 1 GewO stets nur nach billigem Ermessen (§ 315 BGB) ausüben. Dabei entspricht die Weisung des Arbeitgebers im Allgemeinen billigem Ermessen, wenn die wesentlichen Umstände des Falles abgewogen und die beiderseitigen Interessen angemessen berücksichtigt werden.[13] Die nach § 315 BGB geforderte Billigkeit wird inhaltlich auch durch das Grundrecht der Gewissensfreiheit aus Art. 4 GG bestimmt.[14] Aufgrund der mittelbaren Wirkung des Grundrechts der Gewissensfreiheit darf der Arbeitgeber einem Arbeitnehmer keine Arbeit zuweisen, die den Arbeitnehmer einem solchen Gewissenskonflikt aussetzt, der unter Abwägung der beiderseitigen Interessen vermeidbar gewesen wäre.[15] Dabei kann es zu einer Grundrechtskollision (insbesondere mit dem Grundrecht des Arbeitgebers nach Art. 12 Abs. 1 GG) kommen. Im Sinne einer praktischen Konkordanz müssen in diesem Fall die Grundrechte für alle Beteiligten möglichst weitgehend wirksam werden.[16]

Der Arbeitgeber hat einen beachtlichen Glaubens- oder Gewissenskonflikt seines Arbeitnehmers bei der Ausübung des Weisungsrechts zu berücksichtigen.[17] Wenn sich ein Arbeitnehmer in einer Gewissensnot befindet, welcher er nicht entgehen kann, ist eine Weisung des Arbeitgebers, die dieser Not nicht Rechnung trägt, regelmäßig unbillig und damit unwirksam und kann vom Arbeitnehmer verweigert werden.[18] Ein Arbeitnehmer muss unbilligen Weisungen nicht und auch nicht vorläufig bis zur gerichtlichen Klärung Folge leisten.[19]

Solange bis der Arbeitnehmer seinen Gewissenskonflikt offenbart hat, ist eine Weisung des Arbeitgebers allerdings verbindlich. Offenbart der Arbeitnehmer nach erteilter Weisung einen ernstlichen Gewissenskonflikt, kann sich für den Arbeitgeber aus der Rücksichtnahmepflicht (§ 241 Abs. 2 BGB) die Verpflichtung ergeben, von seinem Direktionsrecht unter Berücksichtigung der entgegenstehenden Belange des Arbeitnehmers erneut Gebrauch zu machen.[20] Wenn die Weisung mit fundamentalen, unüberwindbaren Glaubensüberzeugungen des Arbeitnehmers kollidiert, wird es häufig nicht billigem Ermessen entsprechen, wenn der Arbeitgeber an ihr festhält und deren Befolgung verlangt.[21]

---

13 BAG, Urt. v. 19.01.2011, 10 AZR 738/09, juris Rn. 18; BAG, Urt. v. 21.07.2009, 9 AZR 404/08, juris Rn. 22; BAG, Urt. v. 11.04.2006, 9 AZR 557/05, juris Rn. 50.

14 BAG, Urt. v. 20.12.1984, 2 AZR 436/83, juris Rn. 44.

15 BAG, Urt. v. 20.12.1984, 2 AZR 436/83, juris Rn. 39.

16 BAG, Urt. v. 24.02.2011, 2 AZR 636/09, juris Rn. 23; BAG, Urt. v. 10.10.2002, 2 AZR 472/01, juris Rn. 40.

17 BAG, EuGH-Vorlage v. 30.01.2019, 10 AZR 299/18 (A), juris Rn. 40.

18 BAG, Urt. v. 22.05.2003, 2 AZR 426/02, juris Rn. 39; BAG, Urt. v. 20.12.1984, 2 AZR 436/83, juris Rn. 38 ff.

19 BAG, Urt. v. 18.10.2017, 10 AZR 330/16, juris Rn. 63.

20 BAG, Urt. v. 24.02.2011, 2 AZR 636/09, juris Rn. 25.

21 BAG, Urt. v. 24.02.2011, 2 AZR 636/09, juris Rn. 25; BAG, Urt. v. 19.05.2010, 5 AZR 162/09, juris Rn. 27.

2.1.2 Einzelfallabwägung

Die erforderliche Interessenabwägung erfolgt im Rahmen einer Einzelfallbeurteilung. Im Rahmen der Einzelfallabwägung ist zunächst zu berücksichtigen, ob der Arbeitnehmer schon bei Vertragsschluss damit rechnen musste, die von ihm beanstandete Tätigkeit übertragen zu erhalten. So kann sich z. B. ein Arbeitnehmer, der ein Arbeitsverhältnis mit einem Rüstungsbetrieb begründet, nicht auf eine Unbilligkeit aus Gewissensgründen wegen der Ablehnung einer der Rüstung dienenden Tätigkeit berufen.[22]

Weiterhin kommt es darauf an, ob aus betrieblichen Gründen gerade dieser konfliktbeladene Arbeitnehmer die Weisung ausführen muss oder ob andere gleich qualifizierte Arbeitnehmer zur Verfügung stehen. Soweit in einem Krankenhaus mehrere Ärzte für einen Schwangerschaftsabbruch zur Verfügung stehen, liegt Unbilligkeit der Weisung vor, wenn der Arbeitgeber darauf besteht, dass gerade die eine Abtreibung aus Gewissensgründen ablehnende Ärztin den Eingriff vornehmen soll.[23]

Schließlich ist im Rahmen der Interessenabwägung zu berücksichtigen, ob der Arbeitgeber in Zukunft mit zahlreichen Gewissenskonflikten rechnen muss und ob er gegebenenfalls in der Lage ist, dem Arbeitnehmer einen freien Arbeitsplatz anzubieten, an dem der Gewissenskonflikt nicht eintreten kann.[24]

2.1.3 Auswirkungen auf den Bestand des Arbeitsverhältnisses

Kommt man im Rahmen der Interessenabwägung dazu, dass der Arbeitnehmer sich auf sein Gewissen berufen und die Arbeitsleistung im Einzelfall verweigern durfte, so betrifft dieses Ergebnis nicht den Inhalt des Arbeitsvertrags und insbesondere auch nicht den Fortbestand des Arbeitsverhältnisses. Durch eine solche mit dem Gewissen begründete Einschränkung des Weisungsrechts des Arbeitgebers wird der auf wirksam ausgeübter Vertragsfreiheit beruhende Inhalt des Arbeitsvertrags als solcher jedoch nicht eingeschränkt. Der vertraglich vereinbarte Tätigkeitsumfang reduziert sich nicht auf den konfliktfreien Bereich, sondern der Arbeitnehmer ist aus persönlichen Gründen außerstande, einen Teil der vertraglich vereinbarten Leistungen zu erbringen. Vor diesem Hintergrund kann eine sog. personenbedingte Kündigung an sich gerechtfertigt sein. Eine Berechtigung zur Kündigung entfällt jedoch dann, wenn der Arbeitnehmer im Betrieb oder Unternehmen entweder innerhalb des vertraglich vereinbarten Leistungsspektrums oder aber zu geänderten Vertragsbedingungen unter Vermeidung des Konflikts sinnvoll weiterbeschäftigt werden kann.[25]

22 BAG, Urt. v. 20.12.1984, 2 AZR 436/83, juris Rn. 46.
23 BAG, Urt. v. 20.12.1984, 2 AZR 436/83, juris Rn. 46.
24 BAG, Urt. v. 20.12.1984, 2 AZR 436/83, juris Rn. 46.
25 BAG, Urt. v. 24.02.2011, 2 AZR 636/09, juris Rn. 41 f.

Die Frage, ob eine alternative Beschäftigungsmöglichkeit besteht und welche Anstrengungen ein Arbeitgeber im Hinblick auf eine Umsetzung/Versetzung unternehmen muss, obliegt sodann einer Einzelfallbeurteilung.[26] Um verbleibende Einsatzmöglichkeiten prüfen zu können, hat der Arbeitnehmer jedoch im Fall der Verweigerung der Erbringung einer vertraglich geschuldeten Leistung auf Nachfrage des Arbeitgebers aufzuzeigen, worin die religiösen oder weltanschaulichen Bedenken bestehen und welche vom Arbeitsvertrag umfassten Tätigkeiten ihm seine Überzeugung verbietet.[27] Lässt sich aus den festgestellten Tatsachen im konkreten Fall ein die verweigerte Arbeit betreffender Glaubens- oder Gewissenskonflikt ableiten, so unterliegt die Relevanz und Gewichtigkeit der Gewissensbildung keiner gerichtlichen Kontrolle.[28] Im Fall eines für den Arbeitnehmer vorhersehbaren Konfliktes wird der Arbeitgeber nur naheliegende, ohne erhebliche Schwierigkeiten durchsetzbare Möglichkeiten einer Umsetzung ergreifen müssen.[29] Allgemein gilt, dass der Arbeitgeber nicht grundsätzlich verpflichtet ist, die Belange eines konfliktbelasteten Arbeitnehmers vor die Belange anderer Arbeitnehmer oder eigener schutzwürdiger Interessen zu stellen. Das gilt insbesondere dann, wenn kein freier, nicht konfliktbelasteter Arbeitsplatz zur Verfügung steht bzw. ein solcher nur durch die Umsetzung eines anderen Mitarbeiters frei wäre.[30]

2.2 Entscheidungen zu Gewissenskonflikten

Aus diesen allgemeinen Grundsätzen folgt, dass Gewissenskonflikte grundsätzlich beachtlich sind, es aber einer Interessenabwägung im Einzelfall bedarf. Zu den hier konkret gestellten arbeitsrechtlichen Fragestellungen gibt es noch keine veröffentlichte arbeitsgerichtliche Rechtsprechung, auch nicht zu den Bereichen der passiven Sterbehilfe bzw. den Grenzbereichen der aktiven Sterbehilfe und der Tötung auf Verlangen. Das Bundesarbeitsgericht hat jedoch über Fallkonstellationen entschieden, die einen Gewissenskonflikt des Arbeitnehmers zum Gegenstand haben.

2.2.1 Alkohol im Supermarkt

Eine Fallgestaltung, die das Bundesarbeitsgericht schon zu entscheiden hatte, betrifft Arbeitnehmer in Supermärkten, die sich auf ihren muslimischen Glauben berufen,

---

26 BAG, Urt. v. 20.12.1984, 2 AZR 436/83, juris Rn. 45.
27 BAG, Urt. v. 24.02.2011, 2 AZR 636/09, juris Rn. 47.
28 Vgl. BAG, Urt. v. 22.05.2003, 2 AZR 426/02, juris Rn. 39; BAG, Urt. v. 24.5.1989, 2 AZR 285/88, juris Rn. 49.
29 BAG, Urt. v. 24.02.2011, 2 AZR 636/09, juris Rn. 48.
30 BAG, Urt. v. 24.02.2011, 2 AZR 636/09, juris Rn. 48.

der ihnen den Umgang mit Alkohol und damit auch das Ein- und Ausräumen alkoholischer Produkte verbietet.[31] In derartigen Fallgestaltungen kann die Glaubensüberzeugung des Arbeitnehmers nach der Rechtsprechung eine Verweigerung der Arbeitsleistung rechtfertigen, um nicht im Arbeitsumfeld mit Alkohol in Kontakt kommen zu müssen. Etwaige arbeitsrechtliche Konsequenzen bis hin zu einer personenbedingten Kündigung obliegen dem Einzelfall.

2.2.2 Kopftuchverbot

Eine weitere relevante Konstellation sind Verbote des Tragens eines Kopftuchs aus religiösen Gründen. Hierzu wurde entschieden, dass die Anordnung, einer Arbeitnehmerin das Tragen eines religiös motivierten Kopftuchs während der Arbeitszeit zu untersagen, vom Weisungsrecht des Arbeitgebers gedeckt sei.[32] Das Bundesverfassungsrecht hat ein gleichgerichtetes Verbot zum Tragen eines Kopftuchs während wesentlicher Teile des juristischen Vorbereitungsdienstes bestätigt,[33] wobei auch in diesem Fall in die Glaubensfreiheit der betroffenen Referendarin eingegriffen wurde, die Interessenabwägung jedoch zulasten der Referendarin ausfiel.[34] Bei der Ausübung seines Weisungsrechts muss der Arbeitgeber allerdings die Glaubensfreiheit des Arbeitnehmers beachten, die durch Art. 4 Abs. 1 und 2 GG grundrechtlich geschützt ist.[35]

2.2.3 Druck kriegsverherrlichender Schriften

Auch Urteile über den Druck kriegsverherrlichender Schriften könnten Anhaltspunkte für die Lösung der Fragestellungen bieten. Das Bundesarbeitsgericht hatte einen Fall zu entscheiden, in dem sich ein Drucker geweigert hat, Werbebriefe für Bücher zu drucken, die nach Auffassung des Arbeitnehmers kriegsverherrlichend waren.[36] Der dortige Arbeitnehmer konnte es mit seinem Gewissen – er hatte bereits den Wehrdienst verweigert – nicht vereinbaren, Schriften zu drucken, die sowohl das nationalsozialistische Unrechtsregime als auch das Geschehen im Zweiten Weltkrieg glorifizieren. Das Bundesarbeitsgericht hat die wegen Arbeitsverweigerung erklärte Kündigung für rechtswidrig erklärt. Der Arbeitnehmer konnte die Arbeitsleistung aus Gewissengründen verweigern.

---

31 So z. B. BAG, Urt. v. 24.02.2011, 2 AZR 636/09.
32 LAG Hamm, Urt. v. 17.02.2012, 18 Sa 867/11, juris Rn. 54.
33 BVerfG, Urt. v. 14.01.2020, 2 BvR 1333/17.
34 BVerfG, Urt. v. 14.01.2020, 2 BvR 1333/17, juris Rn. 77.
35 LAG Hamm, Urt. v. 17.02.2012, 18 Sa 867/11, juris Rn. 57.
36 BAG, Urt. v. 20.12.1984, 2 AZR 436/83.

3 Assistierter Suizid

Um die Wertungen zu erarbeiten, welche für die pflegerische Assistenz für den Suizid gelten, liegt die Bildung von Fallgruppen nahe, die sich aus den aufgezeigten allgemeinen Grundsätzen zum arbeitsrechtlichen Weisungsrecht ergeben. Das sind der Umstand vertraglicher Vereinbarungen und etwaige über den Gewissenskonflikt hinaus zu berücksichtigende Umstände. Begonnen wird deswegen nachfolgend mit Fällen, in denen die Suizidassistenz nicht explizit Gegenstand der vertraglichen Vereinbarung, aber auch nicht per Vereinbarung ausgeschlossen ist. Das dürfte zumindest derzeit die häufigste Fallgruppe sein. Für diese Konstellation wird unterstellt, dass durch die Tätigkeit selbst kein Risiko entsteht, sich strafbar zu machen, mithin die Voraussetzungen für die Suizidassistenz im Sinne der Rechtsprechung des Bundesverfassungsgerichts bzw. des noch im Gesetzgebungsverfahren befindlichen Gesetzes zur Sterbehilfe vorliegen. Letztere Konstellationen werden am Schluss untersucht. Zuvor wird noch die Fallgruppe beleuchtet, in denen die Suizidassistenz expliziter Vertragsgegenstand, jedenfalls vorhersehbar war. Schließlich wird hier jeweils zur Vereinfachung und Verdeutlichung der relevanten Grundwertungen unterstellt, dass der Gewissenskonflikt von der Pflegekraft pflichtgemäß offengelegt ist.

3.1 Keine Regelung im Arbeitsvertrag

Regelmäßig findet sich in einem Arbeitsvertrag noch keine Regelung bezüglich der Suizidassistenz. Diese Fallkonstellation wird nachfolgend betrachtet.

3.1.1 Auslegung des Arbeitsvertrags

Zunächst ist zu ermitteln, ob in einem Arbeitsvertrag eine Regelung zur Suizidhilfe vereinbart wurde. Findet sich hierzu keine explizite Regelung im Wortlaut, ist der Arbeitsvertrag auszulegen. Dabei ist die Verpflichtung dann unproblematisch zu bestimmen, wenn eine ausdrückliche Regelung enthalten ist. Das wird jedoch häufig aufgrund der erst jetzt aufgetretenen Aktualität des Themas und insbesondere auch in älteren Arbeitsverträgen nicht der Fall sein.

Beinhaltet der Arbeitsvertrag keine ausdrückliche Verpflichtung zur Erbringung von Unterstützungsleistungen im Bereich der Suizidassistenz, so kann sich eine Verpflichtung auch daraus ergeben, dass diese Tätigkeit regelmäßig im Rahmen der pflegerischen Tätigkeit anfällt und somit zum Berufsbild gehört. Für die näher zu bestimmende Pflicht ist die im Vertrag verwendete Berufsbezeichnung von Bedeutung. Die geschuldete Hauptleistung richtet sich nach dem damit umschriebenen Berufsbild.[37] Ist in einem Arbeitsvertrag eine Tätigkeit bestimmt bezeichnet, so schuldet der Arbeitnehmer diese Tätigkeit als Hauptleistungspflicht sowie – darüber hinausgehend – auch die nach der Ansehung der Öffentlichkeit von dem jeweiligen Berufsbild mitumfassten Tätigkeiten. Derartige Nebenarbeiten hat der Arbeitnehmer zur Wahrnehmung seiner Hauptleistungspflicht zu übernehmen, wenn deren Übernahme dem Arbeitsvertrag entspricht. Dies ist dann der Fall, wenn solche Arbeiten typischerweise in dem vereinbarten Tätigkeitsbereich anfallen. Dabei gilt, je ungenauer und allgemeiner die vom Arbeitnehmer zu leistenden Dienste im Arbeitsvertrag beschrieben sind, desto weiter geht die Befugnis des Arbeitgebers, dem Arbeitnehmer unterschiedliche Aufgaben im Wege des Direktionsrechts zuzuweisen.[38]

Nach derzeitigem Selbstverständnis beschränkt sich die Aufgabe der pflegenden Berufe darauf, Gesundheit zu fördern, Krankheit zu verhüten, Gesundheit wiederherzustellen und Leiden zu lindern. Hierzu gehört derzeit die Erfassung der Gründe für einen Suizidwunsch sowie die Erörterung der Möglichkeiten gesetzlich zulässiger und mit dem Selbstverständnis des Pflegeberufs vereinbarer Behandlungs- und Betreuungsmethoden, nicht jedoch die Suizidassistenz.[39] Folgt man dieser Auffassung, wäre eine entsprechende Weisung eines Arbeitgebers zur Suizidassistenz nicht mehr vom Inhalt des Arbeitsvertrags gedeckt und damit wäre die Weisung unzulässig. Jedenfalls im Fall eines Suizidwunsches, dessen Ursache in einer Krankheit liegt, erscheint ein solches Ergebnis indes nicht zwingend. Dann kann der Suizid aus Sicht des Erkrankten der letzte Ausweg zur Wahrung seiner Autonomie und zum Umgang mit der Krankheit sein, sodass Ursache – nämlich die Erkrankung – und Ziel – die Krankheitsbewältigung – nicht im prinzipiellen Widerspruch zum pflegerischen Selbstverständnis stehen. Eine solche Entscheidung für den Suizid ist nicht identisch mit einer ebenfalls in Behandlung und Pflege zu akzeptierenden Entscheidung auf einen vollständigen, lebensbeendenden Behandlungsverzicht. Sie hat aber in Anlass und Zweck übereinstimmende Merkmale, wie sich auch das Handeln nur durch Unterlassen einerseits (Behandlungsverzicht zwecks Lebensbeendigung) und Tun andererseits (typischerweise Medikamenteneinnahme zwecks Lebensbeendigung) unterscheiden. Das erlaubt es, von einer durch die Pflege noch mit umfassten Tätigkeit auszugehen, sodass eine entsprechende Weisung zur Suizidhilfe noch von den Arbeitgeberbefugnissen als gedeckt angesehen werden kann. Dafür spricht nicht zuletzt, dass durch eine solche Auslegung eine Möglichkeit eröffnet wird, die durch das Wechselspiel zwischen Weisungsmöglichkeit und gleichwohl zulässiger Gewissensentscheidung einen konkordanten Ausgleich der Interessen auch unter Einbeziehung des Suizidenten erlaubt. Dieser ist, wie das Bundesverfas-

37 LAG Niedersachsen, Urt. v. 09.11.2009, 6 Sa 1114/08, juris Rn. 38; LAG Schleswig-Holstein, Urt. v. 12.02.2002, 5 Sa 409 c/01, juris Rn. 26, 34.

38 BAG, Urt. v. 19.01.2011, 10 AZR 738/09, juris Rn. 17; BAG Urt. v. 25.08.2010, 10 AZR 275/09, juris Rn. 22.

39 Vgl. zur Zusammenfassung des pflegerischen Selbstverständnisses aus Sicht des Deutschen Berufsverbands für Pflegeberufe in BVerfG, Urt. v. 26.02.2020, 2 BvR 2347/15, juris Rn. 152.

sungsgericht eingehend dargelegt hat, davon abhängig, dass es Rahmenbedingungen gibt, in denen er seine Entscheidung realisieren kann. Diese auf das Staat-Bürger-Verhältnis gemünzte Aussage strahlt jedoch als Grundwertung auch in das Bürger-Bürger-Verhältnis aus. Darüber hinaus ist es denkbar, dass das Berufsbild für Pflegeberufe durch das Gesetzgebungsvorhaben zur Suizidassistenz zukünftig beeinflusst wird. Denkbar wäre auch die Konkretisierung des Pflegeberufegesetzes, das derzeit keine explizite Regelung zur Suizidassistenz enthält. So verlangt auch das Bundesverfassungsgericht[40] eine konsistente Ausgestaltung des Berufsrechts der Ärzte.

Selbst wenn sodann der Arbeitsvertrag eine entsprechende Weisung erlaubt, kommt solch eine Weisung allein in Betracht, wenn eine solche Tätigkeit im Zusammenhang mit einer Suizidassistenz nicht anderweitig explizit ausgeschlossen ist. Solch eine Auslegung kommt bereits aus dem Selbstverständnis eines christlichen Arbeitgebers in Betracht, wie es sich in der Grundordnung für den kirchlichen Dienst der katholischen Kirche oder auch der Richtlinie des Rates der EKD über die Anforderungen der privatrechtlichen beruflichen Mitarbeit in der Evangelischen Kirche in Deutschland und des Diakonischen Werkes der EKD widerspiegelt. Zwingend für jeden Fall der Suizidassistenz ist eine solche Auslegung allerdings nicht, denn z. B. folgt aus der Stellungnahme der EKD[41] im Vorfeld der Entscheidung des Bundesverfassungsgerichts, dass jedenfalls in Grenzsituationen der Suizid zu billigen sein könnte. Dementsprechend ist nicht per se und für jeden Fall von einem Verbot der Suizidassistenz auszugehen, auch wenn ein Suizid nach dem Selbstbild der EKD mit dem christlichen Glauben im Grundsatz nicht vereinbar ist. Zur Frage des Gestaltungsspielraums kirchlicher Einrichtungen sei an dieser Stelle auf den Beitrag von Höfling im selben Band verwiesen.

3.1.2 Interessenabwägung

Darf ein Arbeitgeber eine Weisung zur Erbringung von Leistungen im Bereich der Suizidassistenz grundsätzlich erteilen, stellt sich die Frage, ob hier ein Leistungsverweigerungsrecht des Arbeitnehmers besteht.

Wendet man die unter 2.1 dargestellten Maßgaben für die Ausübung des Weisungsrechts auf die Fallgestaltung der Suizidassistenz an, so ist zunächst festzustellen, dass ein Arbeitgeber dann, wenn ein Arbeitnehmer einen Gewissenskonflikt offenbart, diesen im Rahmen der erforderlichen Interessenabwägung berücksichtigen muss. Dabei ist zunächst zu unterstellen, dass es sich bei der Frage, ob ein Arbeitnehmer die Selbsttötung aus ethischen oder religiösen Gründen ablehnt und deswegen

40 BVerfG, Urt. vom 26.02.2020, 2 BvR 2347/15, juris Rn. 290 ff.

41 Abzurufen unter URL: https://www.ekd.de/stellungnahme-rat-suizidbeihilfe-79346.htm. Zugegriffen am 14.11.2024.

einer Weisung nicht Folge leisten möchte, um einen ernstlichen und damit beachtlichen Gewissenskonflikt handelt.

Die dargestellten Grundsätze wie auch die entschiedenen Fälle indizieren zudem im Grundsatz, dass im Fall eines substanziellen Gewissenskonflikts diesem Konflikt zugunsten des Arbeitnehmers Rechnung zu tragen ist. Ohne die im Hinblick auf Alkoholkonsum, religiöser Bekleidung und Druckschriften ausgelösten Konfliktsituationen gering zu schätzen, besteht eine solche Konfliktsituation in der Frage der Suizidassistenz aus den in der Einleitung genannten Gründen erst Recht. Für eine Unterstützung wie eine Versagung einer solchen Assistenz sprechen gewichtige Erwägungen, die subjektiv wie respektabel in die eine oder andere Richtung gewürdigt werden können.

Zu überprüfen ist allein, ob es hier besondere Umstände geben könnte, welche der Entscheidung, den Gewissenskonflikt anzuerkennen, gleichwohl entgegenstehen könnten. Diese besonderen Umstände folgen aus der verfassungsrechtlich gewürdigten Abhängigkeit des Suizidenten von der Unterstützungsleistung und der im Allgemeinen bestehenden Ausstrahlungswirkung der Grundrechte. Diese Ausstrahlungswirkung könnte es gebieten, die existenzielle Notlage des Suizidenten gesondert zu würdigen. Dagegen sprechen die bisherigen Entscheidungen des Bundesarbeitsgerichts nicht. Dort fand zwar die Interessenlage desjenigen, der die Leistung des Arbeitgebers in Anspruch nehmen will, keinen Raum. Im Hinblick auf Alkoholkonsum und kriegsverherrlichende Schriften wäre dies aber auch nicht zwingend gewesen, da das Gewicht der Grundrechte, die jeweils hierfür sprechen, überschaubar ausfällt. Anders ist dies bei den hier in Rede stehenden Fällen, bei denen es um das selbstbestimmte Sterben als Ausfluss des allgemeinen Persönlichkeitsrechts geht, dessen Realisierung unweigerlich von der Unterstützung Dritter abhängt. Folglich ist festzustellen, dass auf Seiten des Arbeitgebers zwar grundsätzlich allein dessen unternehmerische Entscheidungsfreiheit steht. Diese hat hier jedoch besonderes Gewicht, da der Suizident in dem konkreten Fall auf die Hilfe Dritter, hier des Arbeitgebers angewiesen ist. In solch einem Fall vermag sich derjenige, der die Hilfe anbietet, das Gewicht des rechtlichen Interesses dessen zu eigen machen, der die Hilfe in Anspruch nehmen möchte.[42] Daraus könnte man ableiten wollen, dass wegen des hohen Gewichts der Selbstbestimmung der Gewissenskonflikt dahinter zurückzustehen hätte, insbesondere wenn sich der Arbeitgeber dafür entschieden hat, die Hilfe zu leisten. Allerdings hat das Bundesverfassungsgericht unbeschadet der Würdigung der Autonomie bis hin zur Selbsttötung ebenso deutlich und zutreffend entschieden, dass es jedenfalls aus staatlicher Sicht keine Pflicht zur Suizidassistenz geben kann.[43] Auch diese Grundentscheidung hat an der Ausstrahlungswirkung teil. Folglich kann der Ausschluss einer Pflicht zur Suizidhilfe, der im Bürger-Staat-Verhältnis gilt, zwar nicht uneingeschränkt über-

42 BVerfG, Urt. vom 26.02.2020, 2 BvR 2347/15, juris Rn. 331.
43 BVerfG, Urt. vom 26.02.2020, 2 BvR 2347/15, juris Rn. 342.

tragen werden. Der Ausschluss im Bürger-Staat-Verhältnis zeigt indes das Gewicht, welches der Gewissensfreiheit zukommt. Dies ist auch im Rahmen der Drittwirkung im Grundsatz zu berücksichtigen, jedenfalls soweit es hier keine ausdrückliche Selbstbindung des Arbeitnehmers gegeben hat, die erwarten lässt, dass der Arbeitnehmer diesen konkreten, schwerwiegenden Gewissenskonflikt bewusst reflektiert hat oder hätte wegen Vorhersehbarkeit reflektieren müssen.

Das führt dazu, dass ein Arbeitgeber für den Fall, dass ein Arbeitnehmer die Mitwirkung im Rahmen der Suizidassistenz nach einer Weisung des Arbeitgebers aus Gewissensgründen verweigert, die Auffassung des Arbeitnehmers beachten und zu dessen Gunsten entscheiden muss. Die Interessen des Arbeitgebers an der Ausführung der Weisung müssen hier zurücktreten. Das gilt umso mehr, wenn andere Pflegekräfte mit der Aufgabe betraut werden könnten. Zudem bleibt die Option, Externe beizuziehen, welche die Aufgabe übernehmen können. Bei der Suizidassistenz handelt es sich im Normalfall nicht um einen Notfall, der keine, wenn auch kurzfristige Planung zuließe. Die Weisung des Arbeitgebers ist in solchen Fällen unbillig.

3.1.3 Folgen der Arbeitsverweigerung

Wenn der Arbeitnehmer die Arbeit in Folge eines Gewissenskonflikts verweigern darf, stellt sich dennoch die Frage, ob sich daraus Konsequenzen ergeben können. Zu denken wäre an eine Versetzung/Umsetzung oder in letzter Konsequenz an eine Kündigung. Davon zu unterscheiden ist zudem die Frage der Entgeltfortzahlung für die Dauer der Verweigerung.

a) Grundsätzlich muss der Arbeitgeber bei Geltung des Kündigungsschutzgesetzes, bevor er eine Kündigung ausspricht, prüfen, ob er nicht andere Arbeitnehmer mit der Arbeit betrauen oder ob er den die Arbeitsleistung verweigernden Arbeitnehmer nicht an anderer Stelle im Betrieb so beschäftigen kann, dass der Gewissenskonflikt, ohne wesentliche Nachteile für den Betrieb z. B. in Form von Betriebsablaufstörungen, vermieden wird. Eine Kündigung ist dann unbillig, wenn der Arbeitgeber die vorzunehmende Arbeit auch anderweitig übertragen kann sowie dann, wenn der betroffene Arbeitnehmer auch anderweitig beschäftigt werden kann.[44] Erst wenn eine entsprechende Prüfung keine Möglichkeit für eine solche alternative Maßnahme ergibt, kann unter Umständen eine Kündigung aus personenbedingten Gründen gerechtfertigt sein.[45]

Im Ergebnis lässt sich also festhalten, dass auch – wenn die Arbeitsverweigerung des Arbeitnehmers in Fällen des offenbarten Gewissenskonflikts rechtmäßig ist – der

44 BAG, Urt. v. 24.05.1989, 2 AZR 285/88, juris Rn. 38; Joussen, a. a. O., § 611a BGB Rn. 371.
45 BAG, Urt. v. 20.12.1984, 2 AZR 436/83, juris Rn. 58; ArbG Hamburg, Urt. v. 22.10.2001, 21 Ca 187/01, juris Rn. 44 f.

Arbeitgeber die Möglichkeit hat, den Arbeitnehmer auf eine Position zu versetzen, in der keine Suizidassistenz zu dem Aufgabenfeld gehört. Wenn keine andere Stelle frei ist, auf die der Arbeitnehmer gesetzt werden könnte, so könnte der Arbeitgeber in der Folge sogar die Kündigung aussprechen, wenn ein Arbeitgeber einen Arbeitnehmer unter keinen erdenklichen Möglichkeiten mehr einsetzen kann.

Letzteres wird in einem Krankenhaus oder auch einer Pflegeeinrichtung, in der regelmäßig Arbeitskräftemangel herrscht, jedoch häufig nicht der Fall sein. Das gilt umso mehr, als es möglich werden wird, Kräfte von außen einzusetzen, zumal die hier in Rede stehenden Konstellationen unter den Behandlungsfällen so singulär sind, dass sie sich bezogen auf den Tätigkeitsumfang insgesamt nicht auf die Einsatzmöglichkeiten auswirken. Anders wäre es allenfalls dann, wenn die Teilnahme an der Suizidassistenz unvermeidbar wie regelhaft erforderlich wäre. Dieser Fall erscheint jedoch im hiesigen Kontext, der gerade keine regelhafte Vorhersehbarkeit unterstellt, äußerst unwahrscheinlich, nimmt man Fälle einer vollständigen Änderung eines Unternehmenszwecks aus.

b) Von den arbeitsrechtlichen Konsequenzen wie Abmahnung und Kündigung zu trennen, ist der Anspruch auf Vergütung. Im Fall der Geltendmachung eines Leistungsverweigerungsrechts gilt der Grundsatz, dass in einem Fall, in dem die Erbringung der Arbeitsleistung unmöglich wird, ein Anspruch auf Entlohnung nicht besteht (§ 275 Abs. 3 BGB i. V. m. § 326 Abs. 1 BGB). Eine Ausnahme von diesem Grundsatz gilt dann, wenn der Arbeitgeber das Ausfallrisiko trägt (Grüneberg 2024, § 275 BGB, Rn. 30). Ist eine Weisung unbillig, so bleibt der Vergütungsanspruch des Arbeitnehmers bestehen, ohne dass der Arbeitgeber einen Anspruch auf Nachleistung hat. Muss der Arbeitnehmer jedoch der Weisung folgen, da diese nicht unbillig ist, verliert er seinen Anspruch auf Vergütung.[46]

3.2 Regelung im Arbeitsvertrag oder Vorhersehbarkeit

Die zweite zu betrachtende Fallkonstellation ist diejenige, dass die Suizidhilfe im Arbeitsvertrag geregelt ist, sei es ausdrücklich oder konkludent, sodass die Inanspruchnahme für solche Tätigkeiten vorhersehbar war. Hinsichtlich der Art der vorzunehmenden Dienste ist primär der Inhalt des Arbeitsvertrags maßgeblich. Es ist möglich, in einem Arbeitsvertrag ausdrücklich festzulegen, welche Leistung der Arbeitnehmer zu erbringen hat.

1) Wenn der Arbeitnehmer gerade für die Erledigung einer bestimmten Aufgabe eingestellt wurde und dies entweder im Arbeitsvertrag fixiert oder zumindest dem Arbeitnehmer vor Vertragsschluss mitgeteilt wurde, so ist ein Verweigerungsrecht wegen eines Gewissenskonflikts regelmäßig zu verneinen. Er kann sich nicht auf ein Leistungs-

46 BAG, Urt. v. 18.10.2017, 10 AZR 330/16, juris Rn. 79.

verweigerungsrecht aus § 275 Abs. 3 BGB berufen, da er wissend die ihm nun problematisch erscheinende Situation herbeigeführt hat. Aufgrund seines Vorverhaltens ist die Erfüllung der übertragenen Arbeit für ihn nicht unzumutbar. Somit kann auch eine entsprechende Weisung des Arbeitgebers nicht als unbillig im Sinne des § 106 S. 1 GewO, § 315 BGB angesehen werden.[47]

Wenn also im Arbeitsvertrag eine Regelung über die Suizidhilfe getroffen wurde, dann gilt diese unabhängig von einem offenbarten Gewissenskonflikt. Wenn man sich auf eine solche Regelung verständigt hat, dann hat man auch nach ihr zu leisten. Dies ist Folge der Vertragsfreiheit. Angesichts des Postulats des Bundesverfassungsgerichts nach der Möglichkeit der Suizidassistenz ist eine den gesetzlich noch vorzugebenden Rahmen ausfüllende vertragliche Regelung auch nicht nach § 138 Abs. 1 BGB wegen Sittenwidrigkeit unwirksam. Andrerseits kann es keine aufgezwungene Pflicht geben. Angesichts der Unerlässlichkeit der beruflichen Hilfe und dem Zweck, Selbstbestimmtheit auch bzw. gerade in einer solch existenziellen Notlage zu realisieren, ist die Verpflichtung zu solch einer Hilfe kein Verstoß gegen das Anstandsgefühl aller billig und gerecht Denkenden. Folglich hat eine autonom getroffene Entscheidung unter Würdigung des Gewissenskonflikts, sich zu solch einer Hilfe zu verpflichten, Bestand.

2) Neben der ausdrücklichen Vereinbarung kommt außerdem eine stillschweigende Begründung der Verpflichtung in Betracht. Ist der Inhalt der Arbeitspflicht zwar nicht ausdrücklich bestimmt, kann diese sich gleichwohl auf eine bestimmte Tätigkeit konkretisiert haben. Eine Konkretisierung liegt insbesondere dann vor, wenn sich der Arbeitnehmer damit einverstanden erklärt, eine bestimmte Tätigkeit zu übernehmen, welche nicht Inhalt des Arbeitsvertrags war. Das bedeutet in der Folge, dass eine vertraglich zunächst nicht (genau) vereinbarte Tätigkeit sich auf eben diese Tätigkeit konkretisieren kann. Dadurch wird diese konkretisierte Tätigkeit alleinige Hauptleistungspflicht des Arbeitnehmers.[48] Hat also ein Arbeitnehmer in der Vergangenheit eine Tätigkeit im Bereich der Suizidassistenz widerspruchslos ausgeführt, so hat sich diese konkretisiert. In diesem Fall kann auch weiterhin eine entsprechende Tätigkeit verlangt bzw. angewiesen werden.

3) Ist die Verpflichtung ausdrücklich begründet oder durch Konkretisierung entstanden, folgt bereits aus den allgemeinen Grundsätzen, die dargestellt wurden, dass dieser Verpflichtung ein Gewissenskonflikt grundsätzlich nicht mit Erfolg entgegengehalten werden kann. Eine in Kenntnis des möglichen Gewissenskonflikts erklärte Bereitschaft begründet dann auch die Verpflichtung zur Tätigkeit. Unter Beachtung der besonderen Abhängigkeitssituation des Suizidenten gilt dies für den Fall der Suizidassistenz auch erst Recht. Hier wirkt sich die Besonderheit der Abhängigkeit in ihrer

47 BAG, Urt. v. 20.12.1984, 2 AZR 436/83, juris Rn. 46; Moll, § 7 Rn. 54.

48 BAG, Urt. v. 13.03.2007, 9 AZR 433/06, juris Rn. 49 ff.; LAG Düsseldorf, Urt. v. 1.03.2011, 11 Sa 47/11, juris Rn. 34 ff.

Ausstrahlungswirkung aus. Man mag jedoch nicht ausschließen, dass es spezifische, ausnahmsweise nicht von der Vereinbarung umfasste Fälle geben kann, die nicht vorhergesehen wurden, die im Einzelfall eine andere Beurteilung begründen. Gleiches mag unter Umständen auch für einen nachhaltigen Gewissenswandel gelten. Allerdings bleiben dies dann Ausnahmen unter Beachtung besonderer Konstellationen.

Gleichwohl bleibt zu berücksichtigen, dass, selbst wenn nach vertraglicher Auslegung die Verpflichtung zur Suizidassistenz besteht, eine solche Verpflichtung nicht durchgesetzt werden kann. Das ist allein kein Spezifikum der Suizidhilfe. Bei dieser handelt es sich wie bei sonstigen Handlungen zur Erfüllung der arbeitsvertraglichen Hauptleistungspflicht aufseiten des Arbeitnehmers um eine nicht vertretbare Handlung im Sinne des § 888 ZPO. Deswegen gilt nach § 888 Abs. 3 ZPO, dass auch im Fall einer Verurteilung zur Leistung eine Vollstreckung nicht möglich ist.[49]

4) Die fehlende Vollstreckbarkeit der Weisung bedeutet jedoch für den Arbeitnehmer nicht, dass er sanktionsfrei bliebe. Der Arbeitnehmer, der sich trotz Kenntnis bzw. vertraglicher Verpflichtung gleichwohl auf einen Gewissenskonflikt beruft, ist nur bedingt schutzwürdig. Die Nicht-Ausführung einer Weisung berechtigt regelmäßig zum Ausspruch einer Abmahnung und regelmäßig sodann im Wiederholungsfall auch zum Ausspruch einer fristlosen Kündigung. Vor Ausspruch der fristlosen Kündigung ist jedoch auch hier die Möglichkeit der Zumutbarkeit der Fortsetzung des Arbeitsverhältnisses für den Arbeitgeber zu prüfen. Hier gibt es keine gesteigerten Anforderungen. Wäre jedoch ein Arbeitsplatz frei, bei dem eine konfliktlose Beschäftigung möglich wäre, so wäre das Mittel der Versetzung/Umsetzung auch hier als milderes Mittel in Betracht zu ziehen. Der Ausspruch einer außerordentlichen Kündigung ist daher auch in diesem Fall eine Frage der Einzelfallbetrachtung und nicht pauschal für eine Vielzahl von Fällen zu lösen.

Daneben verliert der Arbeitnehmer im Fall der Weigerung der an sich zulässigen und damit billigen Weisung für die Dauer der Weigerung seinen Anspruch auf Vergütung,[50] es sei denn, der Arbeitgeber kann die Arbeitskraft an anderer Stelle einsetzen.

3.3 Zweifel über das Vorliegen der Voraussetzungen der Suizidassistenz

Wenn eine Verpflichtung zur Suizidassistenz besteht – sei es arbeitsvertraglich oder auch, weil eine Weisung billig und damit zulässig wäre –, so kann der angewiesene Arbeitnehmer dennoch Bedenken am Vorliegen der Voraussetzungen eines freiverantwortlichen Suizidwunsches des Patienten bzw. an der Straflosigkeit der Suizidassistenz haben.

49 BAG, Urt. v. 18.10.2017, 10 AZR 330/16, juris Rn. 79.
50 BAG, Urt. v. 18.10.2017, 10 AZR 330/16, juris Rn. 79.

3.3.1 Abgrenzung straflose Beihilfe zum Suizid von der strafbaren Tötung auf Verlangen

Ein Arbeitnehmer braucht eine gesetzwidrige Weisung seines Arbeitgebers nicht zu befolgen. Eine solche Weisung ist unwirksam[51] und wegen Verstoßes gegen ein gesetzliches Verbot gemäß § 134 BGB nichtig (Eufinger, S. 225). Eine Anweisung zur Mitwirkung an einer strafbaren Tötung auf Verlangen wäre daher unwirksam, während die Anweisung zur Mitwirkung an einer straflosen Suizidassistenz grundsätzlich wirksam sein könnte.

Die Abgrenzung zwischen einer straflosen Suizidassistenz und einer strafbaren Tötung ist bereits für Juristen nicht einfach vorzunehmen, wie insbesondere das Urteil des Bundesgerichtshofs zur Grenze zwischen strafbarer Tötung auf Verlangen und strafloser Beihilfe zum Suizid vom 28.06.2022 zeigt.[52] Täter einer Tötung auf Verlangen ist nach dieser Rechtsprechung, wer das zum Tode führende Geschehen tatsächlich beherrscht, auch wenn er sich damit einem fremden Selbsttötungswillen unterordnet. Behält dagegen der Sterbewillige bis zuletzt die freie Entscheidungsgewalt über sein Schicksal, dann tötet er sich selbst. Das gilt auch dann, wenn er dazu fremde Hilfe benötigt. Solange dem Sterbewilligen nach Vollzug des Tatbeitrags noch die volle Freiheit verbleibt, sich den Auswirkungen zu entziehen oder diese zu beenden, liegt nur Beihilfe zur Selbsttötung vor. Danach kann die Abgrenzung nicht sinnvoll nach Maßgabe einer naturalistischen Unterscheidung von aktivem und passivem Handeln vorgenommen werden. Geboten ist allein eine normative Betrachtung.[53]

Problematisch wird in diesen Fällen insbesondere die Beurteilung sein, ob der Sterbewillige tatsächlich frei entschieden hat, mithin sein freier Wille umgesetzt werden soll. Letzteres wurde z. B. im Fall der Abgabe von todbringenden Medikamenten durch einen Arzt an eine unter Depressionen leidende Frau verneint, weil diese letztendlich nicht freiverantwortlich entscheiden konnte.[54] Liegt kein freiverantwortliches Handeln des Sterbewilligen vor, so kommt eine Strafbarkeit nicht nur wegen Tötung auf Verlangen, sondern auch wegen Totschlags in mittelbarer Täterschaft in Betracht.[55] Nach der Rechtsprechung des Bundesgerichtshofs ist ein Suizidentschluss nur dann freiverantwortlich, wenn der Suizident über die natürliche Einsichts- und Urteilsfähigkeit verfügt und fähig ist, seine Entscheidung autonom und auf der Grundlage einer realitätsbezogenen Abwägung der für und gegen die Lebensbeendigung sprechenden Umstände zu treffen. Er muss in der Lage sein, Bedeutung und Tragweite seines Entschlusses verstandesmäßig zu überblicken und eine abwägende Entscheidung zu treffen. Hieran kann es bei Vorliegen akuter psychischer Störungen, intoxikationsbe-

51 LAG Nürnberg, Urt. v. 30.01.1996, 6 Sa 467/95, BeckRS 1996, 30851818.
52 BGH, Urt. v. 28.06.2022, 6 StR 68/21, juris.
53 BGH, Urt. v. 28.06.2022, 6 StR 68/21, juris Rn. 15 f.
54 LG Berlin, Urt. v. 08.04.2024, 540 Ks 2/23, juris.
55 BGH, Urt. v. 25.10.2023, 4 StR 81/23, juris Rn. 15.

dingter Defizite oder bei fehlender Verstandesreife eines Minderjährigen mangeln. Zudem müssen dem Sterbewilligen alle entscheidungserheblichen Gesichtspunkte tatsächlich bekannt sein, um eine realitätsgerechte Abwägung auf einer hinreichenden Beurteilungsgrundlage vornehmen zu können.[56]

Ausgehend von diesen Grundsätzen wird ein Arbeitnehmer in Fällen, in denen die Tatherrschaft nicht offensichtlich ist, eine juristische Bewertung einer möglichen Strafbarkeit nicht rechtssicher vornehmen können. Insbesondere wird es regelmäßig an der Kenntnis der inneren Gemütslage des Sterbewilligen mangeln, um das Vorliegen einer freiverantwortlichen Entscheidung beurteilen zu können. Ein Arbeitnehmer trägt grundsätzlich selbst das Risiko eines Rechtsirrtums. Ein unverschuldeter Rechtsirrtum liegt nur dann vor, wenn der Arbeitnehmer seinen Irrtum unter Anwendung der zu beachtenden Sorgfalt nicht erkennen kann. Dabei gelten strenge Maßstäbe. Nur dann, wenn der Arbeitnehmer nach sorgfältiger Prüfung der Sach- und Rechtslage unter fachkundiger Beratung mit einer Strafbarkeit nicht zu rechnen braucht, ist von einem unverschuldeten Rechtsirrtum auszugehen. Ein normales Prozessrisiko entlastet den Arbeitnehmer nicht.[57]

3.3.2 Leistungsverweigerungsrecht

Das Risiko, einem verschuldeten Rechtsirrtum zu unterliegen, ist daher hoch. Einem solchen Risiko muss sich ein Arbeitnehmer nicht aussetzen. Ihm steht zumindest bis zur rechtskräftigen Klärung ein Leistungsverweigerungsrecht zu (Eufinger, S. 229). Niemand darf gezwungen werden, sich dem Risiko der Begehung einer Straftat auszusetzen. Das muss insbesondere dann gelten, wenn es sich um ein mögliches Tötungsdelikt handelt.

4 Ergebnis und Ausblick

Im Ergebnis bleibt festzuhalten, dass ein Arbeitgeber nach der hier vertretenen Auffassung grundsätzlich eine Anweisung an eine Pflegekraft zur Mitwirkung im Sinne einer straflosen Beihilfe zum Suizid erteilen darf, es sei denn, der jeweilige Arbeitsvertrag schließt eine solche Tätigkeit ausdrücklich aus. Gleichwohl kann ein Arbeitnehmer bei Vorliegen eines Gewissenskonflikts nicht zur Ausführung einer solchen Weisung verpflichtet sein, es sei denn, die Suizidassistenz war explizit vereinbart oder hat sich aufgrund Konkretisierung der Verpflichtung als Bestandteil der ausdrücklichen Verpflichtungen ergeben. Ausgenommen bleibt sodann aber stets der

56 BGH, Urt. v. 25.10.2023, 4 StR 81/23, juris Rn. 17.
57 BAG, Urt. v. 22.10.2015, 2 AZR 569/14, juris Rn. 43; BAG, Urt. v. 24.06.2021, 5 AZR 385/20, Rn. 21.

Fall, dass der Arbeitnehmer ein strafrechtliches Risiko eingehen würde und sei dies nur wegen der häufig schwierigen Abgrenzung zwischen strafloser Assistenz und Tötung in mittelbarer Täterschaft. Zu beachten bleibt sodann neben der Frage einer zulässigen Weisung, ob nicht gleichwohl eine Kündigung gerechtfertigt sein kann, wie auch zu beachten bleibt, dass auch im Fall einer Pflicht die Vollstreckungsmöglichkeit fehlt, indes unbeschadet dessen der Vergütungsanspruch entfällt.

Tragend für diese Ergebnisse sind die schon bekannten allgemeinen Grundsätze für Gewissensentscheidungen, wie sie aus der Rechtsprechung des Bundesarbeitsgerichts folgen. Abweichend von dieser Rechtsprechung bleibt dabei die existenzielle Notlage des Suizidenten in solchen Fällen zu würdigen. Diese Besonderheit wirkt sich indes nur im Fall einer ausdrücklichen Verpflichtung verstärkend aus. Im Fall der fehlenden ausdrücklichen Verpflichtung bleibt gegenläufig die verfassungsrechtlich ebenfalls unterfütterte Feststellung in ihrer Ausstrahlungswirkung zu beachten, dass von staatlicher Seite niemand zur Mithilfe an einem Suizid gezwungen werden kann.

Trotz des Ausbleibens einer gesetzlichen Regelung zum assistierten Suizid erweisen sich mögliche aufkommende Konfliktfälle mit den bisherigen Maßgaben als noch zufriedenstellend lösbar. Kritisch bleibt allerdings die Frage, ob und wann die Suizidassistenz zum Berufsbild pflegerischer Tätigkeit gezählt werden könnte. Auch führen die Abgrenzungsschwierigkeiten zu strafbaren Fallgestaltungen im Zweifel regelhaft dazu, dass selbst eine vertraglich bestehende Verpflichtung nicht realisiert werden kann. Das ist eine im Verhältnis zwischen Arbeitgeber und Pflegekraft schlüssige Konsequenz, führt aber dazu, dass im Hinblick auf den Gesetzgeber Handlungsbedarf bleibt. Hier haben die bisherigen Gesetzgebungsentwürfe die Fragen, die mit einer arbeitsteiligen Gestaltung verbunden sind, noch überhaupt nicht in den Blick genommen. Hier könnte insbesondere durch Verfahren eine Option geschaffen werden, in konkreten Einzelfällen Rechtssicherheit für die Beteiligten zu schaffen, dass sie, so sie den Wunsch des Patienten respektieren wollen, diesen verlässlich ohne nachfolgendes strafrechtliches Risiko umsetzen können, so zuvor eine adäquate Prüfung stattgefunden hat.

Literatur

Eufinger A (2018) Weisungen des Arbeitgebers mit gesetzeswidrigem Inhalt. Recht der Arbeit: 224–232.

Grüneberg C (2024) Bürgerliches Gesetzbuch mit Nebengesetzen. München.

Moll W (Hrsg./2021) Münchener Handbuch zum Arbeitsrecht. München.

Musterberufsordnung für die in Deutschland tätigen Ärztinnen und Ärzte in der Fassung des Beschlusses des 128. Deutschen Ärztetages vom 09.05.2024, abzurufen unter https://www.bundesaerztekammer.de/themen/recht/berufsrecht, zugegriffen am 14.11.2024

Teil 4: **Ethische Fragen und Ethikberatung**

Andreas Lüdeke

Betreuung und Beratung von Patientinnen und Angehörigen in der Sterbebegleitung der ambulanten Hospizarbeit

1 Die Entstehung der Hospizbewegung als Reaktion auf eine Veränderung des Umgangs mit Sterben, Tod und Trauer

Die Hospizbewegung als Bürgerbewegung entstand Ende der 1960er-Jahre als Reaktion auf eine Gesellschaft und Medizin, in der das Sterben und die Sterbenden aus dem Alltag verdrängt wurden.

Starben die Menschen früher in der Regel zuhause innerhalb ihres alltäglichen sozialen Umfelds, wurden sie nun zum Lebensende hin an Institutionen „abgegeben". Damit verschwanden Sterben und Tod zunehmend aus dem Alltag der Menschen. Zudem machten viele in den Krankenhäusern die Erfahrung, bei der Aufnahme ihre Rechte gefühlt an der Pforte abgegeben zu haben. Denn mit Aufnahme in die Institution bestimmten „Fachleute" über sie, die meinten zu wissen, was gut für sie sei.

Gehörten früher neben der eigenen Familie Nachbarn, Freunde und auch Geistliche ihrer Glaubensgemeinschaft zur normalen Umgebung eines Sterbenden, die sich neben dem körperlichen auch um das geistliche Wohl der Betroffenen kümmerten, wurden diese Menschen in den Institutionen durch Fachleute aus Medizin und Pflege ersetzt, deren Fokus vorwiegend krankheitsbezogen war. Es ging dabei oftmals weniger um die Bedürfnisse der Sterbenden und ihrer Angehörigen, stattdessen vielmehr um das medizinisch Machbare. Der Tod gehörte nicht mehr zum Leben dazu, sondern wurde mit allen Mitteln bekämpft. Das frühere befindlichkeitsorientierte Handeln im alltäglichen sozialen Umfeld wurde ersetzt durch ein befundorientiertes Handeln, oftmals ohne Rücksicht auf die Konsequenzen für die Lebensqualität der betroffenen Menschen.

Vergleichbare Veränderungen galten zeitgleich dem Thema Trauer und den Trauernden. Wer den Tod nicht sehen will, kann auch die Trauer nicht sehen und mit ihr umgehen. Verluste wurden übersehen, weggeredet und übertüncht. Trauernde blieben in ihrer Not allein und erfuhren selten die ihnen früher zugestandene und gesellschaftlich geleistete Unterstützung.

Als Gegenreaktion auf die beschriebenen Missstände im Umgang mit Sterben, Tod und Trauer entwickelte sich ab Ende der 1960er-Jahre, zunächst ausgehend von England, die Hospizbewegung. Ihr Hauptziel ist es, das Sterben wieder in das Leben zurückzuholen und als wichtigen Teil des Lebens ins öffentliche Bewusstsein zu rufen, um Sterbende und ihre Angehörigen angemessen unterstützen zu können. Die

https://doi.org/10.1515/9783111371795-013

Bedürfnisse Sterbender und ihrer Angehörigen sollen i. S. einer individuellen Befindlichkeitsorientierung wieder in den Mittelpunkt gerückt werden.

Ausgelöst wurde die weltweite Bewegung durch die englische Krankenschwester und Ärztin Cicely Saunders (1918–2005), die 1967 in London das erste stationäre Hospiz im heutigen Sinne gründete. Sie gilt vielen auch als Begründerin der „palliative care“[1] und als Pionierin der Palliativmedizin.

In den 1970er-Jahren entwickelte sich die Hospizbewegung vor allem in den USA rasant weiter, u. a. durch die in den USA tätige schweizerische Psychiaterin Elisabeth Kübler-Ross (1926–2004). Ihre damals tabubrechende Veröffentlichung „On death and dying“ (Kübler-Ross 1969, deutsche Ausgabe „Interviews mit Sterbenden“ 1972) wurde damals zum „Türöffner“, um den Themenkreis Sterben, Tod und Trauer allmählich wieder besprechbar zu machen.

Parallel zum laienzentrierten bürgerlichen Engagement der Hospizbewegung entstand die „palliative care“ als notwendige fachliche Expertise durch speziell geschulte Ärzte, Pflegekräfte, soziale und seelsorgerische Berufe. Mittlerweile gehören Hospizarbeit und „palliative care“ wie die zwei Seiten einer Medaille untrennbar zusammen. Die sichtbare Zusammenarbeit erfolgt heute in hospizlich-palliativen Netzwerken.

2 Entwicklung der Hospizbewegung in Deutschland

In Deutschland entwickelte sich die Hospizbewegung zeitverzögert. Die erste Palliativstation eröffnete 1983 in Köln (340 Palliativstationen im Jahr 2023), 1985 wurde mit dem Christophorus Hospiz Verein in München der erste ambulante Hospizdienst gegründet (ca. 1.500 im Jahr 2023) und 1986 eröffnete das erste stationäre Hospiz in Aachen (im Jahr 2023 260 Hospize für Erwachsene und 19 für Kinder und Jugendliche).

Exemplarisch sei die Entwicklung im Kreis Lippe (Land NRW) vorgestellt. Hier entstand zunächst 1993 ein ambulanter Hospizdienst. Dieser setzte sich u. a. für die Errichtung eines stationären Hospizes ein, das 2002 eröffnet wurde. Ein palliativärztlicher Konsiliardienst gründete sich 2007, gefolgt von einem Intensiv- und Palliativ-Pflegedienst 2008. Komplettiert wurde das Netzwerk 2014 durch die Eröffnung einer Palliativstation.

2016 wurde aus dem Palliativnetz heraus die Mobile Ethikberatung in Lippe (MELIP) gegründet. Sie kann bei schwierigen ethischen Fragestellungen, wie z. B. der

1 Palliative Care, in Deutschland teils gleichbedeutend mit Palliativversorgung verwendet, ist ein international anerkanntes umfassendes Konzept zur Beratung, Begleitung und Versorgung schwerkranker Menschen jeden Alters mit einer nicht heilbaren Grunderkrankung. Es gilt der Grundsatz „high person, low technology“, d. h., das Menschliche tritt in den Vordergrund, das medizinisch mit viel technischem Aufwand Machbare in den Hintergrund. Ziel der Therapie ist die Lebensqualität des Patienten.

Frage nach künstlicher Ernährung oder Beatmung, Hilfestellung bei der Entscheidungsfindung anbieten. Seit 2020 Ist es im Kreis Lippe auch möglich, bei einem Wunsch nach assistiertem Suizid eine Beratung durch die Mobile Ethikberatung zu erhalten.

2022 wurden im Kreis Lippe 1.161 schwerkranke Patient(inn)en durch das Palliativnetz versorgt, von denen 89 % in ihrer gewohnten Umgebung sterben konnten (Palliativversorgung Lippe 2022). Der ambulante Hospizdienst begleitete im gleichen Zeitraum mit 135 qualifizierten Ehrenamtlichen 291 schwerkranke und sterbende Menschen, davon 15 Kinder (vor Corona 2019 waren es 361 Menschen, davon 10 Kinder) (AHPB Lippe 2019/2022). Die Dauer der Begleitung von Erwachsenen reicht von wenigen Tagen bis hin zu mehreren Monaten, selten Jahren. Bei der Begleitung von Kindern gehen Begleitungen oftmals über mehrere Jahre. Begleitet wurden die Menschen 2022 im Heim (41 %), zuhause (37 %), auf der Palliativstation (20 %) sowie in sonstigen Einrichtungen (2 %).

3 Der Ambulante Hospiz- und Palliativ-Beratungsdienst Lippe e. V.

Der ambulante Hospizdienst als Teil des Netzwerks sieht seine Aufgabe in der psychosozialen Begleitung und Unterstützung von Schwerkranken, Sterbenden und deren Angehörigen. Dazu gehört auch die Unterstützung von an lebensverkürzenden Erkrankungen leidenden Kindern und deren Familien. Der Hospizdienst engagiert sich zudem in einer Vielzahl von Angeboten der Trauerbegleitung, in der Beratung zur Erstellung einer Patientenverfügung und koordiniert die Aktivitäten der Mobilen Ethikberatung in Lippe. Darüber hinaus bietet er ein breites Spektrum von Bildungsangeboten rund um die Themen Sterben, Tod und Trauer an.

3.1 Die ehrenamtlich Mitarbeitenden

Ein großer Benefit der Arbeit für die schwerkranken Menschen und ihre Angehörigen besteht darin, dass die ehrenamtlich Mitarbeitenden das mitbringen, was den Fachkräften der anderen Dienste im Palliativnetz häufig fehlt, nämlich viel Zeit. So berichten nicht wenige Betroffene nach einer Begleitung, dass es zunächst schwer gewesen sei, neben Ärzten und Pflegekräften noch zusätzliche Menschen in der Versorgung zuhause zu akzeptieren. Wenn sie gewusst hätten, wie hilfreich diese Unterstützung ist, hätten sie einer Unterstützung durch Ehrenamtliche viel eher zugestimmt.

Die ehrenamtlich Mitarbeitenden haben ganz unterschiedliche berufliche Hintergründe. Dazu zählen neben Pflegekräften, Ärzten und Mitarbeitenden aus weiteren Gesundheitsberufen auch Menschen, die im Verwaltungs- oder Dienstleistungsbereich tätig sind, ebenso wie Hausfrauen, Hausmänner und Menschen im Ruhestand. Häufig war die schwere Erkrankung eines nahen Zugehörigen der Anlass, sich näher mit dem Thema Sterbebegleitung auseinanderzusetzen. Nicht wenige der Mitarbeitenden haben so zunächst selbst Unterstützung durch den Hospizdienst erfahren.

Die Ehrenamtlichen werden umfassend auf ihre Tätigkeit vorbereitet. In mehrmonatigen Befähigungskursen lernen sie, sich persönlich mit den Themen Endlichkeit, Krankheit, Sterben, Tod und Trauer auseinanderzusetzen. Die Kommunikation mit schwerkranken und sterbenden Menschen sowie mit Angehörigen hat dabei einen hohen Stellenwert. Angesichts der aktuellen Situation zum Thema „assistierter Suizid" kommt dem „Umgang mit Sterbewünschen" zukünftig eine besondere Bedeutung zu. Aber auch Bereiche wie Grundlagen der Schmerztherapie, Essen und Trinken am Lebensende, Mundpflege sowie Patientenverfügungen werden thematisiert.

Die Befähigungskurse sind zunächst ein offenes Angebot für Interessierte, ohne dass diese sich bereits vor Beginn des Kurses zu einer späteren Mitarbeit im Hospizdienst verpflichten müssen. Deshalb finden nach Abschluss des Kurses Einzelgespräche zwischen den Kursteilnehmenden und den Koordinierenden des Hospizdienstes statt, um zu klären, wer sich vorstellen kann, sich aktiv für die Begleitung von Menschen zu engagieren. Dabei wird auch erörtert, wo jemand z. B. gern eingesetzt werden möchte oder wo nicht – etwa mit Blick auf Erkrankungen und Einschränkungen der Betroffenen. So begleiten einige Ehrenamtliche ausschließlich auf der Palliativstation, andere lieber in einer Altenhilfeeinrichtung und wieder andere lieber im häuslichen Bereich. Für manche ist es wichtig, sich mit den Patienten unterhalten zu können, andere sind auch bereit zur Begleitung von Menschen mit Demenz oder Menschen im Koma.

3.2 Die Organisation der Begleitung von Schwerkranken und ihren Angehörigen

Die Anfrage nach Begleitung erfolgt oftmals durch den Palliativärztlichen Konsiliardienst, häufig auch durch Altenhilfeeinrichtungen oder durch Angehörige Schwerkranker.

Bei Begleitanfragen vereinbaren die Koordinierenden des Hospizdienstes zunächst einen Besuch vor Ort und führen ein Erstgespräch durch. Dabei lernen sie die Schwerkranken und ihre Angehörigen kennen, erfahren etwas über deren individuelle Bedürfnisse und können überlegen, welche/r ehrenamtliche Mitarbeitende für diese Situation gut geeignet ist. Nach Rücksprache mit dem/der ehrenamtlich Mitarbeitenden wird dann ein Erstbesuchstermin zum Kennenlernen vereinbart.

In den Begleitungen stehen oft die Schwerkranken im Mittelpunkt. Sie haben in den Ehrenamtlichen Gesprächspartner, mit denen sie „schwere Themen" manchmal unbefangener besprechen können als mit ihren nächsten Angehörigen, die sie nicht zusätzlich belasten möchten. Allerdings geht es in den Begleitsituationen oft nicht nur um tiefgreifende Themen, sondern einfach darum, den Alltag mit einem Menschen an der Seite so gut es geht leben und genießen zu können. Da wird von Kindern und Enkeln oder von früher erzählt, mal gemeinsam ein Fußballspiel oder ein Film im Fernsehen angeschaut oder ein Videospiel gespielt – eben all das, was man sonst im Alltag auch tut. Manchmal besteht die ehrenamtliche Tätigkeit auch darin, einfach „nur“ da zu sein und auch schwierige Situation gemeinsam mit den Patienten und ihren Angehörigen auszuhalten.

Nicht selten stehen jedoch auch die Angehörigen im Mittelpunkt der Begleitung. Manchmal haben sich Freunde und Nachbarn aus Unsicherheit zurückgezogen. Da tut es gut, jemanden zu haben, mit dem man Belastendes teilen kann. Häufig genießen es Angehörige auch, für ein paar Stunden etwas für sich selbst tun zu können und den Schwerkranken gut aufgehoben zu wissen. In den Ehrenamtlichen, aber auch in den koordinierenden hauptamtlichen Hospizmitarbeitenden, die regelmäßig Kontakt halten, finden Angehörige oft Stütze in dem Wissen, dass diese viel Erfahrung im Umgang mit Situationen am Lebensende haben – das vermittelt Sicherheit.

4 Die Thematisierung von Sterbewünschen in Begleitungssituationen

Da sich Anna Wachter in ihrem Beitrag “Arten von Todeswünschen in der Pflege“ differenziert mit dem Thema „Todeswünsche“ auseinandersetzt, sei hier nur kurz auf den Umgang mit Menschen eingegangen, die Sterbewünsche thematisieren.

Lebens- und Leidensmüdigkeit kann dazu führen, dass Menschen in der Begleitung oft vorsichtig und manchmal nur indirekt oder versteckt Todeswünsche äußern. Das gehört zum Alltag der Begleitung von schwerstkranken Menschen. Da wird betont, dass man doch eigentlich ein schönes Leben hatte, und nicht immer wird der Satz dann weitergeführt wie z. B., „wenn es jetzt vorbei ist, ist das okay“ oder „manchmal wünschte ich mir, morgens nicht mehr aufzuwachen“. Da wird darauf hingewiesen, dass Tiere es doch besser hätten, die dürften eingeschläfert werden, ohne damit gleich den Wunsch zu verbinden, selbst sein Leben beenden zu wollen. Diese Äußerungen können Hinweise indirekter Art dahingehend sein, dass der Tod nun gewünscht oder willkommen ist. Direkte Wünsche nach aktiver Herbeiführung des Todes waren bis zum Urteil des Bundesverfassungsgerichts im Februar 2020 in Begleitsituationen durch den Hospizdienst die absolute Ausnahme.

Viel häufiger liefern Sterbewünsche eher einen Hinweis auf aktuell belastende Situationen oder Ereignisse, die man in den meisten Fällen – wenn der Grund bekannt ist – gut beeinflussen kann. Darüberhinaus sind Sterbewünsche häufig sehr ambivalent, denn oft scheint gleichzeitig auch ein starker Lebenswille durch. Dafür reicht es manchmal schon, wenn plötzlich und unerwartet das Enkelkind um die Ecke schaut oder sich ein Angehöriger meldet, von dem man lange nichts gehört hat.

Wichtig ist es, in der Begleitung dieses „Laut-Denken“ über ein eventuell gewünschtes Lebensende erst einmal zuzulassen, ohne es zu kommentieren und zu überinterpretieren. Nachfragen sind erlaubt und hilfreich für beide Seiten, gerade wenn man sich nicht sicher ist, was das Gegenüber wirklich zum Ausdruck bringen wollte.

Besteht der Verdacht, dass ein schwerkranker Mensch sich Gedanken über einen Suizid macht oder gibt es indirekte Hinweise darauf, ist es hilfreich, ihn direkt darauf anzusprechen und nachzufragen, ob er sich konkrete Gedanken zu einem Suizid macht. Aus klinischer Erfahrung und im Rahmen aktueller Forschungsprojekte wird das direkte, proaktive Ansprechen von Todeswünschen durch die Versorgenden empfohlen (Feichtner 2022, S. 30 f.; Hegerl et al 2024, S. 148). Erkenntnisse aus der Suizidforschung zeigen, dass die Frage nach Suizidalität keine Suizidalität auslöst (Kremeike 2019, S. 326). Direkte Gespräche darüber können dagegen von den Betroffenen vielmehr als sehr entlastend empfunden werden. Außerdem eröffnen sie die Möglichkeit, auf die vielfältigen Alternativen zum assistierten Suizid hinweisen zu können.

Dazu gehören neben einer bestmöglichen Beratung und hospizlich palliativen Versorgungen mit dem Ausschöpfen leidensmindernder Medizin und Pflege u. a. auch die Möglichkeiten des Nichtbeginns oder Abbruchs medizinischer Behandlungen, eines freiwilligen Verzichts auf Essen und Trinken oder die Durchführung einer palliativen Sedierung bei entsprechender Indikation.

Schwerkranke Menschen machen jedoch sehr häufig gegenteilige Erfahrungen. So berichten sie z. B. darüber, dass es ihnen fast unmöglich ist, mit An- und Zugehörigen das Thema Sterbewünsche oder allgemein ein Nachdenken über den Tod zu thematisieren, da dann sofort beschwichtigt oder abgelenkt oder das Thema „abgewürgt“ würde.

Der bis zum Urteil des Bundesverfassungsgerichts (BverfG 2020) im Februar 2020 seltene Wunsch zur Hilfe beim Suizid konnte während der Gültigkeit des § 217 StGB Probleme bereiten. So wurde im Jahr 2016 aus einer konkreten Begleitsituation heraus von einer Ehrenamtlichen die Frage gestellt, ob es denkbar sei, eine Patientin, die über einen assistierten Suizid in der Schweiz nachdachte, im Auftrag des Hospizdienstes dorthin zu begleiten. Die damalige ehrenamtliche Mitarbeiterin hätte sich das durchaus vorstellen können. Bei einer diesbezüglichen Rechtsberatung durch einen Palliativmediziner wurde der Hospizverein darauf hingewiesen, dass eine einmalige Begleitung in die Schweiz durchaus möglich sei. Allerdings würde der Hospizverein bereits bei einer weiteren derartigen Begleitung den Tatbestand der „geschäftsmäßigen Förderung der Selbsttötung“ i. S. des damals noch geltenden § 217 StGB erfüllen und sich damit strafbar machen.

Nachdem das Bundesverfassungsgericht den § 217 im Februar 2020 als verfassungswidrig erklärte, erübrigt sich heutzutage diese Frage, da Suizidwillige nun nicht mehr auf eine Reise in die Schweiz angewiesen sind, sondern sich auch in Deutschland offiziell um eine Unterstützung beim Suizid bemühen können.

5 Die Notwendigkeit einer (Neu-)Positionierung der Hospiz- und Palliativinstitutionen im Umgang mit Wünschen nach assistiertem Suizid

Das Urteil des Bundesverfassungsgerichts vom 26.02.2020 hat eine Omnipräsenz des Themas „Sterben wollen – Sterben dürfen“ in den Medien bewirkt. Die Menschen wagen zunehmend, es aus- und anzusprechen und lassen sich auf Gespräche darüber ein. In Hospizdiensten klingelt nun häufiger das Telefon, und es wird nachgefragt, ob man Unterstützung beim Sterben bekommen könne, das sei doch jetzt erlaubt. Auch in stationären Hospizen und auf Palliativstationen tauchen damit verbundene Fragen vermehrt auf. Trotz vieler Missverständnisse – denn natürlich ist ein Hospizdienst kein Sterbehilfeverein – ist die Öffnung des Themas zunächst erst einmal eine positive Entwicklung.

Gleichzeitig merken die Mitarbeitenden der Hospiz- und Palliativeinrichtungen zunehmend, wie wichtig es ist, sich vertiefend mit dem Thema „Umgang mit Sterbewünschen“ auseinanderzusetzen. Es wächst das Bewusstsein der eigenen Unsicherheit im Umgang mit Sterbewünschen, vor allem beim Wunsch nach assistiertem Suizid. So fällt bei Fortbildungen zum Thema „assistierter Suizid“ auf, dass auch Fachkräfte, die bereits jahrelang in hospizlich-palliativen Institutionen tätig und sehr kompetent im Umgang mit Schwerstkranken und ihren Angehörigen sind, zugeben, dass sie unsicher sind im Umgang mit den verschiedenen Definitionen zum Thema Sterbehilfe. In einigen Fällen werden nach wie vor auch Praktiken für verboten gehalten, die legal sind (Weigert 2013).

Gleichzeitig wächst die Ehrlichkeit im Umgang mit der häufig wiederholten Behauptung, man müsse nur genügend gute hospizlich-palliative Versorgung anbieten, damit der Wunsch nach assistiertem Suizid ganz verschwindet. Auch wenn der Anteil der Menschen, die von einer guten Hospiz- und Palliativversorgung profitieren, sehr hoch ist und der geäußerte Wunsch nach Suizidassistenz in vielen Fällen wirklich gegenstandslos wird, ist doch inzwischen unbestritten, dass einige wenige Menschen trotz einer optimalen Versorgung an ihrem Suizidwunsch festhalten. Und dann?

Die Auseinandersetzung der hospizlich-palliativen Institutionen mit den Konsequenzen des Verfassungsgerichtsurteils hinkt auch Jahre nach dem Urteil des Bundesverfassungsgerichts deutlich der geänderten Rechtslage hinterher.

So kommt es in konkreten Fällen zu misslungenen Kommunikationssituationen für Patienten und Angehörige, weil nicht nur die Mitarbeitenden, sondern auch die Leitungen und Träger der Einrichtungen überfordert sind mit Nachfragen, auf die sie nicht vorbereitet sind und zu denen sie prospektiv auch keine eigene Haltung formuliert haben. Hier besteht deutlich und dringend Nachholbedarf.

6 Institutionelle, rechtliche und ethische Herausforderung beim Umgang mit dem Wunsch nach assistiertem Suizid

Da Sterbewünsche auch den konkreten Wunsch beinhalten können, den eigenen Tod zu beschleunigen, kollidiert dies unbestreitbar mit der WHO-Definition von Palliative Care, die besagt: „Palliative Care trachtet danach, den Tod weder zu beschleunigen noch zu verzögern" (WHO 2002). Hier stellt sich für alle Sorgenden die Frage, ob und wie sie diese Diskrepanz mit ihrem eigenen Hospiz- und Palliativverständnis in Einklang bringen können, denn eine allgemein gültige hospizlich-palliative Haltung zu dem Thema ist ein theoretisches Konstrukt, das es in Wirklichkeit nicht gibt. Je nach weltanschaulichem Hintergrund sind hier unterschiedliche Positionierungen denkbar.

Über die individuelle Sicht der Sorgenden hinaus stellen sich auch für die versorgenden Institutionen viele Fragen, wie z. B.:
- Können wir uns als Einrichtung die Begleitung eines Menschen beim assistierten Suizid vorstellen?
- Was bedeutet Begleitung in diesem Fall konkret?
- Falls wir eine Unterstützung ablehnen, lassen wir es zu, dass von außen kommende Personen den Suizid in unserer Einrichtung unterstützen?

Die Institutionen haben gegenüber ihren Mitarbeitenden eine Fürsorgepflicht und müssen Handlungsspielräume klar definieren. Außerdem sollten sie die Diskussion um den assistierten Suizid allein schon deswegen proaktiv mitgestalten, weil das Thema „würdiges Sterben" ein ureigenstes Thema der Hospiz- und Palliativbewegung ist, bei dem es um ihr Selbstverständnis geht. Es gilt zu verhindern, dass in der Öffentlichkeit das Thema „würdiges Sterben" automatisch mit dem assistierten Suizid verbunden wird. Es ist der Gesellschaft zu vermitteln, dass vielerlei Alternativen zum assistierten Suizid und vielerlei Möglichkeiten der Gestaltung und Unterstützung eines würdevollen Lebensendes bestehen.

Für Überlegungen der Träger von Institutionen zur Formulierung einer eigenen Haltung sind vor allem folgende zwei Aspekte wichtig:
- Bei aller Notwendigkeit von roten Linien sollte ein ausreichend weiter Raum für unterschiedliche Meinungen möglich sein (Grauzone).
- Dem moralischen Stress der Mitarbeitenden vorzubeugen hat hohe Priorität. Die Mitarbeitenden haben das Recht, einen Suizid zu begleiten (falls das aus Sicht des Trägers eine Option in der eigenen Einrichtung darstellt), aber auch das Recht, eine Begleitung abzulehnen. Aus der individuellen Gewissensentscheidung darf niemandem ein Nachteil erwachsen.

7 Zur Verhältnismäßigkeit des Themas assistierter Suizid

In medialen Darstellungen des assistierten Suizids wird das Thema oft stark überbetont. Die Verhältnismäßigkeit des Themas zu klären, in dem ihm ein angemessener Platz zugewiesen wird, ist dem Palliativmediziner Gian Domenico Borasio sehr gut in folgendem Zahlenbeispiel gelungen. Er schreibt:

> *Jedem, Schwerkranken, der einen freiverantwortlichen Suizid durchführen möchte (und der, wenn man ihm keine adäquate Assistenz anbietet, tatsächlich darunter leiden wird), stehen 999 andere Sterbende gegenüber.*
>
> *Zwölf von ihnen werden ebenfalls an Suizid sterben, allerdings aufgrund einer potentiell behandelbaren psychiatrischen Erkrankung. Für die anderen 987 ist Suizid keine Option, sie wünschen sich lediglich eine gute medizinische und menschliche Sterbebegleitung.*
>
> *Es ist richtig, dass wir uns um den einen Schwerkranken kümmern sollen, denn jedes Schicksal ist wichtig. Aber wenn wir hier nach einer Lösung suchen, dann sollten wir uns auch überlegen, welche Folgen diese Lösung für die zwölf psychisch kranken Suizidenten hat, für die 987 Sterbenden und für die ganze Gesellschaft.*
>
> *Wir sollten dann auch zugeben, dass wir konsequenterweise mindestens zwölfmal so viel Energie für die Prävention nicht-freiverantwortlicher Suizide aufwenden sollten, und entsprechend 999-mal mehr Zeit, Energie und Ressourcen für die flächendeckende palliativmedizinische und hospizliche Versorgung am Lebensende.*
>
> *Dann hätten wir eine andere Gesellschaft und damit wahrscheinlich auch eine einfachere Diskussion. (Borasio 2012, S. 172 f.)*

Mit dieser Sichtweise wird das Thema nicht verdrängt, erhält aber eine andere Wertigkeit. Selbst wenn die Zahlen heute etwas anders ausfielen, ändert das nichts an der Verhältnismäßigkeit, unter denen das Thema assistierter Suizid betrachtet werden sollte. Für die Hospiz- und Palliativarbeit ist es eher ein marginales Problem, dessen Überbetonung von tatsächlichen und deutlich größeren Problemen ablenkt. So schreibt Borasio an anderer Stelle:

> *Über eines sollten wir uns nicht täuschen: Was unsere Selbstbestimmung am Lebensende wirklich einschränkt, ist nicht das Fehlen einer Regelung zur Suizidhilfe, sondern die unzureichende pflegerische und (immer noch) palliative Versorgung sowie vor allem die im Gesundheitssystem allgegenwärtige ökonomisch motivierte Übertherapie. (Borasio 2015, S. 24)*

8 Hospiz-/Palliativarbeit und Suizidbeihilfe – ein Widerspruch?

Noch vor wenigen Jahren hätten die meisten im hospizlich-palliativen Bereich Tätigen und Verantwortlichen diese Frage nach dem Verhältnis von Hospiz-/Palliativarbeit und Suizidbeihilfe ganz klar beantwortet mit „das passt nicht zusammen". Durch die zunehmend sachlicher werdende Diskussion um den assistierten Suizid kommt es heute zu deutlich differenzierteren Aussagen: Immer mehr Menschen gehen nicht von einem „entweder oder" aus, sondern können sich in Ausnahmesituationen durchaus ein „sowohl als auch" vorstellen und halten dies unter ethischen Gesichtspunkten auch für vertretbar. So schreibt der Berliner Palliativmediziner Michael de Ridder zu dieser Frage:

> *Ich bin der Auffassung, dass Palliativmedizin und ärztliche Suizidassistenz sich nicht wechselseitig ausschließen. Beide Weisen ärztlichen Beistands am Lebensende verhalten sich nach meinem Dafürhalten [...] nicht antagonistisch, sondern komplementär zueinander. Ich würde sogar so weit gehen, zu sagen, dass die ärztliche Beihilfe zum Suizid zu einer äußersten Maßnahme palliativer Medizin werden kann. (de Ridder 2015, S. 268)*

Über diese Aussage wird auch unter Palliativmedizinern kein Einvernehmen herzustellen sein. Es mag gute Gründe geben, diese Haltung einzunehmen, aber wahrscheinlich auch ebenso gute Gründe, ihr zu widersprechen. Man kann und wird sich bei diesem Thema vermutlich nie einig werden können, und das muss man auch nicht. Wichtig scheint bei aller Diskussion zum Thema Suizidbeihilfe vor allem die Maßgabe, den Dissens in dieser Frage friedlich auszuhalten, statt ideologisch auf seiner Meinung zu beharren. Denn das hilft keinem, vor allem nicht den Leidenden, um die es hier geht.

9 Zusammenfassung und Ausblick

Durch den 2015 vom Gesetzgeber geschaffenen und 2020 vom Bundesverfassungsgericht für nicht verfassungsgemäß erklärten § 217 StGB ist es in der breiten deutschen Öffentlichkeit – nach zunächst sehr emotionalen und ideologischen Reaktionen quer durch alle Bevölkerungsgruppen und Institutionen – zunehmend zu einer differenzierteren Auseinandersetzung mit dem Thema Suizidhilfe gekommen. Es wurde aus einer „Schmuddelecke" geholt und besprechbar(er), dies gilt auch für den hospizlich-palliativen Bereich.

Wenn ein „Funktionär" aus dem Palliativbereich auf einer großen öffentlichen Veranstaltung behauptet, Deutschland sei mit dem Urteil des Bundesverfassungsgerichts im Februar 2020 „über Nacht zu einer Suizidunterstützungsgesellschaft“[2] geworden, so hat das mit der hospizlich-palliativen Alltagswirklichkeit sehr wenig zu tun. Wer in diesem Bereich tätig ist, kennt keine Schlangen von Menschen vor den Einrichtungen, die um Suizidbeihilfe bitten, ganz im Gegenteil. Die allermeisten Menschen wollen leben, wenn die Bedingungen einigermaßen erträglich sind, das heißt z. B., dass belastende Symptome gut behandelt werden, sie nicht allein gelassen werden und Beistand und Unterstützung in ihrer speziellen Situation erhalten.

Aufgabe der Hospiz- und Palliativbewegung wird es auch in Zukunft sein, sich für ein würdevolles Leben bis zuletzt einzusetzen. Eine Unterstützung in Ausnahmesituationen auch beim Suizid sollte dabei nicht kategorisch ausgeschlossen werden.

Es ist zunächst dringend erforderlich, dass sich alle Institutionen der hospizlich-palliativen Versorgung eindeutig zu dem Wunsch nach assistiertem Suizid positionieren und ihre Haltung im jeweiligen Palliativnetz kommunizieren. Hier gibt es inzwischen viele gute Beispiele aus dem Hospiz- und Palliativbereich, aber auch aus kirchlichen Institutionen wie z. B. der Diakonie. Wie ein Prozess zur Haltungsbildung konkret aussehen kann, veranschaulicht Fred Salomon exemplarisch in seinem Beitrag am Beispiel des Ambulanten Hospiz- und Palliativ-Beratungsdienstes Lippe e V..

Darüber hinaus muss das Thema „Umgang mit Sterbewünschen“ deutlich in den Curricula für Mitarbeitende im Gesundheitswesen, insbesondere im Hospiz- und Palliativbereich und hier auch für die Qualifizierung ehrenamtlicher Mitarbeitender, verankert werden.

Als wertvolle Unterstützung für den Umgang mit konkreten Anfragen zur Suizidassistenz ist das Vorhandensein eines Ethikberatungskomitees vor Ort sehr hilfreich.

Politischerseits bestehen folgende Notwendigkeiten: Darüber, dass die Suizidprävention gestärkt werden muss, besteht bei den deutschen Parlamentariern bereits Konsens. So haben sie am 6.7.2023 zwar zwei Gesetzentwürfe über eine Neuregelung der Suizidhilfe mehrheitlich zurückgewiesen, gleichzeitig jedoch einem Antrag mit dem Titel „Suizidprävention stärken“ (Deutscher Bundestag 2023) mit großer Mehrheit zugestimmt.

Darüberhinaus müssen auch zukünftig die Rahmenbedingungen für eine Hospiz- und Palliativarbeit durch die Politik deutlich gestärkt werden, da eine gute Hospiz- und Palliativarbeit für schwerkranke Menschen die beste Suizidprävention ist.

2 Andreas Heller (Graz) im Vortrag „Suizidassistenz? Warum wir eine solidarische Gesellschaft brauchen!“ bei einer Veranstaltung im Heinz Nixdorf-MuseumsForum in Paderborn zum Thema „Aktuelle Aspekte der Palliativmedizin“ am 11.05.2022.

Literatur

Ambulanter Hospiz- und Palliativ-Beratungsdienst (AHPB) Lippe e. V., Jahresstatistiken für die Jahre 2019 und 2022 (unveröffentlicht).

Borasio GD (2012) Über das Sterben, München 4. A.

Borasio GD (2015) Selbstbestimmung und Fürsorge am Lebensende. die hospiz zeitschrift – Ausgabe 67(5) 21–25.

Bundesverfassungsgericht (BVerfG) (2020), Urteil vom 26.2.2020 – 2BvR 2347/15, https://www.bundesverfassungsgericht.de/SharedDocs/Entscheidungen/DE/2020/02/rs20200226_2bvr234715.html;jsessionid=15D3AA9DD91D24376ABA606BC7FB27D5.internet001. Zugegriffen am 14. Dezember 2023.

de Ridder M (2015) Welche Medizin wollen wir? München.

Deutscher Bundestag (2023) Antrag Suizidprävention stärken vom 5.7.2023, Bundesdrucksache 20/7630, https://dserver.bundestag.de/btd/20/076/2007630.pdf. Zugegriffen am 14. Dezember 2023.

Deutscher Hospiz- und Palliativverband (DHPV) (2023) Zahlen zur Hospiz- und Palliativarbeit (Stand:3.3.2023). https://www.dhpv.de/zahlen_daten_fakten.html. Zugegriffen am 30. November 2023.

Feichtner A (2022) Assistierter Suizid aus Sicht der Pflege, Wien.

Hegerl U, Reich A, Schnitzspahn KM (2024) Suizidalität frühzeitig erkennen. Deutsches Ärzteblatt 121 (Heft 3): B146–B149.

Heller A (Graz) „Suizidassistenz? Warum wir eine solidarische Gesellschaft brauchen!" Vortrag anlässlich der Veranstaltung zum Thema „Aktuelle Aspekte der Palliativmedizin" im Heinz Nixdorf-MuseumsForum in Paderborn am 11. Mai 2022.

Kremeike K, Perrar K et al. (2019) Todeswünsche bei Palliativpatienten – Hintergründe und Handlungsempfehlungen. Z20: 323–335.

Kübler-Ross E (1972) Interviews mit Sterbenden. Stuttgart.

Palliativärztlicher Konsiliardienst Lippe, Jahresbericht 2022 (unveröffentlicht).

Weigert K (2013) Therapiebegrenzung aus der Sicht von Pflegenden und Leitenden in Pflegeheimen und Hospizen mit Schwerpunkt Verzicht auf Flüssigkeitsgabe und Ernährung, Inauguraldissertation Universität Gießen. https://jlupub.ub.uni-giessen.de/bitstream/handle/jlupub/14526/WeigertKathrin_2014_02_14.pdf?sequence=1&isAllowed=y. Zugegriffen am 15. Dezember 2023.

WHO (2002) Definition of palliative care; https://www.dgpalliativmedizin.de/images/stories/WHO_Definition_2002_Palliative_Care_englisch-deutsch.pdf. Zugegriffen am 9. Februar 2024.

Fred Salomon

Der Wunsch nach assistiertem Suizid – Herausforderungen und praktische Erfahrungen aus der ambulanten Ethikberatung

1 Wozu Ethikberatung?

Die Erfolgsgeschichte der Medizin hat zwei Seiten. Das gilt besonders für die Zeit seit Mitte des 19. Jahrhunderts, in der unter Anwendung naturwissenschaftlicher Methoden die Leistungsfähigkeit der Medizin bei Diagnostik und Behandlung von Krankheiten sowie bei der Vermeidung und Überwindung lebensbedrohlicher Situationen enorm gewachsen ist.

Einerseits faszinieren die Erfolge. Bei den im Gesundheitswesen Tätigen lassen sie berechtigten Stolz über das aufkommen, was man kann. Und in den Menschen, die bei einer möglichen Erkrankung davon profitieren können, wecken sie Hoffnungen auf wirksame Hilfe. Diese Faszination hat dazu beigetragen, Krankheiten als überwindbare Störungen in einem immer längeren, weitgehend beschwerdefreien Leben zu verstehen und Medizin als nahezu Wunder bewirkendes Instrument gegen Krankheit und Tod.

Andererseits lenkt die Leistungsfähigkeit den Blick auf die Grenzen des Lebens, die sie hinauszuschieben versucht. Auch wenn sich eine lebensbedrohliche Situation abwenden lässt, ist das Behandlungsergebnis nicht immer so wie gewünscht. Bei einem schweren Herzinfarkt kann vielleicht der unmittelbare Tod verhindert werden, aber durch eine unzureichende Hirndurchblutung während der Akutsituation bleibt eventuell ein schwerer cerebraler Schaden zurück. Das Therapieergebnis einer leistungsfähigen Medizin kann ein Zustand sein, der vom betroffenen Menschen nicht gewollt ist und als unerträglich erlebt wird, z. B. schwerste Behinderungen oder bleibendes Koma.

Das führt zu ethischen Fragen. Sie stellen sich nicht erst am Ende einer Therapie, sondern führen schon im gesunden Zustand zu der Befürchtung, durch eine als übermächtig erlebte Medizin in einen solchen ungewollten Zustand hineinzugeraten. Vorausverfügungen und Vorsorgevollmachten haben sich als Schutzversuche dagegen etabliert. Ergänzend dazu hat sich in den letzten Jahrzehnten die Ethikberatung entwickelt, um kritische Entscheidungssituationen klären zu helfen. Ethikberatung trifft keine Entscheidung, sondern soll jenen Orientierungshilfen geben, die in der Situation verantwortlich zu entscheiden oder dem vorher formulierten Willen des Betroffenen „Ausdruck und Geltung zu verschaffen" (BGB § 1827 Abs. 1) haben.

https://doi.org/10.1515/9783111371795-014

1.1 Wie kam es zu Ethikberatungen?

Ein wegweisender Fall ist mit dem Namen Karen Ann Quinlan verbunden. Sie fiel im April 1975 mit 21 Jahren in ein dauerhaftes Koma. Als sich durch Intensivtherapie einschließlich Beatmung keine Besserung einstellte, baten die Eltern nach mehreren Monaten, die Beatmung zu beenden und die junge Frau sterben zu lassen. Die behandelnden Ärzte sahen darin ein ethisches Problem und wandten sich an das Gericht. Da auch dort keine Erfahrung mit derartigen Situationen bestand, wurde ein Komitee einberufen, das 1976 die Einstellung der Beatmung empfahl. Der Fall wurde weltweit bekannt, weil nach Dekonnektion vom Beatmungsgerät Karen Ann spontan atmete und erst neun Jahre später an einer Pneumonie starb, ohne aus dem Koma erwacht zu sein (Karen Ann Quinlan Memorial Foundation, o. J.).

Weil derartige Entscheidungskonflikte auch anderswo vorkamen, bildeten sich in den USA Hospital Ethics Committees (Annas, Grodin 2016). Die Idee wurde verzögert auch in Deutschland realisiert, nachdem die konfessionellen Krankenhäuser 1997 in einem wenige Seiten umfassenden Heft das Thema in die Öffentlichkeit brachten (Deutscher Evangelischer Krankenhausverband 1997).

In Deutschland gibt es im Jahr 2024 rund 1700 Krankenhäuser. Das Angebot einer Ethikberatung ist nur in Hessen nach dem Krankenhausgesetz verpflichtend (Landesärztekammer Hessen 2011). Doch tragen Wertekonflikte, die von den Behandlungsteams bei der Versorgung von Kranken erlebt werden, dazu bei, dass der Bedarf einer kompetenten ethischen Unterstützung mehr und mehr formuliert wird und zur Bildung von Ethikkomitees führt. 2024 sind für Deutschland 161 klinische und außerklinische Ethikkomitees bei der AEM registriert (AG Ethikberatung im Gesundheitswesen). Es ist aber davon auszugehen, dass rund der Hälfte aller Kliniken eine Ethikberatung zur Verfügung steht (Schochow et al. 2019, S. 985). Andererseits sagt das Vorhandensein eines Ethikkomitees noch nichts über dessen Aktivität aus.

1.1 Was will Ethikberatung und was kann sie leisten?

Ethikberatung will bei Entscheidungen über Einsatz, Ausmaß und Umfang von diagnostischen, therapeutischen und pflegerischen Maßnahmen Orientierungshilfen geben. Es geht ausdrücklich nicht darum, Entscheidungen zu treffen oder sie den Verantwortlichen abzunehmen. Wer als Betroffener oder rechtlicher Vertreter in einer Situation entscheidungsverantwortlich ist, kann sich in der Ethikberatung ethische und rechtliche Orientierung für die anstehende Entscheidung holen, muss sie aber selbst treffen und verantworten.

Zu einer professionellen Ethikberatung gehören Distanz zum konkreten Entscheidungskonflikt, fachliches Verständnis für die Maßnahmen, die zur Diskussion stehen, ethische und kommunikative Kompetenz sowie die Fähigkeit, unterschiedliche Perspektiven und Wertvorstellungen herauszuarbeiten und Lösungsansätze zu formulieren. Die erforderlichen Kompetenzen können auf verschiedene Weise erworben werden. Die Akademie für Ethik in der Medizin hat ein Curriculum formuliert, das als Grundlage entsprechender Kurse dient (AEM 2022).

Es gibt verschiedene Formen der Ethikberatung. In allen geht es um Hilfen zur Klärung und Entscheidung in konkreten Fällen mit den auftauchenden Diagnostik-, Versorgungs- oder Behandlungsfragen. Die verbreitetste Organisationsform von Ethikberatung ist das Ethikkomitee. Begrifflich oft verwechselt, aber davon zu unterscheiden sind Ethikkommissionen. Sie sind zum einen zuständig für die Begutachtung wissenschaftlicher Studien und die Einhaltung wissenschaftlicher, ethischer und rechtlicher Normen zum Schutz und Nutzen aller Beteiligten. Zum anderen gibt es auch Ethikkommissionen, die mehr oder weniger verbindliche Richtlinien und Empfehlungen für gesellschaftlich diskutierte ethische Herausforderungen veröffentlichen, z. B. die Zentrale Ethikkommission der Bundesärztekammer (URL: https://www.zentrale-ethikkommission.de/) oder der Deutsche Ethikrat (URL: https://www.ethikrat.org/).

2 Klinische und außerklinische Ethikberatung

Ethikberatungen haben sich zunächst in Kliniken etabliert, weil dort die Konfrontation zwischen lebenserhaltender, kurativ orientierter Medizin und der palliativ ausgerichteten, das Sterben zulassenden Versorgung am dichtesten erlebbar war. Die Intensivmedizin führte schon in den 1970er-Jahren zu ethischen Fragen und Entscheidungskonflikten, als Ethik in der Medizin noch nicht als eigenes Fach etabliert war (Schara 1982, S. 21–23).

Erst in den letzten zwanzig Jahren kam dann auch mehr und mehr ins Bewusstsein, dass die außerklinischen Pflegeeinrichtungen ebenso vor Versorgungsentscheidungen stehen, in denen ethische Fragen und Überlegungen eine wichtige Rolle spielen. So kam es auch zur Bildung außerklinischer Ethikkomitees (Seifert et al. 2020, S. 176). Diese Organisationsform der Ethikberatung wird auch mit dem Begriff der ambulanten Ethikberatung beschrieben, da die Ethikkomitees nicht fest an eine Einrichtung gebunden sind, sondern innerhalb einer Region für verschiedene Pflegeheime oder Versorger im Gesundheitswesen zuständig sind und nach Bedarf auch dorthin fahren.

2.1 Spezifische Aufgabenfelder

Die Aufgaben in den verschiedenen Bereichen von Medizin und Pflege unterscheiden sich. In der Klinik geht es meist um eine akutmedizinische Versorgung. Wünschenswert ist, auch die damit verbundenen pflegerischen Aufgaben in die Reflexionen einzubeziehen, was leider nicht regelhaft erfolgt. Es spielen kurative Therapieziele eine vorrangige Rolle. Das gilt nicht nur für die Intensivmedizin oder eine initiale Schlaganfallsbehandlung, sondern auch für Onkologie und Geriatrie, wenn trotz des Bewusstseins einer begrenzten Lebensperspektive der Erhalt oder das Wiedergewinnen von Körperfunktionen und Lebensqualität und Zugewinn von Lebenszeit als Aufgabe gesehen werden. Wenn dabei die primär angestrebten Ziele nicht erreichbar sind oder die Mühe, sie zu erreichen, vom Patienten nicht gewünscht wird, entstehen ethische Fragen. So werden in klinischen Ethikkomitees schwerpunktmäßig Fragen zur Begrenzung invasiver Therapiemaßnahmen bedacht.

Im außerklinischen Bereich geht es meist um Langzeitversorgung. Dabei stehen pflegerische Aufgaben im Vordergrund. Der Akzent liegt stärker auf Fragen von Lebensqualität, Wohlbefinden und Vermeidung oder Linderung von Beschwerden; es geht im weitesten Sinne also häufig um palliative Ziele. Pflegeheime versorgen eine hohe Zahl von Menschen, die chronisch krank und dabei auf umfangreiche Hilfe anderer angewiesen sind. Viele werden über eine Ernährungssonde (z. B. PEG) ernährt. Auch intensivmedizinische Therapien haben sich zum Teil in den außerklinischen Bereich verlagert. So finden sich mehrere hundert Beatmungseinheiten und Einrichtungen für viele intensivmedizinische Krankheitsbilder für alle Altersgruppen in Deutschland (Deutsche Fachpflege Holding GmbH 2022, S. 19, S. 26). Ethikberatung in diesen Bereichen bearbeitet vorwiegend Fragen über den Verzicht auf eine schon länger laufende Therapie, der anfangs noch als angemessen zugestimmt wurde, dann aber ihren Sinn verloren hat oder deren Belastung als nicht mehr erträglich erlebt wird (Zentrale Ethikkommission bei der Bundesärztekammer 2020, S. A2)

Idealerweise sollte zwischen den verschiedenen Einrichtungen, die jeweils zuständig sind, eine gute Kommunikation bestehen, die zu einem lückenlosen, gut vernetzten Behandlungskonzept zwischen Klinik und außerklinischen Institutionen führt. Das hat an Bedeutung gewonnen, weil zunehmend komplexe Behandlungen in den ambulanten Bereich verlagert werden. Klinik und nichtklinische Bereiche werden mit ähnlichen Fragen konfrontiert. Es geht um dieselben Menschen. Ethik für die Akutmedizin oder die Langzeitpflege in Pflegeheimen sind identisch. Nur die Situationen und die Fragen unterscheiden sich.

2.1 Assistierter Suizid als neues Thema in der außerklinischen Ethikberatung

Die Fragen nach einer Therapiebegrenzung und der Wunsch, in Ruhe und beschwerdefrei sterben zu können, gehören schon seit Jahren zu den Anliegen, mit denen Mitarbeitende in Pflegeheimen und Angehörige von Pflegebedürftigen konfrontiert werden. Das führte zu der Bedeutung von Vorausverfügungen, die seit 2009 im BGB als „Patientenverfügungsgesetz“ (seit 2023 unter BGB §§ 1827–1829) rechtlich gefasst sind.

Seit dem Urteil des Bundesverfassungsgerichts vom Februar 2020 wurde ein weiteres Anliegen deutlich, der Wunsch nach einem selbstbestimmten Suizid und einer Unterstützung bei diesem Tun. Der Wunsch war nicht neu, wurde durch das Urteil aber sprachfähig und enttabuisiert. Bis dahin fand das Anliegen seinen Ausdruck eher in Formulierungen wie „in die Schweiz fahren" (Schneider et al. S. 51), wo der assistierte Suizid seit 1942 erlaubt (StGB Schweiz § 115) und auch Ausländern möglich ist. Der Wunsch nach einem assistierten Suizid wird weniger ein Thema für klinische Ethikkomitees sein, sondern eher für außerklinische Ethikberatungen. Denn Umstände, die zu diesem Wunsch führen, werden vorrangig in der Versorgung chronisch Kranker und Pflegebedürftiger in Pflegeeinrichtungen oder der häuslichen Versorgung anzutreffen sein. Dort werden zunächst sicher die Pflegenden wegen ihrer besonderen Nähe am häufigsten mit diesen Wünschen konfrontiert (Pleschberger 2022, S. 143; s. auch Beitrag Riedel et al. in diesem Band).

3 Umgang der MELIP mit dem Urteil des BVerfG

Diese Vermutung veranlasste den Ambulanten Hospiz- und Palliativ-Beratungsdienst Lippe e. V. (AHPB) kurz nach Bekanntwerden des Verfassungsgerichtsurteils zu einem Diskussionsprozess im Team der mehr als 100 Ehren- und Hauptamtlichen, die als Sterbebegleiterinnen und Sterbebegleiter sowie in der Mobilen Ethikberatung in Lippe (MELIP) tätig waren (zu Konzept und Struktur des Dienstes s. Beitrag Lüdeke in diesem Band). Als Ergebnis wurde im November 2020 ein Positionspapier veröffentlicht, das nach den ersten Erfahrungen 2022 geringfügig überarbeitet wurde (AHPB 2022). Es soll sowohl denen, die in der Sterbebegleitung und Ethikberatung tätig sind, Orientierung für den Umgang mit den erwarteten Suizidwünschen geben, als auch der Öffentlichkeit die grundsätzliche Haltung des Hospizdienstes vor Ort vermitteln und den Hinweis auf die Möglichkeit einer ethischen Beratung geben.

3.1 Positionspapier

Das Positionspapier formuliert zunächst die Prinzipien der Arbeit in Sterbebegleitung und Ethikberatung und gibt darauf aufbauend Empfehlungen für die Ehren- und Hauptamtlichen, mit Suizidwünschen und denen, die sie äußern, umzugehen.

Tab. 1: Haltung des AHPB Lippe zum assistierten Suizid (Quelle: AHPB 2022, eigene Darstellung).

1.	Die Gestaltung des Lebensendes ist eine medizinische und gesellschaftliche Aufgabe. Dazu gehören – hoher Respekt vor Würde und selbstbestimmtem Willen der betroffenen Person – die Prinzipien des Palliative Care beachten – Ziel: Leben bis zuletzt und selbstbestimmtes Sterben in Würde
2.	– offener, respektvoller Umgang mit Sterbewünschen – Suizid und Suizidbeihilfe rechtlich zulässig – kein Rechtsanspruch darauf – keine Verpflichtung zur Suizidbeihilfe
3.	Schutz vor Fremdbestimmung beim Suizidwunsch, Ziel: Wunsch muss freiverantwortlich, wohlerwogen und nachhaltig sein
4.	alternative Möglichkeiten zum Suizid erläutern und anbieten: hospizlich palliative Versorgung, Verzicht auf medizinische Behandlung, freiwilliger Verzicht auf Essen und Trinken, palliative Sedierung
5.	Rechtzeitig Vorausverfügungen erstellen (Patientenverfügung, Vorsorgevollmacht, Advance Care Planning ACP)

Tab. 2: Empfehlungen zum Umgang mit Anfragen zum assistierten Suizid (Quelle: AHPB 2022, eigene Darstellung).

1.	Aufgabe des gesamten Teams: Symptome lindern und Menschen begleiten
2.	Unterstützung der gesundheitlichen Vorausplanung (Patientenverfügung, Vorsorgevollmacht, Advance Care Planning ACP)
3.	– anerkennen, dass Sterben für Menschen eine Lösung sein kann – mit der anfragenden Person Sterben und Tod bedenken – Sterbewünsche nicht primär als Suizidwünsche verstehen, sondern als Ausdruck existentieller Not
4.	mit der betroffenen Person klären, warum das Leben aus ihrer Sicht nicht mehr lebenswert ist
5.	– Sterbewünschen nicht ausweichen – über Alternativen aufklären
6.	Suizid in der Sterbebegleitung nicht ungefragt anbieten und ansprechen
7.	– Person mit fortgeschrittener Erkrankung bei Wunsch nach assistiertem Suizid nicht allein lassen, sondern weiter begleiten, Aufmerksamkeit und Zeit schenken – keine Assistenz anbieten oder durchführen (Medikamente besorgen usw.) – bei Suizidwunsch im Rahmen der Sterbebegleitung kollegiale Beratung der Sterbebegleiterin mit dem Koordinationsteam des AHPB – Sterbebegleitung kann an andere Person abgegeben werden – Ethikberatung durch MELIP möglich – nach Ende der Begleitung eines Menschen mit Suizidwunsch mit oder ohne erfolgtem Suizid kollegiale Reflexion mit Koordinationsteam

3.2 Kooperation mit der Staatsanwaltschaft

Schon bald nach Veröffentlichung des Positionspapiers wurden Anfragen zu Möglichkeiten eines assistierten Suizids an die Ethikberatung gerichtet. Anfangs ging es nur darum, ob die Ethikberatung auch zu diesem Thema angefragt werden könnte, ohne dass ein unmittelbarer Beratungswunsch geäußert wurde. So blieb genügend Zeit, sich mit der örtlichen Staatsanwaltschaft zusammenzusetzen und Hinweise zu erarbeiten, was bei einem konkreten Suizidwunsch und dessen Realisierung zu beachten ist. Daraus entstand eine Handreichung für die möglicherweise angefragten Hausärztinnen und Hausärzte, die Palliativmediziner und alle, die pflegerisch, beratend oder begleitend mit einem möglichen assistierten Suizid konfrontiert werden könnten.

So wurde ein gutes, einvernehmliches Miteinander von Ethikberatung und Staatsanwaltschaft im Kreis Lippe erreicht. Das hat sich in den später realisierten Suiziden bestätigt und bewährt.

Die MELIP beschränkt sich bei ihrer Ethikberatung nur auf Suizidwünsche von schwerkranken Menschen mit einer schon palliativen Komponente. Entsprechend dem Ziel, vorrangig ein möglichst beschwerdearmes, gut begleitetes Leben bis zum letzten Atemzug zu ermöglichen und den Suizid nur als akzeptierten Notausgang zu sehen, ist diese Handreichung nicht auf der Internetseite von AHPB oder MELIP veröffentlicht. Es soll der Eindruck vermieden werden, durch die Darstellung konkreter Schritte zum Suizid zu motivieren.

Tab. 3: Auszüge aus der mit der Staatsanwaltschaft Lippe erarbeiteten Handreichung der MELIP für die Beachtung der Vorgaben bei einem assistierten Suizid im Zuständigkeitsbereich dieser Staatsanwaltschaft (eigene Darstellung).

1. Thematisierung eines Sterbewunsches durch einen Schwerkranken – ergebnisoffenes Gespräch, um Beweggründe zu thematisieren – Ansprechen von Suizidalität löst keinen Suizid aus – Gesprächsangebot kann vom Patienten abgelehnt werden – Ethikberatung durch MELIP anbieten
2. ausführliches Beratungsgespräch mit dem behandelnden Arzt (mindestens zwei qualifizierte Ärzte, davon einer Facharzt und Palliativmedizin, Psychosomatik oder Psychiatrie/Neurologie) oder mit dem Ethikkomitee (dabei mindestens ein qualifizierter Facharzt aus denselben Qualifikationsbereichen) – Prüfung der Freiverantwortlichkeit – Prüfung der Wohlerwogenheit – Prüfung der Nachhaltigkeit (zeitliche Konstanz)
3. Dokumentation der Voraussetzungen für die Planung und Durchführung des assistierten Suizids – Diagnosen, Symptome, Ursachen des unerträglichen Leids – Freiverantwortlichkeit, Wohlerwogenheit, Nachhaltigkeit – Ergebnis (Konsens, Dissens) der Beratung

Tab. 3 (fortgesetzt)

4. Rahmenbedingungen der Durchführung – Durchführung des letzten Akts der zum Tode führenden Handlung vom Kranken selbst – ärztliche Garantenstellung für die Lebensrettung vom Patienten aufheben lassen – nach durchgeführtem Suizid: Leichenschau durch einen nicht beteiligten Arzt, möglichst durch den örtlichen ärztlichen Notdienst und Information der Polizei über unnatürlichen Tod – gesamte Dokumentation für Leichenschau und Polizei bereithalten – vor Ort bleiben, bis die Formalitäten abgeschlossen sind und der Leichnam abgeholt werden kann
5. Zugehörige und Betreuungsteam einbeziehen und deren Bedürfnisse berücksichtigen

4 Konkrete Anfragen und Beratungen

Die offene und unverkrampfte Öffentlichkeitsarbeit und die frühe Positionierung zum Umgang mit Suizidwünschen führte von Anfang 2021 bis Mitte 2024 zu über 25 Anfragen von schwerkranken Menschen an MELIP, die ihrem Leben selbstbestimmt ein Ende setzen wollten. Wie auch bei Ethikberatungen mit anderen Anlässen setzt sich ein Beratungsteam von drei geschulten, AEM-zertifizierten Personen mit den Anfragenden in deren Lebensumfeld zusammen. Das kann zuhause, ein Pflegeheim oder auch das Hospiz sein. Eine Person moderiert das Gespräch, die zweite unterstützt sie, die dritte schreibt das Protokoll, nimmt aber auch am Gespräch teil.

Bei dem Gespräch sind unverzichtbar die behandelnden Hausärztinnen und -ärzte, eventuell weitere mitbehandelnde Fachärztinnen und -ärzte und nach Absprache mit dem Patienten Betreuende und Pflegende sowie Familienangehörige und Vertraute aus dem Freundeskreis dabei. Während die sonstigen Ethikberatungen in der Regel in weniger als einer Stunde beendet sind, dauern die Beratungsgespräche zum assistierten Suizid meist 90 bis 120 Minuten.

Es muss den anfragenden Suizidwilligen und allen Beteiligten schon zu Beginn deutlich gemacht werden, welche Aufgaben die Ethikberatung bei einem Suizidwunsch übernehmen kann und wo ihre Grenzen liegen. Beim Suizidwunsch geht es – wie bei allen anderen Ethikberatungen (Punkt 1.2.) – um die Erarbeitung und Formulierung von Orientierungshilfen. Die verschiedenen Perspektiven und Wertvorstellungen der Beteiligten, Fragen von Behandlungsmöglichkeiten und deren Indikation, des Patientenwillens und der rechtlichen und gesellschaftlichen Rahmenbedingungen werden ergebnisoffen und möglichst umfassend miteinander abgewogen. Daraus leiten sich Empfehlungen ab, die denen, die die Entscheidung treffen müssen, eine größtmögliche Entscheidungssicherheit geben. Die Ethikberatung trifft aber keine Entscheidung und schränkt die Verantwortung der Handelnden nicht ein. Beim Suizid liegt die Handlungshoheit bis zum letzten Augenblick bei dem Menschen, der seinem Leben ein Ende setzen möchte. Ethikberatung kann dem Suizidwilligen für seine vorher gefasste Absicht wichtige Zusatzinformationen und Sicherheit geben, ihm aber auch Alternativen aufzeigen und denen, die in das Geschehen eingebunden sind, Ablaufhinweise und Sicherheit vermitteln oder auch zu bisher nicht bedachten Überlegungen anregen. Ethikberatung erfordert eine vertrauensvolle Atmosphäre.

Im Folgenden werden beispielhaft vier konkrete Fälle aus der Beratungspraxis der MELIP ausführlich dargestellt. Sie sind anonymisiert, aber zum besseren persönlichen Bezug mit zufällig gewählten Namen versehen. In den weiteren kommentierenden Ausführungen werden kurze Skizzen aus weiteren Fällen vorgestellt, um das vielfältige Spektrum der Herausforderungen und Beratungserfahrungen anschaulich zu machen.

4.1 Fall 1: Frau Immenhoff

Situation vor Anfrage an die Ethikberatung

Frau Immenhoff ist 59 Jahre alt. Seit 13 Jahren hat sie eine chronisch progredient verlaufende Multiple Sklerose (MS). Inzwischen ist sie jederzeit bei allen Tätigkeiten auf Hilfe angewiesen und kann nicht allein sein. Aus dem Bett kommt sie nur mit Hilfe ihres Mannes, der auch die meisten Verrichtungen bei der Körperpflege übernimmt. Beim Essen müssen Brote vorbereitet und Getränke bereitgestellt werden. Essen und trinken kann sie noch selbstständig, aber laut ihrer Aussage „wie ein Schwein am Trog, das möchte niemand sehen." Es bestehen keine Schluckstörungen. Neben der MS hat sie einen Bluthochdruck, der mit Tabletten behandelt wird.

Seit sie auch auf der Toilette vollständig auf Hilfe angewiesen ist, ist der Wunsch in ihr gewachsen, ihrem Leben ein Ende setzen zu wollen. Sie lobt die Hilfen, die sie hat, und beschreibt sie als schön. Aber „es gibt keine Steigerung mehr von Abhängigkeit, und das ist genau das Gegenteil von dem Leben, das ich früher geführt habe und gerne leben würde." Sie blickt zufrieden auf ihr Leben zurück. Sie habe immer Freude am Leben gehabt, nur „jetzt ist das Maß voll." Alles, was ihr Freude gemacht hat, kann sie nicht mehr ausüben. Trotz Krankheit war sie bis vor fünf Jahren berufstätig.

Tags sitzt sie im Rollstuhl, kann ihn aber nicht mehr selbst bewegen. Sie lässt sich gerne auf die ebenerdig an den Wohnbereich anschließende Terrasse schieben, von wo sie in die Natur sehen kann. Sie ist voll orientiert und entscheidungsfähig, sehr gesellig und hat aus der Zeit, als sie direkten Kontakt pflegen und über E-Mail mit vielen Menschen kommunizieren konnte, noch einen großen Bekannten- und Freundeskreis. Familie und Freunde sind oft zu Besuch und helfen ihr alle bei Bedarf.

Sie hat sich vor einem halben Jahr an die Ethikberatung gewandt und sich vergewissert, dass bei weiterer Verschlechterung ein Beratungsgespräch zum Suizid möglich ist. Diese Auskunft reichte ihr als Wissen für einen „Notausgang", wie sie es nannte. Sie hat eine Patientenverfügung und eine Vorsorgevollmacht, in der sie ihre Vorstellungen detailliert niedergelegt hat. Jetzt wendet sie sich an die Ethikberatung, weil der Zeitpunkt für den Suizid gekommen ist. Ihre Entscheidung steht fest, aber sie möchte, dass die Menschen, die ihr nahe stehen und den Suizid begleiten würden, damit zurechtkommen, sowohl juristisch, also nicht belangt werden können, als auch mental.

Ethikberatung und Ergebnis

Die Ethikberatung findet neben dem Beratungsteam mit der Patientin, Familienmitgliedern, Freundeskreis, versorgenden Ärztinnen und Ärzten sowie Vertretern des Pflegedienstes statt. Es besteht über die langen Jahre ein freundschaftliches Verhältnis von Frau Immenhoff zu vielen aus dem Ärzte- und Pflegeteam. Alle verstehen und akzeptieren ihren Wunsch, wenn es einigen Angehörigen auch schwer fällt. Im Gespräch werden Frau Immenhoffs Vorstellungen offen und ausführlich besprochen. Alternativen zum Suizid wie Nahrungs- und Flüssigkeitsverzicht oder Palliativmedizin kommen für sie nicht in Frage. Da sie keine lebenserhaltenden Therapien hat, auf die aktuell verzichtet werden könnte, um den Tod durch den Krankheitsverlauf zuzulassen, und es keine Indikation für eine palliative Sedierung gibt, entfallen diese Wege. Frau Immenhoff spricht Erfahrungen aus Freundeskreis und Nachbarschaft an. Jemand hat sich erhängt, ein anderer erschossen. Ein solch gewaltsames Ende will sie ihrer Umgebung nicht zumuten. Eine befreundete Pfarrerin kenne auch ihren Wunsch und habe ihr zugesagt: „Gott liebt dich, egal wie du dich entscheidest." Es gibt für sie kein religiöses Hindernis.

Die Hausärztin bringt einen Hinweis auf eine neuere wissenschaftliche Studie ins Gespräch, nach der eine mögliche Symptomverbesserung durch ein verfügbares Medikament möglich sei. Nach der Studie wären nach acht Wochen Wirkungen erkennbar. Zu dem zweimonatigen Therapieversuch ist Frau Immenhoff bereit. Erfolgskriterium sei für sie, dass sie wieder eine Tasse halten könne. Als nach der vereinbarten Zeit dieser Erfolg nicht eintritt, plant Frau Immenhoff den hausärztlich assistierten Suizid in Gegenwart mehrerer Personen, die bei der Ethikberatung dabei waren. Der Tod tritt nach Aussagen einer Tochter „friedlich und ruhig" ein. Nach Vorlage aller Unterlagen wird kurz nach Todesfeststellung die Leiche durch die Staatsanwaltschaft freigegeben.

4.2 Fall 2: Herr Amberg

Situation und Anfrage an die Ethikberatung

Herr Amberg ist 76 Jahre alt, verheiratet. Das Ehepaar hat einen Sohn, der mit der Schwiegertochter im selben Haus wohnt. Frau Ambergs Vater starb vor ca. 30 Jahren an Krebs. Herr Amberg hat seinen Schwiegervater damals engagiert mit gepflegt. Er beschreibt den Krankheitsverlauf als „langsames Dahinsiechen", das er mit den „vielen Schmerzensschreien" als sehr belastend und abschreckend in Erinnerung behalten hat. Damals hatte er für sich den Entschluss gefasst: „Wenn das bei mir mal so weit sein sollte, möchte ich das weder selbst erleben noch meinen Angehörigen zumuten!"

Herr Amberg hatte vor 18 Jahren eine tiefe Venenthrombose, wegen der er seither mit Marcumar behandelt wird. Vor zwei Jahren wurde ein follikuläres Lymphom diagnostiziert, das sowohl thorakale als auch abdominale Lymphknoten erfasst hatte. Es wurde chemotherapeutisch behandelt. Vor zehn Monaten fand sich ein Adenokarzinom im Colon. Der Tumor wurde operativ entfernt. Herr Amberg hatte danach nur geringe Beschwerden.

Vor fünf Monaten kam es jedoch zu Übelkeit, Schmerzen im Unterbauch und Appetitlosigkeit. Nach zunächst symptomatischer Behandlung und zunehmenden Beschwerden fanden sich ein Lymphom-Tumor im Pankreaskopf sowie Lebermetastasen des Colon-Ca mit Verdacht auf eine Peritonealcarcinose. Metastasenbedingte Pleuraergüsse führten zu Atemnot. Während der mehrwöchigen stationären Behandlung verständigten sich alle Beteiligten auf ein palliatives Therapiekonzept. Mit starken Schmerzmitteln und einer Thoraxdrainage zur Ableitung des immer wieder nachlaufenden Pleuraergusses versorgt wurde Herr Amberg nach Hause entlassen.

Zuhause ist er zunächst noch mobil. Doch seit einer Woche ist er weitgehend bettlägerig und kann nur noch mit Mühe aufstehen. Die Atemnot nimmt zu. Seine Stimme ist schwach und kraftlos. Er hat ständig Übelkeit, keinen Appetit, mäßige Schmerzen im Unterbauch und kann nicht gut schlafen. Sein Bauch ist deutlich mit Ascites gefüllt. Er bekommt Oxycodon in hoher Dosierung, Metamizol und Medikamente gegen die Übelkeit.

Ehefrau, Sohn und Schwiegertochter kümmern sich fürsorglich um ihn. Einmal täglich unterstützt sie ein Pflegedienst. Herr Amberg ist im Palliativnetz eingeschrieben und wird regelmäßig durch eine mitbehandelnde Palliativärztin besucht. Für ihn ist der Zustand „unerträglich". Mit Hinweis auf seine früheren Äußerungen, so etwas nicht ertragen und seinen Angehörigen zumuten zu wollen, bittet er den Hausarzt um einen assistierten Suizid.

Der Hausarzt kennt ihn gut, versteht seinen Wunsch und wäre auch bereit zur Assistenz. Doch hatte er bis dahin mit einem solchen Anliegen noch nichts zu tun und rät zur Klärung für sich und alle Beteiligten zunächst zu einer Ethikberatung.

Ethikberatung und Ergebnis

Die Ethikberatung findet innerhalb weniger Tage mit dem Beratungsteam, Herrn Amberg, seiner Frau, seinem Sohn, dessen Frau, der Palliativärztin und dem Hausarzt statt. Herr Amberg sieht als einzigen Ausweg aus dem erlebten Leiden den assistierten Suizid. Er betont wiederholt, dass diese Idee schon bei der Versorgung seines Schwiegervaters aufkam. Und heute sei es nach dem Gerichtsurteil ja auch erlaubt.

Die Alternative, auf Trinken und Essen zu verzichten, lehnt er wegen der Zeitdauer und der möglichen Belastung ab. Die Palliativärztin bietet ihm eine umfangreiche Palliativmedizin mit weiterer Steigerung der symptomatischen Therapie an und weist auf die Möglichkeit einer palliativen Sedierung hin, unter der er in weniger als einer Woche sterben werde. Herr Amberg ist auch damit nicht einverstanden, weil ihm die Zeit bis zum Eintritt des Todes zu unwägbar erscheint. Der Hausarzt ist sowohl zur Assistenz beim Suizid als auch zur Durchführung eines Therapieverzichts mit palliativer Sedierung bereit.

Als schließlich das genaue Vorgehen beider Wege, assistierter Suizid und palliative Sedierung, dargestellt wird, beginnt ein Umdenken des vorher auf den Suizid fixierten Mannes. Die Einordnung des Suizids als unnatürlichen Tod mit nachfolgendem Einschalten von Polizei und Staatsanwaltschaft einerseits und des natürlichen Todes ohne diese juristischen Schritte andererseits lassen ihn zögern. Die Beratung garantiert ihm die Sicherheit, in beiden Fällen wunschgemäß zu sterben, wenn auch der Zeitpunkt beim Suizid mehr in seiner Hand liegt. Seine Familie tendiert zum Zulassen des natürlichen Todes.

Nach einer Bedenkzeit von zwei Tagen entscheidet Herr Amberg sich für die Steigerung der Symptomtherapie, den Verzicht auf alle lebenserhaltenden Maßnahmen und die palliative Sedierung, die der Hausarzt in Rückkoppelung mit der Palliativärztin durchführt. Herr Amberg stirbt nach zwei Tagen.

4.3 Fall 3: Frau Winkelmann

Situation vor Anfrage an die Ethikberatung

Die 74-jährige Frau Winkelmann ist seit über 40 Jahren verwitwet. Ihr Mann starb kurz nach der Geburt des zweiten Kindes an einem Herzinfarkt. Sohn und Tochter hat sie allein großgezogen. Zur Tochter besteht seit vielen Jahren kein Kontakt mehr. Ihr Sohn lebt im Süden Deutschlands, besucht sie aber regelmäßig und ist vorsorgebevollmächtigt.

Frau Winkelmann leidet an einer Multisystematrophie. Seit der Diagnose dieser neurodegenerativen, rasch fortschreitenden Erkrankung vor sechs Jahren ist der Wunsch stetig gewachsen, nicht mehr leben zu wollen. „Ich bin unheilbar krank. Ich kann nichts mehr allein tun. Ich mag nicht mehr leben", begründet sie ihren Suizidwunsch. Sie wohnt in einem Pflegeheim und braucht bei allen Tätigkeiten Hilfe. Sie hat immer wieder Schluckprobleme, Schmerzen im ganzen Körper, wechselnde Gefühllosigkeit in Armen und Beinen und oft Luftnot. Sie spricht sehr leise und braucht immer wieder Pausen zwischen den Worten, die klar und geordnet geäußert werden.

Sie hat keine Freude mehr am Leben. In ihrer differenziert formulierten Patientenverfügung lehnt sie Krankenhausaufnahmen und auch Wiederbelebung bei einem Kreislaufstillstand ab. Der Sohn kann den Wunsch der Mutter gut verstehen und möchte sie bis zum Tod begleiten. Er will aber in „keiner Form aktiv“ werden. Frau Winkelmann hat ihren Wunsch wiederholt mit ihrer Hausärztin besprochen. Die steht für palliativmedizinische Maßnahmen zur Verfügung, lehnt aber eine Mitwirkung beim Suizid ab. Das weiß Frau Winkelmann.

Ethikberatung und Ergebnis

Die Ethikberatung findet im Pflegeheim statt. Anwesend sind neben der Patientin und dem Beratungsteam ihr Sohn, eine Pflegefachkraft, die Frau Winkelmann lange schon versorgt, und die Pflegedienstleitung des Hauses. Die Hausärztin hat die Teilnahme am Gespräch abgelehnt, weil sie mit einem Suizid nichts zu tun haben möchte. Die Pflegeleitung des Heims versteht Frau Winkelmanns Wunsch und sichert ihr zu, dass das Pflegeteam sie unterstützt. Der gewünschte Suizid dürfte auch in ihrem Zimmer in diesem Heim durchgeführt werden.

Es werden Alternativen zum Suizid ausführlich besprochen. Verzicht auf Trinken und Essen will sie nicht. Palliativmedizin soll umfangreich durchgeführt werden. Ihr Wunsch, auf keinen Fall in eine Klinik gebracht oder reanimiert zu werden, soll allen deutlich erkennbar in ihrem Zimmer verfügbar sein. Aber das bringt sie nicht von ihrem Wunsch ab, möglichst bald einen Suizid zu begehen, solange sie es noch selbst kann.

Das Gespräch endet mit der Empfehlung an den Sohn, sich um eine ärztliche Assistenz für den Suizid zu kümmern. MELIP lehnt es ab, Medikamente zu beschaffen und eine Suizidassistenz anzubieten. Die Ethikberatung soll entsprechend dem Positionspapier (Tab. 1 und 2) und der Handreichung (Tab. 3) nur die Voraussetzungen besprechen, aber nicht als Sterbehilfeorganisation aktiv werden.

Frau Winkelmann und der Sohn finden keine Assistenz und wenden sich nach mehrwöchiger Suche an eine überregional arbeitende Sterbehilfeorganisation. Sie führt nach den für sie üblichen Schritten außerhalb einen assistierten Suizid durch. Der Sohn war in einem rückblickenden Gespräch sehr bedrückt über die Hindernisse, die zu einer deutlichen Verzögerung in der Realisierung des Wunsches seiner Mutter geführt hatten. Er war dennoch erleichtert, dass „Mutter es jetzt endlich geschafft hat.“

4.4 Fall 4: Herr Siebold

Situation vor Anfrage an die Ethikberatung

Herr Siebold ist 43 Jahre alt, alleinstehend und lebt in einem Pflegeheim. Es gibt seit seiner Jugend keinerlei Beziehung mehr zu seiner Familie. Ein Treppensturz vor zwei Jahren führte zu einer Fraktur mehrerer Halswirbel mit schwerer Schädigung des Rückenmarks. Nach mehrmonatiger Therapie in einem Querschnittszentrum bestanden ausgeprägte, inkomplette Lähmungen von Armen und Beinen sowie massive Störungen der Blasen- und Darmfunktion. Er zog in ein Pflegeheim seines Heimatortes. Als ihm nach Ende des stationären Aufenthaltes klar wurde, dass keine wesentliche Besserung der Körperfunktionen mehr zu erwarten war, äußerte er erstmals den Wunsch, seinem Leben ein Ende zu setzen.

Herr Siebold ist komplett auf Hilfe angewiesen. Mit den Händen kann er nur wenig selbst tun. Auch das Essen muss ihm angereicht werden. Er kann in einem elektrischen Rollstuhl sitzen und mit Einschränkungen selbst damit kleine Wege zurücklegen. Trotz Physio-, Ergo- und Psychotherapie haben sich sein Befinden und seine geringe Beweglichkeit noch weiter verschlechtert. Er hat diffus im ganzen Körper immer wieder starke Schmerzen, deren Therapie wegen einer früheren Drogenabhängigkeit nur unzureichend gelingt.

Sein vor zwei Jahren geäußerter Todeswunsch besteht weiter. Er sagt, schon vor seinem Unfall sei er Einzelgänger gewesen. Jetzt müsse er für alles um Hilfe bitten. „Sich von jemand anderem waschen, windeln und beim Stuhlgang versorgen zu lassen, ist für mich unerträglich. Ich habe keine Lebensqualität mehr." „Wenn ich mit dem Lifter bewegt und in den Rollstuhl gesetzt werde, fühle ich mich wie ein hängendes Schwein." Herr Siebold fühlt sich minderwertig und schämt sich. Der in die Therapie eingebundene Psychiater sagt, der Suizidwunsch sei „nicht durch eine Depression bedingt, sondern als Folge der schweren körperlichen Einschränkungen und der damit verbundenen Abhängigkeit zu verstehen". Eine zwischenzeitlich versuchte antidepressive Therapie hat nichts geändert. Herr Siebold möchte so rasch wie möglich einen Suizid im Pflegeheim und hat den Hausarzt um Assistenz gebeten. Hausarzt und Heimleitung wünschen eine Ethikberatung.

Ethikberatung und Ergebnis

Bei der Ethikberatung sind neben Herrn Siebold und dem Beratungsteam sein gerichtlich bestellter Betreuer, der Hausarzt, der behandelnde Psychiater, der Pflegeleiter des Heims und ein Bezugspfleger seines Wohnbereiches dabei.

Herr Siebold stellt noch einmal sein Leiden und seine Absicht dar. Die Alternative eines Nahrungs- und Flüssigkeitsverzichts lehnt er ab. Ein Therapieverzicht, durch den eine Krankheit rasch zum Tode führen würde, steht nicht zur Debatte, weil keine lebensbedrohliche Erkrankung vorliegt. Damit ist eine Indikation für eine palliative Sedierung auch nicht gegeben. Herr Siebold will nach allen erfolglosen Therapieversuchen, nach vielen Bemühungen einer psychosozialen Unterstützung durch ein mögliches anderes Wohnumfeld, nach Kontaktversuchen durch Mitarbeitende der Einrichtung und nach außen auch keine weiteren lebensmotivierenden Aktivitäten mehr. „Es gibt nichts mehr, was mein Leben erträglicher macht oder ihm Sinn gibt." Den assistierten Suizid möchte er „lieber gestern als heute". „Ich kann mir nicht einmal selbst die Pulsadern aufschneiden."

Der Betreuer kennt den Wunsch vom ersten Kontakt mit Herrn Siebold und befürwortet ihn. Der Heimleiter ist ebenfalls einverstanden, will sich nur noch beim Träger des Pflegeheims rückversichern, dass alle mit dem Suizid im Heim einverstanden sind. Der Psychiater sieht keine Gründe dagegen und der Hausarzt ist zur Assistenz bereit. Die Details des Ablaufs werden besprochen. Drei Wochen später wird der Suizid durch intravenöse Medikamentengabe im Beisein der von Herrn Siebold gewünschten Personen durchgeführt.

5 Problemkonstellationen der Fälle

Das Beratungsteam hat im Laufe der Zeit durch die verschiedenen Anfragen und Beratungen Erfahrungen gesammelt, die in die weitere Arbeit einfließen. Wenn auch der Wunsch nach einem Suizid in allen Fällen Auslöser der Anfrage ans Ethikkomitee ist, kommt es nicht immer zur Umsetzung. Einige Personen sind an ihrer Krankheit gestorben, ehe sie den Suizid umsetzen konnten. Unter diesen gab es mehrere, die nach Bestätigung der Möglichkeit des Suizids das als beruhigenden Notausgang verstanden, aber nicht genutzt haben. Nach einigen Beratungen wurden Alternativen gewählt, die stets einen wesentlichen Inhalt der Ethikberatungen darstellen.

5.1 Therapiezieländerung und palliative Sedierung

Das kann wie bei Herrn Amberg (Punkt 4.2) der Therapieverzicht auf eine lebenserhaltende Therapie sein. In einem anderen Fall war ein Mann kontinuierlich von einer nichtinvasiven Beatmung abhängig, auf die verzichtet werden konnte, um den gewünschten Tod herbeizuführen. Entscheidend ist die Zusage durch den behandelnden Arzt oder die Ärztin, durch den Therapieverzicht keinen zusätzlichen Stress zu erzeugen (Janssens et al. 2012, S. 106), sondern durch eine palliative Sedierung Angst und belastende Symptome zu vermeiden und ein ruhiges Sterben zu ermöglichen. „Bei der gezielten Sedierung als Behandlungsmethode [...] ist [...] die Leidenslinderung oder -beendigung das primäre Ziel. Der maßgebliche Unterschied zur strafbaren vorsätzlichen Tötung liegt damit in dem vom Behandelnden zur Leidadressierung gewählten Mittel: Dieses ist nicht die Herbeiführung des Todes der Patientin/des Patienten, sondern eine an seinem Leidensdruck orientierte medizinische Behandlung in der Form einer Einschränkung oder Aufhebung der Erlebensfähigkeit der Patientin/des Patienten." (Forschungsverbund SedPall 2021, S. 15).

Bei der Indikation für eine palliative Sedierung gibt es weiterreichendere Vorstellungen, als in den Handlungsempfehlungen des Forschungsverbundes SedPall konkretisiert sind und wir es bei Frau Immenhoff (Punkt 4.1) zugrunde legten. Danach käme eine Begleitsedierung auch dann in Betracht, wenn erst durch die zum Sterben führenden Maßnahmen eine vorher nicht vorhandene Stresssituation eintritt. Die palliative Sedierung kann dann diesen Stress vermeiden und so das Sterben unterstützen (Schöne-Seifert et al. 2024).

5.2 Natürlicher und unnatürlicher Tod

Für manche Anfragende und Angehörige kann es wichtig sein, dass die Alternativen im Unterschied zum Suizid medizinisch und rechtlich zu einem natürlichen Tod führen und keine staatsanwaltlichen Maßnahmen nach sich ziehen. Die Information, dass nach einem Suizid der Ort des Todes als Tatort gilt und die Polizei benachrichtigt werden muss, um die Umstände zu prüfen und vielleicht auch die Leiche zunächst zu beschlagnahmen, war in allen Beratungsgesprächen wichtiges Thema. Die Überlegung, wie die Nachbarschaft darauf reagieren könnte, führte in einigen Fällen zu weiteren Überlegungen und trug auch in Fall von Herrn Amberg (Punkt 4.2) zum Umdenken bei.

5.3 Gewaltloses Sterben

Der Suizid als Abschluss eines wohlerwogenen, länger überlegten und in einer Ethikberatung besprochenen Todeswunsches unterscheidet sich für alle Beteiligten deutlich von spontanen, mit sich selbst abgemachten Selbsttötungen oder Selbsttötungsversuchen. Während die Angehörigen und die Umgebung nach einem unerwarteten, vielleicht sogar gewalttätigem Suizid oft ratlos und schockiert zurückbleiben, ist der gemeinsam geplante und abgestimmte Suizid eher ein einvernehmliches Abschiednehmen. Das hat Konsequenzen für die Art der Trauer der Überlebenden. Dazu sollten wissenschaftliche Studien mehr Informationen liefern.

Die Rücksicht auf die Umgebung sowie die nahestehenden An- und Zugehörigen war auch ein Motiv für den Wunsch nach einem ärztlich assistierten Suizid. Frau Immenhoff (Punkt 4.1) sah aufgrund zweier Erfahrungen eine gewaltsame Selbsttötung für andere als unzumutbar an. Der geordnete, geplante und miteinander besprochene ruhige Suizid mit medizinisch kompetenter Assistenz war in den meisten Fällen der Anfragen ein wichtiges Motiv, diesen Weg zu wählen. Auch für Herrn Siebold (Punkt 4.4) war das wichtig, obwohl er auch an gewaltsamere Todesarten wie Pulsadern aufschneiden dachte. Das hätte er trotz seiner erheblichen Bewegungs- und Krafteinschränkungen auch versucht, wenn er für den Suizid keine Assistenz oder Zustimmung gefunden hätte.

5.4 Fehlende Suizidassistenz

Bei Frau Winkelmann (Punkt 4.3) eröffnete sich als erste unserer Anfragenden das Problem, dass ihre Hausärztin zwar ihren Wunsch verstand, aber auf keinen Fall am Suizid und dessen Vorbereitungen beteiligt sein wollte. Sie hatte vorbereitend auf die Ethikberatung mit dem Beratungsteam gesprochen und bereits die Teilnahme am Gespräch abgelehnt, obwohl zu dem Zeitpunkt noch gar nicht klar war, ob Frau Winkelmann nach Information vielleicht Alternativen zum Suizid wählen würde. Alle Beteiligten verstanden und befürworteten Frau Winkelmanns Wunsch. Aber es gab keine Perspektive, ihn kurzfristig umzusetzen. Die MELIP versteht sich als Beratungsgremium, nicht als Sterbehilfeanbieter. Mehrere Palliativmediziner des Kreises Lippe sind zwar unter bestimmten Konstellationen zur Suizidassistenz bei ihren länger behandelten Patientinnen und Patienten bereit, aber „nicht auf Überweisung". Bis der Wunsch durch Bemühungen des Sohnes schließlich von einem auswärtigen Sterbehilfeverein verwirklicht werden konnte, verging eine lange Zeit. Die war für Frau Winkelmann zunehmend unerträglich.

Im MELIP-Team wurde danach diskutiert, Ethikberatungen beim Suizidwunsch nur noch anzunehmen, wenn es eine Hausärztin oder einen Hausarzt gibt, die zur Assistenz bereit sind, oder entgegen den primären Überlegungen (Tab. 2) auch Kontakte zu Sterbehilfevereinen zu empfehlen oder gar zu vermitteln. Der Diskurs dazu dauert noch an.

5.5 Suizid in Einrichtungen des Gesundheitswesens

Ein weiteres Problem tauchte in einem Fall auf, in dem anders als bei Frau Winkelmann (Punkt 4.3) und Herrn Siebold (Punkt 4.4) die Einrichtung, in der die Anfragende wohnte, den Suizid in ihren Räumen untersagte, ja sich sogar weigerte, an der Ethikberatung teilzunehmen. Diese fand zwar im Wohnraum der anfragenden Frau statt, doch wurde auch den Bezugspflegenden vom Träger die Teilnahme an dem Gespräch untersagt, obwohl das Beratungsteam vorher deutlich den offenen Ausgang und die Möglichkeit alternativer Entscheidungen der Leitung gegenüber betont hat. Eine mit viel Aufwand verbundene Umsiedlung in andere Räumlichkeiten zur Durchführung des Suizids wollte die Frau nicht durchsetzen, sondern ergab sich und starb schließlich einige Wochen später unter intensiver palliativer Betreuung.

Bei diesem Fall gehörte die Einrichtung, die den Suizid verweigerte und nicht einmal darüber sprechen wollte, zu einem kirchlichen Träger. Das Verhalten zog mehrere Gespräche der MELIP mit den verschiedenen Leitungsebenen nach sich. Sie führten zu einer Klärung, nicht aber zur Ermöglichung von Suiziden in dieser Einrichtung. Die Geschäftsordnung des Hauses wurde geändert. Darin heißt es jetzt, dass aufgrund des christlichen Menschenbildes ein assistierter Suizid in dem Haus nicht möglich ist. Damit herrscht zumindest vor dem Einzug in diese Einrichtung Klarheit.

Die Leitung einer anderen großen diakonischen Einrichtung war für Überlegungen offener, thematisierte aber die als spannungsvoll empfundene Situation, dass man sich in einem Raum der Wohneinheit mit allen Mitteln um die Versorgung und den Erhalt auch schwerstbehinderter Menschen bemüht, während möglicherweise in derselben Wohneinheit ein anderer mit Assistenz aus demselben Pflegeteam seinem Leben ein Ende setzt. Diese Spannung spiegelt sich auch in der von den von Bodelschwinghschen Anstalten in Bielefeld angekündigten Integration der Möglichkeit eines assistierten Suizids in das grundsätzlich lebensbejahende Konzept der Arbeit wider (Bethel 2024).

5.6 Sorgen der Mitwirkenden und Beteiligten

Die rechtlich klaren Aussagen im Urteil des Bundesverfassungsgerichts vom Februar 2020 haben zwar die Debatte um den vorübergehend gültigen § 217 StGB zum Abschluss, aber die Themen Suizid und Suizidassistenz in der breiten Öffentlichkeit erst richtig ins Gespräch gebracht. Den Wertekonflikt zwischen Leben erhalten und selbstbestimmt sein Leben mit Hilfe anderer beenden zu können, haben wir in der außerklinischen Ethikberatung deutlich erfahren.

Es gibt im Zuständigkeitsbereich von MELIP Bedenken einiger Ärztinnen und Ärzte, die zwar bereit zur Suizidassistenz sind, aber verbale oder demonstrative Angriffe auf ihre Praxen fürchten. Hinweise auf Abtreibungsgegner, die vor Beratungs- oder Abtreibungseinrichtungen protestieren und Frauen zu beeinflussen versuchen, ließen eine große Zurückhaltung erkennen, sich an einem Suizid zu beteiligen und dadurch ähnliche Angriffe auszulösen. Auch ohne Angst vor offenen Protestaktionen gab es Vorsicht. Bei einer Ethikberatung sagte die zuständige Hausärztin: „Die Bewohner in den Häusern ringsum sind fast alle meine Patienten. Es wird sich schnell herumsprechen, wenn ich hier einen Suizid begleite. Davor muss ich mich und meine Praxis schützen." Sie war zur Assistenz bereit und unterstützte auch den Plan der anfragenden Familie. Doch war sie dankbar, dass es noch einen anderen mitbehandelnden Arzt gab, der die Assistenz übernahm, ohne in der Wohnumgebung Hausarzt zu sein.

6 Empfehlungen zu Gesprächsinhalten und zur Gesprächsführung

Bereits bei den Vorplanungen der ersten Ethikberatungen nach Anfragen zum assistierten Suizid wurde klar, dass die bekannten Moderationsmodelle für Ethikberatungen (Rabe 2021, S. 29–30) den dabei auftauchenden Fragestellungen nicht gerecht werden. Durch die Situation, die unverzichtbare Teilnahme der Suizidwilligen und enger

Vertrauter am Gespräch, die besondere emotionale Belastung aller Beteiligten und die Vorgaben, die das Verfassungsgerichtsurteil von 2020 macht, müssen andere Elemente zur Sprache kommen oder zumindest ein anderes Gewicht als in den sonstigen Ethikberatungen erhalten. Das wird auch in den Verfahrensanweisungen der Uniklinik Bonn deutlich (Universitätsklinikum Bonn 2023, S. 5–7). Die von uns erarbeitete Moderationshilfe (Abb. 1) wurde mit zunehmender Beratungserfahrung zu Suizidwünschen mehrfach modifiziert und wird sicher noch weitere Überarbeitungen erfahren.

6.1 Moderationshilfe als Leitfaden

Die Moderationshilfe kann als Vorlage bei der Beratung vom Moderationsteam genutzt werden. Nach der Vorstellungsrunde muss zu Beginn die Frage nach dem Suizidwunsch und den dahinterstehenden Gründen stehen. Die übrigen Themenfelder sind nicht in fester Reihenfolge abzuarbeiten, sondern organisch dem Gesprächsgang angepasst zu besprechen. Die beispielhaften Fragen müssen nicht akribisch durchgegangen werden, manche sind je nach Gesprächsverlauf verzichtbar. Ebenso muss das Moderationsteam offen sein für weitere Themen, die von den Suizidwilligen angesprochen werden. Das können nach unseren Erfahrungen biographische Erinnerungen, Sorge um Haustiere oder letzte Wünsche vor dem geplanten Suizid sein.

6.2 Meinungen offen ansprechen

Die Beteiligten müssen offen und ohne Zeitdruck über das emotional schwere Thema des geplanten Suizids miteinander sprechen können. Aufgabe der Moderation ist es unter anderem, jegliche moralische Wertung zu vermeiden. Das heißt nicht, unterschiedliche Positionen zu verschweigen. In den Ethikberatungen gab es wiederholt Situationen, dass nicht alle Familienmitglieder einer Meinung waren. Während z. B. die meisten Anwesenden den Suizidwunsch verstanden und unterstützten, gab es ein Familienmitglied, das zwar Verständnis für das Leiden hatte, aber den Suizid nicht befürwortete. Das führte meist dazu, dass diese Person die Anwesenheit im Moment des Suizids ablehnte, ohne dem Wunsch im Wege zu stehen.

In einem Fall übte eine von zwei Töchtern jedoch einen massiven Druck auf ihre suizidwillige Mutter und ihren Vater aus und drohte an: „Wenn ihr das tut, dann sind Papa und ich geschiedene Leute. Ich werde auch unseren Kindern untersagen, Papa wieder zu besuchen!“ Das führte dazu, dass die Mutter ihren Suizidwunsch zunächst aufgab. Als das Leiden nach mehreren Monaten aber immer unerträglicher für sie wurde, kamen eine Ethikberatung und ein erneutes Gespräch mit der ablehnenden Tochter zustande. Weil alle nun die Entscheidung der Frau mittrugen, wurde zwei Monate nach der Ethikberatung der Termin für den Suizid vereinbart.

6.3 Ernsthaftigkeit der Wünsche und Freiverantwortlichkeit erkennen

Ergebnis der Ethikberatung zum Suizidwunsch muss es sein, die Ernsthaftigkeit, die Wohlüberlegtheit des Entschlusses und die Freiverantwortlichkeit, somit auch die Freiheit von äußerem Druck zu erheben. Das sind Aspekte, die im BVerfG-Urteil von 2020 genannt werden. Kurzschlussentscheidungen bei vorübergehenden Lebenskrisen, z. B. Liebeskummer, sind von dem Urteil nicht gedeckt.

Die Begründung des BVerfG-Urteils vom Februar 2020 betont die Wohlüberlegtheit des Wunsches (BVerfG 2020, Rn 216): „Schließlich kann von einem freien Willen nur dann ausgegangen werden, wenn der Entschluss, aus dem Leben zu scheiden, von einer gewissen > Dauerhaftigkeit < und > inneren Festigkeit < getragen ist. [...] Das Kriterium der Dauerhaftigkeit ist auch nach Ansicht der sachkundigen Dritten geeignet, die Ernsthaftigkeit eines Suizidwunsches nachzuvollziehen und sicherzustellen, dass er nicht etwa auf einer vorübergehenden Lebenskrise beruht." (BVerfG 2020, Rn 244)

Die ersten Gespräche nach der Anfrage an die MELIP, die Kontakte mit den Bezugspersonen und schließlich die ausführliche Ethikberatungssitzung schaffen ausreichend Klarheit über die Urteilsfähigkeit des Anfragenden und die geforderten Voraussetzungen. Bei den geringsten Zweifeln ist von einem Suizid und auch den Hilfswilligen von einer Assistenz abzuraten, um nicht für ein Tötungsdelikt verantwortlich zu werden. Wenn eine behandelbare psychiatrische Erkrankung vermutet wird, sind entsprechende diagnostische und therapeutische Schritte einzuleiten. Eine prinzipielle psychiatrische Untersuchung, wie sie in den Verfahrensanweisungen der Uniklinik Bonn gefordert wird (Universitätsklinikum Bonn 2023, S. 4), halten wir aber für nicht erforderlich. Die Kompetenzen palliativ erfahrener Personen mit medizinischer oder pflegerischer Expertise erlauben es in Verbindung mit Erfahrung und Urteilskraft, die Erkrankungs- und Leidenssituation sowie die Ernsthaftigkeit und Freiverantwortlichkeit angemessen zu beurteilen.

Die MELIP hat so z. B. die Anfrage eines 74-jährigen Bewohners eines Pflegeheims zum assistierten Suizid nicht unterstützt, weil sich herausstellte, dass die schmerztherapeutischen und mobilitätsfördernden Therapiemöglichkeiten längst nicht ausgeschöpft waren und auch noch deutliche Verbesserungen der psychosozialen Hilfen zur Tagesgestaltung möglich waren. Zur Verbesserung der Therapie wurde mit dem Hausarzt ein Palliativtherapiekonzept erarbeitet. Und zur besseren Integration in das Pflegeheim und Nutzung der reichhaltigen Beschäftigungs- und Kontaktangebote erfolgte ein aktiveres Zugehen auf den zurückgezogen in seinem Zimmer lebenden Mann.

6.4 Alternativen und Vorgehen klären

Die Alternativen zum assistierten Suizid müssen klar und mit dem genauen Vorgehen und möglichen Vor- und Nachteilen vorgestellt und angeboten werden. Dasselbe gilt für die Vorbereitung und konkrete Durchführung des möglichen Suizids. Sowohl der sterbewilligen Person als auch den Menschen, die sie begleiten, muss das selbstverantwortliche, eigene Ingangsetzen der tödlichen Infusion deutlich gemacht werden. Wenn motorische Einschränkungen es schwierig oder unmöglich escheinen lassen, werden Alternativen für den Start des Infusionsflusses besprochen und vor dem Suizidtermin vom Suizidwilligen und der assistierenden Person geübt.

6.5 Misslingen bedenken

In der Ethikberatung wird auch ein mögliches Misslingen bedacht. Wir schätzen die intravenöse Gabe einer hochdosierten Barbituratinfusion als sicherer für das angestrebte Ziel ein als eine orale Einnahme. Die in unserem Bereich erfolgten Suizide wurden alle so durchgeführt. Doch ist auch nach vorheriger Testung des freien intravenösen Flusses eine Komplikation denkbar, in der die tödliche Dosis nicht in den Kreislauf gelangt und ein ungewollter, dauerhafter Komazustand das Ergebnis ist. Eine Nachinjektion sehen wir als Tötung auf Verlangen an, auch wenn das BGH-Urteil vom 28.06.2022 (6 StR 68/21) zur Injektion von überdosiertem Insulin nach vorheriger vermutlich tödlicher Tabletteneinnahme eine andere Perspektive eröffnet. Da die suizidwillige Person nach genanntem Misslingen nicht mehr selbst eine neue Infusion in Gang setzen könnte, muss die Patientenverfügung kontrolliert und ggf. angepasst werden. Darin wird für die ungewollt eingetretene Situation festgelegt, dass jegliche lebenserhaltende Therapie einschließlich Flüssigkeits- und Nahrungszufuhr unterbleiben. So ist garantiert, dass der Sterbewunsch Erfolg hat, wenn auch mit einer zeitlichen Verzögerung.

6.6 Rechtliche Vorgaben benennen

Ebenso müssen die rechtlich notwendigen Schritte besprochen werden. Vorab muss die suizidwillige Person dem assistierenden Arzt oder der Ärztin eine Garantenpflichtentbindung ausstellen. Damit wird den anwesenden Ärztinnen und Ärzten erlaubt, den Tod zuzulassen und nicht lebensrettend einzugreifen. Ebenso werden die Leichenschau besprochen, die wir durch einen nicht beteiligten Arzt oder eine nicht beteiligte Ärztin durchzuführen empfehlen, sowie die Einschaltung der Polizei und der Staatsanwaltschaft mit Inspektion des „Tatortes" und die mögliche Beschlagnahme des Leichnams mit den daraus folgenden Konsequenzen für eine Beisetzung. Wir weisen auch darauf hin, dass bei einer Lebensversicherung vorab eine Klärung mit dem Versicherer zu empfehlen ist, da beim assistierten Suizid möglicherweise nicht gezahlt wird (Versicherungsvertragsgesetz 2008, § 161 – für Deutschland).

Über die Ethikberatung wird ein Ergebnisprotokoll erstellt, in dem die wichtigsten Fakten und Ergebnisse mit Konsens, Dissens und den nächsten zu bedenkenden und auszuführenden Schritten stehen. Das Protokoll bekommen alle Teilnehmenden der Beratung zur Kontrolle und dann als abgestimmtes Ergebnis. Das steht beim Ortstermin auch der Polizei zur Verfügung.

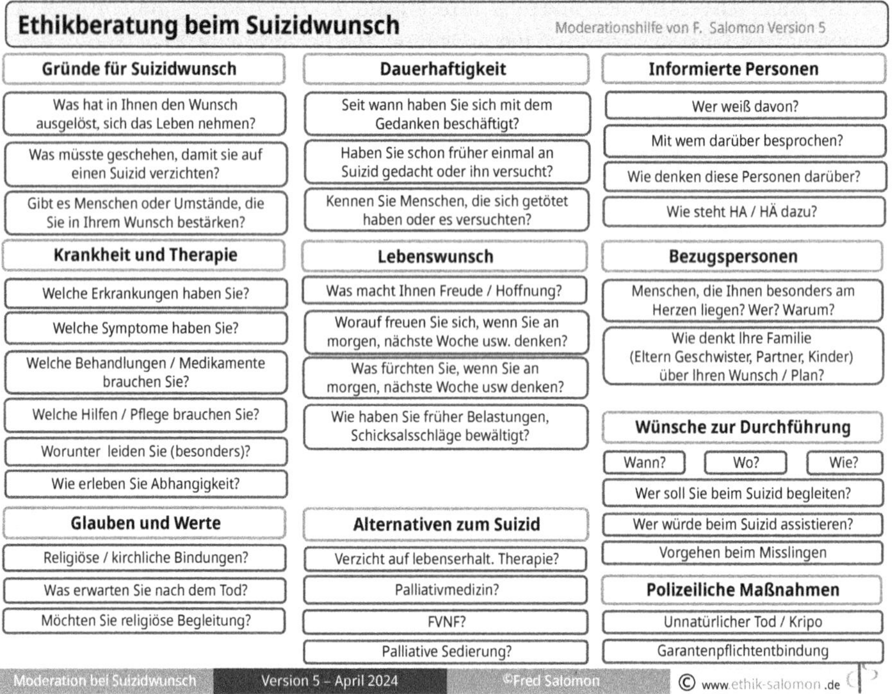

Abb. 1: Moderationshilfe für eine Ethikberatung beim Wunsch nach assistiertem Suizid. Themenfelder fett farbig hinterlegt. Darunter jeweils beispielhafte Fragen und anzusprechende Inhalte. (Quelle: eigene Darstellung).

7 Konsequenzen für eine mögliche gesetzliche Regelung

Das Urteil des Bundesverfassungsgerichts eröffnet die Möglichkeit, gesetzliche Regelungen zur Suizidhilfe zu verabschieden. Dazu steht dem Gesetzgeber zum „Schutz der Selbstbestimmung über das eigene Leben [...] in Bezug auf das Phänomen organisierter Suizidhilfe ein breites Spektrum an Möglichkeiten offen" (BVerfG 2020, Rn 339). Bei der Entwicklung eines prozeduralen Sicherungskonzepts (BVerfG 2020, Rn 340), „muss jede regulatorische Einschränkung der assistierten Selbsttötung sicherstellen, dass sie dem verfassungsrechtlich geschützten Recht des Einzelnen, aufgrund freier Entscheidung mit Unterstützung Dritter aus dem Leben zu scheiden, auch faktisch hinreichenden Raum zur Entfaltung und Umsetzung belässt. Das erfordert nicht nur eine konsistente

Ausgestaltung des Berufsrechts der Ärzte und der Apotheker, sondern möglicherweise auch Anpassungen des Betäubungsmittelrechts“ (BVerfG 2020, Rn 341).

Anknüpfend an diese Aussagen zeigen die Erfahrungen der MELIP mit mehr als zwei Dutzend Anfragen zum assistierten Suizid (Stand Juni 2024) nur wenige Bereiche, die unseres Erachtens gesetzlich geregelt werden sollten. Zum einen muss die ärztliche Verschreibung und Abgabe der Medikamente ohne zusätzliche Hürden möglich sein. Der Einsatz in unserem Erfahrungsbereich beschränkt sich auf die sehr hoch dosierte intravenöse Verabreichung von Thiopental, das in niedriger Dosis als gängiges Narkosemittel seit Jahren bekannt ist. Eine orale Gabe eines Barbiturates erscheint uns als zu unsicher. Die intravenöse Anwendung erfordert medizinische Kompetenz bei der Anwendung, sodass es nicht als selbstverfügbares Suizidmittel zur Eigenanwendung im Schrank verwahrt werden kann.

Zum anderen muss es möglich werden, dass auch in Einrichtungen des Gesundheitswesens, Alten- und Pflegeheimen sowie Hospizen der assistierte Suizid integriert werden kann. Dazu bedürfte es keiner gesetzlichen Regelung, wenn die Institutionen in ihrer Organisationsstruktur die gesetzlichen Möglichkeiten zugestehen. Hier ist Bethel ein gutes Beispiel (Bethel 2024).

Ausführliche Gesetzeswerke, wie sie 2023 im Bundestag vorlagen, aber keine Mehrheit bekamen, sind verzichtbar, wenn alle schon bekannten Sorgfaltspflichten im ärztlichen und pflegerischen Bereich auch beim Suizidwunsch beachtet werden. Der Suizid und damit auch die Suizidassistenz sind nach deutschem Recht seit dem Jahr 1871 nicht strafbar. Einzig in der Zeit von 2015 bis 2020 brachte der § 217 StGB strafbewehrte Einschränkungen. Es mag viele die Sorge umtreiben, dass ohne ein Gesetz ein Wildwuchs um sich greifen könnte. Das ist vielleicht in der hohen Vulnerabilität unserer Gesellschaft begründet (Rostalski 2024), in der man bei jeglicher Eigenverantwortung Missbrauch fürchtet. Doch „die Einsicht in die besondere Bedeutung des Rechts auf selbstbestimmtes Sterben müsste nicht mit einer erhöhten staatlichen Eingriffsmacht beantwortet werden“ (Rostalski 2024, S. 91). Jedes Gesetz mit seinen möglichen Vorgaben zu Beratungen, deren Inhalt, Anzahl oder Abstand zum Suizid, engt unnötig formalistisch die ein, die verantwortlich mit dem Wunsch nach dem eigenen Lebensende umgehen, und auch jene, die dabei verantwortungsvoll zur Assistenz bereit sind. „Die Gewährleistung individueller Freiheit steht im Zentrum eines freiheitlichen Rechtssystems. Eine immer weitere Zunahme an Hoheitsrechten, die den Bürgern Eigenverantwortung nehmen, stellen daher ein Risiko dar.“ (Rostalski 2024, S. 164).

Unsere Erfahrungen in der Mobilen Ethikberatung in Lippe (MELIP) zeigen bisher, dass mit dem Wunsch nach assistiertem Suizid nicht leichtfertig umgegangen wurde.

8 Zusammenfassung und Ausblick

- Der Wunsch nach assistiertem Suizid wurde durch das BVerfG-Urteil vom Februar 2020 enttabuisiert. Er ist seither zu einem wichtigen Thema für die außerklinische Ethikberatung geworden, weil in den Einrichtungen des Gesundheitswesens, die pflegebedürftige und langzeitkranke Menschen versorgen, Sterbewünsche unterschiedlicher Art zum Tagesgeschäft gehören.
- Die Mobile Ethikberatung in Lippe (MELIP) hat durch den offenen, vorurteilsfreien Umgang mit Suizidwünschen unterschiedliche Erfahrungen bei der Ethikberatung zum Suizidwunsch sammeln können.
- Auch wenn für die Hospizarbeit Lebensschutz und Lebensbejahung zentral sind, ist zu akzeptieren, wenn Menschen für sich trotz aller angebotener Alternativen und Begleitungen mit medizinischer Hilfe ohne zusätzliches Leid ihrem Leben ein Ende setzen wollen.
- Ethikberatung kann dazu beitragen, dass ein Sterbewunsch ernst genommen und ohne moralische Vorurteile mit Einverständnis des Sterbewilligen im Kreis seiner Familie und Freunde mit den betreuenden Pflegepersonen und den behandelnden Ärztinnen und Ärzten ein für alle akzeptabler Weg des Abschieds gefunden wird.
- Die aktuelle Gesetzeslage ermöglicht einen verantwortungsvollen Umgang mit suizidwilligen Menschen, gibt dafür ausreichend Rechtssicherheit und umfasst auch alternative Wege zur Suizidprävention. Nur wenige Bereiche sollten klarer geregelt und durchschaubarer kommuniziert werden. Dazu gehören die Verfügbarkeit der Medikamente für den Suizid und die Wege, wie Menschen eine Suizidassistenz in Pflegeeinrichtungen bekommen können oder dann, wenn der betreuende Hausarzt oder die Hausärztin dazu nicht bereit sind.
- Das verlangt einen wertneutralen, offenen gesellschaftlichen Diskurs. Die Bereitschaft dazu betrifft nicht nur die Fragen, die sich am Ende des Lebens stellen.

Literatur

AEM – Akademie für Ethik in der Medizin (2022). Curriculum Ethikberatung im Gesundheitswesen. URL: https://aem-online.de/wp-content/uploads/2023/08/Curriculum_Ethikberatung_im__Gesundheitswesen_2019-06-24__geaendert_am_21.12.22_-1.pdf. Zugegriffen am 14.06.2024.

AG Ethikberatung im Gesundheitswesen der Akademie für Ethik in der Medizin. URL: https://ethikkomitee.de/. Zugegriffen am 13.06.2024.

AHPB (2022). Die Haltung des ambulanten Hospizdienstes Lippe e. V. (AHPB) zum assistierten Suizid. URL: https://hospiz-lippe.de/wp-content/uploads/2022/09/Positionspapier.pdf. Zugegriffen am 13.07.2024.

Annas G, Grodin M (2016) Hospital Ethics Committees, Consultants, and Courts. AMA Journal of Ethics 18,5:554-559. URL: https://journalofethics.ama-assn.org/sites/joedb/files/2018-05/sect1-1605.pdf. Zugegriffen am 05.06.2024.

Bethel (2024). Bethel legt Rechtsgutachten zum assistierten Suizid vor. URL: https://www.bethel.de/aktuelles/nachrichten-aus-bethel/bethel-legt-rechtsgutachten-zum-assistierten-suizid-vor, Zugegriffen am 30.07.2024.

Bundesgerichtshof (2022) Urteil 6 StR 68/21. URL: https://juris.bundesgerichtshof.de/cgi-bin/rechtsprechung/document.py?Gericht=bgh&Art=en&sid=f1bdb30347164e39d6fe79e20afe9553&nr=130875&anz=1&pos=0. Zugegriffen am 29.07.2024.

Bundesverfassungsgericht (2020) Urteil 2 BvR 2347/15. URL: https://www..de/SharedDocs/Downloads/DE/2020/02/rs20200226_2bvr234715.pdf?__blob=publicationFile&v=4. Zugegriffen am 14.06.2024.

Deutsche Fachpflege Holding GmbH. URL: https://deutschefachpflege-gruppe.de/undURL:https://deutschefachpflege.de/wp-content/uploads/2022/11/DF_Qualitaetsbericht_2022.pdf?utm_source=webseite&utm_medium=link&utm_campaign=qualitaetsbericht. Zugegriffen am 10.07.2024.

Deutscher Evangelischer Krankenhausverband e. V.; Katholischer Krankenhausverband Deutschlands e. V. (Hg.) (1997) Ethik-Komitee im Krankenhaus. Freiburg.

Forschungsverbund SedPall in Kooperation mit der Deutschen Gesellschaft für Palliativmedizin e. V. (Hg) (2021). Handlungsempfehlung Einsatz sedierender Medikamente in der spezialisierten Palliativversorgung. URL: https://www.dgpalliativmedizin.de/images/210422_Broschu%CC%88re_SedPall_Gesamt.pdfZugegriffen am 03.09.2024.

Janssens U, Burchardi H, Duttge G, Erchinger R, Gretenkort P, Mohr M, Nauck F, Rothärmel S, Salomon F, Schmucker P, Simon A, Stopfkuchen H, Valentin A, Weiler N, Neitzke G (2012). Therapiezieländerung und Therapiebegrenzung in der Intensivmedizin – Positionspapier der Sektion Ethik der DIVI. DIVI 3, 103–107.

Karen Ann Quinlan Memorial Foundation: History. URL: https://karenannquinlanhospice.org/about/history/ Zugegriffen am 05.06.2024.

Landesärztekammer Hessen (2011) Vorschlag zur Umsetzung von § 6 (6) HKHG 2011 Ethikbeauftragte im Krankenhaus. URL: https://www.laekh.de/fileadmin/user_upload/Aerzte/Rund_ums_Recht/Publikati, nen_und_Merkblaetter/Vorschlag_Umsetzung_Ethikbeauftragte.pdf Zugegriffen am 31.07.2024.

Pleschberger S, Petzold C (2022). Implikationen des assistierten Suizids für die professionelle Pflege. In: Feichtner A, Körtner U, Likar R, Watzke H, Weixler D (Hg.). Assistierter Suizid – Hintergründe, Spannungsfelder und Entwicklungen. Berlin, 141–148.

Rabe M (2021). Ethische Reflexion und Entscheidungsfindung in der intensivmedizinischen Praxis. In: Salomon F (Hg.). Praxisbuch Ethik in der Intensivmedizin. 4. Aufl., Berlin, 26–36.

Rostalski R (2024). Die vulnerable Gesellschaft. Die neue Verletzlichkeit als Herausforderung der Freiheit. München.

Schara J (1982) Das Recht des Kranken auf seinen Tod. In: Schara J (Hg.) Humane Intensivtherapie. Erlangen, 19–33.

Schneider A, Schneider N, Finger E (2014) „Wir halten die Wahrheit aus" – Gespräch. Die Zeit Nr. 30, 17. Juli 2014, 51–52.

Schochow M, Schnell D, Steger F (2019) Implementation of Clinical Ethics Consultation in German Hospitals. Sci Eng Ethics 25, 985–991. URL: https://doi.org/10.1007/s11948-015-9709-2.

Schöne-Seifert B, Birnbacher D, Dufner A, Rauprich O (2024). Begleitsedierung bei Behandlungsverzicht mit Sterbewunsch oder beim Sterbefasten: eine ethische Stellungnahme. Ethik in der Medizin 36, 31–53.

Seifert C, Simon A, Schmidt KW (2020) Entwicklung der ambulanten Ethikberatung. Hessisches Ärzteblatt 81(3), 174–178.

Universitätsklinikum Bonn (2023). Umgang mit Patientenwünschen oder -forderungen nach Suizidhilfe am Universitätsklinikum Bonn – Verfahrensanweisung. URL: https://www.ukbonn.de/site/assets/files/43404/sop_umgng_mit_suizidwuenschen.pdf. Zugegriffen am 29.07.2024.

Versicherungsvertragsgesetz (2008). URL: https://dejure.org/gesetze/VVG/161.html. Zugegriffen am 29.07.2024.

Zentrale Ethikkommission bei der Bundesärztekammer (2020) Stellungnahme „Außerklinische Ethikberatung, Deutsches Ärzteblatt 117, Heft 12, 20. März 2020, A2–A8.

Dieter Birnbacher

Assistierter Suizid und freiwilliger Verzicht auf Nahrung und Flüssigkeit – besteht ethisch ein Unterschied? Ein Überblick über die Debatte

1 Einleitung

Gibt es Gründe, assistierten Suizid und freiwilligen Verzicht auf Nahrung und Flüssigkeit (FVNF, im folgenden Sterbefasten genannt) ethisch unterschiedlich zu bewerten? Diese Frage drängt sich auf angesichts der unterschiedlichen, teilweise gegensätzlichen Positionen zu beiden Verfahren. Während das Sterbefasten bei Haus- und Palliativärzten weitgehend Akzeptanz findet (Hoekstra et al. 2015, S. 72), stoßen Patienten – bisher zumindest – auf nur wenig Bereitschaft zur Hilfe zum assistierten Suizid. In der Schweiz gestehen nach einer aktuellen Umfrage nahezu alle Verantwortlichen von Pflegeheimen und ambulanten Pflegediensten den Patienten das Recht zu, ihr Leben durch Sterbefasten zu beenden (Stängle et al. 2021, S. 270). Im Gegensatz dazu sehen nur ein Drittel der befragten Schweizer Palliativärzte in der Suizidassistenz ein tatsächliches oder potenzielles Instrument der Palliativmedizin (Gamondi et al. 2020, S. 5).

Dieselben Wertungsunterschiede finden sich in den bisherigen Stellungnahmen der Deutschen Gesellschaft für Palliativmedizin (Nauck et al. 2014, S. 86; Deutsche Gesellschaft für Palliativmedizin 2017, S. 3 f.) und der Bundesärztekammer (Bundesärztekammer 2017, S. 336). Ähnliches gilt für Recht und Politik. In den Gesetzentwürfen und der Debatte zum assistierten Suizid bleibt das Sterbefasten nahezu vollständig unbeachtet oder wird lediglich am Rande erwähnt (Borasio et al. 2014, S. 48). Auch das Urteil des Bundesverfassungsgerichts vom Februar 2020 nimmt darauf lediglich in den Referaten zu den eingeholten Stellungnahmen Bezug. Die Frage, ob die ärztliche Begleitung des Sterbefastens als Suizidassistenz anzusehen ist und ein mögliches Gesetz dann auch für das Sterbefasten gilt, wird offengelassen. Insgesamt scheint die Überzeugung vorzuherrschen, dass dieses Verfahren nicht hinreichend problematisch ist, um besondere Regularien zu erfordern.[1]

Verstärkt werden die Wertungsdifferenzen durch die sehr unterschiedlichen Konnotationen der Begriffe. „Assistierter Suizid“ lässt an „Suizid“ denken, mit der Assozia-

1 Die weltweit (vgl. Pope 2017) bestehende Unklarheit über die rechtliche Einordnung des Sterbefastens hat bei Ärzten, Pflegenden und nicht zuletzt den sterbewilligen Patienten zu gravierenden Unsicherheiten geführt. In der Zeit der Geltung des § 217 StGB sahen sich einige Ärzte, die sich an Sterbefasten beteiligten, aufgrund des strafrechtlichen Risikos zur Geheimhaltung gezwungen.

https://doi.org/10.1515/9783111371795-015

tion von Impulsivität, Gewalt, psychischer Krankheit und Unfreiheit. Die diesem Begriff anhängende negative moralische Konnotation hat die Sterbehilfeorganisationen weltweit dazu bewogen, neutralere Termini zu verwenden, etwa „Freitodbegleitung" oder „medically aided death".[2] Die Begriffe „freiwilliger Verzicht auf Nahrung und Flüssigkeit" bzw. „Sterbefasten" tragen hingegen die Freiheit des Entschlusses bereits im Namen und legen Gewaltfreiheit und Wohlerwogenheit nahe.

2 Welche Merkmale sind ethisch relevant?

Sind die Unterschiede zwischen den beiden Verfahren ethisch bedeutsam? Oder kommt den Übereinstimmungen weitergehende ethische Bedeutung zu, sodass man ethisch gesehen entweder beide Verfahren ablehnen oder beide akzeptieren muss? Wie man die umstrittene begriffliche Einordnung der Hilfe beim Sterbefasten versteht – als Assistenz bei einem Suizid (Birnbacher 2015, S. 323), als eine Form von Sterbebegleitung (Bundesärztekammer 2017, S. 336) oder als etwas Drittes (Bickhardt/Hanke 2014, S. 592; Alt-Epping 2018, S. 12; Fringer et al. 2018, S. 82) –, kann allenfalls die Frage der rechtlichen Einordnung beantworten. Für die ethische Bewertung beider Verfahren sind zuallererst die diese Verfahren definierenden Merkmale relevant, dann aber auch ihre typischen Erscheinungsformen – die Formen, in denen sie überwiegend praktiziert werden. Für beide wird im Folgenden gefragt, welchen Merkmalen in der aktuellen Medizinethik ethische Relevanz zugesprochen wird und welche Schlussfolgerungen sich daraus ergeben. Vorausgesetzt wird dabei, dass beiden Verfahren gemeinsam ist, dass

1. der Sterbewillige damit sein Leben vorzeitig beenden möchte, in der Regel aus dem Wunsch heraus, eine vorausgesehene Leidensphase zu verkürzen;
2. die zum Tod führende Handlung (die „Tatherrschaft") beide Male beim Sterbewilligen liegt;[3]
3. der Helfer den Sterbewilligen nicht nur bei der auf den Tod zielenden Handlung begleitet, sondern auch an der Entscheidung dazu beteiligt ist – im Fall des assistierten Suizids durch Aufklärung und Beratung, beim Sterbefasten durch die Zu-

---

2 Anlass für die Umbenennung ist auch die Strategie ihrer Gegner, die Unterschiede in den Bevölkerungsgruppen, die zu einem impulsiven, zumeist krankhaft bedingten Suizid neigen, und Patienten und Hochbetagten, die professionelle Suizidhilfe in Anspruch nehmen, zu nivellieren. Beide Gruppen sind jedoch de facto weitgehend distinkt (vgl. Den Hartogh 2016, S. 679: Spittler 2017, S. 417).

3 Für das Sterbefasten heißt das, dass der Verzicht auf Nahrung und Flüssigkeit willentlich und nicht – wie im unmittelbaren Vorfeld des Todes – physisch bedingt ist. In der dem Tod unmittelbar vorausgehenden Phase ist zwar der Sterbewillige häufig nicht mehr einwilligungs- und im starken Sinn handlungsfähig. Aber der schließliche Tod ist das ausdrückliche Ziel seines über mehrere Tage aufrechterhaltenen bewussten Verzichts auf Nahrungs- und Flüssigkeitsaufnahme und kann insofern seinem Willen zugerechnet werden.

sicherung pflegerischer Versorgung und ggf. notwendig werdender palliativer Behandlung;
4. der jeweilige Helfer die im Urteil des Bundesverfassungsgerichts vom Februar 2020 für den assistierten Suizid formulierten Kriterien beachtet – die Einsichtsfähigkeit des Sterbewilligen, die Wohlerwogenheit und Konstanz des Sterbewunsches und die Unabhängigkeit des Entschlusses von äußerem Zwang oder Druck (Deutsche Gesellschaft für Palliativmedizin 2019, S. 40).

3 Primäre ethische Relevanz der Gemeinsamkeiten zwischen assistiertem Suizid und Sterbefasten

In der Medizinethik besteht ein breiter Konsens, dass unter den letztgenannten vier Bedingungen für Ärzte und Pflegende für beide Verfahren dieselben Prinzipien der Respektierung von Selbstbestimmung (*autonomy*) und der Fürsorge (*beneficence*) gelten wie für andere Situationen. Was das Prinzip der Respektierung der Selbstbestimmung anbelangt, so ist klar, dass niemand, der sich im Zuge eines assistierten Suizids – etwa durch eine Freitodverfügung – den Versuch einer nachträglichen Lebensrettung verbeten hat, zwangsweise wiederbelebt werden sollte.[4] Analog sollte der Sterbefastende, der für die letzte Phase vor dem Tod eine entsprechende Patientenverfügung erstellt hat, keiner Zwangshydrierung unterworfen werden.[5] Aus dem Fürsorgeprinzip folgt für das Sterbefasten wie für den fehlgeschlagenen assistierten Suizid für Ärzte und Pflegende eine Pflicht zur Hilfeleistung, unabhängig davon, wie weit sie die Aufnahme des zum Tode führenden Prozesses für akzeptabel halten. Was den assistierten Suizid betrifft, so hat die Bundesärztekammer unmissverständlich erklärt, dass „Sterbebegleitung und Leidminderung [...] unabhängig von der Ursache des Sterbens zu den ärztlichen Aufgaben [gehören] – also auch dann, wenn der Patient seinen freiverantwortlichen Suizidwillen [...] bereits in die Tat umgesetzt hat, der Tod aber noch nicht eingetreten ist." (Bundesärztekammer 2021, S. 1431) Für den Fall des Sterbefastens heißt das u. a., dass das Leiden des Patienten, auch das unmittelbar durch den Verzicht auf Flüssigkeit bedingte, gelindert werden sollte, etwa durch eine regelmäßige Mundpflege. In diesem Sinn haben sich bereits zu Anfang der Debatte zwei prominente Palliativmediziner geäußert: „Menschen auf diesem Weg nicht ärztlich zu begleiten, hieße unethisch handeln." (Bickhardt/Hanke 2014, S. 592)

Im Fokus der Kontroverse steht die Frage, wie weit akzeptiert werden kann, dass Ärzte und Pflegende einem Sterbewilligen die Umsetzung seines Willens zusichern,

4 Nach einer langen Zeit der Rechtsunsicherheit ist mit dem Urteil des Bundesgerichtshofs vom 3.7.2019 (BGH 2019) dieser Grundsatz inzwischen auch rechtlich anerkannt.

5 Ob dies auch gilt, wenn er im nicht-einwilligungsfähigen Zustand darum bittet, ist kontrovers, da eine solche Bitte auch als Rückgängigmachung des anfänglichen Willens aufgefasst werden kann.

sei es durch das Angebot einer Suizidassistenz, sei es durch das Versprechen, ihm während des in der Regel bis zu zwei Wochen dauernden Sterbefastens zur Seite zu stehen. In diesem Punkt besteht ein scharfer Kontrast zwischen den Positionen vieler Vertreter monotheistischer Religionen (die das traditionelle Verbot der Selbsttötung überwiegend auch für das Sterbefasten gelten lassen) und liberalen Positionen, die dem Selbstbestimmungsrecht des Patienten Vorrang geben und beide Verfahren gleichermaßen billigen.

So vertreten in Deutschland die katholische Kirche und teilweise auch die katholische Moraltheologie eine ablehnende Haltung nicht nur zum Suizid und dessen Unterstützung,[6] sondern auch zum Sterbefasten und seiner Ermöglichung. Während die Forderung der Kongregation für die Glaubenslehre in *Samaritanus bonus* „jede direkte formelle oder materielle Mitwirkung am Suizid zu verweigern" (Kongregation 2020, S. 80), in dieser Schärfe zumeist nicht übernommen wird, halten die meisten Vertreter der katholischen Kirche doch zumindest an der grundsätzlichen Verurteilung des Suizids und der Hilfe dazu fest und schließen damit auch das Sterbefasten ein. Die Ablehnung richtet sich dabei einerseits auf die Intention – die Absicht, den (im Vergleich zum natürlichen Tod) vorzeitigen Tod herbeizuführen, andererseits darauf, dass diese Herbeiführung nicht nur in dem Verzicht auf eine das Leben erhaltende oder verlängernde medizinische Behandlung besteht. Die Gründe für die Verurteilung des Sterbefastens sind dabei dieselben wie die für die Verurteilung des Suizids. Es verstoße gegen die „moralischen Pflichten gegen sich selbst, gegenüber nahestehenden Mitmenschen und gegenüber Gott" sowie – in Anlehnung an die Naturrechtstradition – die „vernunftförmigen Grenzen recht verstandener Autonomie, die eine vollständige Verfügung des Menschen über sich selbst ausschließt." (Die deutschen Bischöfe 2012, S. 28) Diese ablehnende Haltung erstreckt sich darüber hinaus auch auf die Unterstützung des Sterbefastens, sowohl auf die Bekräftigung der Absicht als auch auf die Hilfe bei deren Umsetzung.

Gleichzeitig finden sich jedoch pragmatische Anpassungen an die faktische Praxis – die allerdings umso leichter fallen, als eine Zwangsernährung beim Sterbefasten als Verstoß gegen § 1906a BGB und sogar strafrechtlich als Körperverletzung verfolgt werden kann. Allerdings wird „die Aufnahme von Personen in eine katholische Einrichtung, die mit dem Ziel der Durchführung eines begleiteten FVNF angefragt wird, grundsätzlich abgelehnt." (Die deutschen Bischöfe 2012, S. 29) Einige der wenigen Stellungnahmen aus der Katholischen Kirche in Deutschland machen noch weitergehende Zugeständnisse, ohne allerdings die Gründe für die Wertungsunterscheidung gegenüber der Beteiligung am Suizid kenntlich zu machen. So bindet der Ethikrat des Bistums Trier die Zulässigkeit einer Begleitung des Sterbefastens an nicht mehr als eine „Prüfung und ethische Beurteilung im Einzelfall" (Ethikrat katholischer Träger 2018, S. 19 f.).

6 Sofern dieser nicht als Symptom einer psychischen Krankheit aufgefasst werden kann.

Nicht weniger ablehnend äußern sich die wenigen Vertreter der katholischen Moraltheologie, die zum Sterbefasten Stellung genommen haben. Überwiegend lehnen sie dieses und dessen Unterstützung zusammen mit dem aktiven Suizid als eigenmächtige Verfügung des Menschen über sein Leben ab, wobei als normativer Bezugspunkt u. a das augustinische Verbot der Selbsttötung dient (Bormann 2019, 268). Für Augustinus war die Selbsttötung als eine Form der Tötung ebenso moralisch unzulässig wie die Fremdtötung,

4 Primäre ethische Relevanz der Unterschiede zwischen assistiertem Suizid und Sterbefasten

Positionen, die primär die Gemeinsamkeiten zwischen assistiertem Suizid und Sterbefasten für ethisch relevant halten, stehen diejenigen gegenüber, die die Unterschiede als primär relevant sehen. Dabei wird vor allem auf zwei Unterschiede hingewiesen: der zwischen der „aktiven" Natur des Suizids im Gegensatz zur „passiven" Natur des Sterbefastens und der beim assistierten Suizid eindeutigere kausale Beitrag des Helfers zum Tod des Sterbewilligen.

4.1 Aktiv versus Passiv

Das häufigste zur Unterscheidung der ethischen Wertigkeit zwischen den beiden Verfahren herangezogene Merkmal ist der „aktive" Charakter des unterstützten Suizids und der „passive" Charakter des unterstützen Sterbefastens. Zugrunde liegt die Intuition, dass beim assistierten Suizid der Helfer den Sterbewilligen bei einem aktiven Geschehen (einer Tötung) und den Vorbereitungen dazu unterstützt, während bei der Begleitung eines Sterbefastens die Hilfeleistung des Helfers lediglich darin besteht, dem Sterbewilligen zu ermöglichen, eine bestimmte natürliche Entwicklung (im Sinne eines Sterbenlassens) sich vollziehen zu lassen.

Zwischen Handeln und Unterlassen normativ zu unterscheiden, ist eine jahrhundertelang eingespielte kulturelle Gewohnheit. Der moralische „common sense" bewertet „aktive" Formen der Fremdschädigung (Körperverletzung, Tötung) gemeinhin als verwerflicher als folgengleiche Unterlassungen (unterlassene Hilfe, Sterbenlassen). Diese Tendenz hat sich insbesondere auch in den Strafsanktionen für die sogenannten „unechten Unterlassungsdelikte" (§ 13 StGB)[7] niedergeschlagen. Es wäre jedoch vorei-

7 Unechte Unterlassungsdelikte sind Straftaten, die Unterlassungsvarianten von „aktiv" beschriebenen Straftaten wie Körperverletzung oder Tötung sind. Im Gegensatz dazu werden „echte" Unterlassungsdelikte durch eigene Strafbestimmungen verboten, wie etwa die unterlassene Hilfeleistung oder die Nichtanzeige geplanter Straftaten.

lig – wie es etwa Pope tut (Pope 2017, S. 188) –, aus der Gegebenheit dieser Unterscheidung im Alltagsdenken zu folgern, dass wir damit bereits hinreichende Gründe hätten, die Unterstützung eines Sterbefasten anders zu bewerten als die Unterstützung eines assistierten Suizids. Erforderlich ist vielmehr eine differenzierte Analyse der verschiedenen Dimensionen, hinsichtlich der sich aktives Tun und bloßes Zulassen unterscheiden. Dabei ergeben sich je nach Fallkonstellation unterschiedliche normative Zuordnungen (Birnbacher 2019, S. 118). So ist eine aktive Schädigung häufig moralisch problematischer als eine Schädigung durch das Unterlassen von Hilfe, da sie den Schädiger mehr Mühe kostet und dadurch auf ein höheres Maß an „krimineller Energie" schließen lässt. Darüber hinaus ist die Zahl der Handlungen, die man gleichzeitig ausführen kann, stärker begrenzt als die Zahl der gleichzeitigen Unterlassungen.

Selbst dann, wenn sich das eine Verfahren dem Bereich des Aktiven, das andere dem Bereich des Passiven zuordnen ließe, bedeutete dies nicht, dass die Unterstützung eines Suizids eo ipso als moralisch problematischer zu bewerten wäre als die eines Sterbefastens.

Man muss sich allerdings fragen, wie weit der Gegensatz zwischen Aktiv und Passiv der Sache nach auf die zu beurteilenden Sachverhalte zutrifft. Aktiv, gezielt und gestaltend in das natürliche Geschehen eingreifend ist der Entschluss zum Sterbefasten kaum weniger als der Suizid. Und auch in seiner Erscheinungsweise kann das Sterbefasten den Charakter eines „gewaltsamen" Akts annehmen, eine Qualität, die manche den Suizid ablehnende Autoren für ein Kennzeichen des Suizids halten (etwa Bormann 2017, S. 86). Das Öffnen eines Ventils oder das Trinken eines Glases Gifts mit einem nachfolgenden weder durch Agonie noch durch Verwirrtheitszustände belasteten Sterben kann durchaus als „sanfter" und weniger gewaltsam gelten als ein tagelanger Kampf gegen die mit dem Sterbefasten verbundenen Durstgefühle. Auch die sich über mehrere Tage erstreckende Begleitung des Sterbefastens ist mindestens ebenso „aktiv" wie die je nach Land unterschiedliche Beteiligung von Ärzten, Juristen, Apothekern und den Vertretern von Sterbehilfeorganisationen beim assistierten Suizid.

4.2 Kausale Rolle des Helfers

Übernimmt der Helfer beim assistierten Suizid eine weitergehende kausale Rolle als beim Sterbefasten? Beim assistierten Suizid spielt die Beschaffung und Übergabe des tödlichen Mittels eine wesentliche kausale Rolle, beim Sterbefasten die Zusicherung einer späteren medizinischen, pflegerischen und psychologischen Betreuung. Während der Hauptanteil der Kausalität beide Male beim Sterbewilligen liegt, übernimmt die Hilfe beide Male die Funktion einer weiteren Bedingung. Beim assistierten Suizid ist die Beteiligung einer weitere Perons bereits im Begriff enthalten. Beim Sterbefasten ist sie nicht strikt notwendig, es gibt Fälle, in denen Sterbefastende gänzlich ohne Hilfe den Tod suchen. In der Regel sind allerdings Helfer beteiligt, nicht nur im Verlauf des Sterbefastens, sondern auch vor dessen Aufnahme, etwa in der Zusicherung der späteren Unterstützung durch Ärzte und Pflegende. Vielfach wird erst durch die Zusicherung der Begleitung das Sterbefasten zu einer für den Sterbewilligen wählbaren Option. Für den Fall, dass die Intention auf aktive Lebensverkürzung als solche ethisch abgelehnt wird, macht sich der Helfer, der einen anderen in der Planung des den Tod beschleunigenden Prozesses unterstützt, in jedem Fall der Komplizenschaft mit dieser Intention schuldig (Jansen 2004, S. 65 ff.).

Der auf den Helfer entfallene kausale Anteil am vorzeitigen Tod des Patienten ist beim Sterbefasten allerdings umso geringer, je höher der kausale Anteil der zugrundeliegenden Erkrankung eingeschätzt wird. Je stärker der kausale Beitrag der Krankheit gegenüber den kausalen Beiträgen der Entscheidung des Betroffenen für das Sterbefasten und der erklärten Bereitschaft des Helfers, daran mitzuwirken, desto eher lässt sich der Prozess als ganzer als eine ethisch unproblematische Form des „natürlichen Sterbens" sehen. Je gesünder der Sterbewillige ist, desto höher ist beim Sterbefasten der auf den Betroffenen und den Helfer entfallende Anteil und umso eher wird der Vorgang insgesamt als Hilfe zum Suizid gesehen und ggf. als solcher ethisch abgelehnt.

5 Extrinsische Merkmale

Erfolgversprechender erscheint die Suche nach den Gründen, weshalb der assistierte Suizid in Medizin und Politik einen deutlich schlechteren Ruf genießt als das Sterbefasten, wenn wir uns den – realen oder vermeintlichen – Folgedimensionen beider Verfahren zuwenden.

Ein bei seinen Gegnern verbreitetes Argument gegen eine Praxis des assistierten Suizids sind die Auswirkungen von Suiziden auf die betroffenen Familien. Diese sind in der Tat häufig gravierend, was für eine konsequente Suizidprävention spricht, gelten aber für die freiverantwortlichen Suizide, um die es hier geht, nur eingeschränkt. Vor allem sind die Belastungen, die die Alternative des Sterbefastens den Familien auferlegt, nicht durchweg leichter zu tragen, vor allem, wenn der Plan dazu vor der Familie geheim gehalten wird und diese ebenso unvorhergesehen damit konfrontiert ist wie von der geheim gehaltenen Planung eines assistierten Suizids. Auch wenn sich der Sterbeprozess beim Sterbefasten sehr viel stärker dem Bild eines „natürlichen Todes" annähert als andere Formen eines gestalteten Sterbens, kann doch die Familie den Gedanken, dass sie der Sterbewillige früher als natürlicherweise verlässt, nicht abschütteln und erfährt dadurch möglicherweise nicht weniger Gefühle von Verletztheit und Schuld als bei einem assistierten Suizid.

Ein zwischen beiden Verfahren in höherem Maße unterscheidender Faktor sind die – in den Ländern, in denen er zulässig ist und in denen die Alternative der Tötung auf Verlangen nicht zur Verfügung steht – großen Unterschiede in der Inzidenz. Dass der assistierte Suizid wesentlich häufiger vorkommt, erklärt sich u. a. aus der verhältnismäßig geringen Bekanntheit des Sterbefastens und aus den mit diesem Weg verbundenen subjektiven Belastungen. Der Sterbewille wird auf eine deutlich härtere Probe gestellt.

6 Schluss

Die Gründe für die Differenzierung erweisen sich demnach im Kern weniger als Gründe für die Bevorzugung des einen Verfahrens gegenüber dem anderen als vielmehr als Gründe gegen eine Praxis des assistieren Suizids unter Vernachlässigung der Alternative des Sterbefastens. Entscheidend sind Befürchtungen einer möglichen Erosion der Bereitschaft zu Bemühungen um Lebenserhaltung bei Schwerkranken und Hochaltrigen. Allein diese Befürchtungen können erklären, dass auch in Ländern wie England und Frankreich, in denen die traditionellen religiösen Vorbehalte gegen den Suizid nicht mehr flächendeckend bestehen, der assistierte Suizid – anders als die Unterstützung des Sterbefastens – weiterhin strafbar ist, mit der Folge eines weiterbestehenden „Sterbetourismus“ in die Schweiz.

Demgegenüber wird das Sterbefasten als Randphänomen wahrgenommen, von dessen Zulassung (wenn es deren bedürfte) keine nennenswerten gesellschaftlichen Folgen zu erwarten sind. Begründet ist diese Sichtweise u. a. in den Unterschieden in der Erscheinungsform beider Wege eines selbstbestimmten Sterbens und den Vorstellungen, mit denen sie verbunden sind: So erscheint der assistierte Suizid infolge seines punktuellen Charakters als gewaltsamer als das allmähliche Verdämmern-Lassen über einen längeren Zeitraum; die Beteiligung des Helfers erscheint als weitergehend als beim Sterbefasten.

Die weitreichenden sachlichen Gemeinsamkeiten rücken demgegenüber in den Hintergrund.

Literatur

Alt-Epping B (2018) Der freiwillige Verzicht auf Nahrung und Flüssigkeit ist keine Form des Suizids. Zeitschrift für Palliativmedizin 19: 12–15.

Bickhardt R, Hanke RM (2014) Freiwilliger Verzicht auf Nahrung und Flüssigkeit: Eine ganz andere Handlungsweise. Deutsches Ärzteblatt 111: A 590–592.

Birnbacher D (2015) Ist Sterbefasten eine Form von Suizid? Ethik in der Medizin 27 (4): 315–324.

Birnbacher D (2019) Freiwilliger Verzicht auf Nahrung und Flüssigkeit =„passiver“ Suizid – was folgt? In: Coors M, Simon A, Alt-Epping B (Hrsg.) Freiwilliger Verzicht auf Nahrung und Flüssigkeit. Medizinische und pflegerische Grundlagen – ethische und rechtliche Bewertungen. Stuttgart, 106–119.

Borasio GD, Jox R, Taupitz J, Wiesing U (2014): Selbstbestimmung im Sterben – Fürsorge zum Leben. Ein Gesetzesvorschlag zur Regelung des assistierten Suizids. Stuttgart.

Bormann FJ (2017) Diskussionsbeitrag in Borasio, GD et al (Hrsg.) Assistierter Suizid: Der Stand der Wissenschaft. Berlin und Heidelberg, 86.

Bormann FJ (2019): Ein moraltheologischer Blick auf das sogenannte Sterbefasten. Zeitschrift für medizinische Ethik 65: 261–280.

Bundesärztekammer (2017) Verbot der geschäftsmäßigen Förderung der Selbsttötung (§ 217 StGB): Hinweise und Erläuterungen für die ärztliche Praxis. Deutsches Ärzteblatt 114: A 334-336.

Bundesärztekammer (2021) Hinweise der Bundesärztekammer zum ärztlichen Umgang mit Suizidalität und Todeswünschen nach dem Urteil des Bundesverfassungsgerichts zu § 217 StGB. Deutsches Ärzteblatt 118: A 1428–1432.

Bundesgerichtshof (2019) Urteil vom 3.7.2019. 3 StR 132/18.

Den Hartogh G (2016) Two kinds of suicide. Bioethics 39 (9): 672–680.

Deutsche Gesellschaft für Palliativmedizin (2017) Pressemitteilung vom 17.2.2017. https://www.dgpalliativmedizin.de/pressemitteilungen/deutsche-gesellschaft-fuer-palliativmedizin-dgp-betont-217-ist-keine-gefahr-fuer-die-palliativversorgung.html. Zugegriffen am 20.6.2017.

Deutsche Gesellschaft für Palliativmedizin (2019) Positionspapier der Deutschen Gesellschaft für Palliativmedizin zum freiwilligen Verzicht auf Essen und Trinken. https://www.dgpalliativmedizin.de/phocadownload/stellungnahmen/DGP_Positionspapier_Freiwilliger_Verzicht_auf_Essen_und_Trinken%20.pdf. Zugegriffen am 23.7.2023.

Die deutschen Bischöfe (2012) „Bleibt hier und wacht mit mir!“ (Mt 26,38). Palliative und seelsorgliche Begleitung von Sterbenden. https://www.dbkhop.de/media/files_public/0c9b74b8e6b4d5d0f744c58af90ea8b2/DBK_1251.pdf. Zugegriffen am 25.8.2023.

Ethikrat katholischer Träger von Gesundheits- und Sozialeinrichtungen im Bistum Trier (2018) Freiwilliger Verzicht auf Nahrung und Flüssigkeit. Vallendar.

Fringer A et al. (2018) Freiwilliger Verzicht auf Nahrung und Flüssigkeit (FVNF): Suizid oder natürliche Entscheidung am Lebensende? Pflegerecht 22:76–83.

Gamondi C, Borasio GD, Oliver P, Preston N, Payne S (2020) Responses to assisted suicide requests: an interview study with Swiss palliative care physicians. Journal of Palliative Medicine 23(4): 506–512.

Hoekstra NL, Strack M, Simon A (2015) Bewertung des freiwilligen Verzichts auf Nahrung und Flüssigkeit durch palliativmedizinisch und hausärztlich tätige Ärztinnen und Ärzte – Ergebnisse einer empirischen Umfrage. Zeitschrift für Palliativmedizin 16: 68–73.

Jansen LA (2004) No safe harbor: The principle of complicity and the practice of voluntary stopping of eating and drinking. Journal of Medicine and Philosophy 29: 61–74.

Kongregation für die Glaubenslehre (2020): Samaritanus bonus. Schreiben über die Sorge an Personen in kritischen Phasen und in der Endphase des Lebens. https://www.vatican.va/roman_curia/congregations/cfaith/documents/rc_con_cfaith_doc_20200714_samaritanus-bonus_ge.html. Zugegriffen am 30.8.2023.

Nauck F et al (2014) Ärztlich assistierter Suizid: Hilfe beim Sterben – keine Hilfe zum Sterben. Deutsches Ärzteblatt 111: A 67–71.

Pope TM (2017) Voluntarily stopping eating and drinking (VSED) to hasten death: may clinicians legally support patients to VSED? BMC Medicine 15: 187.

Spittler JF (2017) Suizidverhütung und Suizidbeihilfe – Unterschiedliche Erfahrungsbereiche. Nervenheilkunde 36: 416–422.

Stängle, S, Häuptl, C, Fringer, A (2021). Experiences, Personal Attitudes, and Professional Stances of Swiss Health Care Professionals Toward Voluntary Stopping of Eating and Drinking to Hasten Death: A Cross-Sectional Study. Journal of Pain Symptom Management 61: 270–278.

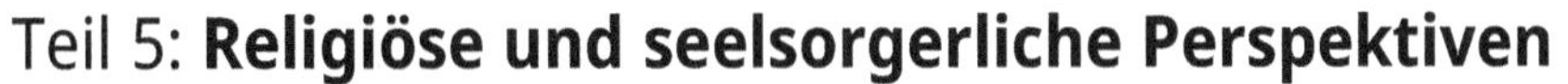

Teil 5: **Religiöse und seelsorgerliche Perspektiven**

Dinah Zenker

Assistierter Suizid aus Sicht der jüdischen Lehre

1 Einleitung

Seit jeher stellt der Umgang mit unheilbar Kranken, mit Sterbenden, mit Menschen, die aus Leid oder Verzweiflung ihr Leben beenden möchten, eines der schwersten moralischen Dilemmata in der Gesellschaft und besonders der Medizin dar. Durch den gewaltigen Fortschritt in Technik und Medizin, der unglaubliche Erfolge erzielt hat, nahm ebenso die moralische Problematik in den vergangenen Jahren enorm zu. Die Themen lebensverlängernder Maßnahmen und Sterbehilfe werden international medizinisch, juristisch, philosophisch und auch theologisch sehr kontrovers diskutiert.

Die jüdische Tradition ist mehrere tausend Jahre alt und es erscheint unglaublich erstaunlich, wie unsere moderne Problematik bereits in der Gedankenwelt unserer Weisen in den überlieferten Schriften behandelt wurde. Sowohl das orthodoxe als auch das reformierte Judentum setzen sich klar und pragmatisch mit allen Fragen über lebensverlängernde Maßnahmen, das Unterlassen von Therapien und dem Wunsch des verzweifelten Menschen zu sterben, auseinander.

Wie ein Hammer einen Felsen in viele Stücke zersplittert, so gibt es auch für einen Schriftvers viele Deutungen. Meine Ausführungen beziehen sich auf das traditionelle orthodoxe Judentum. Das liberale Reformjudentum folgt denselben Maximen, mit der Ausnahme, dass der Autonomie des Menschen ein höherer Stellenwert zugestanden wird. Auch hier ist die bewusste, absichtliche Beendigung von Leben ein Verbrechen. Jeder jüdische Mensch wird jedoch immer die Meinung und Entscheidungshilfe eines kompetenten Rabbiners hinzuziehen.

Die jüdische Gesetzgebung ist, wie für eine überlieferte Lehre charakteristisch, auf fest strukturierte, religiöse Prinzipien aufgebaut. Dennoch zeigt sich in der Gesetzgebung zum sterbenden Patienten die Anpassungsfähigkeit der jüdischen Tradition an gewandelte äußere gesellschaftliche Bedingungen und veränderte medizinisch-therapeutische Möglichkeiten.

Der Tradition zufolge wurde die Torah, die jüdische Lehre, vor über 3000 Jahren von G´tt[1] an Moses und das jüdische Volk in einer einzigartigen göttlichen Offenbarung übergeben. Die jüdische Lehre basiert auf dem Prinzip der „Zeitlosigkeit“. Das bedeutet, dass die darin enthaltenen Gesetze und moralischen Richtwerte unabhängig

1 Im Judentum wird der Gottesname mit Respekt vor der Heiligkeit Gottes nicht ausgesprochen. Entsprechend wird auch im schriftlichen Ausdruck darauf geachtet, was sich in der Schreibweise G`tt ausdrückt.

https://doi.org/10.1515/9783111371795-016

von zeitlichen Veränderungen stets ausführbar und anwendbar sind. Um das zu gewährleisten, sind bei der Übergabe der Torah die generellen Prinzipien und Bedingungen, nach denen die Gesetze der Torah und alle Details ihrer Ausübung gelernt und ausgelegt werden dürfen, mit überliefert worden.

Die Herausforderung besteht darin, die Prinzipien der Torah auf gegenwärtige Probleme anzuwenden und lösungsorientierte Antworten zu finden. Rabbinische Autoritäten vergleichen neue Fragen mit schon existierenden gesetzlichen Vorschriften und versuchen, diese im Analogieschluss pragmatisch zu beantworten.

Die grundlegenden Prinzipien zur Lösung sind:
- Der unendliche und absolute Wert des menschlichen Lebens.
- Die Heiligkeit des Lebens.
- Der Mensch ist nicht der Besitzer seines Körpers.
- Die Verpflichtung des Arztes zu heilen und die Verpflichtung des Kranken, nach Heilung zu suchen.

2 Quellen

Eine Erörterung jüdisch religionsgesetzlicher Debatten, egal zu welchem Thema, ist unmöglich ohne ein minimales Grundverständnis des Aufbaus des jüdischen Gesetzkodex. Diesem Zweck folgt eine knappe Darstellung der Quellen, die für Entscheidungsprozesse eine Rolle spielen.

2.1 Schriftliche Torah

Der Begriff Torah hat mehrere Bedeutungen. Im engeren Sinn bezeichnet Torah die fünf Bücher Moses, genannt Pentateuch. G`tt hat am Berg Sinai die 613 Gebote der Torah offenbart. Im Hebräischen leitet sich das Wort Torah von „Hora`a" = „Lehre", „Weisung" ab. Die häufig verwendete Übersetzung von „Torah" als „Gesetz" grenzt deren wahre Bedeutung auf einen Teilbereich menschlichen Lebens ein. Erst das Verständnis der Torah als „Weisung" erlaubt deren Ausdehnung auf alle Bereiche menschlichen Lebens und Zivilisation.

2.2 Mündliche Torah

Die mündliche Torah erklärt die schriftliche Lehre. Beide, mündliche wie schriftliche Lehre, wurden laut der Überlieferung an Moses übergeben und bilden eine Einheit im Studium der Torah, mit dem Unterschied, dass die schriftliche Lehre schriftlich überliefert worden ist, unter Einhaltung strikter Schreibregeln, „Mesorah" genannt, um zum einen fehlerhafte Abschriften zu vermeiden und zum anderen die richtige Leseweise zu gewährleisten. Die mündliche Torah hingegen wurde von Generation zu Generation oral tradiert. Nach der Zerstörung des Zweiten Tempels in Jerusalem im Jahre 70 nach der allgemeinen Zeitrechnung entschied sich Rabbi Jehuda Ha-Nassi, die mündliche Lehre schriftlich festzuhalten, um sie vor dem Untergang zu bewahren. Sie trägt den Namen „Mischnah". Die Kommentare zur Mischnah sind die „Gemara" und bilden zusammen das monumentale Werk des „Talmud". Der Talmud bildet die Basis aller gesetzlichen Betrachtungen.

2.3 Halachah

„Halachah" ist der Ausdruck für das jüdisches Gesetz, dies heißt auch die autoritative Entscheidung über spezielle Fragen. Ihre Grundlage sind die biblischen Satzungen und Gebote der schriftlichen und mündlichen Torah, ebenso wie die gesamte rabbinische Gesetzgebung und religionsgeschichtliche Entscheidungen.

Der Begriff Halachah entstammt der Wortwurzel „Halech" „Gehen" und sagt uns in einer Art Betriebsanleitung des Lebens, wie wir unser Leben führen sollen. Sie ist Praxis und nicht Theorie, Recht oder Philosophie. Halachah beschäftigt sich mit der richtigen Anwendung der Gebote. Die sich mit Gesetzfestlegung befassenden Gelehrten werden „Poskim"[2] genannt. Werden widersprüchliche Meinungen im Talmud und der Poskim diskutiert, erhält der Begriff Halachah die Bedeutung einer endgültigen, gesetzlich verbindlichen Festlegung auf eine dieser Lehrmeinungen. Bei umstrittenen Halachot gilt der Mehrheitsbeschluss. Halachische Entscheidungen aller Art sind in unzähligen Büchern niedergeschrieben.

Es ist nicht verwunderlich, dass in den letzten Jahrzehnten eine wachsende Zahl von medizinisch-ethischen Fragen an die gegenwärtigen Poskim gerichtet wurden und die daraus resultierenden Lehrmeinungen einen beachtlichen Umfang in ihren Responsabüchern einnehmen. Diese sind Gutachten, die eine religiöse Autorität als Antwort auf eine schriftlich gestellte Anfrage verfasst. Innerhalb der jüdischen Traditionsliteratur bilden Responsa ein umfangreiches Genre, das sich über einen Zeitraum von mehr als 1300 Jahren dynamisch entwickelt hat und bis heute praktiziert wird. Besonders zu erwähnen sind die Werke des Rabbiners Eliezer Waldenberg (1915–2006), dessen Nachbarschaft zum medizinischen Zentrum „Scha'are Zedek" in Jerusalem einen direkten Kontakt zu den dort arbeitenden Ärzten ermöglichte und damit die Grundlage für seine reichhaltige Beschäftigung mit schwierigen ethischen Fragen des ärztlichen Alltags aus halachischer Sicht bildete. Außerdem auch die des ebenfalls in Jerusalem tätigen Rabbiners Schlomo Zalman Auerbach (1910–1995), welcher viele

2 Poskim ist die aus dem Hebräischen stammende Plural Bezeichnung für Richter, der Singular lautet Posek. Sie wird für Religionsgelehrte verwendet.

Jahre als halachische Autorität derselben Institution fungierte. Zahlreiche und ausführliche Antworten zu medizinischen Fragen sind auch vom renommierten New Yorker Posek, Rabbiner Mosche Feinstein (1895–1986) vorzufinden. Die Konfrontation der Halachah mit der Medizin des 20. Jahrhunderts führte auf diese Weise zur Bildung einer eigenständigen halachischen Fachliteratur mit dem Obertitel „Jüdische Medizinethik“, die ihr Material hauptsächlich aus den Responsa dieser und anderer zeitgenössischer Poskim schöpft.

3 Die Heiligkeit des Lebens

Die unumstößliche Aussage des jüdischen Gesetzes ist die absolute Heiligkeit des menschlichen Lebens.

„Und G´tt schuf den Menschen in seinem Ebenbild, im Ebenbild G´ttes schuf er ihn; männlich und weiblich schuf er sie.“ (Genesis 1, 27–28)

„Und G`tt, der Ewige, bildete den Menschen aus Staub und Erdreich und blies in seine Nase den Odem des Lebens; so ward der Mensch zu einem lebenden Wesen.“ (Genesis 2, 7–8)

Somit ist in jedem menschlichen Leben ein Funke G`ttes enthalten. Da jeder Moment des Lebens, unabhängig von der Lebensqualität, als heilig erachtet wird, ist die Erhaltung des Lebens daher für jeden Juden eine religiöse Pflichterfüllung.

4 Einstellung zum Tod

Der einzelne jüdische Mensch schätzt das Leben und kämpft für das Überleben. Die Torah wurde uns gegeben „auf, dass Du lebst“, durch ihre Lehren. (Leviticus 18, 5)

Der Tod ist ein Übel, er nimmt uns das Licht und das Leben, denn „nicht die Toten preisen G`tt“. (Tehillim[3], Psalm 115, 17)

Mizvoth (Gebote) erfüllen, können nur die Lebenden. Nur unsere guten Taten werden uns in die nächste, kommende Welt begleiten. Das jüdische Konzept der Menschenwürde kennt keine einfachen Auswege. Nichtsdestoweniger ist die Einstellung zum Tod sehr realistisch: „Denn Erde bist du, und zur Erde kehrst du wieder.“ (Genesis 3, 19)

Das Judentum sieht in dem Erkennen der Endlichkeit den Wert, für dieses Leben dankbar zu sein und seinen Wert zu schätzen. Das Leben könnte jeden Tag enden, was die beste Motivation sein soll, den Tag bewusst zu leben, bereits beim ersten Aufschlagen der Augen am morgen, zu danken und G`tt zu dienen.

3 Tehillim ist die hebräische Bezeichnung des biblischen Buches der Psalmen.

5 Autonomie des Menschen

Der Mensch ist nicht der Besitzer seines Körpers. „Das Leben gehört nicht dem Menschen, sondern ist alleiniger Besitz des Ewigen, gelobt sei ER." (Maimonides[4]; Mishnah Torah; Hilchot Sanhedrin 18,6) Der Körper und das Leben sind geliehen wie ein wertvolles Pfand, das wir eines Tages möglichst unbeschadet zurückgeben müssen. Der jüdische Mensch ist verpflichtet, für seine Gesundheit zu sorgen, seinen Körper nicht zu schädigen und nach Heilung zu suchen. Damit ist das Selbstbestimmungsrecht des Menschen zwar nicht vollständig aufgehoben, ihm sind jedoch Grenzen gesetzt. Autonomie oder Selbstverwirklichung bedeutet vor allem das „Joch der Torah" auf sich zu nehmen, Pflichten und Gebote zu erfüllen und gegenseitige Verantwortung zu übernehmen. Dies geht über persönliche, zeitliche Gefühle des Einzelnen hinaus und gründet auf Werte, die für die Gesellschaft von gegenseitigem Nutzen sind.

So ist es nicht möglich, medizinische Probleme auf der Basis von persönlichen Gefühlen und Wertvorstellungen zu lösen, sondern es bedarf der eingehenden Analyse der Halachah, durchgeführt durch rabbinische Autoritäten, Poskim, deren Entscheidungen respektiert werden sollten.

5.1 Rolle des Arztes

Die Verpflichtung, Leben zu retten, überwiegt alle Gesetze der Torah. Im Talmud steht „Und heilen lasse er ihn" (Goldschmidt 1930, S. 270, Brachot 60a). Hieraus hat der Arzt die Erlaubnis zu heilen. Zwar liegt „alles in den Händen des Himmels", doch war es G`ttes Wille, den Arzt zu einem Gesandten zur Heilung der Geschöpfe zu erwählen (Steinberg 2006, S. 174). Der Talmud warnt Ärzte vor der großen Gefahr, zuzulassen, dass ihnen das Privileg und die Ehre, G`ttes Vertreter oder Helfer zu ein, zu Kopf steigen könnte. Ein Arzt muss Leben erhalten und retten. Wenn dies nicht mehr möglich ist, ist es seine klare Aufgabe, im Sinn der Palliativmedizin Leid und Schmerz zu lindern. Der Arzt muss den Menschen durch das Leben und auf seinem Weg zum Tod begleiten.

Der Kranke ist verpflichtet, nach Heilung zu suchen und alles zur Schädigung seines Körpers zu vermeiden, ganz im Sinne der Salutogenese. Darum muss sich der Mensch von den Dingen fernhalten, die den Körper zerstören, und sich an die Dinge gewöhnen, die den Körper gesund machen und ihn kräftigen. So heißt es auch „hütet euer Leben sehr!" (Deuteronomium 4, 15).

4 Der jüdische Philosoph und Arzt Moses Maimonides gilt bis heute als einer der bedeutendsten Gelehrten des Mittelalters.

5.2 Mord und Selbsttötung

Es ist verboten einen Menschen, aus welchen Beweggründen auch immer, zu morden, wie es in der Torah heißt: „du sollst nicht morden“ – „lo tirzach“ (Exodus 20, 13). Dies gilt auch für Leben, welches vielleicht nur noch Minuten oder Sekunden dauert. Die Lehre gab dem Arzt Erlaubnis zu heilen und nicht zu töten, selbst wenn der Kranke dies wünscht.

Mein Tod gehört nicht mir, denn allein G´tt entscheidet, zu welchem Zeitpunkt er die Seele zu sich zurückruft.

Dennoch gibt es in den Schriften sehr großes Verständnis für die Not von Menschen. Im Talmud gibt es drei Gründe, die es erlauben, die Selbsttötung zu wählen: Würde man andernfalls gezwungen zu morden, würde man gezwungen zu vergewaltigen oder Götzen anzubeten.

In der Lebenspraxis gehen die Rabbiner im Allgemeinen davon aus, dass die meisten Suizide das Ergebnis von unerträglichem Stress, Schmerzen oder Depressionen sind und somit nicht in die Kategorie einer vorsätzlichen Willenshandlung fallen. Der Suizident wird als Kranker gesehen. Die Trauerriten unterscheiden sich nicht von einem natürlichen Tod.

5.3 Beihilfe zur Selbsttötung

Auch wenn die Halachah weit geht und todkranken Menschen erlaubt, mit der von ihnen benötigten Palliativversorgung und ohne weitere medizinische Eingriffe zu sterben, erlaubt sie keinen assistierten Suizid. Beihilfe zur Selbsttötung kommt einem Mord gleich. Wenn der Helfer beispielsweise wissentlich eine tödliche Dosis eines Medikaments oder Giftes mit der Absicht zur Verfügung stellt, sodass die Person ihren Tod herbeiführen kann, handelt es sich bei einer solchen Tat aus jüdischer Sicht eindeutig um eine Tötung, auch wenn die Motive ehrenwert oder gut waren.

Nach jüdischem Gesetz ist es erlaubt, dem Sterbenden narkotische Schmerzmittel zu verabreichen, sogar wenn diese den Tod beschleunigen könnten, aber auf keinen Fall mit der Absicht, das Leben zu verkürzen, sondern nur um die Schmerzen zu lindern. Rav Bleich[5] zitiert einige Autoritäten, die nicht nur das Unterlassen einer Behandlung, z. B. das Anschließen eines Respirators, zulassen, sondern sogar die Auffassung vertreten, dass jede Haltung, die den Sterbeprozess eines Sterbenden verlängert, verboten sei (Bleich 2014).

Während die Thorah die ultimative Quelle menschlichen Mitgefühls und Barmherzigkeit ist, verbietet sie den Menschen klugerweise, zu definieren, was barmherzig ist, wenn es um das Ende des menschlichen Lebens geht.

5 Rav ist die Abkürzung für Rabbiner, gemeint ist Rabbiner David Bleich

Es macht deutlich, dass wir die Kontrolle über unser eigenes Leben und Sterben letztendlich dem Schöpfer überlassen müssen. Nur G`tt, der uns das Leben von Anfang geschenkt hat, kann die Entscheidung treffen, wann das Leben zu Ende ist.

6 Fazit

In meiner langjährigen pflegerischen Tätigkeit in einem jüdischen Seniorenheim ist mir niemals der ernsthafte Wunsch „Helfen Sie mir sterben" im Sinn eines Wunsches nach Beihilfe zur Selbsttötung begegnet, ebenso wenig wie die willentliche Absicht, keine Nahrung und Flüssigkeit zu sich zu nehmen, um bewusst sterben zu wollen. Eher kam die Frage „Gibt es nicht noch eine Tablette, die mir hilft." Das mag daran liegen, dass Juden gerne leben und gerne essen und das Leben feiern. Auch in der größten Verzweiflung bejaht die jüdische Lehre das Leben. Sterben wollen die meisten Menschen aus Angst vor Einsamkeit, vor Schmerzen, vor vermeintlicher Würdelosigkeit. Sie wollen keine Last für ihre Kinder sein.

Die Torah lehrt Mitgefühl, Liebe für unsere Mitmenschen und den unendlichen Wert des menschlichen Lebens. Diese Ideale bilden den Kern von `G`ttes Ziel für die menschliche Existenz. Sie waren die Inspirationsquelle unseres Volkes, die es uns ermöglichte, Tausende Jahre der Verfolgung zu überleben. Die Torah und ihre Ideale sind auch die Quelle der Inspiration, die wir unserer Gesellschaft und ihren unglücklichen Menschen bieten müssen, die mit so großem Leid konfrontiert sind, dass sie den Sinn und Wert ihres Überlebens und ihrer Würde infrage stellen.

Die jüdische Lehre verbietet klar, anderen Menschen bei der Selbsttötung zu helfen. Aber es ist sehr wohl eine jüdische Aufgabe,in jeder Situation zu ermutigen, zu stärken, zu lindern, Hoffnung und Liebe zu geben. Seit hunderten von Jahren gibt es innerhalb der Jüdischen Gemeinden „Bikkur Cholim"-Vereine, Menschen, die sich unentgeltlich um kranke Menschen kümmern. "Ve-ahavta le-reiakha kamokha," "Du sollst deinen Nächsten lieben wie dich selbst." (Leviticus 19, 18)

Literatur

Bleich, David: Vortrag Torah und Sience. Judaism and Healing. Miami 2014.
Goldschmidt, Lazarus (Übers.): Der Babylonische Talmud, Bd 1, 270, Brachot 60 a). Berlin 1930.
Maimon, Moshe, ben: Mishne Torah. Mahdura Menukedet. Jerusalem 1985.
Sefer Tehillim,: The Artscroll Tehillim. Brooklyn, N Y. 1988.
Steinberg, Avraham: Enzyklopedia Hilchut Refuit. Bd. 17, Jerusalem 2006.
Torah, Neviìm, Ketuvim: Jerusalem 1984.

Ingo Proft

Assistierter Suizid – (k)eine Option?! Christlich theologische und kirchliche Positionen und Begründungen. Ein Überblick

1 Einleitung

„Du sollst nicht töten!“ Wer den ethischen Grundlagen eines „Tötungsverbotes“ im Judentum, Christentum oder dem Islam nachspürt, stößt rasch auf die „5 Bücher Mose“ (Schockenhoff 2009, S. 259–270). Diese greifen nicht nur als fundamentale Grundlage für das soziale Leben des Volkes Israels entwicklungsgeschichtlich bestehende Normen und Verhaltensweisen der antiken Umwelt auf, vielmehr erfahren etablierte Normen und Verhaltensweisen eine monotheistische und bundestheologische Transformation, die auf ein gutes und gelingendes Leben des Bundesvolkes Israel in Freiheit zielt (vgl. Schmitt 2021). Bis heute prägen die auch im säkularen Raum bekannten „10 Gebote“ Grundhaltungen und Regeln im Umgang mit dem Leben als fundamentalem Gut.

Wesensmäßig ist so auch dem Christentum ein Verständnis des Lebens als Geschenk Gottes eigen, das grundsätzlich der Verfügung des Menschen entzogen ist. Das betrifft sowohl den Beginn als auch das Ende des Lebens. Fragt man nach der weltanschaulichen Grundlegung, so wird deutlich: Im jüdisch-christlichen Gottesbild, das in Jahwe (s)einen Gott sieht, der nicht in der Ferne thront, sondern den Weg seines Bundesvolkes im Alten Testament mitgeht (Ex 3,14), der sich im Neuen Testament gar in Jesus Christus selbst offenbart (Joh 14,9), zeigt sich, Gott ist ein „Freund des Lebens“.

So haben unter dem Titel *Gott ist ein Freund des Lebens. Herausforderungen und Aufgaben beim Schutz des Lebens* (Kirchenamt der Evangelischen Kirche in Deutschland; Sekretariat der Deutschen Bischofskonferenz 2000) bereits im Jahr 2000 die evangelische und die katholische Kirche in Deutschland eine gemeinsame Erklärung veröffentlicht, die sich grundlegend auch mit dem Ende des menschlichen Lebens befasst. Themenschwerpunkte sind die „Würde des Sterbenden“, „Die Unverfügbarkeit des anderen“, „Die Selbsttötung“, „Leidensverminderung mit dem Risiko der Lebensverkürzung“, „‚Tötung auf Verlangen‘ bei einem Todkranken“, „Sterbebegleitung“ sowie „Mutmachen zum Leben“ (Sekretariat der Deutschen Bischofskonferenz 2000, S. 105–110).

In den letzten rund 25 Jahren hat die Thematik nichts an gesellschaftlichem Klärungsbedarf eingebüßt – im Gegenteil.[1] Auch nach dem Grundsatzurteil des Bundesverfassungsgerichts vom 26.02.2020 zu § 217 StGB ist die Frage nach der rechtlichen

1 Vgl. zu den Bundestagsdebatten URL: https://www.bundestag.de/services/suche?suchbegriff=sterbehilfe. Zugegriffen am 18.06.2024.

https://doi.org/10.1515/9783111371795-017

und ethischen Bewertung des Suizids in der breiten Gesellschaft keinesfalls abgeschlossen. So stellt das Urteil des Zweiten Senats zwar Leitsätze auf, die jedoch nicht nur gesetzgeberisch, sondern auch mit Blick auf die praxisbezogene Regulierung eine Konkretisierung erfordern.[2]

Der vorliegende Beitrag möchte eine christlich-theologische Positionierung im Umgang mit Suizid und Suizidassistenz entfalten. Dabei sollen nicht erneut altbekannte und viel diskutierte Positionen und Argumente christlicher Kirchen wiederholt werden. Vielmehr geht es darum, ganz grundlegend den Blick auf die menschliche Freiheit zu legen. Diese ist im Kontext einer jahrhundertealten Frage um die theologisch-ethische Bewertung des Suizids gleichermaßen Gabe wie Aufgabe.

2 Freiheit ist relativ und relational

Die Vielzahl an Positionspapieren und Stellungnahmen, Handreichungen und Orientierungshilfen der letzten Jahre zeugen von einer breit angelegten Debatte, die das Ringen der christlichen Kirchen um eine freiverantwortliche und sozial vermittelbare Haltung im Umgang mit Suizid und Suizidassistenz greifbar werden lässt: „Hilfe im Sterben – aber nicht Hilfe zum Sterben!" (Pressemitteilung der Deutschen Bischofskonferenz 2023) lautet das oft wiederholte Selbstverständnis der Kirche(n) – besonders der katholischen – und der ihr zugehörigen Einrichtungen im Sozial- und Gesundheitsbereich. Die konfessionellen Ausformungen variieren mitunter. Die Dynamik gesetzlicher Entwicklungen und positivrechtlicher Regelungen haben dabei jedoch in jüngerer Zeit eine Sogkraft entfaltet, die Kirchen als institutionelle Akteure im Sozial- und Gesundheitswesen vor die Grundsatzentscheidung stellen: Will sich die ethische Debatte um Freiheit und Verantwortung wirklich auf die Benennung von Kriterien zur Freiverantwortlichkeit und zum Ausschluss von Pathologien konzentrieren (vgl. Schlögl und Kieslinger 2023), um den (eigenen) Anspruch als „Anwalt des Lebens" allenfalls als Fußnote[3] singulärer Gesetzesentwürfe in der Suche nach parlamentarischen Mehrheiten zu verorten? Liegt nicht vielmehr der Beitrag einer theologischen Ethik in einer Perspektiverweiterung, wenn sie wirklich der Not eines Menschen mit Suizidabsichten begegnen will? Es ist zu fragen: Wie wollen wir unsere Freiheit gebrauchen?

Der evangelische Theologe Helmut Thielicke sieht die Freiheit des Christen in der fundamentalen Grundspannung von Sein und Lieben und hält dazu fest: „Der Christ

2 BVerfG, Urteil des Zweiten Senats vom 26.02.2020 – 2 BvR 2347/15 – Rn. 1-343. URL: https://www.bundesverfassungsgericht.de/SharedDocs/Entscheidungen/DE/2020/02/rs20200226_2bvr234715.html. Zugegriffen am 18.06.2024.

3 In der Debatte um die Neuregelung der Suizidassistenz werden regelmäßig Pressemeldungen der Deutschen Bischofskonferenz veröffentlicht. Einen Überblick hierzu bietet URL: https://www.dbk.de/themen/sterben-in-wuerde. Zugegriffen am 18.06.2024.

steht nicht unter der Diktatur des gesetzlichen Du-sollst, [...], sondern er steht unter der Ermächtigung des Du-darfst. »Dilige et quod vis fac« (Liebe und, was du willst, tue).“ (Thielicke 1963, S. 7) Christliches Sein versteht sich folgerichtig als eine Ermächtigung zu einem verantwortlichen Gebrauch der Freiheit, die bereits schöpfungstheologisch dialogisch begründet wird. So „sieht das christliche Menschenbild den Menschen als ein geschöpfliches und endliches Freiheitswesen an, dessen Entfaltung in intra- und interpersonaler Anerkennung zu realisieren ist.“ (Proft 2010, S. 113)

Die Frage nach dem verantwortlichen Gebrauch der Freiheit im Leben begleitet folglich den Menschen durch die gesamte (Heils-)Geschichte. Einige nachfolgend skizzierte historische Wegmarken bilden Momentaufnahmen in der Entwicklung einer theologischen Ethik im Umgang mit einem wachsenden Freiheitsbewusstsein. Sie tragen dazu bei, den bis heute andauernden Suchprozess nach einem „gelingenden Sterben“ als bleibende Aufgabe menschlicher Existenz zu verdeutlichen (Wils 2007)[4].

3 Suizid im Laufe der Geschichte – Historische Wegmarken

Bereits vor über vierzig Jahren stellt Thomas Haenel im Medizin-historischen Journal fest: „Die Beurteilung des Suizides wandelte sich immer wieder im Laufe der Geschichte. Von der Verherrlichung des Selbstmordes bis zur erbarmungslosesten Verurteilung und Verdammung sind alle Übergänge und Schattierungen aufgetreten. [...] Es existierte wohl nie ein Volk, in welchem suizidale Akte unbekannt gewesen wären.“ (Haenel 1983, S. 213) Ähnlich urteilt auch die Philosophin Dagmar Fenner, wenn sie auf den seit jeher andauernden Streit zwischen naturwissenschaftlichen und geisteswissenschaftlichen Positionen verweist:

> Nicht ganz zu Unrecht werfen die Vertreter der ersten Berufsgruppe [Gesundheitsberufe wie Medizin und Psychotherapie, d. Verf.] den Philosophen eine Tendenz zur Heroisierung der Selbsttötung und zur weltfremd-spekulationsfreudigen Ignoranz aller vorhandenen Erfahrungen im Umgang mit suizidalen Menschen vor. Auf der anderen Seite warnen [...] viele Philosophen mit eben demselben Recht vor einem als Fürsorge getarnten Paternalismus, der das Selbstbestimmungsrecht des Einzelnen unterminiere. (Fenner 2008, S. 24)

Den letzten Gedanken müsste man vor dem Hintergrund jüngster Entwicklungen freilich noch um eine weitere Warnung ergänzen, davor, dass Gesundheitsberufe als professionelle Dienstleister (auch am Ende) des Lebens nicht vorschnell durch eine regulatorische Praxis zur Feststellung des freien Willens in Dienst genommen werden. Dabei kann ganz grundlegend eine Veränderung der Bewertung des Suizids als Ergeb-

4 Vgl. hierzu insbesondere die reiche Kultur einer Ars (bene) moriendi, dazu exemplarisch Wils, Jean-Pierre, ars moriendi.

nis eines bewussten Verhaltens, das den Tod direkt oder indirekt herbeiführt oder zulässt (vgl. Durkheimer 2017, S. 27; Pöldinger 2006, Sp. 1105), hin zu „einer kognitiven und emotionalen ‚Einengung', die eine normale psychische Selbststeuerung nicht mehr erlaube" (Bobbert 2021), festgestellt werden. In dieser Spannung stehen auch die nachfolgenden „Wegmarken", die stichpunktartig den Eindruck zeitbedingter Bewertungsmotive vermitteln:[5]

Altes Testament

Das Alte Testament berichtet an unterschiedlichen Stellen vom Suizid: Ri 9, 51–54; Ri 16, 23–31; 1 Sam 15, 10–31; 1 Sam 31,1–13; 2 Sam 17,1–23 und 1 Kön 16,15–19. Die Ursachen für den Suizid liegen fast immer im Sozialen, d. h. in der Rettung der Ehre, einem Auftrag, einer (religiösen oder sozialen) Verpflichtung. Das AT kennt keine pauschale Verurteilung des Suizids, wohl aber variiert die Bewertung alttestamentlicher Beispiele im Laufe der Kirchengeschichte (vgl. Dietrich 2017).

Neues Testament

Der Suizid des Judas Iskariot (Mt 27, 3–5) bildet einen Kontrapunkt für das in Christus hereingebrochene Reich Gottes. Christus als neuem Adam, der die Schöpfung wieder mit Gott versöhnt, steht die Person des Judas gegenüber, der an Jesus Verrat übt und sich im Tod richtet. Der Suizid ist hier historisch unterschiedlich bewertet worden, von Flucht und Verzweiflung bis hin zur letzten Anmaßung einer Heilsverweigerung (vgl. Konradt 2015).

Alte Kirche

Der soziokulturelle Kontext der antiken Kirche war durch eine hellenistisch-römische Kultur geprägt, die den Suizid unterschiedlich bewertete, ihn durchaus aber, in Anlehnung an die griechische Philosophie, mitunter als gesellschaftlich respektierte Form ansah, um aus dem Leben zu scheiden. Adrian Holderegger hält für die wirkungsgeschichtliche Tradition antiker Philosophie lexikalisch fest:

> So verurteilt in der Frühzeit Sokrates den Suizid mit dem religiös-mythologisch, äußerst einflußreichen Argument, der Mensch stünde in der Verfügung Gottes, dürfe seinen ihm zugewiesenen Posten nicht verlassen und daher fehle ihm die Berechtigung zum Suizid (vgl. Platon Phaidon 62 b–c);

5 Die folgende Darstellung orientiert sich in Aufbau und Inhalt am Artikel von Breuer 2020 sowie Schlimme 2010.

> Platon erklärt darüber hinaus den Suizid als ein strafwürdiges Vergehen (vgl. Nomoi. IX, 873 c–d). In Fortführung dieses Argumentes begründet Aristoteles das Verbot gegen den Suizid mit dem sozialethischen Argument, daß der Suizid ein Akt der Ungerechtigkeit gegenüber der menschlichen Gemeinschaft, nicht aber sich selbst gegenüber sei (vgl. Nikomachische Ethik 1138a 4–14), meist aber Ausdruck moralischer Unbeherrschtheit (vgl. 1166b 11 ff.). Dagegen verteidigt die epikureische und stoische Schul-Philosophie [...] den Suizid als ein mit der Freiheit des Menschen gegebenes Selbstbestimmungsrecht (vgl. Seneca Epistulae morales 70). (Holderegger 2006, Sp. 1106)[6]

Die Urkirche, die besonders durch Paulus geprägt war, orientiert sich an dessen „sokratischer Qualifizierung" des Suizids, insofern „bei Paulus der Tod erst darin als christlicher Opfertod [qualifiziert wird, d. Verf.], wenn das Leben nicht aufgrund einer Unerträglichkeit und Ausweglosigkeit beendet wird – wie dies Judas nach dem Verrat an Jesus betreibt [...], sondern wenn der eigene Tod die letzte verbliebene Möglichkeit der Zuwendung zu Gott ist: Im Selbstopfer für die Polis oder den Glauben"! (Schlimme 2010, S. 69) Daraus erfährt auch das Martyrium eine eigene religiöse Begründung.

Augustinus (354–430 n. Chr.)

Für die Entwicklung der kirchlichen Lehre prägend war in besonderer Weise Augustinus, für den

> der Suizid göttlich verboten und im Irdischen unbekennbare Sünde ist. In einem zweiten Schritt weist er den Suizid dann als menschliche Auflehnung gegen das Geschöpfsein durch Gott nach. [...] „Das aber sagen, das versichern wir, daran halten wir mit aller Entschiedenheit fest, dass niemand freiwillig den Tod suchen darf, um zeitlicher Pein zu entgehen, er würde sonst der ewigen anheimfallen." (Schlimme 2010, S. 78)

Hiernach ist die Entwicklung der kirchlichen Lehre nach Holderegger klar vorgezeichnet: „Die Synoden v. Arles (452) u. Braga (563) erklären den Suizid zum Verbrechen und zum ‚furor diabolicus' [d. h. zur teuflischen Wut, d. Verf.]." (Holderegger 2006, Sp. 1107)[7]

Thomas von Aquin (1224–1274)

Bis heute prägt die theologisch-ethische Wirkungsgeschichte wohl kaum jemand so wie Thomas von Aquin, der drei Argumente gegen die Rechtfertigung des Suizids nennt:

6 Zur besseren Lesbarkeit wurden die lexikalen Abkürzungen im Original aufgelöst.
7 Zur besseren Lesbarkeit wurden die lexikalen Abkürzungen im Original aufgelöst.

> Die moraltheologische Tradition hat im Anschluß an Thomas von Aquin (Summa theologiae II-II 64,5) stets mit dem dreifachen Hinweis argumentiert, 1) Gott sei der Herr über Leben u. Tod, daher komme dem Menschen kein absolutes Verfügungsrecht über sich selbst zu [...] der Suizid verstoße 2) gegen die natürliche Selbsterhaltung bzw. die gebotene Selbstliebe u. 3) gegen die Gemeinschaft, der jeder Mensch als Teil angehöre. (Holderegger 2006, Sp. 1107)[8]

Dem Suizid ist also immer auch eine soziale Dimension eigen, insofern das Gebot der Nächstenliebe den Menschen sich selbst gegenüber verpflichtet.

Luther (1483–1546)

Martin Luther verurteilt den Suizid als einen „Akt des Teufels", wobei er sittliche Verfehlungen, die Verführung zur Sünde aber auch Verzweiflung anführt (Mischler 2000, S. 64). Luther differenziert dabei sehr wohl zwischen der Tat und dem Täter und öffnet die religiöse Begründung für spätere psychotherapeutische Ansätze wie Zwang und reduzierte Selbstbestimmung. Er verurteilte deshalb stets die Tat, aber nicht immer das Opfer. In seinen Tischreden betont Luther: „Sie tun es nicht gern, aber die Kraft des Teufels überwältigt sie, wie einer im Wald von einem Räuber ermordet wird." (Clemen 1962, Nr. 222)

Neuzeit

Bis in die Neuzeit, letztlich erst mit der sich vollziehenden Trennung von Staat und Kirche, kommt der Ablehnung des Suizids auch eine sozialgesellschaftliche Regulation zu. Diese ist wesentlich mit der Achtung der natürlichen Ordnung verbunden, die nicht nur mit der ständischen Verfasstheit, der Anerkennung religiöser Legitimation weltlicher Herrscher und nicht zuletzt der geistig-geistlichen Herrschaft der Kirche verbunden war. Der Suizident vollzieht in dieser Logik den ultimativen Bruch, in dem er selbst die höchste Strafe – den Verlust des Seelenheils und den Verzicht auf die visio beatifica (die beseligende Schau Gottes) – in Kauf nimmt oder gar den Glauben daran verweigert. Damit waren dem Staat und der Kirche formal alle geltenden Ansprüche gegenüber dem Suizidenten durch diesen selbst entzogen, was mitunter zu Strafen nach dem Tod führte. Dazu zählten postmortale Sanktionen wie eine Verweigerung des Begräbnisses, die Einziehung von Gütern des Verstorbenen oder die soziale Ächtung der Angehörigen (Pulte 2022, S. 73–116).

8 Zur besseren Lesbarkeit wurden die lexikalen Abkürzungen im Original aufgelöst.

18. Jahrhundert

Als theologische Achsenzeit, d. h. als eine essenzielle Zeit des Umbruchs, kann in besonderer Weise das 18. Jahrhundert angesehen werden, das nicht nur durch eine wachsende Autonomie des menschlichen Denkens, sondern im Neuprotestantismus wie im Katholizismus durch eine wachsende Zahl von Abhandlungen über den Suizid geprägt ist (Jang 2022, S. 25 f.). „Die wachsende Zahl von Suizidenten wird Gegenstand der öffentlichen Debatte und des literarischen Diskurses, der im 18. Jahrhundert auch theologische Literaten zu einer Bewertung herausruft [...], die eindrücklich ein Ringen um die ‚Neubewertung' des Suizids vermitteln. Immer in der Spannung von göttlichem Gebot, Freiheit oder Anmaßung, Verhältnisbruch oder Hingabe, bisweilen ergänzt um medizinische/psychologische Erkenntnisse." (Proft 2024; noch nicht erschienen)

Einen weiteren Entwicklungsschub erfährt die öffentliche Debatte durch den Briefroman Johann Wolfgang von Goethes *Die Leiden des jungen Werther*, der die Thematik des Suizids aus den bisherigen Deutungsmustern religiöser Wertsetzung löst und mit einer neuen Kriteriologie von Ästhetik, Aufopferung und gesellschaftlicher Sympathie ausstattet (vgl. dazu Zaffarana 2012; zum Werthereffekt und zur Rezeption in zeitgeschichtlichen Medien vgl. Brosius und Ziegler 2001, S. 9–29). Seit dieser Zeit stehen religiöse Abhandlungen, Handreichungen und Stellungnahmen zur Thematik des Suizids tendenziell unter Rechtfertigungszwang. Die Deutungshoheit hat sich von einer religiös naturrechtlichen Norm*orientierung* zu einer autonomen, d. h. selbstsetzenden Norm*gebung* verlagert, das Leben als religiöse/soziale Pflicht wandelt sich zum personalen Verfügungsgut.

19. und 20. Jahrhundert

Das 19. Jahrhundert steht hingegen wieder in der Ambivalenz einer Wiedererstarkung religiöser Strukturen (Ordensfrühling, zahlreiche Neugründungen von Einrichtungen in konfessioneller Trägerschaft, Pilgerwesen und Volksfrömmigkeit) und zugleich radikaler Umbrüche nationalstaatlicher Entwicklungen in der zweiten Hälfte des 19. und zu Beginn des 20. Jahrhunderts (Schneider 2009). Dies betrifft auch den Umgang mit dem Suizid als gesellschaftlichem Phänomen (Baumann 2001). Eine abnehmende moralische Stigmatisierung lässt sich beispielhaft daran erkennen, dass eine medizinische Bewertung der Tat im Sinne einer „Unzurechenbarkeitsbescheinigung" (erstmals formell) die Möglichkeit zu einem kirchlichen Begräbnis eröffnete (vgl. Schlimme 2010, S. 153, 186; zur kirchlichen Begräbniskultur vgl. Lindemann 1983 sowie Kühnel 2013).[9]

9 Lange Zeit prägte das „Eselsbegräbnis" den Umgang mit Suizidenten auch in der kirchlichen Begräbniskultur.

Im Laufe des 20. Jahrhunderts werden staatliche und kirchliche Sanktionen für Suizidenten nach und nach reduziert oder abgeschafft. Verwirkungstatbestände, die den Entzug des kirchlichen Begräbnisses nach sich zogen, verschwinden aus den landeskirchenrechtlichen Regelungen (evangelische Landeskirchen) (Weiler 2013). Auf katholischer Seite sieht der Kodex des kirchlichen Rechts, der CIC, aus dem Jahr 1983 im can. 1176 § 1 vor, dass auch Suizidenten ein kirchliches Begräbnis bekommen sollen. Can 1184 § 1 enthält aber zumindest formal immer noch die Möglichkeit der Verweigerung, für den Fall, dass das Begräbnis ein „öffentliches Ärgernis" nach sich ziehen würde.

Heute

Aus den vorausgehenden Skizzen eines theologisch-ethischen Ringens im Umgang mit dem Suizid kann zwar eine Ablehnung bis hin zu einem Verbot als *normative* Folgerung abgeleitet werden, jedoch ohne Anspruch auf eine kategorische Restriktion. Adrian Holderegger bündelt diese Erkenntnis in der Aussage, dass

> die Souveränität Gottes zur Freiheit des Menschen immer im Verhältnis der Analogie steht und somit aus dem alleinigen Schöpferwillen Gottes kein eindeutiges sittliches Urteil abzuleiten ist, auch wenn die Souveränität Gottes ein entscheidendes Glaubensmotiv sein kann, im Leben auszuharren und Mangelsituationen anzunehmen [...]. Selbstannahme und Sozialnatur des Menschen ergeben kein kategorisches Fundament für ein Verbot, selbst wenn partiell dagegen verstoßen wird. (Holderegger 2006, Sp. 1107)[10]

Der Begriff der Freiheit ist mit anderen Worten daher immer relativ und relational und braucht stets eine konkrete Auslegung, abhängig vom Subjekt, der Situation und dem System. Relativität und Relationalität bedeutet im Gegenzug aber auch nicht bloß Beliebigkeit, sondern zielen auf eine größere Gerechtigkeit, die um die Vielfalt unterschiedlichster Lebenssituationen weiß und damit sensibel umgeht.

Es bleibt folgerichtig aus Sicht der Tradition zu fragen, was bedeutet dies für die Frage nach der Bewertung des (assistierten) Suizids aus theologisch-ethischer Sicht heute?

---

10 Zur besseren Lesbarkeit wurden die lexikalen Abkürzungen im Original aufgelöst.

4 Warum sich die Frage nach der ethischen Bewertung des (assistierten) Suizids (nicht) beantworten lässt

Die skizzierten Begrenzungslinien mögen mitunter von „akademischem Interesse" anmuten, gar als der Praxis weitgehend entfremdet abgetan werden. Ein Blick in die jüngere Vergangenheit zeigt jedoch die bleibende Relevanz historisch gewachsener Haltungen und der damit verbundenen Begründungsprofile, wenn katholische Nachrichtenportale 2019 in der Frage nach der ethischen Bewertung des assistierten Suizids prominent hervorheben:

> Laut dem niederländischen Kardinal Willem Eijk darf ein katholischer Priester einem Menschen, der durch aktive Sterbehilfe oder einen assistierten Suizid sein Leben beenden will, keine Sakramente wie die Kommunion oder die Krankensalbung spenden. Ein Mensch könne die Sakramente nur empfangen, „wenn er in rechter Verfassung ist, und das ist nicht der Fall, wenn er sich der Ordnung der Schöpfung widersetzen will, indem er den inneren Wert seines Lebens verletzt".[11]

Konkret greift auch der aktuell gültige Katechismus der katholischen Kirche (KKK) von 1997[12] das Thema Suizid (weiterhin) mit altbekannten Argumenten in Anlehnung an Thomas von Aquin (KKK 2280 f.) auf und qualifiziert den assistierten Suizid analog: „Freiwillige Beihilfe zum Selbstmord verstößt gegen das sittliche Gesetz." (KKK 2282) Das Schreiben der Kongregation für die Glaubenslehre Samaritanus bonus[13] aus dem Jahr 2020 hält ebenfalls am „Verbot der Euthanasie und des Assistierten Suizids" fest.

Im öffentlichen Diskurs hat sich in der jüngsten Vergangenheit in beiden Kirchen eine eher „pastorale Sprache" etabliert. Diese stellt weiterhin den Lebensschutz ins Zentrum, verurteilt den Suizid bzw. den assistierten Suizid jedoch nicht mehr direkt. So äußert sich der Rat der Evangelischen Kirche in Deutschland (EKD) im Juni 2023 in einer Pressemeldung, die deutlich über die gemeinsame Position mit dem Sekretariat der Deutschen Bischofskonferenz aus dem Jahr 2000 hinausgeht: „Zum Schutz des Lebens und zur Achtung vor dem einzelnen Menschen gehört auch, wenn eine Entscheidung für einen assistierten Suizid in einer Grenzsituation getroffen wird, die Umsetzung dieser Entscheidung im Rahmen des Rechts zu ermöglichen, dieser Person vorurteilsfrei zu begegnen und sie seelsorgerlich zu begleiten."[14] Ganz grundlegend wird diese Thematik auch in der Stellungnahme der Synode der Evangelischen Kirche

11 URL: https://www.katholisch.de/artikel/23957-kardinal-keine-sakramente-bei-assistiertem-suizid. Zugegriffen am 18.06.2024.

12 URL: https://www.vatican.va/archive/DEU0035/_P86.HTM. Zugegriffen am 18.06.2024.

13 URL: https://www.dbk-shop.de/media/files_public/a2f1de89939a89c10b810a0e9856efb3/ DBK_2228.pdf. Zugegriffen am 18.06.2024.

14 URL: https://www.ekd.de/rat-der-ekd-nimmt-stellung-zur-debatte-um-assistierten-suizid-79379.htm. Zugegriffen am 18.06.2024.

von Westfalen behandelt, die sich, ebenfalls im Juni 2023, um eine Kontextualisierung der theologisch-ethischen und rechtlichen Bewertungen zur Neuregelung des assistierten Suizids bemüht.[15]

Fast zeitgleich erklärte der Vorsitzende der Deutschen Bischofskonferenz im Juli 2023: „Der Wunsch, sein Leben zu beenden, kann viele Ursachen haben. Keinem Menschen steht darüber von außen ein Urteil zu. Doch gilt es, Menschen davor zu schützen, eine solche Entscheidung übereilt oder nicht freiverantwortlich zu treffen. Einer Normalisierung der Suizidassistenz darf darum keinesfalls Vorschub geleistet werden.“[16]

Vor dem Hintergrund der skizzierten historischen Entwicklung kann zusammenfassend eine deutlich gewachsene Sensibilisierung der theologischen Ethik wie auch der Kirchen in Deutschland für die existenzielle Notsituation der Person, die einen Suizid verübt oder dabei um Hilfe ersucht, festgehalten werden (Coors 2022). Als sozialgesellschaftliche Institutionen sind die christlichen Kirchen ferner vom Anspruch einer möglichst differenzierten Betrachtung geleitet, die den Suizidwilligen ernstnimmt. Aushandlungsprozesse um eine gesetzmäßige Regelung verbindet die Diskussion um Kriterien wie beispielsweise die „Abwesenheit von akuten psychischen Erkrankungen“, „Einsichtsfähigkeit und gefestigte Willensfindung“, „ernsthafte und dauerhafte Willensäußerung“ (vgl. Deutscher Ethikrat 2002, S. 66–108).

Fraglich ist, ob zuverlässig – durch Statuten und Prüfmechanismen geregelt – zwischen einem autonomen Suizidwunsch, einem ambivalenten oder gar fremdinduzierten Willen oder einer psychischen Erkrankung, die dem Suizidwunsch vorausgeht bzw. ihn begleitet, unterschieden werden und damit der (assistierte) Suizid als solcher ethisch bewertet werden kann.

Wie auch immer in der Praxis die konkrete Hilfe im Einzelfall aussehen mag, der Mensch bleibt eine offene Frage (Heil 2009), die es mit Vertrauen in die Fähigkeit zur Verantwortung, aber auch dem Mut zur Fragmentarität im Horizont für die Transzendenz auszuhalten gilt.

---

15 URL: https://www.evangelisch-in-westfalen.de/fileadmin/user_upload/Service/Download/Neuregelung_assistierter_Suizid_Stellungnahme_EKvW.pdf. Zugegriffen am 14.06.2024. Ergänzend kann auch auf die Arbeitshilfe: Assistierter Suizid für Einrichtungen der Diakonie verwiesen werden, URL: https://www.diakonie-bayern.de/fileadmin/Bilder_Dateien/FV_EOLC/Aktuelle_Fassung_Arbeitshilfe_Assist. Suizid_Fverbaende_Diakonie_Bayern_Email.pdf. Zugegriffen am 18.06.2024.

16 URL: https://www.dbk.de/presse/aktuelles/meldung/statement-von-bischof-baetzing-zur-abstimmung-des-deutschen-bundestages-ueber-die-neuregelung-der-suizidassistenz. Zugegriffen am 18.06.2024.

Literatur

Baumann U (2001) Vom Recht auf den eigenen Tod. Die Geschichte des Suizids vom 18.bis zum 20. Jahrhundert. Köln/Weimar/Wien.

Bobbert M (2021) Gesetzesentwürfe zur Suizidhilfe. Überlebenswichtig. Christ in der Gegenwart vom 04.04.2021. URL: https://www.herder.de/cig/cig-ausgaben/archiv/2021/14-2021/ueberlebenswichtig/. Zugegriffen am 18.06.2024.

Breuer T (2020) Suizid. URL: https://www.die-bibel.de/ressourcen/wirelex/6-inhalte-iii-systematisch-theologische-didaktik/suizid. Zugegriffen am 18.06.2024.

Brosius H-B, Ziegler W (2001) Massenmedien und Suizid: praktische Konsequenzen aus dem Werther Effekt. Communicatio Socialis 34(1): 9–29.

Clemen O (1962) Luthers Werke in Auswahl. Bd. 8: Tischreden. Berlin.

Coors M, Farr S (Hrsg.) (2022) Seelsorge bei assistiertem Suizid. Ethik, praktische Theologie und kirchliche Praxis. Zürich.

Deutscher Ethikrat (2002) Suizid – Verantwortung, Prävention und Freiverantwortlichkeit. Stellungnahme. Kap. 3 Voraussetzungen. Berlin.

Dietrich J (2017) Der Tod von eigener Hand (Orientalische Religionen in der Antike Bd. 19). Tübingen.

Durkheimer E ([14]2017) Der Selbstmord. Frankfurt a. M.

Fenner D (2008) Suizid – Krankheitssymptom oder Signatur der Freiheit? Eine medizinisch-ethische Untersuchung (Angewandte Ethik, Bd. 8). Freiburg i. Br.

Haenel T (1983) Die Bewertung des Suizides im Laufe der Geschichte: Eine Übersicht. In: Medizinhistorisches Journal 18(3): 213–226. URL: http://www.jstor.org/stable/25803746. Zugegriffen am 18.06.2024.

Heil R (2009) „Homo absconditus. Das Subjekt als Projekt und offene Frage". Negativität und Unbestimmtheit. In: Hetzel A (Hrsg.) Beiträge zu einer Philosophie des Nichtwissens. Festschrift für Gerhard Gamm. Bielefeld: 181–194. URL: https://doi.org/10.1515/9783839409565-012. Zugegriffen am 18.06.2024.

Holderegger A (2006) Art. Suizid III. Theologisch-ethisch. In: LThK[3] Bd. 9, 1106–1108.

Jang G (2022) Herausforderung Suizid. Die theologische Auseinandersetzung mit dem Selbstmord im 18. Jahrhundert. Münster.

Konradt M (2015) Das Evangelium nach Matthäus, übersetzt und erklärt von Matthias Konradt (NTD-Neubearbeitungen, Bd. 1). Göttingen 2015.

Kühnel F (2013) Kranke Ehre? Adelige Selbsttötung im Übergang zur Moderne. München.

Lindemann M (1983) Armen- und Eselbegräbnis in der europäischen Frühneuzeit, eine Methode sozialer Kontrolle. In: Blum P R (Hrsg.) Studien zur Thematik des Todes im 16. Jahrhundert (Wolfenbütteler Forschungen, Bd. 22). Wolfenbüttel: 125–139.

Mischler G (2000) Von der Freiheit das Leben zu lassen. Kulturgeschichte des Suizids. Hamburg/Wien.

Pöldinger W (2006) Art. Suizid I. Anthropologisch. In: LThK[3], Bd. 9, 1105 f.

Pressemeldung der DBK Nr. 111 vom 06.07.2023. URL: https://www.dbk.de/presse/aktuelles/meldung/statement-von-bischof-baetzing-zur-abstimmung-des-deutschen-bundestages-ueber-die-neuregelung-der-suizidassistenz. Zugegriffen am 18.06.2024.

Proft I (2010) Heilung und Heil (Theologie im Dialog, Bd. 5). Freiburg i. Br.

Proft I (2024) Rezension zu Jang, Gilsu, Herausforderung Suizid. Die theologische Auseinandersetzung mit dem Selbstmord im 18. Jahrhundert, Münster 2022, erscheint in: ThRv 2024.

Pulte M (2022) Suizid und Suizidassistenz: Heute noch ein kirchen- und staatsrechtliches Problem? In: Ders., Ruthig J (Hrsg.) Assistierter Suizid. Ethische Fragen und rechtliche Entwicklungen angesichts fortschreitend pluralisierender Lebenswelten (Mainzer Beiträge zu Kirchen- und Religionsrecht, Bd. 10). Würzburg: 73–116.

Schlimme J E (2010) Eine Untersuchung der philosophischen Verständnisweisen der suizidalen Erfahrung in der europäischen Kulturgeschichte. Hannover. URL: https://www.repo.uni-hannover.de/bitstream/handle/123456789/7563/625467620.pdf?sequence=1&isAllowed=y. Zugegriffen am 18.06.2024.

Schlögl-Flierl K, Kieslinger K (2023) Assistierter Suizid. Gescheitert? Nicht ganz! In: Christ in der Gegenwart vom 16.07.2023. URL: https://www.herder.de/cig/cig-ausgaben/archiv/2023/29-2023/gescheitert-nicht-ganz/. Zugegriffen am 18.06.2024.

Schmitt H-C (2021) Redaktionsgeschichtliche Studien zum Pentateuch. Berlin/Boston.

Schneider B (Hrsg.) (2009) Konfessionelle Armutsdiskurse und Armenfürsorgepraktiken im langen 19. Jahrhundert (Inklusion/Exklusion. Studien zu Fremdheit und Armut von der Antike bis zur Gegenwart, Bd. 15). Frankfurt a. M.

Schockenhoff E (2009) Ethik des Lebens. Grundlagen und neue Herausforderungen. 2. aktualisierte Auflage. Freiburg i. Br.

Sekretariat der Deutschen Bischofskonferenz (Hrsg.) (2000) Gott ist ein Freund des Lebens. Herausforderungen und Aufgaben beim Schutz des Lebens. Gemeinsame Erklärung des Rats der Evangelischen Kirche in Deutschland und der Deutschen Bischofskonferenz, Bonn.

Thielicke H (1963) Einführung in die christliche Ethik. München.

Weiler K (2013) Die Beurteilung der Selbsttötung unter besonderer Berücksichtigung kirchenrechtlicher Regelungen (Rechtsgeschichtliche Studien). Hamburg.

Wils J-P (2007) ars moriendi. Über das Sterben. Frankfurt a. M./Leipzig.

Zaffarana M (2012) „Nah am Grabe ward mir`s heller". Das Motiv des Freitods in Goethes W*erther* und bei seinen dramatischen Nachfolgern. Bonn.

Hadil Lababidi

Assistierter Suizid: (K)ein Thema für die islamisch geprägte Pflegeethik

1 Einleitung

Zwar scheint die Rate der Suizidenten in islamischen Ländern vergleichsweise gering auszufallen (Krug et al. 2002, S. 11), jedoch kann dies dem „verzerrenden Faktor der staatlichen Tabuisierung von Suiziden" geschuldet sein (Kellner 2022, S. 3). Mittlerweile werde das Problem allerdings vermehrt wahrgenommen und weniger tabuisiert, dagegen gebe es einen enormen Unterschied bei den psychiatrischen Angeboten zwischen öffentlichen und privaten Krankenhäusern. „Wer Geld hat, kann sich eine gute Behandlung leisten, aber was ist mit all den armen Leuten?", fragt z. B. die Politologin Elham Manea mit Blick auf den ägyptischen Kontext (Wenger 2019). Auch pflegerisches Fachpersonal kann vor einem Dilemma stehen, wenn ein Individuum um Beihilfe zum Suizid bittet: Soll es diesbezüglich beraten? Es drängt sich die Frage auf, inwiefern der assistierte Suizid ein Thema für die islamisch geprägte Pflegeethik darstellt. Dieser Beitrag skizziert zunächst die Kernelemente einer islamisch geprägten Pflegeethik und liefert anschließend einen Überblick über die Diskurse zum Suizid und zum assistierten Suizid im Islam, um schließlich die Frage zu beantworten, inwiefern sich der assistierte Suizid mit der islamisch geprägten Pflegeethik vereinbaren lässt.

2 Pflegeethik aus einer islamischen Perspektive

Der International Council of Nurses (ICN)[1] ist eine Vereinigung von über 130 nationalen Berufsverbänden der Pflege, der sich bislang 17 nationale Pflegeberufsverbände in mehrheitlich muslimischen Ländern angeschlossen haben: Ägypten, Bahrain, Bangladesch, Indonesien, Iran, Jordanien, Katar, Kuwait, Libanon, Malaysia, Oman, Pakistan, Palästinensische Autonomiegebiete, Saudi-Arabien, Sudan, Türkei und Vereinigte Arabischen Emirate. Mit dem Anspruch, eine „globale Stimme der Pflege" zu sein, hat der ICN im Jahr 1953 eine internationale „Werteordnung" für Pflegekräfte aufgestellt, den *Code of Ethics for Nurses,* der zuletzt 2021 überarbeitet wurde. Bemerkenswert ist, dass es auch Bemühungen gab, eine Pflegeethik aus den islamischen Quellen zu begründen. Das Bestreben lässt sich zum Teil auf eine politische Strategie zurückführen. So treibt Saudi-Arabien seit den 1990er-Jahren die sogenannte Saudisierung

1 Der International Council of Nurses mit Sitz in Genf wurde 1899 gegründet.

https://doi.org/10.1515/9783111371795-018

voran, um die Zahl der ausländischen Arbeitnehmenden zu verringern und als Ausgleich den Anteil saudischer Arbeitnehmender zu erhöhen. Die Gesundheitsversorgung zählt zu den größten Bereichen, in denen diese Politik betrieben wird (Miller-Rosser et al. 2006). Mittels einer islamischen Pflegeethik soll der Pflegeberuf bei saudischen Staatsbürgern mehr Akzeptanz finden.

Die zwei Kernelemente der islamisch geprägten Pflegeethik sind die Betonung der Pflicht, gegenüber Menschen, die der Pflege bedürfen, Barmherzigkeit zu zeigen und die Heiligkeit des Lebens zu bewahren. Die normgebenden Quellen des Islam, also der Koran und die Sunna, die Handlungen und Aussprüche des Propheten Muḥammad, greifen die Barmherzigkeit und die Heiligkeit des Lebens an verschiedenen Stellen auf. Zum Beispiel rekurriert der Lebensschutz auf die Sure 5, Vers 32: „Wenn aber jemand *einem* Menschen das Leben bewahrt,/ so ist's, als würde er das Leben *aller* Menschen bewahren." (Bobzin 2015^2, S. 97) In den Sammlungen über die Handlungen des Propheten findet sich ein Ausspruch, der barmherziges Verhalten von Gläubigen fordert: „Wer keine Barmherzigkeit mit anderen hat, der wird auch keine Barmherzigkeit finden!" (al-Buḫārī 2002, S. 1508)

In der islamisch geprägten Pflegeethik nimmt die Gestalt der „ersten muslimischen Krankenschwester" großen Raum ein. Rufaida al-Aslamīya (geb. 620) soll neben der Moschee in Medina ein Zelt errichtet haben, in dem sie mit befreundeten Personen verletzte Menschen versorgt hat. Durch diese Geschichte soll die Bedeutung der Pflege im Islam hervorgehoben werden, indem Pflege als eine spirituelle Handlung dargestellt wird, für die Lohn im Jenseits zu erwarten ist (Lovering 2008, S. 93, 114–118). Später schließt sich Rufaida als Krankenschwester während der ersten kriegerischen Auseinandersetzungen im 7. Jahrhundert der Armee unter dem Propheten Muḥammad an (Lovering 2008, S. 98). Bei der Aufteilung der Kriegsbeute erhält Rufaida den gleichen Anteil wie die Kämpfer. Das soll zum einen verdeutlichen, dass die Pflege im Islam wertgeschätzt wird, zum anderen erhöht diese Gleichbehandlung den Status von Frauen in der Pflegerolle (Lovering 2008, S. 100). Rufaida als erste Krankenschwester im Islam dient der Grundlage der Pflegeidentität muslimischer Krankenschwestern (Lovering 2008, S. 102), da sie als geduldige, freundliche, hingebungsvolle und engagierte Person beschrieben wird (Jan 1996, S. 267).

Die islamisch geprägte Pflegeethik soll am Beispiel des Pflegemodells „Crescent of Care" („Halbmond der Pflege") vorgestellt werden, das darauf abzielt, sowohl religiöse als auch kulturelle Werte des Islam zu vereinen. Dieses Modell hat die Gesundheitswissenschaftlerin Sandra Lovering für ein Krankenhaus in Saudi-Arabien erarbeitet, um islamische Kernelemente in der arabisch-muslimischen Pflegepraxis bei der Versorgung von arabisch-muslimischen Patienten anzuwenden (Lovering 2012, S. 172 f.). Der Bedarf hierfür ergibt sich daraus, dass die muslimische Patientenschaft derzeit von überwiegend nicht-muslimischen Pflegekräften gepflegt wird (Ministry of Health Saudi Arabia 2021).

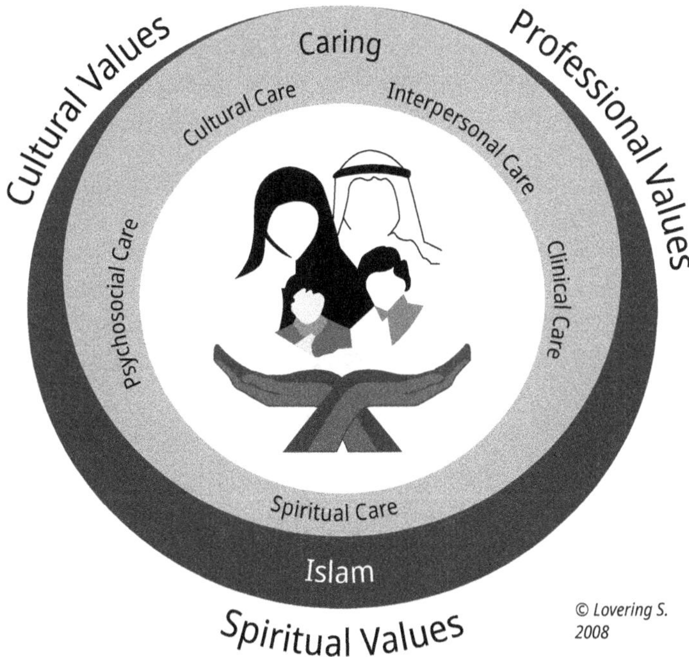

Abb. 1: Crescent of Care Nursing Model (Quelle: Sandra Lovering 2008).

Im Zentrum des Pflegemodells „Crescent of Care" (vgl. Abb. 1) stehen das Individuum und seine Familie, um die kulturelle Bedeutung der Familie als soziale Einheit in der arabischen Kultur hervorzuheben. Um diesen inneren Kreis herum liegen die Komponenten der professionellen Pflege (Lovering 2012, S. 172 f.):

- Spirituelle Pflege (Maßnahmen zur Befriedigung der spirituellen Bedürfnisse des Patienten und der Familie),
- Psychosoziale Pflege (Maßnahmen zur Befriedigung der psychologischen und sozialen Bedürfnisse des Patienten und der Familie),
- Kulturelle Pflege (Maßnahmen, um den kulturellen Bedürfnissen gerecht zu werden und die Werte, Überzeugungen und Traditionen des Patienten und seiner Familie zu unterstützen),
- Zwischenmenschliche Pflege (Aspekte der Pflege im Zusammenhang mit der Beziehung zwischen Pflegekraft und Patient, einschließlich Kommunikationsmustern) und
- Klinische Pflege (physische und technische Pflege).

Der Halbmond, ein Symbol des Islam, umgibt die genannten Komponenten der Pflege und symbolisiert die Untrennbarkeit der (professionellen) Pflege vom Islam. Die Verknüpfung des Halbmonds des Islam und der Pflegekomponenten spiegelt die gemeinsame Spiritualität zwischen der Pflegekraft, dem Individuum und der Familie wider. Der äußere Kreis identifiziert die Werte, die einen Einfluss auf die Pflege haben, nämlich spirituelle Werte (abgeleitet vom Islam), kulturelle Werte (abgeleitet von der arabischen kulturellen Weltanschauung) und berufliche Werte (Werte und Standards, die sich aus dem Pflegeberuf ergeben). Diese beziehen sich jeweils sowohl auf die Gesundheitsverständnisse und Verhaltensweisen des Individuums als auch auf die Bereitstellung professioneller Pflege (Lovering 2012, S. 173).

Zusammengefasst zeichnen die islamisch geprägte Pflegeethik die religiösen Gebote aus, gegenüber Menschen in Not Barmherzigkeit zu zeigen und die Heiligkeit des Lebens zu bewahren. Als zusätzliche Herausforderung erweist sich, dass Kultur und Traditionen einen großen Einfluss auf normative Präferenzen haben.

3 Suizid im Islam

Im Folgenden sollen zunächst die normgebenden Quellen des Islam, also der Koran und die Sunna, die Handlungen und Aussprüche des Propheten Muḥammad, über Tod und Suizid zu Wort kommen. Im Koran wird hervorgehoben, dass Gott über die Lebensdauer der einzelnen Menschen entscheidet. In Sure 16, Vers 61 heißt es: „[...] Wenn ihre Frist kommt, dann können sie diese nicht verschieben um eine Stunde oder vorlegen.“ Ähnlich lautet auch Sure 3, Vers 145: „Niemandem ist es vergönnt zu sterben, es sei denn, mit Erlaubnis Gottes, entsprechend zeitlich bestimmtem Beschluss. [...]“ Die Sure 4, Vers 29 nimmt deutlich Bezug zum Suizid: „[...] Und tötet euch nicht selbst! Siehe, Gott ist euch gegenüber voll Erbarmen.“

Vor allem in den Prophetenhadithen wird die Selbsttötung als eine große Sünde darstellt, und der gläubige Mensch hat mit schwerwiegenden Konsequenzen im Jenseits zu rechnen, wenn er sich das Leben nimmt. Suizid ist aus islamischer Sicht verboten, da er als eine Handlung eingestuft wird, die gegen die Vorherbestimmung Gottes angeht und gegen Gott aufbegehrt. So soll Gott laut einem Hadith einem suizidierten Kämpfer den Eintritt ins Paradies verweigert haben, der im Krieg schwer verletzt wurde und sich aufgrund von unerträglichen Schmerzen das Leben genommen hat. Dazu wird folgender Prophetenausspruch überliefert:

> Es gab einen Mann, der im Krieg schwer verletzt wurde und der sich entschied, seinen Tod schnell herbeizuführen und seinem Schmerz ein Ende zu bereiten. Er nahm ein Schwert und steckte es in den Boden mit der Spitze nach oben. Er lehnte sich nach vorne und tötete sich selbst. Ein anderer Mann kam zum Propheten und beschrieb ihm, was er gesehen hat. Der Prophet sagte daraufhin: „Der Mann beeilte sich, den Tod über sich selbst zu bringen, also habe ich ihm verboten, das Paradies zu betreten.“ (al-Buḫārī 2016, S. 1592 f, eigene Übersetzung H. Lababidi.)

An dieser Erzählung wird der Zwiespalt aus ethischer und islamrechtlicher Sicht deutlich: Aus ethischer Perspektive kann diese Handlung zum einen als Zeichen der

Selbstbestimmung und des freien Willens gewertet werden. Die selbstbestimmte Beendigung der unerträglichen Schmerzen kann auch als Zeichen von Charakter- und Willensstärke angesehen werden. Aus islamrechtlicher Sicht aber ist der Suizid eine große Sünde und wird mit einem Verbot belegt, denn der Mensch ist nur der Verwalter seines Körpers, nicht sein Besitzer. Der Mensch darf in eingeschränktem Maße Entscheidungen über diese Leihgabe treffen, die seine Gesundheit erhalten oder wiederherstellen. Ungerechtfertigt dagegen ist die Selbsttötung, da schließlich der Schutz der körperlichen Unversehrtheit eines der wichtigsten Prinzipien des islamischen Rechts ist. Traditionell geht man davon aus, dass die Tat sofort in der Hölle bestraft werden wird. Ins Gewicht fällt aber auch, dass die Handlung unumkehrbar und die Gefahr der Beeinflussung anderer nicht auszuschließen ist.

Begründet wird der Unrechtscharakter des Suizids damit, dass das Leben ein Geschenk Gottes ist. Dieses zurückzuweisen ist daher eine Zurückweisung des Schenkenden bzw. des Schöpfers des Lebens. Der Suizid ist auf einer weiteren Ebene der Versuch, die gesamte Ordnung der Welt zu zerstören. Von muslimischen Rechtsgelehrten wird auch häufig darauf hingewiesen, dass keine Entschuldigungsgründe für eine Selbsttötung akzeptiert werden (Krawietz 1991, S. 91–104). Insgesamt wird der Suizid theologisch und moralisch als verwerflich und folglich als verboten bewertet.

4 Assistierter Suizid aus einer islamischen Perspektive

Ausgehend vom Verbot der aktiven Lebensbeendigung wird auch der assistierte Suizid von islamischen Rechtsgelehrten einstimmig abgelehnt. Deshalb wird er nicht thematisiert oder nur in einem begrenzten Rahmen diskutiert, wie im Zusammenhang mit einer terminalen Krankheit mit unerträglichen Schmerzen. Der assistierte Suizid ist insofern kein Thema für islamische Pflegekräfte und Patientinnen und Patienten. Da in konkreten Pflegesituationen dennoch der Wunsch danach aufkommen kann, werden im Folgenden Überlegungen dargestellt, wie sich eine islamisch geprägte Pflegeethik zu diesen Fragen verhalten kann.

Zunächst sollen die normgebenden islamischen Quellen und die islamrechtliche Diskussion zu dieser Thematik beleuchtet werden. Daraufhin werden muslimische Sichtweisen auf den assistierten Suizid vorgestellt. Im Anschluss werden diese in den islamethischen Diskurs eingeordnet und es wird der Frage nach der Verantwortung vor Gott bei einer suizidalen Handlung nachgegangen.

4.1 Islamische Quellen und islamrechtliche Diskussion

Die Ablehnung des assistierten Suizids gründet in dem koranischen Tötungsverbot in Sure 5, Vers 32. Somit ist es sowohl verwerflich, wie zuvor dargestellt, sich das eigene Leben als auch das von Mitmenschen zu nehmen.

Darüber hinaus macht sich aus islamrechtlicher Sicht die durchführende ärztliche Person beim assistierten Suizid einer strafbaren Handlung und das Pflegepersonal einer unterlassenen Hilfeleistung bzw. Lebensrettung schuldig. Grundsätzlich gilt das Leben eines Individuums als ein der ärztlichen Person anvertrautes Gut (*amāna*). Deshalb gehört es zu ihrer Pflicht, dessen Überleben zu sichern, wozu sie aufgrund ihrer medizinischen Expertise verpflichtet ist (*farḍ al-kifāya,* gemeinschaftliche Pflicht).[2] Aufgrund der moralischen Verwerflichkeit des assistierten Suizids werden beide Parteien von Gott zur Rechenschaft gezogen werden (Shabana 2023, S. 267 f.).

Sofern der assistierte Suizid in theologischen Abhandlungen diskutiert wird, wird exemplarisch eine besondere Situation mit einem hohen Leidensdruck herangezogen: Ein Mensch hat unerträgliche Schmerzen und möchte deshalb von einem assistierten Suizid Gebrauch machen. Rechtfertigen Schmerzen einen assistierten Suizid aus islamischer Sicht, um die Würde des Menschen zu erhalten? Der assistierte Suizid wird aus ähnlichen Gründen wie der Suizid abgelehnt. Um jedoch die Würde des sterbenden, leidenden Menschen zu erhalten, können unerträgliche Schmerzen beispielsweise durch einen Therapieverzicht bzw. eine Therapiereduktion, wenn der Nutzen der medizinischen Behandlung nicht gesichert ist, gelindert werden, auch wenn dies lebensverkürzend wirkt. Im Gegensatz zum assistierten Suizid, der den Tod direkt zur Folge hat, handelt es sich bei einer lebensverkürzenden Wirkung um einen indirekt herbeigeführten Tod. Die lebensverkürzende Wirkung wird deshalb von vielen Rechtsgelehrten in Kauf genommen, weil eine Schmerzlinderung beabsichtigt wird. In aussichtslosen Fällen akzeptieren viele einen Therapieverzicht bzw. eine Therapiereduktion (Kellner 2022, S. 6).

Obwohl die Mehrheit der Rechtsgelehrten einen Abbruch von lebenserhaltenden Maßnahmen in aussichtslosen Fällen befürwortet, fordern dagegen in der Praxis häufig die Angehörigen aus emotionalen Gründen eine maximale Therapie, worunter auch die Gabe von Sondenernährung verstanden wird (Lababidi 2023, S. 197 f.). Hierbei werde die behandelnde ärztliche Fachkraft beim Therapieabbruch für den Tod der Patientin oder des Patienten mitverantwortlich gemacht, sofern kein Einverständ-

2 Gott hat den Menschen Pflichten auferlegt. Es werden zwei Arten der religiösen Pflichten unterschieden: die Pflichten des Individuums (*farḍ al-ʿayn*), denen jede muslimische Person nachkommen muss (z. B. die religiösen Praktiken) und die gemeinschaftlichen Pflichten (*farḍ al-kifāya*, Pflicht des Genügeleistens), bei denen es ausreicht, wenn eine gewisse Anzahl der Gläubigen diese Pflicht erfüllt. Die muslimische Ärzteschaft erfüllt mit ihrer Berufsausübung eine gemeinschaftliche Pflicht. Da nicht alle muslimischen Personen eine medizinische Expertise haben, sind nur diejenigen verpflichtet, ihre Expertise anzuwenden, die über eine solche verfügen.

nis der zu versorgenden Person vorliegt. Gemäß dieser Argumentation unterlasse die behandelnde Person ihre ärztliche Pflicht. Des Weiteren liege es in der Hand Gottes, ob mit dem Weiterführen eine Heilung des erkrankten Menschen geschehe. Diese Haltung spiegelt die Hoffnung wider, dass ein Fortschritt in der Medizin zu einer Genesung der Patientin oder des Patienten führen kann (Lababidi 2023, S. 181).

4.2 Muslimische Sichtweisen

Eine ablehnende Haltung gegenüber dem assistierten Suizid sogar unter Berücksichtigung schwerer Umstände scheint auch in der breiten muslimischen Bevölkerung vorzuherrschen. Insgesamt gibt es allerdings wenige empirische Studien zur Haltung von Menschen muslimischen Glaubens zu assistiertem Suizid. Dieser Fakt bekräftigt die hohe Sensibilität oder gar Tabuisierung der Thematik. Mit der Frage, ob unstillbare Schmerzen einen assistierten Suizid rechtfertigem, befasst sich die Studie der Islamwissenschaftlerin Chaima Ahaddour und Kollegen, in der die Haltung zu assistiertem Suizid von muslimisch geprägten Menschen ermittelt wurde. Dafür befragte Ahaddour in semistrukturierten Interviews 25 marokkanische muslimische Frauen mittleren und höheren Alters in Antwerpen.[3] Die Auswertung der Befragungen von Ahaddour ergibt, dass fast alle argumentierten, dass es unerlaubt ist und in Konflikt damit steht, eine gläubige Person zu sein, weshalb der assistierte Suizid für sie nicht akzeptabel ist. Die behandelnde medizinische Fachkraft macht sich zur Komplizin. Ihre Aufgabe ist es, sich um die Patientinnen und Patienten zu kümmern und nicht, ihnen zu helfen, ihr Leben zu beenden (Ahaddour et al. 2018, S. 5). Die Meinungen der Befragten gründen auf der Überzeugung, dass allein Gott derjenige ist, der das Recht hat, das Leben einer Person zu beenden. Neben dem Glauben an das Schicksal tritt bei den Befragten ihr Glaube an ein jenseitiges Leben, welches durch das Verhalten im diesseitigen Leben bestimmt wird, hervor. Deshalb soll kein islamisches Gebot übertreten und jedes Leiden als eine Prüfung verstanden werden, die es geduldig durchzustehen gilt. Die meisten Befragten begründeten den verwerflichen Charakter einer suizidalen Handlung damit, dass bei Suizid Bestrafung und extremes Leiden im Jenseits erwartet werden, Gott über die Handlungen der Menschen richten wird und der Akt der Selbsttötung mit einem ewigen Aufenthalt in der Hölle bestraft werden wird (Ahaddour et al. 2018, S. 6).

3 In einer früheren Studie (Van den Branden 2006) wurden marokkanische muslimische Männer, Imame, Ärzte und Pflegekräfte in Antwerpen zu ihrer Haltung zum Lebensende befragt. In den Interviews wird eine Situation beschrieben, in der eine Person terminal krank ist und ein geistiges oder psychisches Leiden hat. Die Teilnehmenden wurden gefragt, ob eine ärztliche Fachkraft eine tödliche Injektion verabreichen darf, damit die Person ihr Leben selbst beenden kann. Dies wurde strikt abgelehnt. Da Tötung auf Verlangen nicht Thema dieser Untersuchung ist, wird diese Studie nicht herangezogen.

Nur wenige Teilnehmende nuancierten die schwerwiegenden eschatologischen Implikationen und betonten, dass eine Person nicht über die Handlungen eines anderen Menschen urteilen kann. Allein Gott hat das Wissen über die Absichten und kann moralisch über die Handlungen von Menschen urteilen, weshalb nur er das Schicksal der Menschen kennt. Zugleich zeigten auch Befragte, die den assistierten Suizid ablehnen, Verständnis für die Schwere der Lage, mit unerträglichem Schmerz umzugehen. Nur eine der Befragten benannte das Dilemma zwischen der Linderung von unerträglichen Schmerzen und der Rolle Gottes als alleinigen Erschaffer von Leben und Tod (Ahaddour et al. 2018, S. 6). Die Studienleitungen erklären die außergewöhnlichen Ansichten damit, dass die genannten Personen durch ihre besondere Interpretation oder Sicht auf das Leben nach dem Tod erklärt oder beeinflusst werden. So zeigte eine Befragte Zweifel an der Schwere der Bestrafung im Grab und im Jenseits und betonte die Barmherzigkeit Gottes (Ahaddour et al. 2018, S. 8). Die Studie verdeutlicht einerseits die ablehnende Haltung unter Gläubigen aufgrund ihres Gottesbildes und ihr Verständnis der ärztlichen Pflicht zum Lebenserhalt und andererseits eine empathische Haltung gegenüber leidenden Menschen.

4.3 Inhärente Würde des Menschen

Nach islamischer Vorstellung verfügt der Mensch seit seiner Beseelung über eine inhärente Würde. Sobald der Mensch mit dem göttlichen Odem beatmet wird, gelangt dieser Geist in seinen Körper und belebt ihn. Auf diese Weise erschafft Gott den Menschen, und dieser Moment bestimmt den Beginn eines schützenswerten menschlichen Lebens. Und die irdische Existenz endet mit dem Zeitpunkt, an dem Gott den Menschen zu sich beruft. Der Schutz des Lebens ist daher schariatrechtlich das höchste Gut.

Der hohe Stellenwert des Lebens im Islam zeigt sich insbesondere bei ungeborenem Leben. Nach islamischer Mehrheitsmeinung findet die Beseelung 120 Tage nach der Befruchtung statt, weshalb ein Schwangerschaftsabbruch nach dieser Frist von den meisten Gelehrten abgelehnt wird (mit Ausnahme bei einer Lebensgefahr für die Mutter). Sogar bei einer hohen Wahrscheinlichkeit für eine schwerwiegende Behinderung des Kindes wird sein Leben immer als lebenswert bewertet. Aus islamischer Sicht hat jedes beseelte menschliche Wesen ein Recht auf Leben und nur Gott entscheidet über die Dauer des Lebens (Sure 22, Vers 5).

4.4 Gottesbild im Islam

In den nachfolgenden Überlegungen wird zwischen einem Suizid mit und ohne Assistenz unterschieden. Nach dem Urteil des Bundesverfassungsgerichts (BVerfG 2020) ist es unzulässig, unzurechnungsfähigen Menschen beim Suizid zu helfen. Dennoch können die Ausführungen zum Gottesbild Aufschluss darüber geben, welche jenseitigen Konsequenzen Menschen, die sich mit und ohne Assistenz suizidieren, erwarten.

Die muslimische Gelehrsamkeit und die von Ahaddour befragten Personen betonten gleichermaßen die strafende Eigenschaft Gottes, der beim Übertreten des koranischen Selbsttötungsverbots voll Zorn bestraft. Bislang wurden die Fälle vor dem Hintergrund der Verantwortung des Gläubigen gegenüber Gott diskutiert. Schätzungen zufolge sind häufig Depressionen eine Ursache für Suizide (Krug et al. 2002, S. 192). Sind Gläubige von der Verantwortung vor Gott befreit, wenn sie psychisch erkrankt sind und einen Suizid begehen? Aus theologischer Sicht können bestimmte Menschen nicht für ihre Handlungen verantwortlich gemacht werden. Diese Thematik hängt mit der Doktrin über die Aufbürdung gottesdienstlicher und zwischenmenschlicher Pflichten (sogenannte *taklīf*-Doktrin) zusammen, die kurz skizziert werden soll.

Der Mensch ist nach islamischem Verständnis individuell vor Gott für seine Taten verantwortlich, wenn er über geistige Reife verfügt und zugleich volljährig bzw. geschlechtsreif ist; er wird als Verpflichteter (*mukallaf*) bezeichnet. Um die unterschiedlichen körperlichen und mentalen Zustände bei den Menschen zu berücksichtigen, erlegt Gott jedem von ihnen diejenigen Pflichten auf, die ihren Fähigkeiten entsprechen. Je geringer die geistigen und körperlichen Kapazitäten sind, desto weniger Verpflichtungen müssen erfüllt werden, denn niemand soll überfordert werden (Koranvers 2:233, 2:286, 6:152, 7:42 und 13:62). Einige Menschen können aufgrund von körperlichen und geistigen Behinderungen die göttlichen Bestimmungen nicht umsetzen (*ġayr mukallaf*). Diese Erleichterung rekurriert auf einen bekannten Ausspruch des Propheten Muḥammads:

> Der Stift ist über drei Menschen aufgehoben: über dem Schlafenden, bis er aufwacht, dem Verrückten (*maǧnūn*),[4] bis er wieder gesund wird, und dem Kind, bis es denken kann (Ibn Māǧa 1918, Hadith Nr. 2041, S. 658).

Im islamischen Glauben ist die Vorstellung verbreitet, dass die guten und schlechten Taten des Menschen mit einem Stift verzeichnet werden, über die die einzelne Person im Jenseits Rechenschaft ablegt. Davon ausgenommen sind jedoch bestimmte Personengruppen bzw. bestimmte Umstände, wie Schlaf, Behinderung, psychische Störungen oder Unreife, die dazu führen können, dass Betroffene nicht zur Rechenschaft gezogen werden, weil ihr Bewusstsein eingeschränkt ist.

Es könnte argumentiert werden, dass eine psychisch schwer erkrankte Person, die sich suizidiert, aufgrund ihrer Unzurechnungsfähigkeit nicht von Gott zur Verantwortung gezogen werden kann. Diese Sichtweise kann den Hinterbliebenen ein Trost sein. Dagegen bedeutet sie nicht, dass ein Suizid mit islamischen Grundsätzen wie

4 *Maǧnūn* ist als ein Oberbegriff für ungewöhnliches Verhalten zu verstehen. Weil er heute im Sinne von verrückt als altmodisch und beleidigend empfunden wird, werden in der zeitgenössischen Diskussion passendere Begriffe wie z. B. Psychose (*aḏ-ḏihān*) verwendet.

dem Tötungsverbot, das auch die Selbsttötung beinhaltet, vereinbar ist. Schließlich weiß ein gläubiger Mensch nie, ob Gott seinen geistigen Zustand tatsächlich als unzurechnungsfähig beurteilt und wie Gott am Jüngsten Tag über sein Tun und Lassen richtet.

Die bisherige Diskussion bezog sich auf die suizidwillige Person, die sich selbst suizidiert. Bei der Suizidassistenz sind zwei zurechnungsfähige Personen beteiligt: die ärztliche Fachkraft und der Mensch, der sich frei verantwortlich für die Selbsttötung entschieden hat. Aus theologischer Sicht machen sich sowohl die ärztlich assistierende Person als auch die frei verantwortliche Person schuldig. Daher müssen beide mit einer göttlichen Strafe rechnen.

Dagegen gibt es die Vorstellung, dass die Barmherzigkeit Gottes als Eigenschaft überwiegt, weil Gott sie sich gemäß Sure 6, Vers 12 selbst vorschreibt: „Er hat sich selber der Barmherzigkeit verschrieben." (Bobzin 2015[2], S. 110) Infolgedessen kann nach dieser Sichtweise Gott ein Übertreten des koranischen Selbsttötungsverbots unter besonderen Umständen vergeben. Denn Schmerzen und Leiden können unerträglich werden, sodass „[d]er fromme Satz, dass Gott niemandem mehr zumutet, als er tragen kann, leider der Realität [widerspricht]" (von Stosch 2018, S. 24). Doch dieser Rechtfertigungsansatz widerspricht sowohl der Heiligkeit des Lebens als auch der Überzeugung, dass Gott der Schöpfer von Leben und Tod ist. Diese wesentlichen Glaubensgrundsätze wiegen schwerer, weshalb der assistierte Suizid islamisch nicht begründbar ist.

Im islamischen Denken gibt es keine akzeptablen Argumente für den assistierten Suizid. Vielmehr sollte der Fokus auf die Linderung von physischen Schmerzen und das Stillen von psychischen Bedürfnissen von terminal erkrankten Menschen gelegt werden, um ihnen ein gutes und würdevolles Sterben zu ermöglichen, allerdings ohne die Schwere ihres Leidens verharmlosen zu wollen.

4.5 Rolle der Religion in der Suizidprävention

Kulturelle und religiöse Faktoren können die Suizidmotive erheblich beeinflussen. Einerseits können sie protektiv wirken, indem Rituale wie das Gebet Halt geben können. Der Psychiater Khalid Elzamzamy argumentiert, dass basierend auf den Studien und Rechtsgutachten von muslimischen Gelehrten drei Hauptpfeiler die Grundlage des islamischen „Schutzmodells" gegen Selbstmordgedanken und -verhalten bilden:

1. das islamische Weltbild (z. B. die Doktrin der Heiligkeit des Lebens),
2. die individuelle spirituelle Entwicklung (z. B. den Glauben stärken) und
3. gesellschaftliche und institutionelle Bemühungen (z. B. die Einheit der Familie). (Elzamzamy 2023, S. 211 f.)

Andererseits können die Religion und die Spiritualität einen negativen Einfluss ausüben, wenn z. B. muslimisch geprägte Patientinnen und Patienten die therapierende Fachkraft darum bitten, den „bösen Dschinn (Geist) wegzumachen". Im Volksglauben herrscht verbreitet die Überzeugung, dass eine psychische Störung aufgrund eines „schwachen Glaubens“ auftritt. Suizidgedanken würden demzufolge deshalb gehegt werden, weil der suizidwillige Mensch nicht genug an Gott glaube. Deshalb würde Gottgedenken (religiöse Praxis wie die Rezitation des Korans oder das Gebet) das geistige Wohlbefinden fördern und zugleich den Suizidgedanken vorbeugen. Diese Behauptungen sind nicht wissenschaftlich nachvollziehbar und verstärken das negative Bild über eine selbstverschuldete psychische Erkrankung aufgrund von mangelndem Gottesgedenken.

In der islamischen Ethik und Seelsorge liegt der Fokus vor allem auf der frühzeitigen Suizidprävention. Problematisch ist, dass es in nicht mehrheitlich muslimisch geprägten Ländern in der Aus- und Fortbildung zur psychotherapeutischen Begleitung an flächendeckenden kultur- und religionssensiblen Angeboten mangelt, was zu einer ungenügenden Versorgung von muslimisch geprägten Menschen führt. So würden sie im therapeutischen Setting zum Opfer von Stigmatisierung werden, wenn die therapeutische Fachkraft die Religion der Patientinnen und Patienten als ursächlich für Störungen interpretiert. Vielen muslimischen Therapiesuchenden ist wichtig, dass bei der Begleitung auf ihre Kultur und Religion Rücksicht genommen wird und ihre kulturellen und religiösen Vorstellungen respektiert werden. Deshalb sollen therapeutische Fachkräfte religionssensibel fortgebildet werden, um einerseits vorurteilsfrei mit den religiösen Überzeugungen der Patientinnen und Patienten umzugehen und um andererseits Religion als Ressource zu aktivieren und in die Behandlung einzubeziehen. Dabei kann es für manche Menschen, für die Deutsch die Zweitsprache ist, hilfreich sein, sich in der Muttersprache über die psychischen Störungen zu äußern. Auch bei Menschen mit sehr guten Deutschkenntnissen ist zu beobachten, dass Traumata in der Muttersprache emotional besser verarbeitet werden.

Der assistierte Suizid lässt sich nicht mit einer islamisch geprägten Pflegeethik vereinbaren, da er der islamischen Weltanschauung widerspricht. Die Doktrin der Heiligkeit des Lebens ist eng verbunden mit dem Verbot der Selbsttötung, weshalb auch die Hilfe zur Selbsttötung abgelehnt wird. Der Mensch hat ein eingeschränktes Recht über seinen Körper, um ihn zu erhalten. Die Grenze der Selbstbestimmung zeigt sich am deutlichsten beim assistierten Suizid, der als ein aktives Eingreifen in die göttliche Vorherbestimmung abgelehnt wird.

5 Schlussfolgerungen und Ausblick

Der assistierte Suizid ist eher ein Randthema für die islamisch geprägte Pflegeethik, da sich alle Formen der aktiven Lebensbeendigung nicht mit einer islamisch geprägten Ethik vereinbaren lassen. Insbesondere die Suizidhilfe stellt die Aufgabe der Pflegekräfte, aber auch der Ärzteschaft in Frage, da es ihre Pflicht ist, das Leben des Individuums durch ihre Expertise zu erhalten. Die allgemeine Ablehnung aus theologischer und moralischer Sicht soll schließlich vor der Gefahr schützen, moralisch abzugleiten und bestimmte menschliche Zustände abzuwerten, sodass sich z. B. Menschen mit einer Demenzdiagnose aus dem Grund suizidieren, weil sie ein Leben mit nachlassenden kognitiven Veränderungen nicht führen wollen. Menschen mit Suizidgedanken sollten ermutigt werden, ihre Gedanken zuzulassen und zugleich professionelle Hilfe zu suchen. Es geht letztlich darum, die eigenen Zweifel und Suizidgedanken nicht zu tabuisieren, sondern konstruktiv aufzunehmen, damit es erst gar nicht zu einem Suizidversuch kommt.

Literatur

Ahaddour C, Van den Branden S, Broeckaert B (2018) God is the Giver and Taker of Life. Muslim Beliefs and Attitudes Regarding Assisted Suicide and Euthanasia, AJOB Empirical Bioethics 9 (1), 1–11.

Bobzin H (2015²) Der Koran. München.

al-Buḫārī M (2002) Ṣaḥīḥ al-Buḫārī. Damaskus/Beirut.

al-Buḫārī M (2016) Ṣaḥīḥ al-Buḫārī. Karatschi.

Bundesverfassunsgericht (2020), Urteil des Zweiten Senats vom 26.02,2020, 2 BvR 2347/15, Rn. 1–343. URL: www.bverfg.de/e/rs20200226_2bvr234715. Zugegriffen am 14.12.2023.

Elzamzamy K (2023) Suicide Prevention and Postvention. An Islamic Psychological Synthesis, Studies in Islamic Ethics 4 (2023), 202–237.

Ibn Māǧa (1918) Sunan Ibn Māǧa, ed. von Muḥammad Fuʾād ʿAbd al-Bāqī. Kairo.

Jan R (1996) Rufaida Al-Asalmiya, the First Muslim Nurse, Journal of Nursing Scholarship, 28(3), 267–268.

Kellner M (2022) Suizid als Topos islamischer Rechtsliteratur. Normative Diskussionen und aktuelle Entwicklungen, Jahrbuch für interkulturelle Ethik im Gesundheitswesen 5, 1–9.

Krawietz B (1991) Die Ḥurma. Schariatrechtlicher Schutz vor Eingriffen in die körperliche Unversehrtheit nach arabischen Fatwas des 20. Jahrhunderts – Schriften zur Rechtstheorie 145. Berlin.

Krug E G et al. (2002) World Report on Violence and Health, Weltgesundheitsorganisation. Genf.

Lababidi H (2023): Rūḥ und Nafs Vom Lebenshauch zur Selbstheit. Grundfragen der Bioethik im Islam am Beispiel der Sondenernährung am Lebensende bei Demenz. Berlin.

Lovering S (2012) The Crescent of Care: A Nursing Model to Guide the Care of Arab Muslim Patients, Diversity and Equality in Health and Care 9, 171–178.

Lovering S (2008) Arab Muslim Nurses' Experience of the Meaning of Caring, (Dissertation), University of Sydney. URL: hdl.handle.net/2123/3764. Zugegriffen am 14.12.2023.

Miller-Rosser K, Chapman Y, Francis K (2006) Historical, Cultural, and Contemporary Influences on the Status of Women in Nursing in Saudi Arabia, Journal of Issues in Nursing, 11. URL: ojin.nursingworld.org/MainMenuCategories/ANAMarketplace/ANAPeriodicals/OJIN/TableofContents/Volume112006/No3Sept06/ArticlePreviousTopics/WomeninNursinginSaudiArabia. Zugegriffen am 14.12.2023.

Ministry of Health Saudi Arabia (2021) Health Indicators. URL: moh.gov.sa/en/Ministry/Statistics/book/Documents/Health-Indicators-2021-en. Zugegriffen am 09.12.2023.

Shabana A (2023) Limits to Personal Autonomy in Islamic Bioethical Deliberations on End-of-Life Issues in Light of the Debate on Euthanasia, Studies in Islamic Ethics 4, 238–281.

von Stosch K (2018) Theodizee – Grundwissen Theologie. 2. überarbeitete Auflage. Paderborn.

Van den Branden S (2006) Islamitische ethiek aan het levenseinde. Een theoretisch omkaderde inhoudsanalyse van Engelstalig soennitisch bronnenmateriaal en een kwalitatief empirisch onderzoek naar de houding van praktiserende Marokkaanse oudere mannen in Antwerpen, unveröffentlichte Dissertation, KU Leuven. Leuven.

Wenger K A (2019) Auf einmal bröckelt in Ägypten das Tabu Selbstmord. URL: nzz.ch/international/selbstmord-aegypten-beschaeftigt-sich-mit-einem-tabu. Zugegriffen am 11.12.2023.

Thomas Hagen

Seelsorgliche Begleitung aller Betroffenen als Herausforderung für die Krankenpastoral

1 Einleitung

Alle aktuellen politischen, juristischen und medizinischen Diskussionen haben nicht nur historisch – wenn man an die Constitutio Criminalis Carolina, das erste deutsche Strafgesetzbuch von 1532 denkt, das den Suizidversuch als nicht mehr strafbar bezeichnet – eine enge Verbindung zu den Positionierungen der Kirchen. Der gesellschaftliche Diskurs sowie die zugrundeliegenden Vorstellungen über den Menschen sind ohne den Beitrag des Christentums und das große caritative Engagement der Kirchen weder philosophisch noch praktisch denkbar. In diesem Artikel werden die mit Blick auf den assistierten Suizid aus kirchlich-katholischer Sicht wesentlichen Punkte dargestellt, insbesondere, was das konkrete pastorale Handeln der Seelsorger(inn)en im Auftrag der römisch-katholischen Kirche anbelangt.

2 Fokus der kirchlichen Seelsorge: der Mensch in seiner unveräußerbaren Würde

Die ontologische Bedeutung der menschenlichen Würde ist für die kirchliche Seelsorge wesentlich, da diese Würde jede menschliche Person in sich trägt und ihr so Achtung, Respekt und Liebe entgegenzubringen ist.

2.1 Basis: das christliche Menschenbild

Der Glaube an einen den Menschen liebenden und zugleich transzendenten Gott ist für das Christentum wesentlich. Aufgrund der zentralen Glaubenswahrheit, dass Jesus wahrer Mensch und wahrer Gott ist, wird diese enge und nicht zu trennende Verbindung zwischen dem Menschen und Gott noch sichtbarer, deren Ursprung in der Liebe Gottes zu jedem einzelnen Menschen liegt. Neben dem christologischen Doppelgebot der Gottes- und Nächstenliebe gehen Personen, die sich im Bereich des Christentums engagieren, von einer gemeinsamen anthropologischen Grundlage aus: Aus der in der Schöpfungserzählung formulierten Gottebenbildlichkeit des Menschen entspringt die Würde jedes Menschen. Bischof Dr. Bätzing, der Vorsitzende der Bischofskonferenz, fasst dies auf einer Vollversammlung der Bischöfe 2022 wie folgt zusammen:

https://doi.org/10.1515/9783111371795-019

> Nach christlichem Verständnis ist die Menschenwürde unantastbar und zugleich gottgegeben, jeder Mensch gleich wertvoll und von Gott geliebt. Wir sind getragen von dem Glauben, dass Gott ein Freund des Lebens ist, der jedem einzelnen Menschen das Leben schenkt, ihn bedingungslos annimmt und ihn auch in schweren Zeiten nicht alleine lässt. (Bätzing 2022, Ziffer 9)

Von daher hat wirklich jedes Leben, unabhängig aller Zuschreibungen, die wir Menschen für andere Menschen verwenden oder die der einzelne momentan seinem eigenen Leben beimisst, seine Würde und seinen Wert, der nicht abgesprochen werden kann. Diese Zusage, dass jedes Leben lebenswert und schützenswert ist, ist die Basis aller Christen, die sich für andere engagieren. Ob das Gegenüber das Angebot dieses Glaubens, dieser Haltung, dieser Lebenseinstellung annimmt – sowohl konkret durch einen Seelsorger/eine Seelsorgerin als auch grundsätzlich – ist seine freie Entscheidung. Auch diese Freiheit, die aufgrund der Verantwortung jede und jeder für sein eigenes Leben trägt, ist keine Willkür und gehört wesentlich zum Menschenbild des Christentums dazu. Leben und Freiheit – die beiden Eckpfeiler des christlichen Menschenbildes gilt es beim Thema des assistierten Suizids nicht nur immer wieder zu bedenken, sondern auch in der Praxis umzusetzen.

2.2 Grundauftrag der Kirche: Begleitung von Menschen in existentieller Not

Die Begleitung von kranken und sterbenden Menschen ist aufgrund des christlichen Menschenbildes Kennzeichen der Christen durch alle Zeiten in unterschiedlichsten Formen und Initiativen bis hinein in unsere Zeit (z. B.: Hospiz- und Palliativkultur in Deutschland, die ohne das kirchliche Engagement nicht denkbar gewesen wäre). Von daher hat die Pastoralkonstitution des II. Vatikanischen Konzils „Gaudium et spes“ diesen Grundauftrag auch an den Anfang gestellt und auf alle Bedrängten erweitert:

> Freude und Hoffnung, Trauer und Angst der Menschen von heute, besonders der Armen und Bedrängten aller Art, sind auch Freude und Hoffnung, Trauer und Angst der Jünger Christi. Und es gibt nichts wahrhaft Menschliches, das nicht in ihren Herzen seinen Widerhall fände. (GS 1)

Der Hinweis, dass nichts wahrhaft Menschliches ausgeschlossen werden darf, eröffnet auch für die Thematik des assistierten Suizids den grundsätzlichen Auftrag. Es gilt als Kirche, als Glaubensgemeinschaft ansprechbar und präsent zu sein, wenn Todeswünsche bei Menschen entstehen, sich in der eigenen Vorstellung von dem Sinn des Lebens einnisten und sich so manifestieren. Die Präsenz von Kirche, die Begleitung in allen schwierigen Lebenssituationen, auch bei der Thematik des assistierten Suizids, ist somit Teil ihres Auftrags.

Wie weit die Begleitung gehen darf, ob diese auch in dem besonderen und konkreten Moment während der Umsetzung des assistierten Suizids möglich ist, wurde und wird in der Seelsorge diskutiert. Die Schweizer Bischofskonferenz, die auf eine lange Erfahrung mit dieser Thematik zurückblickt, formulierte 2019 wie folgt:

> Man kann daher nicht ausschließen, dass ein Seelsorger/eine Seelsorgerin nach reiflicher Überlegung akzeptiert, eine Person zu begleiten, um mit ihr den Weg zum ewigen Leben zu gehen. Eine solche Haltung folgt der Logik der Seelsorge der Inklusion, die von Papst Franziskus unterstützt wird. Dieser vermeidet es, einen sündigen Menschen im Voraus auszuschließen. Die Seelsorge der Inklusion vermeidet somit, einen Sünder mit seiner objektiven Sünde gleichzusetzen. (Schweizer Bischofskonferenz 2019, S. 22)

Ein gutes halbes Jahr danach veröffentlicht die Glaubenskongregation ein eigenes Schreiben „Samaritanus bonus", in dem sie in zwölf Punkten die Position des Lehramts darlegt, darunter auch zur Frage der pastoralen Begleitung, die Unterstützung durch die Sakramente und die pastorale Unterscheidung gegenüber denjenigen, die um Euthanasie oder assistierten Suizid bitten. Dabei unterstreicht dieses Schreiben unter der Überschrift der pastoralen Begleitung, dass die Begleitung von Menschen in existentieller Not zum Kernauftrag der Kirche wie auch aller in der christlichen Gemeinschaft gehört. Das Ziel ist es, den Menschen zur Umkehr zu bewegen und von dem Wunsch nach einem assistierten Suizid zurückzutreten. Im nächsten Kapitel dieses römischen Schreibens, das überschrieben ist mit „Die pastorale Unterscheidung gegenüber denen, die um Euthanasie oder assistierten Suizid bitten", wird der Blick auf die Sakramentenspendung und die Indisposition für den Empfang der Sakramente für denjenigen, der einen assistierten Suizid durchführt, gerichtet. Mit Blick auf das Verhalten der Seelsorger(inn)en wird dort aus dieser Perspektive festgehalten:

> Es ist jedoch seitens derer, die diese Kranken spirituell begleiten, keine externe Geste zulässig, die als Zustimmung zur Handlung der Euthanasie interpretiert werden könnte, wie zum Beispiel zum Zeitpunkt ihrer Durchführung anwesend zu bleiben. Diese Anwesenheit kann nur als Mitwirkung interpretiert werden. Dieses Prinzip betrifft auf besondere Weise, aber nicht nur, die Krankenhausseelsorger(inn)en der Einrichtungen, in denen die Euthanasie praktiziert werden kann. Diese Seelsorger dürfen keinen Anstoß geben, indem sie sich in irgendeiner Weise an der Beseitigung eines menschlichen Lebens mitwirkend zeigen. (Kongregation für die Glaubenslehre 2020, Kap. V. 11)

Die grundsätzliche Präsenz beim Menschen in jeder Notlage, das Hingehen zu den Menschen, die Begleitung wollen, sind der grundlegende Auftrag der Kirche, dem sich alle Seelsorger(inn)en verpflichtet fühlen. Das Ringen jedes einzelnen in der Seelsorge Tätigen hinsichtlich des eigenen Handelns im Umfeld des assistierten Suizids unterstreicht die Notwendigkeit und Ernsthaftigkeit der eigenen wie auch der kirchlichen Entscheidung. Viele Seelsorger(inn)en, die in diesen Situationen Erfahrung haben und bezüglich einer Begleitung angefragt werden, bewegen sich somit in dem Spannungsfeld zwischen der eigenen Überzeugung, den Erwartungen des Gegenübers, der Äußerung der Bischöfe (vgl. Schweiz) sowie der Weisung aus Rom hinsichtlich der Anwesenheit während der Durchführung. Die Kommunikation darüber und die Erläuterung dieses herausfordernden Spannungsverhältnisses für jeden Seelsorger/jede Seelsorgerin zwischen den Kollegen und Kolleginnen wie auch im multiprofessionellen Team sind wichtig, nicht nur für die Seelsorge, sondern für alle, damit die jeweiligen Erwartungen und Überzeugungen geklärt und kommuniziert sind.

Letztlich führen die hier angesprochenen Themen zur notwendigen Kunst der Seelsorge, die weit vor der Frage nach der physischen Präsenz in der Situation des assistierten Suizids beginnt und immer getragen ist von der Klarheit in der eigenen Haltung, die auf der persönlichen Entscheidung ruht. Von daher wird es der Meinung des Autors nach kein allgemeines Angebot der Seelsorge zur Beteiligung beim Suizid geben und auch Seelsorge wird nicht die Assistenz beim Suizid durchführen (z. B. durch Bereitstellung von Substanzen o. ä.). Die grundsätzliche Bereitschaft zur Begleitung aber, auch in auftretenden Notsituationen, ist davon unberührt, denn deren konkrete Umsetzung ist Teil der Kunst von Seelsorge.

2.3 Kunst der Seelsorge: Wahrnehmung der Bedürfnisse des Menschen – speziell im Bereich der Spiritualität, der Religion und des Glaubens

Das erfahrbare und erlebbare Interesse des Seelsorgers/der Seelsorgerin an der Person ist die Basis, damit auf Grundlage der in der persönlichen Biographie verankerten eigenen Wert-, Sinn- und Gottesvorstellung das Leben in all seinen Dimensionen und Facetten in den Blick genommen werden kann. Seelsorge eröffnet so in der Begegnung einen Raum für Spiritualität und Glauben.

„Darin finden die Menschen für ihren Glauben, ihre spirituellen Einstellungen und Erfahrungen Gesprächspartner und kompetente Begleitung. Die je eigenen Wert-, Sinn- und Gottesvorstellungen sind auf ihre heilende und befreiende Dimension hin zu entdecken und in den Blick zu nehmen. [...] Sie fördert die Mündigkeit und Subjektwerdung des kranken Menschen, indem sie die eigene Spiritualität als Quelle der Lebenskraft erschließt." (Erzdiözese München und Freising o. J.)

Diese radikale Orientierung an der Geschichte jedes einzelnen mit sich, den Menschen und Gott ist erlebbar in den Begegnungen und ist eine hohe Kunst, die es zu erlernen und stets zu reflektieren gilt. Vor dem Hintergrund der Lebens- und Freiheitsorientierung ergibt sich von selbst, dass jede Ausübung von Druck zu vermeiden ist, dass das Gegenüber das Tempo und die Art der Begleitung steuert. Auch wenn es sich leicht liest, ist dies die Herausforderung, da sie die Komplexität, das Ringen des einzelnen ernst nimmt und so zu den Punkten kommt, die für den Betroffenen Relevanz haben, die ihn möglicherweise unter Druck setzen.

Ein erster wichtiger Faktor ist das Entstehen von Begegnung, die Kommunikation zwischen dem Menschen, der mit dem Sinn seines Lebens hadert, und dem/der Seelsorger/-in. Nur wenn hier Zutrauen oder Vertrauen vorhanden ist, kann Begegnung gelingen, die die Voraussetzung für Veränderung ist. Ein weiterer zentraler Ansatzpunkt ist die Öffnung und Weitung der Perspektiven, die Bereithaltung und Realisierung von Begleitungsangeboten. Das Aufzeigen von Alternativen gehört hier selbstverständlich dazu wie auch der ehrliche Dialog, in dem die eigene Haltung, die eigene Grundüberzeugung spürbar wird. Die persönlich gelebte, praktizierte und kommunizierte Haltung des Seelsorgers/der Seelsorgerin ist eine wichtige Facette, die auch dem Gegenüber Halt geben kann. Das Ernstnehmen des Gegenübers, das Wahrnehmen all seiner Dimensionen ist wichtig inklusive des Blicks auf die Angehörigen, die in der Biografie des Suchenden eine Rolle spielen und die zugleich selbst in ihrem Schmerz ernst genommen und begleitet werden wollen.

3 Die eigene Haltung und persönliche Reflexion als Grundlage

Zum Erlernen und Anwenden der Kunst der Seelsorge ist die kontinuierliche Auseinandersetzung mit der eigenen Person, mit den eigenen Vorstellungen eines gelingenden Lebens wichtig, und fester Bestandteil sowohl in der Ausbildung als auch in der Gestaltung der Arbeitsstruktur.

3.1 Kontinuierliche Auseinandersetzung und Reflexion von Erfahrungen

Von dieser Kunst der Seelsorge ausgehend ist es selbsterklärend, dass jede einfache Antwort weder hilfreich noch tragfähig ist, sondern dass die Kunst darin besteht, die vielen Zwischentöne oder Grauschattierungen wahr- und ernstzunehmen. Dieses sich Einlassen auf die Vielfalt des Lebens ist im wahrsten Sinne des Wortes *katholisch*, nämlich den anderen *umfassend* wahrzunehmen. Bei dieser Suche nach nicht einfachen Antworten im ehrlichen Gespräch gilt es auch die je individuellen Sterbewünsche, wenn diese dem Seelsorger/der Seelsorgerin anvertraut werden, zu hören. Auch wenn der/die Seelsorgende selbst getragen ist von der persönlichen Perspektive der Hoffnung auf ein Leben nach dem Tod, muss er/sie offen und aufnahmebereit sein für die je eigenen und individuellen Vorstellungen des Gegenübers ohne dessen Verurteilung, sondern getragen von der Achtung vor der anstehenden Gewissensentscheidung.

Eine Studie zur Seelsorge und zum assistierten Suizid, die 2020 durchgeführt wurde, erbrachte das Ergebnis, dass sich zwischen dem Selbstverständnis der Seelsorger(inn)en und der ethischen Bewertung einer möglichen Begleitung kein Widerspruch ergab.

> Alle Befragten (100 %) stimmten den Aussagen zu, dass es zur Aufgabe der Seelsorge gehöre, Menschen in dieser Situation zu begleiten und sie mit ihnen auszuhalten. Für 93 % der befragten

> Seelsorger(inn)en war damit die Aufgabe verbunden, die Selbstbestimmung der Person zu unterstützen. Aus ethischen Gründen lehnten lediglich 14 % der Befragten den assistierten Suizid ab. (Arnold-Krüger 2022, S. 498)

Die hier angesprochene persönliche Auseinandersetzung betrifft nicht nur die Seelsorge, sondern alle Berufsgruppen in diesem Kontext, besonders die Pflege und die Ärzte.[1] Das Gespräch darüber in den multiprofessionellen Teams zu suchen ist ein wichtiger Baustein, um den Betroffenen gemeinsam gut begegnen, sie beraten und begleiten zu können.

3.2 Kommunikation und Verantwortung

Bei allem Fokus auf die Kommunikation und deren stete Reflexion und Weiterentwicklung gilt es auch, die Verantwortung in den Blick zu nehmen, die jede und jeder für sich selbst zu tragen hat. Von daher muss bei der Diskussion in der Gesellschaft, aber auch in der konkreten Situation nicht nur über eine, sondern über zwei Personen und deren Verantwortung gesprochen werden, über jene Person, die Suizid begehen will, und die zweite, die dabei assistieren soll. Beide sollten oder müssen im Blick bleiben bei der ethischen und theologischen Betrachtung, da es um beide Personen geht.

Auch bei dieser zweiten beteiligten Person, die assistieren soll, sind alle bis jetzt genannten Themenfelder zu bedenken und auch zu begleiten. Diese eigene, selbstverständlich notwendigerweise freie Entscheidung benötigt nicht nur Informationen, um bewusst getroffen werden zu können, sondern auch einen Ort der Reflexion hinsichtlich der Beziehung zwischen dieser Person und derjenigen, der sie assistieren soll. Von daher ist auch hier ein äußerer Zwang oder nur ein Befolgen dessen, was der andere will, nicht das Verständnis von Freiheit und Verantwortung oder Autonomie und Selbstbestimmung.

1 Anton Losinger, der lange Zeit dem Deutschen Ethikrat angehörte, sieht „die Gefahr, dass sich Menschen in schwerer Krankheit, in Pflegesituationen und am Lebensende gedrängt sehen werden, Angebote der organisierten Suizidhilfe in Anspruch zu nehmen. [...] Franz Ulrich Montgomery, der Vorsitzende des Weltärztebundes, formuliert es provokant: Nach seinen Worten gehört ärztlich assistierter Suizid nicht zum Repertoire des Mediziners und definitiv nicht in den Instrumentenkoffer des Arztes. Das wäre eine fatale Entwicklung des Ärztebildes vom Helfer zum Vollstrecker. Schließlich sei Selbsttötung ‚kein großer Akt menschlicher Freiheit – sondern ein Hilferuf an die Gesellschaft!'" (Losinger 2020, S. 6).

3.3 Das Gewissen als zentraler Ort der Würde

In dieser Auseinandersetzung, in diesem Ringen kommt dem Gewissen eine zentrale Bedeutung zu. Das Gewissen ist mehr als ein Gefühl, wie es Reinhold Esterbauer ausführt: „Wenn es stimmt, dass das Gewissen einen wesentlichen Beitrag zur Erkenntnis des moralisch Richtigen leistet, so ist es nicht bloß ein Gefühl. Ein Gewissenskonflikt ist vielmehr ein Gegensatz von Argumenten, die es durch die Abwägung von Gedanken zu lösen gilt." (Esterbauer 2021, S. 47)

Die Würde des Menschen hängt zentral – und das ist ein wesentlicher Punkt des christlichen Grundverständnisses – am Verständnis von Gewissen. Das Gewissen ist für die kirchliche Lehre „die verborgenste Mitte und das Heiligtum im Menschen, wo er allein ist mit Gott" (GS 16). Das Gewissen ist sozusagen ein heiliger Ort, das Innerste, sodass sich jede Beurteilung von außen über gut oder böse grundsätzlich verbietet.

Daher steht eine echte freie Gewissensentscheidung im Konfliktfall auch immer über allen staatlichen wie auch kirchlichen Geboten und Verboten. Eine echte Gewissensentscheidung ist logischerweise von einer spontanen oder willkürlichen Entscheidung zu unterscheiden. Sie muss bewusst und frei sein, d. h. eine Auseinandersetzung mit dem Thema, aber auch die Kenntnis möglicher Alternativen gehört substantiell dazu, wie auch die Freiheit von sozialem oder familiärem Druck oder anderen geäußerten Erwartungen des Umfelds oder der Gesellschaft.

Die Würde der freien Gewissensentscheidung gilt selbstverständlich für die beiden angesprochenen beteiligten Personen, aber auch im gleichen Maße für jeden einzelnen Seelsorger und jede einzelne Seelsorgerin – besonders wenn er/sie bezüglich einer möglichen seelsorglichen Begleitung im Umfeld eines assistierten Suizids angefragt werden sollte. Aufgrund dieser Bedeutung des persönlichen Gewissens wird betont, dass niemand eine irgendwie geartete Verpflichtung hat, Hilfe bei einer Selbsttötung zu leisten.

Das Gewissen als Ausdruck von Identität und Integrität führt dazu, dass eine echte Gewissensentscheidung im letzten zu akzeptieren ist. Die drei aufgezeigten Grundpfeiler des christlichen Selbstverständnisses – Gottebenbildlichkeit, Lebensschutz und Freiheit – gilt es immer vertiefter zu durchdringen, damit der Kern der Botschaft Strahlkraft gewinnt und nicht Stephan Görtz mit seiner Aussage Recht behält: „Die katholische Kirche erfährt in dieser Frage nicht zum ersten Mal, dass rigorose Zurückweisungen von begründeten Autonomieansprüchen auf dem Boden schwacher Argumente keine Glaubwürdigkeit mehr entfalten." (Goertz 2020, S. 27)

Damit Kirche zum einen sprachfähig und auch glaubwürdig bleibt, gilt es, die konkreten Aufgaben in der Begleitung in den Blick zu nehmen.

4 Schluss: Aufgabe der Seelsorge bei der Frage nach dem assistierten Suizid

Aus den skizzierten wesentlichen Grundüberlegungen ergeben sich konkrete Aufgaben, die getragen sind von der Haltung der Seelsorgenden und deren kirchlichem Auftrag zur Begleitung, die keine Therapie ist und keine Handlung aus sich heraus generiert oder zum Inhalt hat. Basis jeder Seelsorge ist das ehrliche Interesse an der Person: „Hinsichtlich der Rolle der Seelsorge lässt sich hier noch ergänzend anmerken, dass es sich bei einem seelsorglichen Beistand ja gar nicht um eine ‚Hilfeleistung' handelt, sondern vielmehr um ein begleitendes ‚Da-Sein' in der Sterbestunde, das ja zu den Kernkompetenzen der Seelsorge gehört." (Platzer 2022, S. 12)

Wesentlich ist dabei das Wahr- und Ernstnehmen der Sterbewünsche und das Angebot von Gespräch sowie seelsorglicher Begleitung. Raymond Voltz ist zuzustimmen, der bei seinen zentralen Thesen als Nr. 2 formuliert: „Stärkung der eigenen Kommunikationskompetenz zum Thema Umgang mit Todeswünschen [...] Als Effekt derartig offener Gespräche auf Patienten und Patientinnen zeigten sich tatsächlich eine signifikante Reduktion von Depressivität und weitere Trends zur Verbesserung, z. B. bezüglich Hoffnungslosigkeit und der Angst vor Sterben und Tod. Ein offenes Gespräch über diese Themen schadet also zumindest nach diesen Daten definitiv nicht." (Voltz 2021, S. 53)

Die Betonung der Kommunikation, des Dialogs, des Hinschauens auf die einzelne Situation ist wesentlich für das Angebot von seelsorglicher Begleitung an alle Betroffenen, wozu die Person mit Suizidwunsch, die Angehörigen, aber auch die weiteren Teammitglieder gehören.[2] Die Begleitung in diesen nie eindeutigen Situationen ist der Hauptauftrag. So – getragen von der eigenen Haltung – geben Seelsorger(inn)en wie letztlich alle Menschen, die sich in diesen existentiellen Situationen begegnen, allein durch ihre Präsenz dem anderen Würde und christlich gesprochen Zeugnis vom Leben.

Literatur

Arnold-Krüger D (2022) Evangelische Seelsorge und assistierter Suzid. Überlegungen im Anschluss an eine empirische Studie. In: Wege zum Menschen 74. Jg: 489–500.

Bätzing B (2022) Pressebericht des Vorsitzenden der Deutschen Bischofskonferenz anlässlich der Pressekonferenz zum Abschluss der Herbst-Vollversammlung der Deutschen Bischofskonferenz am

2 „Mitarbeitende müssen dafür sprachfähig werden, indem sie zunächst selber darüber sprechen und sich mit Theologie und Glaube, auch anderen Haltungen dazu auseinandersetzen können. Wir brauchen hierfür keine repressive, sondern eine einladende Kultur. ... Die Bistümer sollten caritativen Aufgaben und einer Seelsorge nah am Menschen im Sinne einer lebensbejahenden und solidarischen Kultur eine noch zentralere Rolle zugestehen. Kirche ist dann glaubwürdig, wenn sie das, was sie predigt, auch in der Praxis umsetzt und fördert." (Kostka 2021, S. 490).

29.09.2022, Ziffer 9. https://www.dbk.de/fileadmin/redaktion/diverse_downloads/presse_2022/2022-141HVVFulda-Pressebericht-Vorsitzender.pdf. Zugegriffen am 11. November 2022.
Erzbischöfliches Ordinariat München (o. J.) Qualitätsstandards der Krankenhausseelsorge der Erzdiözese München und Freising. https://www.krankenpastoral.de/fileadmin/documents/qualitaetsstandards.pdf. Zugegriffen am 11. September 2023.
Esterbauer R (2021) Die innere Stimme. In: Praxis Palliative Care 50: 46–49.
Goertz S (2020) Über das Recht auf ein selbstbestimmtes Sterben. In: Herder Korrespondenz 5: 24–27.
Kongregation für die Glaubenslehre (2020) Samaritanus bonus. Schreiben über die Sorge an Personen in kritischen Phasen und in der Endphase des Lebens. https://www.vatican.va/roman_curia/congregations/cfaith/documents/rc_con_cfaith_doc_20200714_samaritanus-bonus_ge.html#10._Die_pastorale_Begleitung_und_die_Unterstutzung_durch_Sakramente. Zugegriffen am 4. Juli 2023.
Kostka U (2021) Ein ‚Nein' ist nicht genug – Desiderate einer gesetzlichen Neuregelung aus der Perspektive kirchlicher Träger von Gesundheitseinrichtungen. In: Zeitschrift für medizinische Ethik 67: 481–491.
Losinger A (2020) Kein Akt der Freiheit. In: Herder Korrespondenz 4/2020:6.
Platzer H (2022) Suizidassistenz in kirchlichen Einrichtungen? In: Praxis Palliative Care 56: 11–13.
Schweizer Bischofskonferenz (2019) Seelsorge und assistierter Suizid. Eine Orientierungshilfe für die Seelsorge, 2019, S. 22. https://www.bischoefe.ch/wp-content/uploads/sites/2/2019/12/191213_ao326_Attitudepastoraleface%C3%A0lapratiquedusuicideassist%C3%A9_d.pdf. Zugegriffen am 4. Juli 2023.
Voltz R (2021) Wo stehen wir und wie gehen wir mit der Suizidassistenz um? In Praxis Palliative Care 50: 50–53.

Teil 6: **Internationale Erfahrungen aus der Schweiz und den Niederlanden**

Settimio Monteverde

Suizidbeihilfe und Pflege: ethische und praktische Erwägungen am Beispiel der Schweiz

1 Einleitung und Überblick

Eine zunehmende Zahl an Industrienationen hat seit gut drei Jahrzehnten straf- oder zivilgesetzliche Regelungen der Suizidbeihilfe oder der Tötung auf Verlangen eingeführt (Roehr 2021, S. 1 f.). Empirische Befunde legen nahe, dass im Zuge solcher Regelungen eine steigende Zahl an Menschen, die die Anforderungen erfüllen, von dieser Möglichkeit auch Gebrauch macht (z. B. Hashemi et al. 2023, S. 97 f.). Bezüglich der Interpretation dieses Phänomens gehen aber die Meinungen auseinander: Diese reichen von einem Dammbruch, den die Zulassung der Suizidbeihilfe oder Tötung auf Verlangen für hochvulnerable Menschen impliziere, bis hin zu Forderungen, diese als Möglichkeit einer umfassenden Palliativversorgung zu verstehen und entsprechend zu integrieren. Diese Trends zeigen, dass sich das Rechts- und Moralempfinden bezüglich höchstpersönlicher Fragen, die die Gestaltung des Lebensendes betreffen, grundsätzlich wandelt und politisch – unter den Rahmenbedingungen des Rechtsstaats – mehrheitsfähig ist. Politische Mehrheiten sagen aber noch nichts darüber aus, wie sich Suizidbeihilfe und Tötung auf Verlangen als soziale Praktiken etablieren und welche spezifischen Anforderungen an ihre sichere Gewährleistung damit verbunden sind.

Insgesamt bleibt die Zahl der Länder, die entsprechende Regelungen kennen, zwar gering. Auch spielen damit verbundene Fragen im Vergleich zu drängenden gesundheitlichen Herausforderungen auf globaler Ebene eine eher marginale Rolle. Trotzdem ist von einer dynamischen Entwicklung auszugehen (Van Bulck et al. 2023, S. 307) und die Debatten, die den politischen Prozessen solcher Regelungen vorausgehen oder diese begleiten, nehmen international einen beachtlichen Raum ein (Downie et al. 2022, S. 1555). Sie involvieren aufgrund der Komplexität der damit verbundenen sozialen und ethischen Aspekte zahlreiche Stakeholders wie Standesorganisationen der Gesundheitsberufe, Fachgesellschaften, politische Parteien, Kirchen, Patient:innenschutz-, Patient:innenrechts- und weitere Interessensgruppen, allen voran aber Menschen in gesundheitlich und existentiell herausfordernden Lebenslagen, ihre An- und Zugehörigen, aber auch Professionelle, die sie fachlich betreuen und persönlich begleiten.

Aus systematischen Gründen erscheint es notwendig, die Suizidbeihilfe und die Tötung auf Verlangen gemeinsam zu betrachten. Denn beide sind Gegenstand kontrovers geführter Debatten, die in der Literatur oftmals gemeinsam diskutiert werden. Sie betreffen in besonderem Maße das Handeln von Gesundheitsfachpersonen, wofür sich verschiedene Gründe aufführen lassen:

https://doi.org/10.1515/9783111371795-020

Zum einen begleiten sie Menschen, die einen Sterbewunsch entwickeln, häufig über eine längere Zeit und haben dadurch vertiefte Kenntnisse über Krankheitsverläufe und Faktoren, die diesen Wunsch triggern. So können diese z. B. aus erster Hand erfahren, was „unerträgliches Leiden" (SAMW 2021, S. 11 ff.) für die betroffene Person existentiell bedeutet und für ihr Umfeld sozial bewirkt. Bezüglich der Kriterien, die vorliegen müssen, damit Handlungen im Rahmen der Suizidbeihilfe (berufs-) rechtlich zulässig sind, herrschen international signifikante Unterschiede: Einigkeit besteht darin, dass die *Urteilsfähigkeit* der sterbewilligen Person, ihre *Tatherrschaft* für die eigentliche Suizidhandlung, die *Freiverantwortlichkeit* sowie die *reifliche Überlegung* zwingend gegeben sein müssen. Uneinigkeit aber besteht darin, wie nahe das Lebensende nach medizinischem Ermessen sein muss. Ebenso wird kontrovers diskutiert, ob nebst somatischen auch psychische Erkrankungen für den Wunsch nach Suizidbeihilfe hinreichend sind und wie therapierefraktäres, resp. unerträgliches Leiden zu verstehen und zu gewichten ist (vgl. Quill und Miller 2014, S. 249 ff.). Umstritten ist auch, welche weiteren Bedingungen vorliegen müssen, damit dem Wunsch nach Suizidbeihilfe entsprochen werden kann (z. B. die Etablierung eines palliativmedizinischen Behandlungsplans – vgl. Van Bulck et al. 2023, S. 305 ff. – oder der Nachweis einer Beratung durch eine Fachperson). Dabei ist ethisch kontrovers, was genau Gegenstand der Beratung sein soll. Die Richtlinien der Schweizerischen Akademie der Medizinischen Wissenschaften haben in der neuesten Formulierung (2021) das Kriterium des nahenden Lebensendes der Vorgängerrichtlinien mit demjenigen des *unerträglichen Leidens* substituiert, das aber für die Arztperson *nachvollziehbar* sein muss. Bei Vorliegen einer psychischen Erkrankung, die grundsätzlich Suizidbeihilfe im Sinne eines Abwehrrechts nicht ausschließt, verlangen die Richtlinien aber zusätzlich das Vorliegen eines Fachgutachtens. (SAMW 2021, S. 26; Hürlimann 2022, S. 117). In den Debatten, die zum Zeitpunkt der Erstellung des vorliegenden Beitrags in Deutschland geführt werden, sind es zum Teil auch die hier aufgeführten kontroversen Aspekte, welche dazu führten, dass keiner der Gesetzesentwürfe 2023 im Deutschen Bundestag eine Mehrheit fand.

Zum anderen gibt es empfindliche Schnittstellen, an denen ein selbstbestimmter, wohlerwogener Sterbewunsch im Prozess der Abklärung und Vorbereitung auf Interventionen *professioneller Dritter* angewiesen ist, welche die Realisierung der Suizidbeihilfe oder der Tötung auf Verlangen erst ermöglichen: Hier geht es also bei weitem nicht nur um die Rezeptierung des Sterbemittels oder die „Beihilfe" im Moment der Einnahme, auf welche die meisten regulatorischen Dokumente (z. B. Gesetze, Verordnungen, medizinethische Richtlinien oder Empfehlungen) Antworten geben. Es geht ebenso um die Begleitung und Unterstützung einer (in der Regel schwerkranken) Person im Prozess der Aushandlung und Bewusstwerdung der eigenen Werte und Grenzen, was die ethische Problematik der Trennschärfe des Begriffs der „Beihilfe" gut aufzeigt: Im Erleben vieler Pflegender umfasst diese die „ganze", initial noch ungerichtete und entscheidungsoffene Auseinandersetzung, bei der Pflegende, Arztpersonen und weitere Professionelle auf mannigfache Art mit den Betroffenen interagieren. Viele sehen sich mit existentiell tiefgreifenden Fragen konfrontiert, die zu beantworten sie sich aufgrund des fehlenden expliziten Auftrags, ihrer eigenen Werte oder fehlender Unterstützung nicht immer in der Lage fühlen. Gleichzeitig möchten sie aber als Pflegefachpersonen die Person, aber auch ihr soziales Umfeld in diesem Prozess wirksam und ethisch sensibel unterstützen (Pesut, Thorne und Greig 2020, S. 2 f.; Gamondi et al. 2018, S. 1092). Diese paradoxe Entwicklung wird im weiteren Verlauf des Beitrags als „Dissoziation" des Regulatorischen vom Sozialen diskutiert, die es durch entsprechende Forschung, ethische Unterstützung, klinische Rollenentwicklung und verbesserte interprofessionelle Zusammenarbeit zu minimieren gilt.

2 Der erweiterte Kontext

Eine große Herausforderung für die kritische Würdigung des Wissensstandes zum Thema und die Vergleichbarkeit der Ergebnisse liegt in der Vielzahl an Definitionen und Konzepten von Suizidbeihilfe oder Tötung auf Verlangen, die den jeweiligen Arbeiten zugrunde liegen (Downie et al. 2022, S. 1555): Sie sind zum einen rein deskriptiv („Hilfe zur Selbsttötung"), zum anderen enthalten sie moralische Bewertungen („Selbstmord"), beurteilen dahinterstehende Motive („Euthanasie", „würdevolles Sterben", Mallon 2023, S. 1550 f.) oder Zwecke („Sterbehilfe"), fokussieren Akteur:innen („*ärztlich* assistierter Suizid") oder Modalitäten der Einwilligung, resp. Willensbildung („Freitod", „voluntary assisted dying", Mallon 2023, S. 1490 f.).

Die Suizidbeihilfe und die Tötung auf Verlangen sind in Ländern, die entsprechende Regelungen kennen, rechtlich deutlich unterschieden (vgl. Van Bulck et al. 2023, S. 305 ff.). Doch reicht dies nicht aus, um die pflegerische Perspektive auf die Suizidbeihilfe vollständig zu erfassen. Aus diesem Grunde erscheint es – im Einklang mit der pflege-ethischen Literatur zum Thema – zunächst heuristisch notwendig, das vollständige Spektrum an Handlungen im Blick zu haben, um auf dieser Grundlage die Spezifika der Suizidbeihilfe im Kontext von Pflege auszuleuchten (z. B. Woods 2024, S. 192 f.; Wright und Pesut 2023, S. 547 ff.; Holt 2017, S. 141; Monteverde 2017, S. 4).

Im Sinne einer Arbeitsdefinition versteht der vorliegende Beitrag unter *medizinischer Hilfe zum Sterben* (MHS) Handlungen oder Unterlassungen von Gesundheitsfachpersonen, die – auf einer (berufs-)rechtlichen Basis beruhend – mit der expliziten Intention der Lebensbeendigung einer zum Zeitpunkt der Handlung urteilsfähigen Person erfolgen auf deren wohlerwogenen, ausdrücklich geäußerten Wunsch hin (Zenz et al. 2014, S. 108 f.; Mroz et al. 2021, S. 3547; SAMW 2021, S. 26 f.; Downie 2022, S. 322). MHS umfasst bei der *Suizidbeihilfe* Handlungen und Unterlassungen, die die Realisierung des Suizids unmittelbar ermöglichen, so etwa die Rezeptierung des Sterbemittels, die Erstellung spezifischer Fachgutachten, aber auch die Präsenz der Fachperson bei der Suizidhandlung (SAMW 2021, S. 26). Bei der *Tötung auf Verlangen* ist es die direkte Verabreichung des Sterbemittels durch die medizinische Fachperson selbst.

Eine solche Arbeitsdefinition zeichnet sich durch vier Vorteile aus:

- Erstens erlaubt sie eine klarere Differenzierung zwischen Formen der Hilfe „beim“ Sterben, wie sie im Rahmen der palliativmedizinischen und palliativpflegerischen Behandlung am Lebensende erfolgen können, von Formen der Hilfe „zum“ Sterben» (Bundesärztekammer 2021, S. 380; SAMW 2021, S. 20 ff.), welche sich von der Intentionalität her unterscheiden, womit nicht zwangsläufig auch eine moralische Gewichtung ausgedrückt ist.
- Zweitens vermag sie den gemeinsamen Erklärungszusammengang von Suizidbeihilfe und Tötung auf Verlangen innerhalb der pflegerischen Literatur besser abzubilden und Erfahrungen Pflegender und Argumente aus Sicht der Pflegeethik zu systematisieren. Ein solches Vorhaben macht noch keine Aussagen zu den rechtlichen, ethischen und praktischen Unterschieden zwischen diesen beiden Formen, wofür es aber in der Literatur gewichtige Hinweise gibt (Mroz et al. 2021, S. 350 f.).
- Drittens erlaubt das Adjektiv *medizinisch* eine Einschränkung der Reichweite auf Situationen, die „medizinisch begleitet“ sind und in denen der Sterbewunsch einer Person aufgrund des Verlaufs, der Prognose oder der Symptomlast für die helfende Person nachvollziehbar erscheint (zum Kriterium der Nachvollziehbarkeit vgl. SAMW 2021, S. 26 f). Dies schließt das Vorhandensein von Gründen mit ein, die im gegebenen gesellschaftlichen Kontext als plausibel gelten sowie (berufs-)rechtlich abgesichert sind. Plausibilität bedeutet aber nicht, dass sich die Involvierten in dieser Einschätzung einig sein müssen. Sie lässt also Raum für die Gewissensfreiheit (Quill und Miller 2014), erfordert aber, dass es sich um Situationen im weitesten Sinne *erlaubten* Sterbens handelt, die eine nachvollziehbare und dokumentierte Therapiezielklärung mit der sterbewilligen Person voraussetzen (Gastmans und Monteverde 2020, S. 239; Mallon 2023, S. 1501 f.). Diese „medizinisch begleiteten“ Situationen grenzen sich von solchen ab, in denen der Sterbewunsch Ausdruck einer psychischen Störung ist, welche wirksame Maßnahmen der Suizidprävention erfordern (Wittwer 2023, S. 765 ff.)[1].
- Viertens besagt der Ausdruck des *medizinisch* assistierten Sterbens – im Gegensatz zum geläufigen Ausdruck des „*physician* assisted death“ (Quill und Miller 2014, S 247 ff.) – dass eine Vielzahl an interprofessionellen medizinischen Akteur:innen in der Begleitung und Behandlung von Sterbewilligen involviert sein können, wodurch Suizidbeihilfe auch in den Radius pflegerischen Handelns gerät, was auch die pflegerische Literatur zum Thema bestätigt (z. B. Bellon et al. 2022, S. 6 f; Hébert und Asri 2022, S. 1635 f.; Gastmans und Monteverde 2020, S. 243 f.).[2]

1 Siehe auch die Beiträge von Pollmächer und Rauch in diesem Band.

2 Siehe auch die Beiträge von Giese und Schot in diesem Band.

Die vorgeschlagene Arbeitsdefinition der medizinischen Hilfe zum Sterben (MHS) ist primär handlungsbezogen und beantwortet nicht die Frage, unter welchen Bedingungen Menschen Zugang zur MHS haben sollen und wer die Akteur:innen solcher Hilfe sind. Gerade diese Aspekte werden kontrovers diskutiert mit international großen Unterschieden in der Handhabung: Als Bedingungen für den Zugang zu MHS gefordert werden kann z. B. die Etablierung eines wirksamen Symptommanagements, das Angebot einer palliativmedizinischen und -pflegerischen sowie psychologischen und spirituellen Betreuung, die erwartbare Nähe des Versterbens oder aber die Diagnose einer unheilbaren Krankheit, die psychischer oder somatischer sowie akuter oder chronischer Natur sein kann und mit der Erfahrung unerträglichen Leidens verbunden ist (Quill und Miller 2014, SAMW 2021, S. 26). Auch bezüglich der Akteur:innen solcher Hilfe bestehen große Unterschiede: Sie reichen von der Ärzteschaft zu sog. Sterbehilfeorganisationen wie Exit oder Dignitas bis zu Nurse Practitioners (SAMW 2021, S. 26; Bellon et al. 2022, S. 4).

3 Medizinische Hilfe zum Sterben – dissoziierte Debatten und deren Bedeutung für die Pflege

Trotz der großen Varianz der Praktiken ermöglicht die Arbeitsdefinition einen systematischen Blick auf die Debatten rund um die MHS und deren Bedeutung für die Pflege. Diese werden auf einer *gesellschaftlich-strukturellen*, *professionellen* und *sozialen* Ebenen ausgetragen und fokussieren folgende acht Aspekte (Tab. 1):

Tab. 1: Ebenen und Aspekte der Debatte rund um das medizinisch assistierte Sterben (Quelle: eigene Darstellung).

Ebenen	Aspekte	
gesellschaftlich-strukturell	1.	gesellschaftlicher Auftrag der Heilberufe
	2.	Definition schwerer, unheilbarer Krankheit
	3.	Zugang zu wirksamer Medizin und Pflege, insbesondere zu Palliative Care
professionell	4.	Rollen der Gesundheitsfachpersonen
	5.	Unterscheidung von Handlungen der Suizidbeihilfe im engeren Sinne und solchen, die bedeutungsoffen sind
	6.	Verweigerung aus Gewissensgründen
sozial	7.	Beziehungen zwischen Betroffenen, Angehörigen und Fachpersonen
	8.	Interpretation der Trends in der Inanspruchnahme von Suizidbeihilfe

Wie Tab. 1 zeigt, geht es in *gesellschaftlich-struktureller* Hinsicht zunächst (1) um das adäquate Verständnis des gesellschaftlichen Auftrags der Heilberufe gegenüber schwerkranken Menschen, die unter Berufung auf etablierte Freiheitsrechte einen Sterbewunsch äußern und diesen mittels MHS realisieren möchten. Des Weiteren geht es (2) um die Klärung, wer unter den Rahmenbedingungen der heutigen Medizin als schwerkrank gilt, wo der Übergang zwischen schwerer Krankheit, unerträglichem Leiden und Lebensmüdigkeit anzusetzen ist, welche Rechte und Pflichten sich für Betroffene und Beteiligte daraus ergeben und wer in diesen Fragen die Entscheidungshoheit haben sollte. Sodann geht es (3) um die Sicherstellung des Zugangs zu wirksamer Medizin, Pflege, aufsuchender sozialer und spiritueller Unterstützung, verbunden mit der Exploration, inwiefern und wann solche Angebote Sterbewünsche modulieren können. In *professioneller* Hinsicht erörtern die Debatten (4) die Rolle von Gesundheitsfachpersonen in der Ermöglichung *medizinisch* assistierter Lebensbeendigung (Birnbacher 2023, S. 164 f; Richardson 2023, S. 124 f.), insbesondere aber die Unterschiede zwischen Phasen der

a. *Begleitung* und *Information* Betroffener in den Entscheidungs- und Aushandlungsprozessen rund um die MHS und Erwägung möglicher Alternativen,
b. *Abklärung* und *Beurteilung* auf Wunsch der Betroffenen, inwiefern die jeweils geltenden Anforderungen an die MHS erfüllt sind,
c. *Mitwirkung* bei der Realisierung der Lebensbeendigung im Rahmen der (berufs-)rechtlichen Bestimmungen.

Diese Phasen deuten auf eine Intensivierung medizinischer Begleitung hin, die Fragen der Reichweite (berufs-)rechtlicher Regulierung aufwirft, welche international unterschiedlich beantwortet werden (vgl. Suva et al. 2019, S. 46 f.). Zudem ermöglichen sie einen differenzierten Blick auf zwei in der Debatte stark in Anspruch genommene Konzepte, die auch in der pflegerischen Literatur diskutiert werden (Bustin et al. 2023, S. 720–722): zum einen (5) den Begriff der „Beihilfe“, wie er Konzeptualisierungen der „Suizidbeihilfe“ zugrunde liegt, zum anderen (6) den Begriff der „Verweigerung aus Gewissensgründen“, für welche – je nach Phase (a–c, s. o.) unterschiedliche Anforderungen an die moralische Rechtfertigung denkbar sind (Birnbacher 2023, S. 163 ff.; Bellon et al. 2022, S. 72; Zolf 2019, S. 52; Pesut, Thorne und Greig 2020, S. 5 f.).

In *sozialer* Hinsicht reflektieren die Debatten, wie sich die Möglichkeit der Inanspruchnahme von MHS mittel- und langfristig auf (7) die sozialen Beziehungen zwischen Betroffenen, Angehörigen und Fachpersonen auswirkt, resp. wie diese die konkret gelebte(n) Wirklichkeit(en) der Betroffenen und Beteiligten verändert (Arras et al. 2017, S. 53 f.; Hébert und Asri 2022, S. 1641).[3] Ein letzter, sozialwissenschaftlicher

3 Eine differenzierte Diskussion zum sog. slippery-slope-Argument und zur Bedeutung eines „sozialpolitischen Konsequentialismus“ im Umgang mit Suizidbeihilfe findet sich bei Arras et al. 2017 (S. 70 f.).

und sozialethischer Aspekt schließlich betrifft die Frage, wie (8) die weltweiten Trends der (in der Regel steigenden) Inanspruchnahme von Suizidbeihilfe und Tötung auf Verlangen zu interpretieren und zu beurteilen sind (Van Bulck et al. 2023, S. 305; Hashemi et al. 2023, S. 97 f.; Borasio et al. 2019, S. 982) und welchen wissenschaftlichen Anforderungen empirische Erhebungen zum Thema und internationale Vergleiche genügen müssen (Blouin und Pott 2022, S. 1543 f.).

Diese (nicht abschließende) Zusammenstellung von insgesamt acht Aspekten, welche gesellschaftlich-strukturelle, professionelle sowie soziale Determinanten der MHS beschreibt, zeigt auf, wie stark sich Fragen der gesetzlichen Regulierung und Normierung von solchen der sozialen Implementierung unterscheiden. Gerade die sozialen Aspekte verdeutlichen, wie stark das Ersuchen um MHS mit der Erfahrung von Pflegebedürftigkeit verbunden sein kann. Dies erklärt auch die ausgesprochene Dichte an Querbezügen zwischen Pflege und MHS (Pesut, Thorne und Greig 2020, S. 2). Insbesondere bestätigt die Forschung, dass sich viele Pflegefachpersonen im Umgang mit dem Thema unsicher fühlen und mehr Unterstützung erwarten (z. B. Richardson 2023, S. 125; vgl. Pesut et al. 2020, S. 158 ff.). Fehlen konkrete Orientierungsmöglichkeiten, institutionelle Leitlinien und Support für die pflegerische Begleitung, bleibt oft nur der Rekurs auf das eigene Gewissen oder persönliche Moralvorstellungen, wodurch sich gerade im pflegerischen Umgang mit MHS das Risiko einer *Dissoziation* des *Regulatorischen* vom *Sozialen* zeigt. Dabei steht das „Regulatorische" für das jeweils rechtlich Zulässige und berufsrechtlich Geregelte und das „Soziale" für die konkreten Rahmenbedingungen, in denen das Regulatorische umgesetzt wird. Nur ein angemessener Einbezug empirischer (speziell sozialwissenschaftlicher) Forschung kann – so die Medizinethikerin Ruth Horn (2011, S. 208) – dieses Risiko mindern.

Diese Notwendigkeit spiegelt sich auch in der pflegerischen Literatur zum Thema: Obwohl in regulatorischer Hinsicht pflegerische Standesorganisationen und Berufsverbände weltweit ethische Positionspapiere zu MHS ausformuliert haben und diese – im Takt mit gesetzgeberischen und politischen Prozessen – auch regelmäßig angepasst haben,[4] erstaunt es, wie wenig die Pflegewissenschaft sich mit den oben aufgeführten Aspekten beschäftigt hat, gerade auch hinsichtlich der sozialen Implementierung (Hébert und Asri 2022, S. 1643 f.; Monteverde 2017, S. 5).

---

4 In der Regel im Sinne einer Transition von einer initialen Ablehnung zu neutraleren Positionen. Vgl. dazu ANA 2019; Davidson et al. 2022, S. 637 f.; Busquets Surribas 2021, S. 266 f.; CNPS 2021; SBK 2021, S. 1 f.; Hamarat et al. 2022, S. 1595 ff.

4 Freiheit der Ermöglichung versus Freiheit zur Verwirklichung

Die Möglichkeit von Individuen, MHS zu ersuchen, speziell auch Suizidbeihilfe als Freiheitsrecht in Anspruch zu nehmen, und die gleichzeitige Pflicht des Staates zur Achtung des Lebensschutzes (Lübbe 2023, S. 114 f.) stellen im Umfeld der modernen Medizin hohe Anforderungen an alle heilberuflich Tätigen einschließlich der Pflegefachpersonen (Woods 2024, S. 196 f.; Pesut et al. 2020, S. 163; Pesut, Thorne und Greig 2020, S. 5). Gerade deswegen aber irritiert die *Verzögerung*, mit welcher die Tragweite dieser Regelungen für die Pflegepraxis und das Pflegeethos erkannt und diskutiert wurde (vgl. Wilson et al. 2021, S. 671; Suva et al. 2019, S. 47; Monteverde 2017, S. 4 f.). Erklärt wurde diese mit einem *mangelnden Miteinbezug* der Pflege in die Prozesse der Regulierung, einer *mangelnden Würdigung* pflegerischer Arbeit mit Menschen, die MHS erwägen, einem *moralischen Vorbehalt* Pflegender gegenüber MHS oder *mangelndem Wissen* zu MHS (Wilson et al. 2021, S. 671 f.; Hébert und Asri 2023, S. 1642 ff.; Richardson 2023, S. 124 f.). Dazu gesellt sich die *Vielschichtigkeit* des Phänomens hinsichtlich damit verbundener delegationsrechtlicher Aspekte in der Zusammenarbeit mit Arztpersonen. Schließlich erklären auch soziodemographische Faktoren der Beschäftigten im Pflegebereich einschließlich kultureller, ethnischer, religiöser und ökonomischer Aspekte Haltungen zu MHS, welche die Interaktionen mit den Betroffenen prägen und durch die „regulatorische" Perspektive nur ungenügend erfasst werden (Evans 2015, S. 629 f.; vgl. Inglehart et al. 2021, S. 560 f.; Davidson et al. 2022, S. 643 ff.).

Wie lässt sich die Diagnose der Dissoziation zwischen der Regulation der MHS und den sozialen Auswirkungen der damit verbundenen Praxen innerhalb der Pflege theoretisch untermauern? Eine hilfreiche Erklärung dazu liefert Charles Taylors Unterscheidung zwischen Ermöglichungs- und Verwirklichungsfreiheit (Taylor 1985, S. 118 ff.): Gemäß dieser Unterscheidung ist negative Freiheit allein nicht hinreichend, um ein gelingendes Leben zu führen, da sie die sozialen und kulturellen Bedingungen, die realisierte Freiheit erfordert, ausblendet. Negative Freiheit als „bloße" Ermöglichung ist für sich genommen dekontextualisiert und dadurch erratisch. Nur gemeinsam mit der positiven Freiheit der Verwirklichung kann Freiheit valide realisiert werden. Auch wenn Taylor beide Arten von Freiheit als Attribute des einen handelnden Subjektes versteht, ist diese Unterscheidung hilfreich, um die Diagnose der Dissoziation im Umgang mit MHS zu erklären:

Selbst wenn das Menschenrecht auf Freiheit, vor allem in der Expression als Recht auf Privatheit, solide Begründungen für das Ersuchen um MHS liefern kann, die in der grund-, zivil-, straf- und berufsrechtlichen Regulation organisch abbildbar sind (Hürlimann 2022, S. 141 ff.), bleiben sie materiell auf die Freiheit der Verwirklichung professioneller Akteur:innen im Gesundheitswesen angewiesen, die bereit sind, im Rahmen der MHS oder vorbereitend dazu ihre humanen und fachlichen Kompetenzen im Sinne einer Beratung, Begleitung, Begutachtung oder Beihilfe einzusetzen. Gerade dieser Aspekt aber erscheint in der pflegerischen Literatur zum Thema unzureichend berücksichtigt (z. B. Richardson 2023, S. 122 f.).

5 Das „Schweizer Modell" der Suizidbeihilfe und die Rolle von Pflegefachpersonen

In einem Beitrag aus dem Jahre 2009 schlägt Stephen Ziegler (2009, S. 318 f.) das „Schweizer Modell" der Suizidbeihilfe als eine Art „Antidot" gegen die von ihm beklagte „Medikalisierung" der Suizidbeihilfe vor, wie sie sich für den Autor im Gefolge der gesetzlichen Regelung des „physician assisted suicide" (PAS) im US-Bundesstaat Oregon gezeigt hat. Auch wenn das von ihm treffend beschriebene laizistische „Schweizer Modell" der straflosen Suizidbeihilfe zwischenzeitlich durch die bundesgerichtliche Rechtsprechung und die SAMW-Richtlinien (Hürlimann 2022, S. 115 ff. und 348 ff; SAMW 2021, S. 25 ff.) in manchen Hinsicht relativiert wurde, eignet sich diese Gegenüberstellung, um die Spezifika der Schweiz in Bezug auf die Suizidbeihilfe zu beschreiben:

In der Schweiz ist Suizidbeihilfe, nicht aber die Tötung auf Verlangen, gemäß Strafgesetzbuch Artikel 115 StG nicht strafbar, wenn sie ohne selbstsüchtige Motive erfolgt. Auf dieser Basis leisten sog. Sterbehilfeorganisationen wie Exit oder Dignitas Suizidbeihilfe unter der Bedingung, dass die sterbewillige Person im vollen Besitz der Urteilsfähigkeit ist und die Tatherrschaft über die zum Tod führende Handlung innehat. Auch in der Schweiz zeigt sich ein steigender Trend in der Inanspruchnahme der Suizidbeihilfe. In diesem „zivilen Modell" der MHS, das gesetzlich nicht weiter geregelt ist, kommt der Gesundheitsfachperson formal keine spezifische Aufgabe im Umgang mit Suizidbeihilfe zu (Hurst und Mauron 2017). Sie ist demzufolge – so die SAMW (2021, S. 25) und der SBK (2021, S. 1 f.) – auch kein Bestandteil ärztlichen und pflegerischen Handelns. Es steht aber Arzt- und Pflegepersonen frei, Suizidbeihilfe zu leisten. Hierzu formulieren die Richtlinien der SAMW von 2021 Sorgfaltskriterien für die ärztliche Suizidbeihilfe, die auf einem persönlich verantworteten Gewissensentscheid und fachlich begründeten Urteil beruhen (SAMW 2021, S. 25 f.). Dabei müssen die Urteilsfähigkeit der sterbewilligen Person, die Wohlerwogenheit des Sterbewunsches, die Objektivierbarkeit der empfundenen Unerträglichkeit des Leidens, das Fehlen medizinischer Alternativen oder deren Ablehnung durch die Person sowie die Nachvollziehbarkeit des Sterbewunsches für die Arztperson kumulativ gegeben sein. Zu Handlungen der Suizidbeihilfe zählen i. e. S. die Rezeptierung des Sterbemittels und das Legen eines Zugangs zur Realisierung des Suizids (SAMW 2021, S. 8, Anm. 10), nicht aber die Beratung und Begleitung der Person im Prozess der Entscheidung, gutachterliche Tätigkeiten oder die Austrittsplanung zur Realisierung der Suizids im ambulanten Setting.

Was die institutionelle Regelung der Suizidbeihilfe in der Schweiz anbelangt, beschränken sich die meisten Diskussionen vor allem auf den *Zugang* von Sterbehilfeorganisationen wie Exit oder Dignitas: Fragen des Zugangs fungieren dadurch oft als *Surrogat* für die Diskussion rund um die Suizidbeihilfe. Aufgrund des „delegierten" Charakters der Handlung an Sterbehilfeorganisationen weist die Diskussion in der Schweiz de facto eine geringere Dichte auf als in allen anderen Ländern, in denen *medizinisch* assistiertes Sterben nur mithilfe einer Fachperson erfolgen kann. Des Weiteren gehen die SAMW-Richtlinien nicht explizit auf die institutionelle Regelung der Suizidbeihilfe ein. Hingegen hat sich die Nationale Ethikkommission im Bereich der Humanmedizin (NEK 2005, S. 73 ff.) in diversen Stellungnahmen dazu geäußert und Sorgfaltskriterien formuliert, die unabhängig davon sind, ob der Vollzug des assistierten Suizids in der Institution stattfinden kann oder nicht. Die Trägerschaften vieler sozialmedizinischer Einrichtungen wie Alters- und Pflegeheime ermöglichen den Zugang von Sterbehilfeorganisationen für Bewohner:innen. In den Kantonen Genf, Neuenburg und Waadt ist dieser Zugang verpflichtend auf der Grundlage entsprechender rechtlicher Erlasse (Hürlimann 2022, S. 359 ff.). In der Schweiz haben bisher nur drei Universitätsspitäler Suizidbeihilfe in ihrer „delegierten" Form unter engen Bedingungen zugelassen (unzumutbare Verlegbarkeit der sterbewilligen Person in das angestammte häusliche Umfeld oder in eine andere sozialmedizinische Einrichtung).

Was die Erfahrungen von Pflegefachpersonen im Umgang mit Suizidbeihilfe anbelangt, bestätigen sich viele der bisher aufgeführten internationalen Befunde zu MHS und Pflege auch für die Schweiz (Castelli Dransart et al. 2017, S. 601 ff.; Hamarat et al. 2022, S. 1598 ff.; Pfister und Biller-Andorno 2010, S. 284 f.; Gamondi et al. 2022, S. 8 f.; Monteverde 2017, S. 7): Diese betreffen unter anderem:

- die Komplexität pflegerischer Arbeit in der Begleitung und Betreuung von Menschen mit Sterbewunsch,
- der individuell unterschiedlich wahrgenommene Übergang von „informellen" zu „formellen" Formen der Beihilfe aufgrund persönlicher Moralvorstellungen,
- der Bedarf an spezifischer Unterstützung in der professionellen Bewältigung dieser Aufgaben.

Auch das geschilderte Risiko der Dissoziation des Regulativen vom Sozialen lässt sich für die Schweiz im Kontext der Pflege feststellen. Die Studie von Gamondi et al. (2022, S. 9) deutet darauf hin, dass Pflegende, welche mit dem Regulativen vertraut sind resp. Gesetze, berufsethische Leitlinien und institutionelle Vorgaben kennen, eine positivere Einstellung zur Suizidbeihilfe haben. Sind diese Kenntnisse nicht vorhanden, steigt die Wahrscheinlichkeit, dass in der pflegerischen Begleitung persönliche Wertvorstellungen die Interaktion mit der betroffenen Person prägen. Dadurch aber wird eine konstruktiv-kritische Auseinandersetzung mit dem, was vom Rechtlichen und Berufsethischen her „möglich" erscheint, sozial aber auf professionelle und sensible Art auszugestalten ist, erschwert. Hinzu kommen zwei weitere Aspekte: Aufgrund des „zivilen Modells" der Suizidbeihilfe ist nicht nur die Rolle von Ärzt:innen bei der Suizidhilfe nicht scharf definierbar, sondern auch diejenige von Pflegefachpersonen, was das Phänomen der Dissoziation weiter begünstigt (vgl. Gamondi et al. 2022, S. 9 f.). Ebenso findet aufgrund der oben geschilderten „Surrogat-Lösung“ mit den Sterbehilfeorganisationen und der Möglichkeit von Institutionen, den Zugang ersterer für die Realisierung des Suizids zu verbieten, eine „Ambulantisierung“ der Suizidbeihilfe statt (EXIT 2023). Dadurch werden auch ethische Fragestellungen, die sich in der Abklärung der individuellen Situation ergeben können (s. o. SAMW 2021, S. 26), ebenso „ambulantisiert“. In der Zusammenschau zeigt das „Schweizer Modell“ durch den starken Fokus auf die Freiheitsrechte eine durchaus kohärente Umsetzung eines „zivilen Modells“ von Suizidbeihilfe. Doch zeigen Erfahrungen Pflegender auch damit verbundene Problematiken, die auch in der internationalen Literatur abgebildet sind. Sie werden im Folgenden abschließend reflektiert und mit den bisherigen Überlegungen synthetisiert.

6 Fazit

Auf der Grundlage einer Arbeitsdefinition von medizinischer Hilfe zum Sterben (MHS) hat der Beitrag die pflegerische, resp. pflegeethische Perspektive auf die Suizidbeihilfe gewürdigt. Dabei wurden strukturelle, professionelle und soziale Determinanten der MHS identifiziert, die ungleich abgebildet sind und auf eine Dissoziation des *Regulatorischen* vom *Sozialen* hindeuten, welche den pflegerischen Umgang mit dem Thema vielerorts charakterisiert. Dies wurde auch für die Schweiz bestätigt. Auch wenn im Spiegel der internationalen Literatur der Eindruck entstehen kann, die Schweiz habe die Suizidbeihilfe auf „schlanke“ und gleichzeitig effektive Art geregelt (z. B. Ziegler 2009, S. 319 f.), deutet vieles darauf hin, dass mit der zunehmenden Komplexität der MHS im Umfeld der modernen Medizin und der sozialwissenschaftlichen Aufarbeitung der Prozesse die Menschen zur Artikulation und Aushandlung von Sterbewünschen führen, das „zivile Modell“ der Suizidhilfe zunehmend an seine Grenzen stößt, was die beschriebenen Dissoziation zwischen der rechtlichen und der sozialen Dimension der MHS verstärkt.

Pflegefachpersonen tragen durch ihre Präsenz zur Qualität von Entscheidungsprozessen bei, in denen von schwerer Krankheit Betroffene das eigene Lebensende aushandeln (Schaffert-Witvliet et al. 2014). Gerade Phänomene des Kostendrucks auf das Gesundheitswesen, der unterfinanzierten akutstationären Palliative Care und Langzeitpflege und der demographischen Entwicklung machen es aber notwendig, gerade in der Schweiz strukturelle, professionelle und soziale Determinanten im Kontext der MHS zusammenzudenken (Swissinfo 2023) und neue Vulnerabilitäten gerade unter dem „zivilen Modell“ rechtzeitig zu erkennen. Dazu gehört, dass die Bedeutung der pflegerischen Präsenz und die Rollen von Pflegenden und Pflegeexpert:innen im Umgang mit Menschen, die den Wunsch nach Suizidbeihilfe äußern, weiter erforscht, empirisch beschrieben und berufsethisch reflektiert wird. Ebenso bedarf es eines Ausbaus der (bisher nur sporadisch angebotenen) ambulanten Ethikberatung, damit die mit der „Ambulantisierung“ der Suizidbeihilfe verbundenen ethischen Fragestellungen von Pflegefachpersonen, aber auch Hausärzt:innen zeitnah und wirksam bearbeitet werden können.

Literatur

ANA (2019) American Nurses' Association Ethics Advisory Board (2019) ANA Position Statement: The nurse's role when a patient requests medical aid in dying. Online Journal of Issues in Nursing 24(3). URL: https://doi.org/10.3912/OJIN.Vol24No03PoSCol02.

Arras J, Childress J, Adams M (2017) Getting down to cases: The revival of casuistry in bioethics. In: Dies. (Hrsg.) Methods in bioethics: The way we reason now. Oxford: 47–74. URL: https://doi.org/10.1093/acprof:oso/9780190665982.003.0003.

Bellon F, Mateos J T, Pastells-Peiró R, Espigares-Tribó G, Gea-Sánchez M, Rubinat-Arnaldo E (2022) The role of nurses in euthanasia: A scoping review. International Journal of Nursing Studies 134(104286). URL: https://doi.org/10.1016/j.ijnurstu.2022.104286.

Birnbacher D (2022) Warum kein Anspruch auf Suizidassistenz? Ethik in der Medizin 34:161–176. URL: https://doi.org/10.1007/s00481-021-00678-3.

Blouin S, Pott M. (2022) Assistance in dying: Conditions for international comparison. Death Studies 46(7): 1541–1546. URL: https://doi.org/10.1080/07481187.2021.1926630.

Borasio G D, Jox R, Gamondi C (2019) Regulation of assisted suicide limits the number of assisted deaths. Lancet 393(10175): 982–983. URL: https://doi.org/10.1016/S0140-6736(18)32554-6.

Bundesärztekammer (2021) Hinweise der Bundesärztekammer zum ärztlichen Umgang mit Suizidalität und Todeswünschen nach dem Urteil des Bundesverfassungsgerichts zu § 217 StGB. Deutsches Ärzteblatt (8): 379–383. URL: https://www.aerzteblatt.de/archiv/220766/Hinweise-der-Bundesaerztekammer-zum-aerztlichen-Umgang-mit-Suizidalitaet-und-Todeswuenschen-nach-dem-Urteil-des-Bundesverfassungsgerichts-zu-217-StGB. Zugegriffen am 04.01.2024.

Busquets Surribas M (2021) The ethical relevance of nursing care in euthanasia and assisted suicide. Enfermeria Clínica (English Edition) 31(5): 266–267. URL: https://doi.org/10.1016/j.enfcle.2021.08.001.

Bustin H, Jamieson I, Seay C, Reid K (2023). A meta-synthesis exploring nurses' experiences of assisted dying and participation decision-making. Journal of Clinical Nursing (00): 1–14. URL: https://doi.org/10.1111/jocn.16949.

Castelli Dransart D A, Scozzari E, Voélin S (2017) Stances on assisted suicide by health and social care professionals working with older persons in Switzerland. Ethics & Behavior 27(7): 599–614. URL: https://doi.org.10.1080/10508422.2016.1227259.

Cayetano-Penman J, Malik G, Whittall D (2021) Nurses' perceptions and attitudes about euthanasia: A scoping review. Journal of Holistic Nursing 39(1): 66–84. URL: https://doi.org/10.1177/0898010120923419.

CNPS (2021). Canadian Nurses' Protective Society. Medical assistance in dying: What every nurse should know. URL: https://cnps.ca/article/medical-assistance-in-dying-what-every-nurse-should-know/. Zugegriffen am 06.01.2024.

Davidson J, Stokes L, DeWolf Bosek M, Turner M, Bojorquez G, Lee Y S, Upvall M (2022). Nurses' values on medical aid in dying: A qualitative analysis. Nursing Ethics 29(3): 636–650. URL: https://doi.org/10.1177/09697330211051029.

Downie J (2022) From prohibition to permission: The winding road of medical assistance in dying in Canada. HEC Forum (34): 321–354. URL: https://doi.org/10.1007/s10730-022-09488-6.

Downie J, Gupta M, Cavalli S, Blouin S (2022) Assistance in dying: A comparative look at legal definitions. Death Studies 46(7): 1547–1556. URL: https://doi.org/10.1080/07481187.2021.1926631.

Evans L (2015) Nurses' attitudes to assisted suicide: sociodemographic factors. British Journal of Nursing 24(12): 629–632. URL: https://doi.org/10.12968/bjon.2015.24.12.629.

EXIT (2023) „EXIT begleitet 2022 über 1000 Menschen in den Tod – Mitgliederzahl erstmals über 150'000." (03.02.2023). URL: https://www.exit.ch/artikel/exit-begleitet-2022-ueber-1000-menschen-in-den-tod-mitgliederzahl-erstmals-ueber-150000/ Zugegriffen am 08.01.2024.

Gamondi C, Pott M, Preston N, Payne S (2018) Family caregivers' reflections on experiences of assisted suicide in Switzerland: A qualitative interview study. Journal of Pain and Symptom Management 55(4): 1085–1094. URL: https://doi.org/10.1016/j.jpainsymman.2017.12.482.

Gamondi C, Gayet-Ageron A, Borasio G D, Hurst S, Jox R, Ricou B (2022) Attitudes of university hospital staff towards in-house assisted suicide. PLoS ONE 17(10): e0274597. URL: https://doi.org/10.1371/journal.pone.0274597.

Gastmans C, Monteverde S (2020) Pflegeethik in der Endphase des Lebens. In: Monteverde, S. (Hrsg.) Handbuch Pflegeethik. Ethisch denken und handeln in den Praxisfeldern der Pflege. 2. Auflage. Stuttgart: 237–247.

Hamarat N, Pillonel A, Berthod M A, Castelli Dransart D A, Lebeer G (2022) Exploring contemporary forms of aid in dying: An ethnography of euthanasia in Belgium and assisted suicide in Switzerland. Death Studies 46(7): 1593–1607. URL: https://doi.org/10.1080/07481187.2021.1926635.

Hashemi S, Taylor J, Marshall M, Childress M (2023) Medical assistance in dying: Going beyond the numbers. American Journal of Bioethics, 23(11): 97–99. URL: https://doi.org/10.1080/15265161.2023.2256282.

Hébert M, Asri M (2022) Paradoxes, nurses' roles and medical assistance in dying: A grounded theory. Nursing Ethics 29(7–8): 1634–1646. URL: https://doi.org/10.1177/09697330221109941.

Holt J (2017) Ethical issues at the end of life. In: Scott, P. (Hrsg.) Key concepts and issues in nursing ethics. Cham: 129–143. URL: https://doi.org/10.1007/978-3-319-49250-6_10.

Horn R (2013) Euthanasia and end-of-life practices in France and Germany. A comparative study. Medicine, Health Care, and Philosophy 16(2): 197–209. URL: https://doi.org/10.1007/s11019-011-9357-5.

Hürlimann D (2022) Recht und Medizin im Lebensende. Menschenrechtliche Anforderungen und Regulierungsvorschläge. Basel.

Hurst S, Mauron A (2017) Assisted suicide in Switzerland: Clarifying liberties and claims. Bioethics (31): 199–208. URL: https://doi.org/10.1111/bioe.12304.

Inglehart R C, Nash R, Hassan Q N, Schwartzbaum J (2021) Attitudes toward euthanasia: A longitudinal analysis of the role of economic, cultural, and health-related factors. Journal of Pain and Symptom Management 62(3): 559–569. URL: https://doi.org/10.1016/j.jpainsymman.2021.01.009.

Lübbe W (2023) „Autonomieschutz" als Staatsaufgabe. Zeitschrift für Ethik und Moralphilosophie (6): 105–121. URL: https://doi.org/10.1007/s42048-023-00141-6.

Mallon A H (2023). Assisted dying as a global public health priority. In: Liamputtong, P (Hrsg.) Handbook of social sciences and global public health. Cham: 1489–1513. URL: https://doi.org/10.1007/978-3-031-25110-8_32.

Monteverde S (2017) Nursing ethics and assisted dying – understanding the sounds of silence (Editorial). Nursing Ethics 24(1): 3–8. URL: https://doi.org/10.1177/0969733016684967.

Mroz S, Dierickx S, Deliens L, Cohen J, Chambaere K (2021) Assisted dying around the world: a status quaestionis. Annals of Palliative Medicine 10(3): 3540–3553. URL: https://doi.org/10.21037/apm-20-637.

NEK (2005). Nationale Ethikkommission im Bereich Humanmedizin. Beihilfe zum Suizid. Stellungnahme Nr 9/2005. Bern: Nationale Ethikkommission. S. 55. URL: https://www.nek-cne.admin.ch/inhalte/Themen/Stellungnahmen/suizidbeihilfe_de.pdf. Zugegriffen am 07.01.2024.

Pesut B, Greig M, Thorne S, Storch J, Burgess M, Tishelman C, Chambaere K, Janke R (2020) Nursing and euthanasia: A narrative review of the nursing ethics literature. Nursing Ethics, 27(1): 152–167. URL: https://doi.org/10.1177/0969733019845127.

Pesut B, Thorne S, Greig M (2020) Shades of gray: Conscientious objection in medical assistance in dying. Nursing Inquiry,27(1): e12308. URL: https://doi.org/10.1111/nin.12308.

Pfister E, Biller-Andorno N (2010) Physician-assisted suicide: Views of Swiss health care professionals. Journal of Bioethical Inquiry 7(3): 283–285. URL: https://doi.org/10.1007/s11673-010-9246-2.

Quill T, Miller F (2014). Physician-assisted death. In: Dies. (Hrsg.) Palliative care and ethics. Oxford: 247–265.

Richardson S (2023) An international expansion in voluntary euthanasia/assisted dying: The implications for nursing. International Nursing Review 70(1), 117–126. URL: https://doi.org/10.1111/inr.12807.

Roehr B (2021) Assisted dying around the world. BMJ (374): n2200. URL: https://doi.org/10.1136/bmj.n2200.

SAMW (2021) Schweizerische Akademie der Medizinischen Wissenschaften. Umgang mit Sterben und Tod. Medizin-ethische Richtlinien. Bern. URL: https://www.samw.ch/dam/jcr:86702794-093d-41e5-b080-42519580ed25/richtlinien_samw_sterben_und_tod.pdf. Zugegriffen am 08.01.2024.

SBK (2021) Schweizerischer Berufsverband der Pflegefachfrauen und Pflegefachmänner (2021). Ethischer Standpunkt 1: Pflege im Kontext des Assistierten Suizids. Bern. URL: https://sbkasi.ch/assets/Shop/2021_11_26_Ethische_Standpunkte_1_dt.pdf. Zugegriffen am 08.01.2024.

Schaffert-Witvliet B, Bongard-Félix C, Klein-Remane U, Monteverde S, Wälti Bolliger M (2014) Nachfragen und das Gespräch suchen. Beihilfe zum Suizid: Rolle der Pflegefachpersonen und Institutionen. Krankenpflege, Soins Infirmiers 107(11): 14–17.

Suva G, Penney T, McPherson C (2019) Medical assistance in dying: A scoping review to inform nurses' practice. Journal of Hospice & Palliative Nursing 21(1): 46–53. URL: https://doi.org/10.1097/NJH.0000000000000486.

Swissinfo (2023) „Palliative Care: Kann man in der Schweiz friedlich sterben?“ Swissinfo, 29.12.2023. URL: https://www.swissinfo.ch/ger/palliative-care–kann-man-in-der-schweiz-friedlich-sterben-/49073290 Zugegriffen am 08.01.2024.

Taylor C (1985) Negative Freiheit? Zur Kritik des neuzeitlichen Individualismus. Frankfurt.

Van Bulck L, Quenot J P, Seronde M F, Ecarnot F (2023) Medically assisted dying in Western Europe: legislation review – what has changed in 5 years? BMJ Supportive & Palliative Care 13(3): 305–308. URL: https://doi.org/10.1136/spcare-2022-003768.

Wilson M, Wilson M, Edwards S, Cusack L, Wiechula R (2021) Role of attitude in nurses' responses to requests for assisted dying. Nursing Ethics 28(5): 670–686. URL: https://doi.org/10.1177/0969733020966777.

Wittwer H (2023) Selbsttötung. In: Neuhäuser C, Raters M L, Stoecker R (Hrsg.) Handbuch Angewandte Ethik. Stuttgart. URL: https://doi.org/10.1007/978-3-476-05869-0_103.

Woods M (2024) Life and death. Nursing responses to euthanasia. In: Lipscomb M (Hrsg.) Routledge handbook of philosophy and nursing. London: 191–201. URL: https://doi.org/10.4324/9781003427407-23.

Wright D K, Pesut B (2023) Traversing landscapes of dying and grief: A palliative care ethic for nursing at the end of life. In: Starzomski R, Storch J L, Rodney P (Hrsg.) Toward a moral horizon: Nursing ethics for leadership and practice. 3. Auflage. Victoria, BC: 541–568. URL: https://doi.org/10.18357/9781550587128. S. 541–568.

Zenz J, Tryba M, Zenz M (2014) Physician-assisted dying: Acceptance by physicians only for patients close to death. Pain and Therapy 3(2): 103–112. URL: https://doi.org/10.1007/s40122-014-0029-z.

Ziegler S J (2009) Collaborated death: an exploration of the Swiss model of assisted suicide for its potential to enhance oversight and demedicalize the dying process. Journal of Law, Medicine & Ethics 37(2): 318–330. URL: https://doi.org/10.1111/j.1748-720X.2009.00375.x.

Zolf B (2019) No conscientious objection without normative justification: Against conscientious objection in medicine. Bioethics 33(1): 146–153. URL: https://doi.org/10.1111/bioe.12521.

Monika Bobbert

Reglements zum assistierten Suizid in Langzeitpflegeeinrichtungen der Schweiz: ethische Fragen

1 Einleitung

In der Schweiz gibt es individuelle und institutionelle Erfahrungen und Problemanzeigen im Zusammenhang mit dem assistierten Suizid, der dort schon viele Jahre über Sterbehilfeorganisationen ausgeführt werden kann. In den vergangenen Jahren haben Selbsttötungen mithilfe Dritter insbesondere in der Gruppe der älteren Menschen stark zugenommen.[1]

Da Menschen in höherem Alter oft in einem Pflegeheim (bzw. Betagtenheim) leben und in einigen Fällen ihr Leben durch einen assistierten Suizid beenden, kommen Pflegende bei ihrer Arbeit in den Einrichtungen damit in Berührung. Zudem ist in einigen Kantonen nicht nur in Pflegeheimen, sondern auch in Krankenhäusern[2] oder im Rahmen der ambulanten Pflege (Spitex) ein assistierter Suizid möglich. Auf die letztgenannten beiden Kontexte kann im Rahmen des vorliegenden Beitrags allerdings nicht näher eingegangen werden.

Das Anliegen, den Umgang mit einem Suizidwunsch der Bewohner:innen einer Institution zu regeln, hat teils zu konkreten institutionellen Vorgaben geführt. Diese sind in erster Linie für die Bewohner:innen, aber auch für professionelle Pflegekräfte und weitere in Heimen Tätige, wie etwa Ergotherapeut:innen oder Seelsorger:innen, bedeutsam.

Im Folgenden werden zentrale Bestandteile solcher Reglements aufgegriffen und aus ethischer Sicht diskutiert. Die Frage, ob und auf welche Weise eine Institution eine Regelung für ihr Haus beschließen kann oder sollte, bewegt mittlerweile auch Einrichtungen in Deutschland, sodass sich aus einer Diskussion der Schweizer Regelungen auch Einsichten für andere Kontexte gewinnen lassen.

1 Die assistierten Suizide haben sich zwischen 2011 und 2022 fast vervierfacht. Bundesamt für Statistik (BAS) 11.12.2022; BAS 31.02.2024.

2 Faktisch lassen in den entsprechenden Schweizer Kantonen derzeit die Krankenhäuser den assistierten Suizid durch eine Sterbehilfeorganisation meist nur zu, wenn eine Verlegbarkeit der sterbewilligen Person in das angestammte häusliche Umfeld oder in eine andere sozialmedizinische Einrichtung nicht zumutbar ist.

https://doi.org/10.1515/9783111371795-021

2 Zum rechtlichen Rahmen des assistierten Suizids in Langzeitpflegeeinrichtungen

Der rechtliche Rahmen des assistierten Suizids in der Schweiz ist durch nationales und kantonales Recht geregelt und wird durch rechtlich nicht verbindliche Regelungen der Schweizerischen Akademie der Wissenschaften (SAMW) ergänzt, zu denen sich wiederum der Berufsverband Foederatio Medicorum Helveticorum (FMH) der Schweizer Ärztinnen und Ärzte verhält. In Bezug auf die Einschlusskriterien[3] beim assistierten Suizid haben sich in den vergangenen Jahren Differenzen zwischen der SAMW und dem FMH gezeigt (u. a. Hürlimann 2022, S. 127). Die Überarbeitung der SAMW-Richtlinie zum Umgang mit Tod und Sterben (2022) kann als Kompromissergebnis bezeichnet werden.

2.1 Nationale und kantonale rechtliche Vorgaben

In der Schweiz ist die einfache Beihilfe zur Selbsttötung (Art. 115 StGB) – im Unterschied zur Tötung auf Verlangen (Art. 114 StGB) – straffrei. Nach Art. 115 StGB ist die Beihilfe strafbar und kann mit Freiheitsstrafe von bis zu fünf Jahren oder mit Geldstrafe belegt werden, wenn sie „aus selbstsüchtigen Beweggründen" erfolgt. In der Schweiz gibt es mittlerweile eine Reihe neuerer und etablierter Sterbehilfe-Organisationen – Organisationen wie „EXIT" oder „Dignitas", die sich nicht strafbar machen, wenn sie sowohl das Gewinnverbot als auch die Vorgaben zu Vorabklärungen einhalten.

Neben nationalen Vorgaben hängt in der Schweiz die Frage der Zulässigkeit einer Beihilfe zur Selbsttötung bzw. ein assistierter Suizid in einer Pflegeeinrichtung, sozialen Einrichtung oder einem Krankenhaus auch vom jeweiligen kantonalen bzw. dem entsprechenden Gesundheitsgesetz ab.

In einigen Kantonen müssen die mit öffentlichen Mitteln (mit)finanzierten Institutionen oder aber alle Institutionen der Langzeitpflege assistierte Suizide in ihren Räumlichkeiten zulassen, in anderen Kantonen liegen keine spezifischen rechtlichen Vorgaben dieser Art vor, sodass die einzelnen Einrichtungen entscheiden können, ob sie hausintern assistierte Suizide erlauben.[4] Der Kanton Waadt hat beispielsweise 2012 als erster Kanton gesetzlich geregelt, dass assistierter Suizid in gemeinnützigen Spitälern und Pflegeheimen zuzulassen ist. Auch in den französischsprachigen Kantonen Genf und Neuenburg und im Kanton Wallis ist der assistierte Suizid in Krankenhäusern und Pflegeheimen mittlerweile gesetzlich erlaubt. Andere Kantone wie Luzern, Tessin oder Bern haben keine kantonale Regelung oder lehnten eine solche ab.

3 Siehe zur Debatte über Einschlusskriterien weiter unten Kap. 4.3.

4 Swiss Info 2024; Hürlimann 2022, bes. S. 358–367. Die rechtliche Situation in den Kantonen ändert sich allerdings zurzeit rasch.

Im Kanton Zürich dürfen seit 2023 gemäß einer neuen Bestimmung Pflegeeinrichtungen von Gemeinden den Wunsch nach begleitetem Suizid in ihren Räumlichkeiten nicht mehr ablehnen (Zürich, Kanton, Medienmitteilung, 13.04.2023). Mit Inkrafttreten einer solchen Gesetzesänderung sind die Heime zudem angehalten, öffentlich einsehbar auf die Möglichkeit hinzuweisen, zum Beispiel in ihrem Leitbild oder auf der Website.

2.2 „Sorgfaltskriterien" als Soft-Law

Innerhalb des rechtlichen Rahmens und der berufsrechtlichen Möglichkeit der Ärzteschaft, im Sinne der Beihilfe ein Rezept für ein tödliches Medikament auszustellen, hat sich in den vergangenen zwei Dekaden in der Schweiz Soft-Law, das rechtlich nicht verbindlich ist, in Form der Richtlinien der Schweizerischen Akademie der Medizinischen Wissenschaften (SAMW)[5] herausgebildet. Die Schweizer Ärztinnen und Ärzte sind jedoch im Dachverband der FMH organisiert, sodass die Richtlinien der SAMW kein Berufsrecht darstellen und der FMH sich teils auch kritisch zu den Richtlinien der SAMW verhält. So waren in den letzten Jahren die „Einschlusskriterien" bzw. Voraussetzungen für einen assistierten Suizid in der Ärzteschaft strittig,[6] was im Jahr 2021 in Bezug auf den assistierten Suizid zur Überarbeitung der SAMW-Richtlinie zum „Umgang mit Sterben und Tod" von 2018 geführt hat (SAMW 2022, bes. 6.2).

Die Rechtsprechung der Schweiz verweist teilweise auf die Richtlinien der SAMW, trifft aber teils wiederum verbindliche Vorgaben, wie sich insbesondere in der Rechtsprechung ab Ende der 1990er-Jahre zeigt (Hürlimann 2022, S. 121 f; Schwarzenegger 2003, S. 69). Damals wurde in mehreren Gerichtsurteilen als unverzichtbare Voraussetzung festgelegt, dass ein Arzt, der das tödliche Medikament Natrium-Pentobarbital verschreibt, die Urteilsfähigkeit des Suizidwilligen sorgfältig prüfen und weitere ärztliche Berufs- und Sorgfaltspflichten einhalten muss.

In den aktuellen Richtlinien der SAMW von 2022 wird erläutert, unter welchen Umständen die ärztliche Beihilfe zur Selbsttötung medizin-ethisch vertretbar ist, nämlich in Bezug auf vier Voraussetzungen, die auch – in Anlehnung an die niederländi-

5 Die Schweizerische Akademie der Medizinischen Wissenschaften ist eine privatrechtliche Stiftung, die durch die medizinischen Fakultäten der Schweizerischen Hochschulen zusammen mit der Verbindung der Schweizer Ärzte gegründet wurde.

6 Die Rolle der Ärzteschaft bei der Verschreibung von Natrium-Pentobarbital ist (auch) innerhalb der Ärzteschaft stark umstritten. Dieser Streit hat u. a. dazu geführt, dass die Ärztekammer der FMH die SAMW-Richtlinie „Umgang mit Sterben und Tod" von 2018 nicht in die Standesordnung aufgenommen hat und stattdessen weiterhin auf die alten Richtlinien von 2013 verweist. Die Standesordnung der FHM enthält abgesehen von diesem Verweis keine Vorgaben zur Suizidhilfe. Vgl. dazu ausführlich Hürlimann 2022, S. 127 f.

sche Gesetzeslage von 2001 – „Sorgfaltskriterien“[7] genannt werden (SAMW 2022, S. 25–27):

(1) Voraussetzung „Urteilsfähigkeit“: „[...] Der Arzt muss dokumentieren, dass er eine Urteilsunfähigkeit sorgfältig ausgeschlossen hat. Falls eine psychische Krankheit, eine Demenz oder ein anderer Zustand vorliegt, der mit fehlender Urteilsfähigkeit verbunden sein kann, wurden die Urteilsfähigkeit sowie allenfalls die Möglichkeiten der therapeutischen Beeinflussung einer Urteilsunfähigkeit durch einen entsprechenden Facharzt evaluiert. [...].“ (SAMW 2022, S. 26.)
(2) Voraussetzung „Autonomer Wille“: „[...] Der Wunsch ist wohlerwogen und ohne äusseren [sic!] Druck entstanden sowie dauerhaft. Zur Klärung hat der Arzt – abgesehen von begründeten Ausnahmefällen – mindestens zwei ausführliche Gespräche im Abstand von mindestens zwei Wochen mit dem Patienten zu führen, im Zweifelsfall sind zusätzliche Gespräche erforderlich. [...].“ (SAMW 2022,S. 26.)
(3) Voraussetzung „Schwerwiegendes Leiden“: „[...] Die Krankheitssymptome und/ oder Funktionseinschränkungen des Patienten sind schwerwiegend, was durch eine entsprechende Diagnose und Prognose zu substantiieren ist. Sie sind für ihn Ursache unerträglichen Leidens. [...] Der Wunsch des Patienten, in dieser unerträglichen Leidenssituation nicht mehr leben zu wollen, ist aufgrund der Vorgeschichte und wiederholter Gespräche nachvollziehbar. [...] Ethisch nicht vertretbar im Sinn dieser Richtlinien ist Suizidhilfe bei gesunden Personen. [...].“ (SAMW 2022, S. 26 f.)
(4) Voraussetzung „Erwägung von Alternativen“: „[...] Medizinisch indizierte therapeutische Optionen sowie andere Hilfs- und Unterstützungsangebote wurden gesucht, mit dem Patienten abgeklärt und angeboten. Sie sind erfolglos geblieben oder wurden vom diesbezüglich urteilsfähigen Patienten abgelehnt. [...].“ (SAMW 2022, S. 27.)

Das Vorliegen der Voraussetzungen (1) und (2) muss zusätzlich von einer unabhängigen Drittperson bestätigt werden; diese muss nicht zwingend ein Arzt sein (SAMW 2022, S. 27). Außerdem wird darauf hingewiesen, dass Patient:innen weder einen Anspruch auf eine Begutachtung der Urteilsfähigkeit in Bezug auf die Beihilfe zum Suizid haben, noch dass seitens der Ärzt:innen die Pflicht besteht, Suizidhilfe zu leisten, da es sich nicht um eine genuin ärztliche Aufgabe handelt (SAMW 2022, S. 25; S. 27).

7 Vgl. Niederlande, Strafgesetzbuch, Art. 293 – Gesetz zur Kontrolle der Lebensbeendigung auf Verlangen und Hilfe bei der Selbsttötung von 2001. Vgl. auch Nationale Ethikkommission im Bereich Humanmedizin (NEK) 2005, S. 53.

3 Konkrete Regelungen zum assistierten Suizid für Langzeitpflegeeinrichtungen

In den vergangenen zwei Dekaden traten in den Langzeiteinrichtungen immer wieder Konflikte auf: Sollten Sterbehilfeorganisationen zu Werbezwecken Zutritt haben? Durfte ein assistierter Suizid in der Einrichtung selbst durchgeführt werden? Einrichtungsleitungen und Pflegeteams fragten, wie sich die Durchführung eines assistierten Suizids im Pflegeheim auswirken würde. Daher entwickelten einzelne Einrichtungen, Städte oder auch Kantone diesbezüglich Regelungen. Einige dieser Regelungen, die heute noch relevant sind, werden im Folgenden herangezogen, um neuralgische Punkte herauszuarbeiten.

3.1 Empfehlungen für Regelungen

Der Kanton St. Gallen empfiehlt 2023 zum Umgang mit Sterbehilfeorganisationen in stationären Pflege- bzw. Betagtenheimen: „Die Einrichtungsleitung und die Vertretung der Trägerschaft sind dazu aufgefordert, sich mit der Frage nach dem Umgang mit Sterbehilfeorganisationen auseinanderzusetzen [...] und Regeln für die Einrichtung zu erstellen. Mitarbeitende, Bewohnende und Angehörige müssen darüber informiert werden." (St. Gallen, Kanton, 2023 S. 3.)

In einem Beispiel zum Vorgehen bei assistiertem Suizid durch eine Sterbehilfeorganisation, das in den Empfehlungen des Kantons St. Gallen enthalten ist, wird auf ein enges „Einschlusskriterium" rekurriert: „Leidet der BW [Bewohner] an einer fortschreitenden, unheilbaren Erkrankung, die in absehbarer Zeit zum Tode führt?" (St. Gallen, Kanton, 2023, S. 4.) Die Sterbehilfeorganisation müsse dann den Nachweis erbringen. Erforderlich sei eine schriftliche Diagnose – der Bericht des Hausarztes oder des entsprechenden Spitals –, die von einem unabhängigen Arzt schriftlich zu bestätigen sei.

Der Branchenverband CURAVIVA Schweiz, dem inzwischen Langzeitpflegeeinrichtungen aus allen Kantonen angehören, schreibt 2018 in seinem Grundlagenpapier zum assistierten Suizid angesichts einer steigenden Prävalenz assistierter Suizide: „Solche Entwicklungen fordern die Institutionen heraus, ihre Haltung gegenüber der Suizidbeihilfe zu überdenken, und veranlassen sie, das Vorgehen zu klären, das im Fall eines geplanten begleiteten Suizids hausintern zur Anwendung gelangen soll." (CURAVIVA Schweiz 2018, 5). CURAVIVA Schweiz (2018, S. 4) unterstützt die Empfehlungen der Nationalen Ethikkommission im Bereich der Humanmedizin (NEK) von 2005: „Wenn ein Bewohner den assistierten Suizid wünscht und er über keinen anderen Lebensort verfügt als diese Institution, sollte er nach Möglichkeit den Akt auch an diesem Ort durchführen können." (NEK 2005, S. 73)

CURAVIVA Schweiz bezieht sich in ihrem Grundlagenpapier aus dem Jahr 2018 auf die „mittelweiten“ Einschlusskriterien der SAMW, d. h. Beihilfe zum Suizid in Pflegeheimen sei nur bei Patienten mit schwerwiegenden Krankheitssymptomen und/oder Funktionseinschränkungen, die für sie Ursache subjektiv unerträglichen Leidens seien, zulässig. Dies müsse aufgrund der Vorgeschichte und wiederholter Gespräche nachvollziehbar sein (CURAVIVA Schweiz 2018, S. 6).

Institutionelle Regelungen werden sich künftig vor allem darin unterscheiden, ob – wie in dem Luzerner Reglement von 2011 (siehe dazu weiter unten Kap. 3.2) – eine terminale Erkrankung vorliegen muss oder ob weit gefasst „Leiden“ als Voraussetzung genügt.

Wenn sich Träger oder Einrichtungen aber auf die etablierten Sterbehilfeorganisationen „EXIT“ und „Dignitas“ verlassen, wie CURAVIVA Schweiz 2018 zumindest impliziert, werden andere Einschlusskriterien akzeptiert. So schreibt der nationale Branchenverband (2018), der für sehr viele Langzeitpflegeeinrichtungen zuständig ist, in seinem Grundlagenpapier zum assistierten Suizid: „Die Überprüfung der Voraussetzungen für einen begleiteten Suizid ist grundsätzlich Aufgabe der Sterbehilfeorganisation. Dennoch sollte es ein Heim als Teil seiner Fürsorgeverantwortung ansehen, die Einhaltung minimaler Voraussetzungen sicherzustellen.“ (CURAVIVA Schweiz 2018, S. 6.) Gestützt auf die Richtlinien zum Umgang mit Sterben und Tod der Schweizerischen Akademie der Medizinischen Wissenschaften SAMW (2018) solle insbesondere die Urteilsfähigkeit, die Abwesenheit äußeren Drucks, die unerträgliches Leiden verursachenden Krankheitssymptome und/oder Funktionseinschränkungen und die Alternativlosigkeit abgeklärt werden: „Falls bei einer oder mehreren dieser Fragen Zweifel aufkommen, sollte die involvierte Sterbehilfeorganisation explizit darauf aufmerksam gemacht werden, damit sie besonders sorgfältig überprüfen kann, ob die Voraussetzungen für einen begleiteten Suizid im konkreten Fall wirklich gegeben sind.“ (CURAVIVA Schweiz 2018, S. 6.)

Letztlich bleibt etwas vage, welche Einschlusskriterien CURAVIVA Schweiz empfiehlt, insbesondere, ob zusätzlich die Einrichtung selbst die Einhaltung der „Sorgfaltskriterien“ gewährleisten sollte. Denn beim Verweis von CURAVIVA Schweiz auf die einschlägigen SAMW-Richtlinien wird nicht thematisiert, dass die Sterbehilfevereine auch bei Menschen ohne medizinische Erkrankung tätig werden können. So ermöglicht „EXIT Deutsche Schweiz“ seinen Mitgliedern einen assistierten Suizid „bei zum Tod führender Erkrankung, subjektiv unerträglichen Beschwerden oder unzumutbarer Behinderung sowie generell bei Leiden im und am Alter; dabei soll auch den psychosozialen Aspekten gebührend Rechnung getragen werden“ (EXIT 2021). Auch „Dignitas Schweiz“ legt sich nicht auf die Voraussetzung einer medizinischen Erkrankung fest, sondern ermöglicht einen assistierten Suizid, wenn „einem unerträglich gewordenen Leiden und einer sinnlosen Lebensverlängerung ein Ende gesetzt werden soll“ (Dignitas 2023).

3.2 Das Reglement der Stadt Luzern als Beispiel aus der Praxis

Die Empfehlungen des Kantons St. Gallen aus dem Jahr 2023 enthalten in ihrem Anhang zwei „Praxisbeispiele" und verweisen in ihren Literaturangaben auf weitere. Im Folgenden soll näher auf eines der darin genannten Praxisbeispiele eingegangen werden, nämlich die Regelung der Stadt Luzern aus dem Jahr 2011 zur Beihilfe zum Suizid in den Betagtenzentren und Pflegewohnungen. Ähnliche Regelungen für Einrichtungen gab es damals u. a. auch in Zürich, Bern und St. Gallen.[8]

Das Reglement von Luzern (Luzern, Stadtrat 2011, bes. S. 20–24) ist im Vergleich zu anderen Reglements recht ausdifferenziert. Damals sollte die Dienstabteilung „Heime und Alterssiedlungen" der Stadt klar regeln,[9] unter welchen Bedingungen ein begleiteter Suizid durch Sterbehilfeorganisationen grundsätzlich erlaubt ist. Bis dato habe ein Wunsch nach Suizidbeihilfe dazu geführt, dass ein:e Bewohner:in im Zustand schweren Leidens den Pflegeplatz habe verlassen müssen. Solche Eingriffe in eine ohnehin schon schwierige Lebenssituation wolle man künftig aus menschlichen Gründen vermeiden (Luzern, Stadtrat 2011, S. 2). Deshalb wolle man regeln, unter welchen Voraussetzungen es möglich sei, dem Wunsch nach Suizidbeihilfe im Einzelfall nachzukommen (Luzern, Stadtrat 2011, S. 20 f):

- Die Urteilsfähigkeit und Tatherrschaft der suizidwilligen Person stehen eindeutig fest.
- Es liegt eine weit fortgeschrittene, unheilbare Erkrankung vor und das Lebensende ist nah.
- Eine psychische Erkrankung kann ausgeschlossen werden.
- Druck durch Dritte liegt nicht vor.
- Der Suizidwunsch hält trotz bestmöglicher Pflege und medizinischer Betreuung unter Berücksichtigung der Palliative Care dauerhaft an.
- Es gibt kein Zuhause außerhalb der Institution.
- Eine Sterbehilfeorganisation und nicht eigenes Personal der Einrichtung leistet die Beihilfe.
- Die Beihilfe zum Suizid wird nicht durch Privatpersonen ausgeübt.

Des Weiteren gibt das Reglement ein Vorgehen bei einem Wunsch nach assistiertem Suizid vor (Luzern, Stadtrat 2011, S. 21–23):

---

8 Vgl. Stadtrat von Zürich, Protokoll vom 25.10.2000, S. 7 f: Wunsch nach Suizid unter Beihilfe von Sterbehilfeorganisationen in den Einrichtungen des Gesundheits- und Umweltdepartments; Stadt Bern, Richtlinien des Gemeinderates, Beihilfe zum Suizid unter Beizug Dritter in öffentlichen Heimen 2001; Kanton St. Gallen, Department des Innern, Umgang mit Sterbehilfeorganisationen in Betagteneinrichtungen. Empfehlung der Fachkommission für Altersfragen vom 17.05.2013.

9 Heute gehören die zwei großen Betagtenzentren von Luzern zu dem Branchenverband CURAVIVA: URL: https://www.stadtluzern.ch/_docn/2233022/Regelung_Beihilfe_zum_Suizid_in_den_Betagtenzentren_und_Pflegewohnungen_der_Stadt_Luzern.pdf. Zugegriffen am 23.09.2024.

- Eine Vertrauensperson der Institution (Zentrumsleitung oder Seelsorger:in) zeigt in einem ersten Gespräch mit der suizidwilligen Person – möglichst unter Einbeziehung des betreuenden Arztes und nahestehender Personen – Alternativen in der medizinischen und pflegerischen Betreuung auf (u. a. Palliative Care, Verbesserung der sozialen Situation und Einbezug weiterer Fachkräfte). Wenn der Suizidwunsch bestehen bleibt, wird er an die Zentrumsleitung gemeldet.
- Für die Situationsanalyse sind die betroffene Person, Nahestehende, die Vertrauensperson der Institution, die Heimleitung, das zuständige Pflegeteam und der behandelnde Arzt anzuhören.
- Bleibt der Suizidwunsch bestehen, wird durch eine:n Geriater:in oder Psychiater:in geprüft, ob die suizidwillige Person urteilsfähig ist, der Suizidwunsch ohne Druck zustande gekommen ist und keine psychische Krankheit vorliegt. Situativ ist eine Pflegefachperson, ein:e Jurist:in und/oder ein:e Seelsorger:in beizuziehen.
- Die Leitung der Dienstabteilung „Heime und Alterssiedlungen" ist die Instanz, welche die Einhaltung der Schutzbestimmungen überprüft und betroffene Bewohner:innen dabei unterstützt, eine passende, individuelle Lösung zu finden.
- Falls die Beihilfe aus institutionellen Gründen nicht im Betagtenzentrum erfolgen kann, wird die suizidwillige Person bei der Suche nach einer anderen Lösung unterstützt. In jedem Fall bemüht sich die Institution weiterhin um eine optimale, palliative Pflege und Betreuung der Bewohnerin bzw. des Bewohners.

Diese Regelung der Stadt Luzern wählt den Weg des Viel-Augenprinzips, um die oben genannten materiellen Voraussetzungen zu gewährleisten. Ärztliche und pflegerische Fachkräfte sowie Angehörige werden gehört. Bei Unsicherheit werden weitere Fachleute hinzugezogen. Leitidee ist hierbei sicherlich die Vorstellung, dass ein von einer großen Mehrheit getragener Konsens die Berechtigung des Suizidwunschs absichert und zugleich Sorge für die anderen Bewohner:innen und die Mitarbeitenden des Betagtenheims trägt. Doch der Einsatz möglichst vieler Außenstehender angesichts der Unsicherheit, ob die eingangs genannten Voraussetzungen erfüllt sind, verlagert die Problematik lediglich, löst sie aber nicht grundsätzlich. Wohl kann die Einrichtung durch mehrere Kommunikationsrunden zum einen dazu beitragen, dass sich die professionellen Helfer:innen nicht entzweien und den Weg einer suizidwilligen Person nachvollziehen können und zum anderen dazu, dass der Frage der Urteilsfähigkeit und Freiwilligkeit von unterschiedlichen Personen und Perspektiven nachgegangen wird.

3.3 Regelungen für Pflegekräfte in Langzeitpflegeeinrichtungen im Besonderen

Berufsethisch bzw. berufsrechtlich haben sich die Pflegekräfte in der Schweiz selbst Richtlinien gegeben (Schweizerischer Berufsverband der Pflegefachfrauen und Pflegefachmänner – SBK 2021) und sich zudem den SAMW-Richtlinien „Umgang mit Tod und Sterben" von 2022 angeschlossen. Der assistierte Suizid ist hiernach nicht Bestandteil pflegerischen und ärztlichen Handelns. Zudem können professionelle Pflegekräfte nur mit Blick auf die teils unterschiedlichen kantonalen rechtlichen Vorgaben und etwaigen konkreten Regelungen einer Einrichtung handeln.

Im Hinblick auf Pflegekräfte will das Reglement der Stadt Luzern von 2011 klar zwischen den Pflege- und Fürsorgeaufgaben und dem assistierten Suizid trennen:

„Erfährt das Pflegeteam von einem Suizidwunsch einer Bewohnerin oder eines Bewohners, muss diese Information umgehend an die Heimleitung weitergeleitet werden. Es besteht eine Meldepflicht." (Luzern, Stadtrat 2011, S. 21.)

Außerdem gilt laut Reglement: „Den Mitarbeitenden der städtischen Betagtenzentren und Pflegewohnungen ist es untersagt, an der Vorbereitung und/oder Durchführung eines Suizids in der Institution mitzuwirken. Falls eine suizidwillige Person die Präsenz einer ihr nahestehenden Pflegeperson wünscht, soll dies im Einverständnis mit der Pflegeperson ausserhalb [sic!] ihrer Arbeitszeit ermöglicht werden." (Luzern Stadtrat 2011, S. 21.)

Für die Situationsanalyse jedoch müssen Heimleitung und das zuständige Pflegeteam gehört werden. Aber auch wenn es um die Frage geht, ob der assistierte Suizid in der Einrichtung durchgeführt werden kann, müssen im Verlauf der Entscheidungsfindung zwingend auch die aktuelle Abteilungssituation sowie die Interessen der Mitbewohnerinnen und Mitbewohner berücksichtigt werden.[10] Die Leitung „Heime und Alterssiedlungen" entscheidet gemeinsam mit den involvierten Fachpersonen und nach Rücksprache mit der Sozialdirektion, ob der begleitete Suizid im Betagtenzentrum bzw. in der Pflegewohnung oder an einem anderen Ort stattfinden kann. Wird dem Wunsch nach Suizidbegleitung entsprochen, muss das betroffene Pflege- und Behandlungsteam den begleiteten Suizid im Rahmen von Fallbesprechungen oder Supervision bearbeiten.

Die Pflegekräfte werden also – vermutlich, um sie zu schützen – aus dem Entscheidungsprozess herausgehalten. Selbst die Heimleitung ist an die städtische Verwaltungsstelle „Heime und Alterssiedlungen" rückgebunden.

Was die Handlungsmöglichkeiten von Pflegekräften im Vorfeld eines assistierten Suizids anbelangt, geht CURAVIVA Schweiz in den Empfehlungen auf seiner Homepage 2024 weiter als das Luzerner Reglement von 2011 (CURAVIVA Schweiz 2024a): Jede Gesundheitsfachperson sei frei in der persönlichen Entscheidung, ob sie sich aktiv an der Organisation des assistierten Suizids beteiligen wolle: „Besteht der Wunsch der Bewohnerin/des Bewohners anhaltend, können Sie Unterstützung bei der Kontaktaufnahme zu einer Sterbehilfe-Organisation wie EXIT oder Dignitas anbieten [...]. Zudem sollten Sie verlässliche Informationen rund um das Thema des assistierten Suizids bereitstellen (zum Beispiel durch die Kontaktherstellung zu Sterbehilfsorganisationen). [...]." (CURAVIVA Schweiz 2024a.) Gleichzeitig schreibt CURAVIVA Schweiz, dass die Gesund-

10 Vgl. für den gesamten Absatz Luzern, Stadtrat 2011, S. 22.

heitsfachpersonen dazu verpflichtet seien, sozialen Druck (durch Angehörige, Bekannte oder Personal) oder eine Einschränkung der Urteilsfähigkeit (durch eine Depression oder kognitive Beeinträchtigung) zu erkennen und sicherzustellen, dass Alternativen wie eine palliative Versorgung bekannt sind.

Im CURAVIA-Grundlagenpapier von 2018 hatte es – damals zurückhaltender und klarer trennend – geheißen: „Die Vertretenden von Sterbehilfeorganisationen beraten und unterstützen die Bewohnerinnen und Bewohner bei der Vorbereitung und Durchführung des begleiteten Suizids. Das Heimpersonal beteiligt sich somit nicht aktiv an der Vorbereitung eines begleiteten Suizids." (CURAVIVA Schweiz 2018, S. 5.)

In Bezug auf die Durchführung eines assistierten Suizids schreibt der Branchenverband CURAVIVA Schweiz aktuell auf seiner Homepage:

Jegliche aktive Mitwirkung ist dem gesamten Pflegeperson gesetzlich verboten (z. B. bei der Verabreichung des Medikamentes) (CURAVIVA Schweiz 2024b). Die freiwillige Anwesenheit beim assistierten Suizid unter Beihilfe einer Sterbehilfeorganisation ist dem Personal aber erlaubt (CURAVIVA Schweiz 2024b).

Im CURAVIVA-Grundlagenpapier von 2018 hieß es noch präzisierend: „Es ist dem Personal untersagt, das tödliche Mittel zu beschaffen, zu- oder vorzubereiten und es dem Patienten zu reichen." (CURAVIVA Schweiz 2018, S. 5.) Auch in Bezug auf die freiwillige Anwesenheit formuliert CURAVIVA Schweiz konkreter: „Auf Wunsch der betroffenen Person und von deren Familie darf das Personal der Bewohnerin oder dem Bewohner in den letzten Momenten beistehen, jedoch nur als Privatperson, die weder Berufskleidung noch ein Kennzeichen trägt." (CURAVIVA Schweiz 2018, S. 5.)

Gemäß den Empfehlungen des Branchendachverbands CURAVIVA Schweiz können Pflegekräfte im Vorfeld eines assistierten Suizids offensichtlich aktiver als gemäß dem Reglement von Luzern tätig werden – und dies wurde zwischen 2018 und 2024 noch etwas erweitert. Obwohl sich Einrichtungen, die Mitglied bei CURAVIVA Schweiz sind, kantonal und institutionell modifiziert positionieren können, gibt CURAVIVA Schweiz mit ihren Empfehlungen zumindest eine inhaltliche Richtung für ihre Mitglieds-Einrichtungen vor.

Dies kann man als berufliche Aufwertung des Pflegepersonals lesen, zugleich ist damit aber eine größere moralische und rechtliche Verantwortung verbunden: Zum einen müssen sich Pflegende, wenn sie informieren und Kontakt zu einer Sterbehilfeorganisation herstellen, im Rahmen der rechtlichen Vorgaben bewegen. Zum anderen können sie dann, wenn sie bei einer/einem Bewohner:in aktiv werden, ohne dass Urteilsfähigkeit vorliegt, in den Bereich der Strafbarkeit geraten. Zudem stellen sich Fragen der Ausbildung und Kompetenz: Was sollte ein Informationsgespräch über die Möglichkeit eines assistierten Suizids enthalten? Wie sollte ein Gespräch über Alternativen geführt werden? Welche Hinweise sind für Zweifel an der Urteilsfähigkeit bzw. einem autonomen Willen einschlägig? Wenn ein Reglement Pflegekräfte einbezieht und ihnen Aktivitäten zugesteht oder gar zuweist, sollten Fragen moralischer und rechtlicher Verantwortung ebenso geklärt sein wie Fragen der professionellen

Kompetenz (u. a. psychiatrische und suizidologische Kenntnisse und Gesprächsführungskompetenzen) für diese Aufgaben.

Davon zu unterscheiden ist die Einbeziehung der Pflegekräfte in die Analyse des Suizidwunsches und des Kontextes der suizidwilligen Person sowie in die Entscheidung, ob und ggf. in welcher Form ein assistierter Suizid in der eigenen Einrichtung erfolgen kann. Kommunikation und Supervision sind hier essentiell. Es gilt, Pflegearbeit als Beziehungsarbeit ernst zu nehmen, das Heim als Lebensgemeinschaft wahrzunehmen und den assistierten Suizid als Beziehungs-, Fürsorge- und Sinnfrage zu deuten und im Heimkontext zu bearbeiten.

4 Vier Voraussetzungen für die Beihilfe zum Suizid: ethische Problemanzeigen

Im Hinblick darauf, dass die Beihilfe zum Suizid das Tätigwerden Außenstehender erfordert und diese für ihre Handlungen verantwortlich sind, stellt sich für Außenstehende die Frage, ob sie eine Selbsttötung überhaupt unterstützen dürfen und ggf. unter welchen Voraussetzungen. Daran schließt sich die Frage an, welche Voraussetzungen, teils „Sorgfaltskriterien" genannt, eine Beihilfe zur Selbsttötung rechtfertigen können und wann sie als erfüllt gelten.

Reglements auf Ebene einer konkreten Institution werden in der Regel die vier Voraussetzungen ausgestalten, die sich durch die SAMW-Richtlinien zum Thema Suizidbeihilfe und durch die Empfehlungen der Nationalen Ethikkommission (u. a. 2005) ziehen. Sie stellen, lässt man sich – den assistierten Suizid befürwortend – auf konkrete Verfahrensschritte ein, die aus ethischer Sicht neuralgischen Punkte dar. Wo aus ethischer Sicht die Schwierigkeiten liegen, soll im Folgenden dargelegt werden.

4.1 Urteilsfähigkeit als Voraussetzung

Gemäß den Richtlinien der SAMW müssen ein Arzt bzw. eine Ärztin und zusätzlich eine weitere Person eine Urteilsunfähigkeit – in Bezug auf den assistierten Suizid – ausschließen (SAMW 2022). Wie umfassend hier nach Hinweisen, die auf eine Einschränkung hindeuten, zu suchen ist, wird u. a. von der jeweiligen Facharztrichtung abhängen. Ein Allgemeinmediziner wird nach anderen möglichen Diagnosen schauen als ein Psychiater oder Geriater. Zudem handelt es sich um eine medizinisch fokussierte Perspektive.[11]

11 Vgl. ausführlicher kritisch zur Medikalisierung Rixen 2022.

Diejenigen ethischen Fragen, die sich in Bezug auf die Urteilsfähigkeit stellen, sind „gemischt“, d. h. sie beziehen sich sowohl auf normative als auch auf deskriptive Elemente. Wie viel Urteilsfähigkeit für eine Entscheidung über Leben und Tod vorauszusetzen ist, ist eine normative Frage. Wie die normative Vorstellung von ausreichender Urteilsfähigkeit in Form empirischer Faktoren operationalisiert wird, ist eine „gemischte Frage“, die sich in der psychologischen und psychiatrischen Forschung und Praxis stellt: Welche empirischen Aspekte ziehen wir heran, um als Außenstehende ein Urteil über die – eher hoch oder eher niedrig angesetzten – Erwartungen an die Urteilsfähigkeit zu fällen?

4.2 Ein autonomer Wille als Voraussetzung – mit Wohlerwogenheit, Dauerhaftigkeit und ohne äußeren Druck

Als Vernunftwesen bzw. in unserer Rolle als rationale Akteure denken wir uns immer schon als frei, ja wir können nicht anders, als unter der Idee der Freiheit zu handeln. Obwohl wir niemals positiv wissen können, dass wir frei sind, erachten wir uns als frei. Weil die Unterstellung der Willensfreiheit eine praktische Notwendigkeit ist, kann die Willensfreiheit nicht Gegenstand empirischer Erfahrung sein. Dies gilt für uns selbst ebenso wie für Außenstehende, die sich zu Wünschen und Willensentscheidungen anderer verhalten müssen.

Wann können nun aber Außenstehende davon ausgehen, dass ein autonomer Wille zum assistierten Suizid vorliegt? Wann ein Wille als wohlerwogen gelten darf, wann er in Bezug auf eine Entscheidung über Leben und Tod dauerhaft genug ist, wie weit ausgreifend die Frage des „äußeren Drucks“ zu prüfen ist und wie aussagekräftig hier ein Urteil Außenstehender sein kann: Dies sind offene Fragen, die sich letztlich nur dezisionistisch beantworten lassen: Manche votieren für eine knappe, andere für eine umfangreiche Abklärung. Letztlich wird damit die Frage der Vorsicht bzw. des verlässlichen Schutzes verletzbarer Gruppen entschieden.

Hinzu kommt, dass hinter der Abklärung dieser Fragen unterschiedliche Autonomiekonzepte stehen können. Die Vorstellung „liberaler Autonomie“, die ausschließlich „äußeren Druck“ ausgeschlossen sehen will, ist auf andere Weise umzusetzen als die Vorstellung „authentischer Autonomie“, die anklingt, wenn man Wohlerwogenheit und Dauerhaftigkeit fordert: „Authentische Autonomie“ bezieht sich auf das Gelingen des Lebens einer Person, setzt aber Selbstreflexion oder eine dialogisch unterstützende – sei es philosophische, psychologische oder seelsorgerliche – Lebensberatung voraus.[12] Eine weitere Vorstellung von Autonomie, die in der oben genannten Voraussetzung eines wohlerwogenen dauerhaften und von äußerem Druck freien Willens nicht explizit enthalten ist, ist Autonomie im kantischen Sinne. Hier gilt es, eine aus ethischer Sicht verantwortli-

12 Vgl. ausführlicher dazu Bobbert 2022.

che Entscheidung zu treffen. Dementsprechend würden die Betroffenen z. B. die Frage reflektieren, was ihr Suizid für Angehörige und Nahestehende bedeutet oder was er den Assistierenden abverlangt. Die SAMW-Voraussetzung „autonomer Wille“ beinhaltet also bereits einen gewissen Dezisionismus, was die unterschiedlichen Autonomiekonzepte und damit verbundenen Erwartungen anbelangt.

Aber auch faktisch ist die Sicherstellung eines autonomen Willens schwierig bis kaum möglich. Denn Außenstehende, selbst Fachpersonen der Psychiatrie oder klinischen Psychologie können sich nicht allein aufgrund von Beobachtung ein Urteil bilden (z. B. Schneider 2022; Teismann 2022). Vielmehr muss eine suizidwillige Person recht umfassend über sich und ihr Umfeld erzählen, ihre Beweggründe offenlegen und selbst über die Frage „äußeren Drucks“ reflektieren. Aber will sie das tun, wenn der eigene Wunsch nach Beihilfe zum Suizid doch schon feststeht?[13]

Letztlich wird es lediglich darum gehen können, extreme Fälle des Mangels an Wohlüberlegtheit und Dauerhaftigkeit sowie Fälle, in denen konkrete Personen direkt Zwang ausüben, vom Zugang zum assistierten Suizid auszuschließen. Zudem wird zu Recht diskutiert, welche Professionen die Kompetenz haben, Ausschlussgründe zuverlässig zu erkennen (Bobbert 2022b; Rixen 2022).

4.3 Einschlusskriterien und subjektiv schwerwiegendes Leiden als Voraussetzung

In der Schweiz findet seit einigen Jahren – angesichts des starken Anstiegs der Zahlen der Beihilfe zum Suizid – eine Debatte statt (u. a. Schaber 2022), die sich in den Reglements von Institutionen bereits jetzt widerspiegelt. Es sind weite oder enge Einschlusskriterien denkbar, und so werden in der Schweiz inzwischen drei unterschiedliche Varianten der Beihilfe zum Suizid praktiziert:

a) Patient:innen mit einer schweren unheilbaren Erkrankung, die weit fortgeschritten ist;[14]
b) Patient:innen mit schwerwiegenden Krankheitssymptomen und/oder Funktionseinschränkungen (SAMW 2022, S. 26);
c) Menschen, die unerträglich leiden (EXIT 2021; Dignitas 2023).

---

13 Vgl. zu Problemen der Diagnostik, die schon die einschlägigste Berufsgruppe der Psychiater:innen thematisiert Bobbert 2022b, bes. S. 344–349.

14 Vgl. z. B. St. Gallen, Kanton, 2023, Vorgehensbeispiel S. 4; Luzern, Stadtrat 2011; Neuenburg, Kanton Gesundheitsgesetz von 2015 – vgl. Hürlimann 2022, S. 360; vgl. Österreich, 01.01.2022, Bundesgesetz über die Errichtung von Sterbeverfügungen (StVfG), in: BGBl. I Nr. 242/2021, allerdings (a) mit Übergang zu (b): „unheilbare, zum Tode führende Krankheit oder schwere dauerhafte Krankheit und subjektives Leiden“ – vgl. § 6 Abs. (3).

In Bezug auf Variante (a) wird kritisch eingewandt, dass es keinen triftigen Grund dafür gibt, dass Menschen nur in solch einer Situation ihrem Leben mit Assistenz ein Ende setzen dürfen. Variante (b) versucht, die Praxis der Beihilfe zum Suizid zu begrenzen, indem Ärzt:innen somatische, also „objektiv" feststellbare Probleme diagnostizieren und sich dabei auf den medizinischen Krankheitsbegriff beziehen. Somit sind gesunde Menschen ausgeschlossen. Allerdings wird mit dem Adjektiv „schwerwiegend" der SAMW-Richtlinien (2022) signalisiert, dass lediglich ein Ausschnitt an Erkrankungen und Symptomen, der sich allerdings doch nicht so leicht „objektiv" festlegen lässt, gemeint ist. Außerdem ist bei dieser Variante (b) der in den SAMW-Richtlinien (2022) verwendete Begriff „funktionale Einschränkungen" sehr dehnbar. Insbesondere im Alter, aber auch schon früher im Leben nehmen funktionale Einschränkungen zu; zudem fallen Menschen mit einer Behinderung darunter. Schließlich ist die Frage, welche Funktionen ein Mensch normalerweise ausführen können sollte, letztlich eine Frage des Krankheitsbegriffs bzw. gesellschaftlicher Erwartungen, die sich u. a. im Leistungskatalog der Kranken- und Sozialkassen niederschlagen.[15]

Auf die Einschlusskriterien bezieht sich, so die SAMW im Jahr 2022, ein „subjektiv unerträgliches Leiden", das einzig von den Betroffenen selbst als unerträglich bezeichnet werden kann. Der Psychologe Böhning (2022), der Suizidologe Teismann (2022) und sozialwissenschaftliche Studien aus der Rehabilitationspsychologie (u. a. Lude und Stubreither 2015) machen darauf aufmerksam, dass angeeignete und beibehaltene gesellschaftliche Maßstäbe wie Mobilität, Leistungsvermögen u. a. gerade dann Gefühle von Wertlosigkeit massiv werden lassen und subjektives Leiden ergeben, wenn Menschen beispielsweise bei einer erworbenen Behinderung oder mit zunehmendem Alter ihre persönlichen Maßstäbe nicht an veränderte Gegebenheiten anpassen und sich nicht die Zeit lassen, neue Ziele zu entwickeln, die erreichbar sind. Subjektives Leiden kann also mit zu hohen Maßstäben zusammenhängen, die wir – als Mitglieder einer Leistungsgesellschaft – zu erreichen suchen und deren Nichterreichen beispielsweise im Alter das Selbstwertgefühl stark herabsetzen.

Aber auch dann, wenn jemand im Leben massive zwischenmenschliche Enttäuschungen erlebt hat und sich sozial nicht mehr zugehörig fühlt, steigt die Gefahr einer Selbsttötung – so der Suizidologe Teismann (2022). Außerdem können die Wahrnehmung, Teil einer nicht wertgeschätzten Gruppe zu sein, und der Eindruck, für andere eine Belastung dazustellen, in den Wunsch der Selbsttötung münden (Teismann 2022).

Darüber hinaus ist zudem die Frage, wie wir als Außenstehende auf ein subjektiv als unerträglich empfundenes Leid reagieren, aus ethischer Sicht entscheidend.[16] Wir sollten helfen, soweit es geht, müssen aber unter Umständen – wie die Betroffenen – Ohn-Macht ertragen. Dass wir angesichts subjektiver Unerträglichkeit eines Leidens

15 Vgl. ausführlicher zu verschiedenen Krankheitsbegriffen Bobbert 2000, bes. S. 407–416.
16 Vgl. NEK 2005 und SAMW 2022; Mieth 2010; aufschlussreich und ausführlich Mathwig 2010.

töten oder bei der Selbsttötung helfen dürfen, ist aus ethischer Sicht nicht selbstverständlich (Mieth 2010).

Die oben genannte Variante (c) ist aus ethischer Sicht am problematischsten, weil sie ausschließlich von der Beurteilung der Urteilsfähigkeit (Voraussetzung 1) und dem autonomen Willen (Voraussetzung 2) abhängt und so die damit verbundenen Feststellungsschwierigkeiten auf sich vereint.

Die Philosophin Lübbe diagnostiziert angesichts des zunehmenden Anstiegs assistierter Suizide: „Der eigentliche Konflikt betrifft seit jeher die Bewertung der möglichen Entwicklung. Wäre eine steigende Zahl von Suizidassistenzen, die betagte Menschen aufgrund von Vereinsamung oder empfundener Überflüssigkeit in Anspruch nehmen, ein Ausweis zunehmender Selbstbestimmung? Oder hätte eine solche Entwicklung, ganz im Gegenteil, mit zunehmender Selbstbestimmung nichts zu tun?" (Lübbe 2023, S. 107) Es werde zu nicht genuin gewollten Suiziden kommen, weil sich die Suizidassistenz als normale Option etabliere. Denn Einflüsse unterhalb der Schwelle von Zwang, Täuschung und Drohung überschritten das Sorgfaltskriterium (Lübbe 2023, S, 110). Bereits zunehmendes Desinteresse von Personen, zu denen ehemals lebendige Kontakte bestanden, könne das Gefühl erzeugen, jetzt sei der Augenblick gekommen, aus dem Leben zu scheiden.

Aus ethischer Sicht muss auch mit Blick auf die gesellschaftlichen Folgen über die Frage enger oder weiter „Einschlusskriterien" entschieden werden, denn nur auf systematische Konsistenz bedacht lässt sich dieser Streit nicht entscheiden – es sei denn, man würde die Beihilfe zur Selbsttötung zugunsten des Lebensschutzes ganz verbieten (Lübbe 2023). Solange allerdings Außenstehende Beihilfe leisten sollen oder wollen, wird sich immer wieder die sozialethische Frage stellen, ob der assistierte Suizid künftig wirklich als einer von mehreren Normalfällen des Sterbens oder aber als Ultima Ratio in Extremfällen praktiziert werden sollte (Wils 2021; Lübbers 2021). Pragmatisch jedenfalls hat sich nur bewährt, das Einschlusskriterium wie der US-Bundesstaat Oregon eng – vgl. die oben genannte Variante (a) – zu fassen und damit die Zahl der assistierten Suizide (bzw. in Oregon der Tötungen auf Verlangen) stabil zu halten.

4.4 Erwägung von Alternativen als Voraussetzung

Ein subjektives Leiden kann zahlreiche Gründe haben – nicht nur somatisch bedingte Schmerzen oder Beeinträchtigungen in der Alltagsbewältigung durch Funktionseinschränkungen. Insofern stellen sowohl die Problemanalyse als auch das Entwickeln von Alternativen, die einem subjektiv unerträglichen Leiden abhelfen können, sehr anspruchsvolle Aufgaben für die Außenstehenden dar. Ein reines „Erwägen von Alternativen" gemäß den SAMW-Leitlinien von 2022 wird in einer Lebenssituation subjektiv wahrgenommener Wert- und Sinnlosigkeit nicht ausreichen. Wer aus Einsamkeit die Selbsttötung wünscht, möchte eigentlich funktionierende soziale Nahbeziehungen und nicht den Tod (Lübbe 2023, S. 111 f.). Doch wie lässt sich ein soziales Netz für einen Menschen (wieder) aufbauen? Eine umfangreiche Aufgabe für alle Beteiligten. Alternativen für das Problem sozialer Einsamkeit oder das Durchschreiten einer schwierigen Lebensphase, etwa weil eine nahestehende Person gestorben ist, lassen sich nicht ad hoc entwickeln oder allein in Form eines verbal unterbreiteten Unterstützungsangebots vermitteln. Oftmals bedürfte es einer längeren Begleitung und/oder professioneller Unterstützung, z. B. in Form von Sozialarbeit, Trauerarbeit oder Psychotherapie, um eine schwierige Lebenssituation zu bewältigen.

Ob also Alternativen im Sinne einer Information als ausreichend erachtet werden oder ob eine multiprofessionelle Problemanalyse mit individuell ausgerichteten Lösungsschritten gemeinsam erarbeitet und sozialstaatlich finanziert wird, stellt eine zentrale Entscheidung einer Gesellschaft dar. Wie umfangreich und nachhaltig konkrete Alternativen angeboten werden und wie Helfer:innen gemeinsam mit der Person, die einen Suizidwunsch hat, neue Perspektiven entwickeln, wird die „Erwägung von Alternativen" prägen. Es ist also erst in zweiter Linie die Frage, ob eine Person mit einem Suizidwunsch aufgrund gegebener Informationen Alternativen ablehnt oder annimmt. In erster Linie geht es darum, wie viel Unterstützung eine Gesellschaft zu geben bereit ist und in welcher Form diese erfolgt.

In der Folge des Urteils des deutschen Bundesverfassungsgerichts vom 26.02.2020, in dem das Verbot der geschäftsmäßigen Förderung der Selbsttötung für nichtig erklärt wurde, hat sich im Zusammenhang mit der Voraussetzung der „Freiverantwortlichkeit", die das Bundesverfassungsgericht als entscheidendes Kriterium eingeführt hat, eine umfassende Debatte zur Frage von Beratung als wichtige Voraussetzung für die Beihilfe zum Suizid entwickelt.[17] Alternativen lediglich im Sinne eines Informationsaustausches zu erwägen, wurde in Deutschland von vielen Diskutand:innen als nicht ausreichend erachtet. Außerdem wurde deutlich, dass Information und Beratung in Bezug auf Alternativen entscheidend von der Qualität der professionellen Helfer:innen und den institutionellen Kapazitäten abhängen. Da in den in der Schweiz häufig herangezogenen Voraussetzungen bzw. „Sorgfaltskriterien" der Aspekt der Beratung bislang fehlt, dieser aber für eine autonome Entscheidung suizidwilliger Menschen zentral ist, können und sollten Aspekte aus dieser Debatte sowohl national als auch kantonal in der Schweiz rezipiert und in institutionellen Reglungen umgesetzt werden.

17 Vgl. die interdisziplinären Beiträge in Bobbert (Hg.), 2022a sowie Bobbert 2022b, bes. S. 340–343; 352–365.

5 Ethik von Verfahren

Wie stellen sich Regelungen zum Umgang mit assistiertem Suizid in einem Pflegeheim oder einer anderen sozialen Institution überhaupt aus ethischer Sicht dar?

Die zunehmende Prozeduralisierung in Bezug auf ethische bzw. rechtliche Fragen ist eine moderne Entwicklung, die auf gesellschaftliche Differenzierung, Individualisierung und die abnehmende Akzeptanz übergreifender Deutungen von Natur und Geschichte und einen Wertepluralismus zurückgeht (Werner 2022, S. 46). Zugleich prägen im vorliegenden Fall ethische Normen wie das Recht auf Selbstbestimmung und die Pflicht, Leben zu schützen und Menschen in Not zu unterstützen, die Regelungen.

Prozedural gesehen gibt eine Regelung zum ersten allen Beteiligten Auskunft über ein gewünschtes oder gebotenes Vorgehen und eine gewisse – allerdings von der Art der Anwendung abhängige – Sicherheit. Eine Regelung, die sich auch an Pflegekräfte in einem Pflegeheim wendet, kann Orientierung geben und damit entlasten. Allerdings müssen die prozeduralen und materialen Regeln aus ethischer und rechtlicher Sicht beurteilt werden. Ein Verfahren wirkt nicht per se legitimierend. Vielmehr ist entscheidend, welche Voraussetzungen bzw. „Sorgfaltskriterien" als notwendig erachtet[18] und wie diese ausgestaltet werden.

Zum zweiten steht einer institutionellen Regelung, sofern sie nicht rechtlich gefordert wird, alternativ meist „keine Regelung" gegenüber. Damit kommt es eher zu willkürlichen oder zufällig variierenden Vorgehensweisen, was von Nachteil sein kann. Es kann also aus ethischer Sicht sinnvoll sein, zur Vereinheitlichung Regelungen zu entwickeln, selbst wenn es sich lediglich um Minimalstandards handelt.

Material gesehen können in Bezug auf Regelungen zum assistierten Suizid in Pflegeheimen mehrere ethische bzw. rechtliche Anliegen verfolgt werden. In erster Linie sollte sicherlich die Einschätzung der Autonomiefähigkeit bzw. Freiverantwortlichkeit einer Person, die einen assistierten Suizid anstrebt, abgesichert werden. In diesem Sinne ist vermutlich auch die Einbeziehung der Sichtweisen von Pflegekräften und anderen Mitarbeitenden, die die betreffende Person und ihr Umfeld näher kennen, gemeint. Zugleich soll die Regelung die professionellen Helfer:innen und die Heimleitung bei der Wahrnehmung ihrer Verantwortung für die angemessene Versorgung und den Schutz der Bewohner:innen bzw. pflegebedürftigen Personen unterstützen.

Allerdings können Verfahren, darauf macht der Ethiker Wils in diesem Zusammenhang aufmerksam, als moralisch neutraler Vorgang missverstanden werden – und der Beratungsprozess sei am Ende nur eine Art „Informationsportfolio", das den Weg zur Normalisierung der assistierten Selbsttötung ebne (Wils gem. Lübbers 2021, S. 37).

18 Siehe weiter oben Kap. 2.2 und Kap. 4.

Faktische Verfahren können – im Sinne einer Unterscheidung von Rawls (1975, S. 106 f.) – immer nur unvollständige und keine vollständigen Verfahren sein, d. h. sie können kein aus ethischer Sicht richtiges Ergebnis garantieren. Ein Verfahren ist aber funktional auf das Erreichen eines ethisch bzw. rechtlich richtigen Ergebnisses hin orientiert. Generell lässt sich die Richtigkeit des Verfahrensergebnisses also unabhängig von dem fraglichen Verfahren bestimmen. Die Verfahren in Langzeitpflegeeinrichtungen, aber auch etwaige künftige rechtliche Verfahren auf nationaler und kantonaler Ebene bleiben daher der Frage nach moralischer Richtigkeit ausgesetzt.

6 Schluss

Eine Institution der Langzeitpflege ist mit dem Schutz der Autonomie der Bewohner:innen, dem Ausgleich von Autonomiedefiziten und einer zunehmenden gesellschaftlichen Tendenz der Normalisierung des assistierten Suizids überfordert. Schon beim Entwickeln und Anbieten wirksam helfender Alternativen kommt ein Pflegeheim rasch an seine Grenzen.

Es ist zu bezweifeln, dass eine nur auf Autonomie abstellende Verfahrenspraxis (d. h. ein weites Einschlusskriterium) auch den Schutz verletzbarer Menschen gewährleisten kann. Letztendlich stellt sich die Frage, wieviel Unsicherheit in Bezug auf die Sicherstellung der Freiverantwortlichkeit tolerabel ist. Normalerweise sind Allgemeinmediziner:innen und noch weniger Laien in der Lage, psychische Erkrankungen zuverlässig zu erkennen. So zeigen z. B. Studien, dass Suizident:innen in den Wochen davor häufiger ihren Hausarzt bzw. ihre Hausärztin aufsuchen. Doch diese sind häufig nicht hinreichend geschult und haben Angst, das Thema Suizid anzusprechen.[19]

Laut Wils, einem vorsichtigen Befürworter des assistierten Suizids, krankt die Debatte an der Vernachlässigung des gesellschaftlichen und kulturellen Kontextes und der Vorstellung, dass Freiheit im Sinne von Wahl- und Handlungsfreiheit den Kern unserer Personalität ausmacht.[20] Eine gesellschaftliche Normalisierung der Suizidassistenz, die eine Art Erwartungsdruck erzeugen und insbesondere kranke oder alte Menschen dazu bringen könnte, entsprechende Angebote in Anspruch zu nehmen, lässt sich nicht über prozedurale Sorgfaltskriterien, die sich nur auf die Autonomiefähigkeit von Individuen beziehen, lösen. Internationale Erfahrungen zeigten, dass es nur in Ländern wie beispielsweise dem US-Bundesstaat Oregon, in dem die „medizinische" Indikation beibehalten wurde, nicht zu Grenzverschiebungen komme (Wils 2021, S. 29).

19 Gießelmann (2016, S. 1584 f.; ähnlich aus der Expert:innenanhörung referierend das Bundesverfassungsgericht in seiner Entscheidung vom 26.02.2020, S. 46, Rn. 245. Dort bleibt allerdings offen, ob Fachärzt:innen für Psychiatrie und Psychotherapie ausgenommen oder inbegriffen sind.

20 Vgl. ausführlicher zur Autonomie Wils 2022, bes. S. 309–316.

In der Schweiz wählt die Ärzteschaft in Form der SAMW derzeit einen gewissen Mittelweg, indem subjektives Leiden noch auf schwerwiegende, medizinisch feststellbare Einschränkungen bezogen sein muss. Die Sterbehilfeorganisationen teilen diese Einschränkung des Zugangs zum assistierten Suizid jedoch nicht.[21] Es wird weiterhin in der Schweiz ebenso wie in Deutschland zu diskutieren sein, ob wir aus Gründen des Schutzes unseres Lebens in persönlichen Krisenzeiten und des Lebens gesellschaftlicher Gruppen, die geringes gesellschaftliches Ansehen internalisieren, nicht doch bei einer Vorstellung von Beihilfe bei der Selbsttötung als Ultima Ratio für Extremfälle bleiben sollten.

Eine generelle gesellschaftliche Vorentscheidung, dass sich Menschen bei Einschränkungen durch Alter, Krankheit oder Behinderung fragen, ob sie sich und anderen Belastungen zumuten möchten, verändert die Ausgangslage für individuelle Entscheidungen. Die Lebensführung und das gesellschaftliche Zusammenleben verändern sich, wenn es für Krisen sowie für körperliche und psychische Einschränkungen die Lösungsmöglichkeit professioneller Hilfe zum Tod gibt. Es ist auch rechtlich nicht unerheblich, welchen Berufsgruppen diesbezüglich Aufgaben zugewiesen werden.

Pflegende und Ärzt:innen erleben trotz aller Möglichkeiten professioneller Pflege und Medizin bei ihren Pflegebedürftigen und Patient:innen häufig ein „Leben im Fragment“[22]: ein Leben auf einem Kontinuum von Gelingen und Gescheitertem. Ebenso richten sich ihre Unterstützungsangebote an „Leben im Fragment“. Die Bereitschaft zu unterstützen und zu heilen erfordert auch die Fähigkeit, subjektiv schwerem Leiden nicht auszuweichen und Ohnmacht auszuhalten. Es wird bei der Erarbeitung von Regelungen für Pflegelangzeiteinrichtungen und Richtlinien der Berufsverbände darum gerungen, ob diese Berufe für eine Assistenz bei der Selbsttötung gegen Leiden ihr Selbstverständnis und ihre Tätigkeiten ändern müssen.

Literatur

Bobbert M (2000) Die Problematik des Krankheitsbegriffs und der Entwurf eines moralisch-normativen Krankheitsbegriffs im Anschluß an die Moralphilosophie von Alan Gewirth. Ethica 8 (4): 405–440.

Bobbert M (Hrsg.) (2022a) Assistierter Suizid und Freiverantwortlichkeit. Baden-Baden.

Bobbert M (2022b) Ein freier, informierter und dauerhafter Wille zum assistierten Suizid? Psychologische und ethische Fragen. In: dies. (Hrsg.), Assistierter Suizid und Freiverantwortlichkeit. Baden-Baden: 323–373.

21 Eine neue öffentliche Debatte, aber auch rechtliche Klärung findet derzeit in der Schweiz angesichts eines Suizids in einer „Sarco“-Kapsel statt. Offensichtlich wird ein ausschließlich auf individuelle Autonomie gestützter Suizid mit technischer Hilfe als rechtlich und ethisch problematisch erachtet. Vgl. SWR aktuell vom 30.09.2024: URL: https://www.swr.de/swraktuell/baden-wuerttemberg/friedrichshafen/ermittlungen-nach-verwendung-von-suizidkapsel-im-kanton-schaffhausen-100.html.

22 Vgl. zu diesem Begriff Gaul-Canjé (2022) in Anlehnung an Henning Luther, bes. S. 170–174.

Böhning A (2022) „Was soll ich denn noch hier?“ Ein Therapiebericht über sinnbasierte Interventionen bei Menschen mit Suizidwunsch. In: Bobbert M (Hrsg.) Assistierter Suizid und Freiverantwortlichkeit. Baden-Baden: 141–157.
Bundesamt für Statistik (BAS) (2024) Assistierter Suizid und Suizid nach Alter, Periode 2018–2022 vom 31.02.2024. URL: https://www.bfs.admin.ch/asset/de/30505830. Zugegriffen am 19.09.2024.
Bundesamt für Statistik (BAS) (2023) Schweiz, Assistierter Suizid nach Geschlecht und Alter 2011–2022 vom 11.12.2023: URL: https://www.bfs.admin.ch/bfs/de/home/aktuell/neue-veroeffentlichungen.assetdetail.29125048.html. Zugegriffen am 19.09.2024.
Bundesverfassungsgericht der Bundesrepublik Deutschland (2020) Urteil vom 26.02.2020 – 2 BvR 2347/15, BVerfGE 153.
CURAVIVA Schweiz (2018) Begleiteter Suizid in Institutionen für Menschen mit Unterstützungsbedarf. Grundlagenpapier, Bern: URL: https://www.curaviva.ch/files/XO5MJ0U/begleiteter_suizid_in_institutionen_fuer_menschen_mit_unterstuetzungsbedarf__stellungnahme.pdf. Zugegriffen am 23.09.2024.
CURAVIVA Schweiz, Branchenverband (2024a) Fachwissen Assistierter Suizid, Abschnitt: Wie reagiere ich als Fachperson beim Wunsch nach assistiertem Suizid? URL: https://www.curaviva.ch/Fachwissen/Assistierter-Suizid/PgP7Y/ Zugegriffen am 23.09.2024.
CURAVIVA Schweiz, Branchenverband (2024b) Fachwissen Assistierter Suizid, Abschnitt: Welche Rolle spielt das Pflegepersonal beim assistierten Suizid? https://www.curaviva.ch/Fachwissen/Assistierter-Suizid/PgP7Y/ Zugegriffen am 23.09.2024.
Dignitas (2023) Verein Statuten. Maur. URL: http://www.dignitas.ch/images/stories/pdf/statuten-dignitas-d.pdf Zugegriffen am 20.09.2024.
EXIT – Deutsche Schweiz (2021) Verein Statuten. Zürich. URL: https://www.exit.ch/fileadmin/user_upload/verein/EXIT_Statuten_2021_d.pdf. Zugegriffen am 20.09.2024.
Gaul-Canjé W (2022) „Ich wäre gerne einer von uns.“ Oder: Wie schützen und unterstützen wir Menschen mit Behinderung und/oder psychischer Erkrankung im Umgang mit dem assistierten Suizid? In: Bobbert M (Hrsg.) Assistierter Suizid und Freiverantwortlichkeit. Baden-Baden: S. 159–177.
Gießelmann K (2016) Suizidprävention: Bei Verdacht ansprechen. Deutsches Ärzteblatt 113, 37, A: S. 1584–1586.
Hürlimann D (2022) Recht und Medizin am Lebensende. Menschenrechtliche Anforderungen und Regulierungsvorschläge. Basel/Baden-Baden.
Lübbe W (2023) „Autonomieschutz“ als Staatsaufgabe, in: Z f Ethik und Moralphilosophie 6, S. 105–121.
Lübbers A (2021) Sterbehilfe ist immer tragisch. Ein Gespräch mit Jean-Pierre Wils über das Urteil des Bundesverfassungsgerichts. Publik-Forum 19: 36–37.
Lude P, Strubreither W (2015) Psychologische Theorien zur Bewältigung. In: Strubreither W et al. (Hrsg.) Klinische Psychologie bei Querschnittslähmung. Wien: 183–222.
Luzern, Stadtrat (2011), Regelung Beihilfe zum Suizid in den Betagtenzentren und Pflegewohnungen. URL: https://www.stadtluzern.ch/_docn/2233022/Regelung_Beihilfe_zum_Suizid_in_den_Betagtenzentren_und_Pflegewohnungen_der_Stadt_Luzern.pdf. Zugegriffen am 23.09.2024.
Mathwig F (2010) Zwischen Leben und Tod. Die Suizidhilfediskussion in der Schweiz aus ethisch-theologischer Sicht. Zürich.
Mieth D (2010) Töten gegen Leiden? In: Biesenbach K (Hrsg.) DIEZEHNGEBOTE. Dresden: S. 1–5.
Nationale Ethikkommission im Bereich Humanmedizin (NEK) (2005), Beihilfe zum Suizid. Stellungnahme Nr. 9/2005, Bern. URL: https://www.nek-cne.admin.ch/inhalte/Themen/Stellungnahmen/suizidbeihilfe_de.pdf. Zugegriffen am 19.09.2024.
Rawls J (1975) Eine Theorie der Gerechtigkeit. Frankfurt/M. (engl. 1971).
Rixen S (2022) Medikalisierte Freiverantwortlichkeit? Fragwürdiges in den Gesetzesentwürfen zur Regelung der Suizidhilfe. In: Bobbert M (Hrsg.) Assistierter Suizid und Freiverantwortlichkeit. Baden-Baden: 251–266.

Schaber P (2022) Assistierter Suizid und existentielles Leiden. In: Bobbert M (Hrsg.) Assistierter Suizid und Freiverantwortlichkeit. Baden-Baden: 211–218.

Schneider B (2022) Psychiatrische Diagnosen und die Frage der Freiverantwortlichkeit bei psychischen Störungen. In: Bobbert M (Hrsg.) Assistierter Suizid und Freiverantwortlichkeit. Baden-Baden: 35–52.

Schwarzenegger C (2003) Art. 111–117 (Tötung). In: Niggli M A, Wiprächtiger H (Hrsg.). Basler Kommentar, Strafgesetzbuch II. Art. 111–401 StGB. Basel: 64–69.

Schweizerische Akademie der Medizinischen Wissenschaften (SAMW) (Hrsg.) (2022) Umgang mit Sterben und Tod. Medizin-ethische Richtlinien. Bern. URL: https://www.samw.ch/dam/jcr:86702794-093d-41e5-b080-42519580ed25/richtlinien_samw_sterben_und_tod.pdf. Zugegriffen am 23.09.2024.

Schweizerische Akademie der Medizinischen Wissenschaften (SAMW) (Hrsg.) (2018) Umgang mit Sterben und Tod. Medizinethische Richtlinien. Bern. URL: https://www.samw.ch/de/Ethik/Themen-A-bis-Z/Sterben-und-Tod/Hintergrund-Sterben-Tod.html. Zugegriffen am 04.10.2024.

Schweizerische Akademie der Medizinischen Wissenschaften (SAMW) (Hrsg.) (2013) Betreuung von Patientinnen und Patienten am Lebensende. Medizinethische-Richtlinien. Bern. URL: https://www.samw.ch/de/Ethik/Themen-A-bis-Z/Sterben-und-Tod/Hintergrund-Sterben-Tod.html. Zugegriffen am 04.10.2024.

Schweizerischer Berufsverband der Pflegefachfrauen und Pflegefachmänner (SBK) (2021) Ethischer Standpunkt 1: Pflege im Kontext des Assistierten Suizids, Bern. URL: https://sbkasi.ch/assets/Shop/2021_11_26_Ethische_Standpunkte_1_dt.pdf. Zugegriffen am 23.09.2024.

St. Gallen, Kanton, Departement des Innern, Amt für Soziales (2023) Umgang mit Sterbehilfeorganisationen in stationären Betagten- und Pflegeheimen. URL:https://www.sg.ch/gesundheitsoziales/soziales/alter/betagtenundpflegeheime/qualitaet/_jcr_content/Par/sgch_downloadlist_332844688/DownloadListPar/sgch_download.ocFile/UmgangmitSterbehilfeorganisationeninstationärenBetagtenundPflegeheimenStandMai2023.pdf. Zugegriffen am 23.09.2024.

Swiss Info (2024). URL: https://www.swissinfo.ch/ger/gesellschaft/schweizer-sterbehilfe-organisationen-vermelden-mitgliederrekorde/48395280. Zugegriffen am 18.09.2024.

Teismann T (2022) Die Interpersonale Theorie suizidalen Verhaltens. In: Bobbert M (Hrsg.) Assistierter Suizid und Freiverantwortlichkeit. Baden-Baden: 29–92.

Werner M H (2022) Verfahrensethik. In: Neuhäuser C et al. (Hrsg.) Handbuch Angewandter Ethik. Stuttgart, 2. Aufl.: 43–49.

Wils J-P (2021) Sich den Tod geben. Suizid als letzte Emanzipation? Stuttgart.

Zürich, Kanton, Medienmitteilung, 13.04.2023. URL: https://www.zh.ch/de/news-uebersicht/medienmitteilungen/2023/04/moeglichkeit-der-sterbehilfe-in-pflegeeinrichtungen-wird-gesetzlich-verankert.html#-627938278. Zugegriffen am 19.09.2024.

Philomeen Weijenborg

Euthanasie in den Niederlanden: eine SCEN-Ärztin berichtet

Nach einer Einführung in die Hintergründe der Euthanasiepraxis[1] in den Niederlanden werde ich drei Fallbeispiele von Menschen besprechen, mit denen ich als SCEN-Ärztin (SCEN = Steun en Consultatie bij Euthanasie Nederland = Unterstützung und Beratung bei Euthanasie Niederlande) ein Gespräch wegen ihres Wunsches nach Euthanasie geführt habe. Jeder einzelne Fall kann Fragen aufwerfen, je nach Wissen und Fähigkeiten, eigenen Erfahrungen, eigenen Werten und Normen.

1 Gesetze und Verordnungen in den Niederlanden, anno 2023

Seit mehr als 20 Jahren sind Euthanasie und Sterbehilfe in den Niederlanden unter bestimmten Bedingungen erlaubt. Dies ist im Euthanasiegesetz geregelt (Wet Toetsing Levensbeëindiging op verzoek en hulp bij zelfdoding = Gesetz zur Kontrolle von Tötung auf Verlangen und assistiertem Suizid). Dieses Gesetz definiert Euthanasie als Handeln, das das Leben eines anderen Menschen auf dessen ausdrücklichen Wunsch hin beendet. Euthanasie liegt vor, wenn ein Arzt dem Patienten ein tödliches Mittel verabreicht oder, im Falle der Beihilfe zum Suizid, dieses Mittel bereitstellt und der Patient es selbst nimmt. In der niederländischen Debatte und Rechtsentwicklung wird keine grundsätzliche Unterscheidung zwischen diesen beiden Formen lebensbeendender Handlungen getroffen. Nach den in Artikel 2 des Euthanasiegesetzes festgelegten Sorgfaltskriterien muss der Arzt[2]

a) überzeugt sein, dass ein freiwilliger und bewusster Antrag des Patienten vorliegt,
b) überzeugt sein, dass das Leiden des Patienten hoffnungslos und unerträglich ist,
c) den Patienten über seine Situation und seine Aussichten aufklären,
d) mit dem Patienten zu der Überzeugung gelangt sein, dass es keine vernünftige andere Lösung für die Situation gibt, in der er sich befindet,

1 Der Begriff "Euthanasie" (guter Tod) wird in den Niederlanden völlig unbelastet und neutral als Bezeichnung für Tötung auf Verlangen verwendet, während er in Deutschland durch die Verwendung des Begriffs bei den Patientenmorden im Nationalsozialismus belastet ist und deshalb meist nicht verwendet wird.

2 In den Niederlanden wird bei Berufsbezeichnungen überwiegend die männliche Bezeichnung verwendet; das Gendern ist weniger üblich. Wenn man betonen will, dass es um eine Ärztin geht, würde man von einem „weiblichen Arzt" sprechen. Pflegende werden mit dem genderneutralen „verpleegkundige" bezeichnet.

https://doi.org/10.1515/9783111371795-022

e) mindestens einen anderen unabhängigen Arzt konsultieren, der den Patienten gesehen und eine schriftliche Stellungnahme zu den unter den Buchstaben a) bis d) genannten Anforderungen an die Versorgung abgegeben hat und
f) die Beendigung des Lebens oder die Beihilfe zum Suizid unter medizinischer Betreuung durchführen.

Ein Meldungs- und Überprüfungsverfahren wurde ebenfalls gesetzlich festgelegt (Art. 2).

Die Arbeitsweise der regionalen Kontrollkommissionen ist in den Artikeln 3–17 geregelt. Es sei daran erinnert, dass Euthanasie grundsätzlich strafbar ist, es sei denn, der Arzt und der Patient erfüllen die gesetzlich festgelegten Sorgfaltsanforderungen. Nur in Belgien und Luxemburg (2002), Kanada (2016), Spanien (2021) und Kolumbien (1997) ist Sterbehilfe ebenfalls unter Auflagen erlaubt. In jedem Fall sind die Definitionen, Gesetze und Vorschriften zum Thema Lebensende weltweit sehr unterschiedlich, wie die Karte des Weltverbandes der Organisationen für das Recht auf Sterben zeigt.[3]

Nur der Patient selbst kann Euthanasie beantragen. Ein schriftlicher Antrag auf Sterbehilfe oder eine Patientenverfügung sind nicht zwingend erforderlich, können aber helfen, die Umstände zu klären, unter denen das Leiden unerträglich wird oder geworden ist. Ein schriftlicher Antrag auf Sterbehilfe kann an die Stelle eines Gesprächs treten, wenn eine Person 16 Jahre alt oder älter und zum Beispiel nicht mehr in der Lage ist, ihre Wünsche selbst zu äußern. Ein Gespräch oder eine Erklärung auf Papier allein reichen jedoch nicht aus. Es müssen immer alle im Euthanasiegesetz formulierten Sorgfaltsanforderungen erfüllt sein. Bei Minderjährigen zwischen 12 und 16 Jahren müssen die Eltern oder der Vormund einem Antrag auf Sterbehilfe zustimmen. Bei Minderjährigen zwischen 16 und 18 Jahren müssen die Eltern in die Entscheidung einbezogen werden (Euthanasiegesetz Art. 2, Satz 3 und 4).

Nach der Durchführung der Euthanasie muss der behandelnde Arzt in jedem Fall den zuständigen Gerichtsmediziner informieren. Dieser begutachtet dann den Verstorbenen. Ein Bericht über einen nicht natürlichen Tod als Todesursache mit allen Begründungen des Arztes, der die Euthanasie durchgeführt hat, wird dann an die zuständige regionale Kontrollkommissionen für Sterbehilfe (Regionale Toetsingscommissie Euthanasie, RTE) geschickt. Dieser Ausschuss prüft, ob die Euthanasie im Einklang mit den gesetzlichen Bestimmungen durchgeführt wurde. In jeder Region der Niederlande gibt es einen solchen Ausschuss, dem ein Arzt, ein Ethiker und ein Jurist angehören (Euthanasiegesetz Art. 2, Satz 2).

Ein Arzt ist nie verpflichtet, Sterbehilfe zu leisten, und kann einen Antrag auf Sterbehilfe auch dann ablehnen, wenn der Patient einen eindeutigen Willen geäußert hat und die Situation des Patienten allen gesetzlichen Anforderungen entspricht. Es ist selbstverständlich, dass ein Arzt, der die Sterbehilfe nicht selbst leisten will, den Patienten darüber informiert und ihn gegebenenfalls an einen anderen Arzt verweist.

3 URL: https://wfrtds.org/worldmap/.

Der Patient kann sich auch an das Expertisezentrum Euthanasie (EE)[4] wenden. Das EE ist ein Netz von über 100 Ärzten und Krankenschwestern, die in den gesamten Niederlanden tätig sind. Das Expertisezentrum ist eine Fortsetzung der „Lebensendeklinik", die 2012 auf Initiative der Niederländischen Vereinigung für ein freiwilliges Lebensende (NVVE = Nederlandse Vereniging voor Vrijwillig Levenseinde[5]) ins Leben gerufen wurde. Die EE bietet ein Sicherheitsnetz für Menschen mit einem aktuellen Euthanasieantrag, wenn ihr eigener Arzt nicht in der Lage ist, diesem nachzukommen. Nach der Meldung bei der EE prüft ein Team, bestehend aus einem Arzt und einer Krankenschwester, den Euthanasieantrag. Wenn die Sorgfaltskriterien erfüllt sind, wird das Team auch die Sterbehilfe durchführen. Daneben leistet das Expertisezentrum auch praktische und emotionale Unterstützung und Beratung für Ärzte in komplexen Fällen von Euthanasieanträgen.

Sterbehilfe ist nicht nur für Patienten möglich, die aufgrund einer bösartigen Erkrankung nicht mehr lange zu leben haben, oder für Menschen, die an einer Häufung verschiedener Alterskrankheiten leiden, sondern auch für Menschen mit (beginnender) Demenz, schweren psychischen Leiden und/oder einer psychiatrischen Erkrankung. In jedem Fall müssen die im Gesetz formulierten Sorgfaltskriterien erfüllt werden.

2 Euthanasie in Zahlen im Jahr 2023

Wie Abbildung 1 zeigt, ist die Gesamtzahl der Euthanasieberichte an die regionalen Kontrollkommissionen für Sterbehilfe (RTE) in den letzten Jahren gestiegen.

Dieser Anstieg lässt sich sowohl an der absoluten Zahl als auch am prozentualen Anteil an der Gesamtzahl der Todesfälle ablesen (2002: 1,3 %; 2005: 1,5 %; 2010: 2,3 %; 2015: 3,7 %; 2020: 4,1 %; 2022: 5,1 %; 2023: 5,4 % aller Todesfälle des Jahres (CBS, Central Bureau of Statistics)). Dieser Anstieg wurde bisher wissenschaftlich noch nicht näher untersucht.

Aus dem jüngsten Jahresbericht des RTE für das Jahr 2023 geht hervor, dass die Mehrzahl der Euthanasiefälle zu Hause durch den eigenen Hausarzt durchgeführt wird. Das Verhältnis zwischen Männern (50,8 %) und Frauen (49,2 %) ist bei den Berichten fast gleich. Die meisten Euthanasiemeldungen betrafen die Altersgruppe der 70- bis 80-Jährigen (35 %). Im Jahr 2023 bekam der RTE nur zwei Berichte über Euthanasie bei Minderjährigen in der Alterskategorie 12–16 Jahre. Bei 12 Berichten war der Patient über 100 Jahre alt. Der älteste Patient war 104 Jahre alt. In der Altersgruppe

4 URL: https://expertisecentrumeuthanasie.nl.
5 Die NVVE wurde 1973 gegründet und hat heute 174.000 Mitglieder. Viermal jährlich erscheint ihre Publikation „relevant", URL: https://nvve.maglr.com/relevant-02-2023/hoe-euthanasiewet-ontstond-in-ons-polderland. Zugegriffen am 31.07.2024.

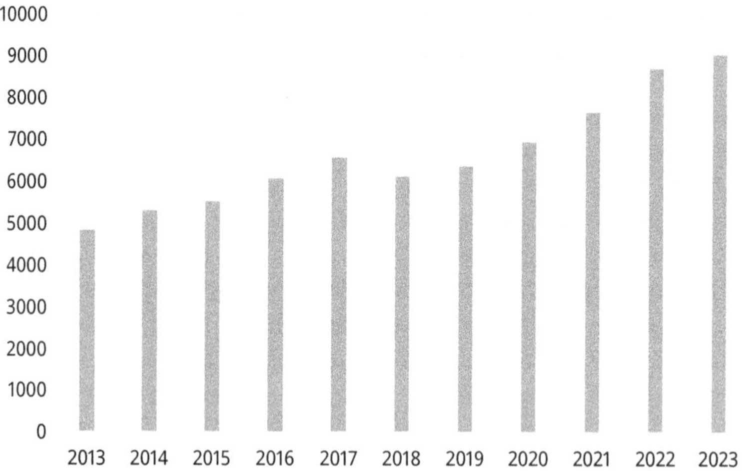

Abb. 1: Gesamtzahl der Euthanasieberichte an die regionalen Kontrollkommissionen für Sterbehilfe von 2013–2023 (Quelle: eigene Darstellung anhand der Zahlen der RTE-Jahresberichte).

18–40 Jahre gingen 105 Meldungen ein. In 52 dieser Berichte war die Grundlage des Leidens Krebs und in 22 Berichten war es eine psychische Störung. Bei 97,7 % der Meldungen handelte es sich um Lebensbeendigung auf Verlangen (die Medikamente werden vom Arzt i. v. gegeben), bei 90 Meldungen (2,1 %) um assistierten Suizid (das Medikament wird vom Arzt bereitgestellt und vom Patienten selbst eingenommen) und bei 18 Meldungen (0,2 %) um eine Kombination aus beidem. Letzteres liegt vor, wenn ein Patient nach Einnahme eines vom Arzt im Rahmen der Sterbehilfe verabreichten Getränks nicht innerhalb eines zwischen Arzt und Patient vereinbarten Zeitrahmens stirbt.

In 88,7 % der Berichte wurde die Euthanasie bei Patienten mit einer somatischen Erkrankung, meist unheilbarem Krebs, durchgeführt.

In 328 Berichten (3,6 %) wurde einem dementen Patienten, der noch in der Lage war, seinen Willen in Bezug auf seinen Euthanasiewunsch auszuüben, Sterbehilfe gewährt. Nur 8 Berichte betrafen Patienten in einem fortgeschrittenen Stadium der Demenz. Sie waren nicht mehr in der Lage, ihren Willen in Bezug auf ihren Wunsch auszuüben, und nicht mehr in der Lage, über ihren Wunsch zu kommunizieren. Ihr schriftlicher Wille konnte jedoch als Wunsch nach Euthanasie ausgelegt werden.

In 138 Berichten (1,5 %) über Euthanasie beruhte das Leiden überwiegend auf einer oder mehreren psychischen Störungen. In 70 Berichten war der ausführende Arzt dem Expertisezentrum Euthanasie (EE) angeschlossen.

Eine Anhäufung altersbedingter Erkrankungen – wie Seh- und Hörstörungen, Osteoporose und ihre Folgen, Gelenkverschleiß, Gleichgewichtsstörungen, kognitiver Abbau – kann ebenfalls die Ursache für unerträgliches und hoffnungsloses Leiden sein. Diese oft degenerativen Erkrankungen treten meist im Alter auf und können sich zu einer Vielzahl von Beschwerden summieren. Diese Beschwerden können insgesamt zu einem Leiden führen, das in Verbindung mit der Krankengeschichte, der Biografie, der Persönlichkeit, dem Wertemuster und der Belastbarkeit des Patienten von diesem als hoffnungslos und unerträglich empfunden werden kann. Im Jahr 2023 gingen beim RTE 349 Meldungen (3,8 %) in dieser Kategorie ein.

Außerdem gingen 24 Berichte ein, in denen ausdrücklich auf Organ- und/oder Gewebespenden nach Euthanasie hingewiesen wurde. Der von der niederländischen Transplantationsstiftung erstellte Leitfaden zur Organspende nach Sterbehilfe beschreibt das Verfahren in einem detaillierten Schritt-für-Schritt-Plan.

33-mal, d. h. in 66 Berichten, wurde Euthanasie für zwei Partner gleichzeitig geleistet. Natürlich muss dann jede Meldung separat die vom WTL geforderten Betreuungskriterien erfüllen. Dabei müssen beide Partner von einem anderen Betreuer besucht werden, um die unabhängige Bewertung des Falles zu gewährleisten.

3 Der SCEN-Arzt

Sogenannte SCEN-Ärzte sind Ärzte, die speziell dafür ausgebildet sind, anderen Ärzten fachkundige und unabhängige Unterstützung zu leisten, wenn ein Euthanasieantrag vorliegt (SCEN = Steun en Consultatie bij Euthanasie Nederland). Schließlich muss der Arzt, der auf Wunsch seines Patienten Sterbehilfe leisten will, die Sorgfaltspflichten erfüllen. Eine dieser Anforderungen besteht darin, dass der Arzt immer einen weiteren unabhängigen Arzt konsultiert, der den Patienten besucht, sich ein Bild von ihm macht und seine Meinung zu den Erfordernissen der Behandlung schriftlich festhält. Für den behandelnden Arzt ist der SCEN-Arzt ein Experte, der ihn berät und seine Einschätzung absichert.

Die KNMG, der Verband der Berufsverbände der Ärzte (Koninklijke Nederlandsche Maatschappij tot bevordering der Geneeskunst = Königliche Niederländische Gesellschaft zur Förderung der Heilkunde) bietet die SCEN-Ärzteschulung an (zwei Tage und ein Vertiefungstag nach sechs Monaten). Sie ist auch für die Information und Kommunikation über Euthanasie zuständig, sowohl für Ärzte, die Euthanasie in Erwägung ziehen, als auch für SCEN-Ärzte. Durch die KNMG wurden Leitlinien ausgearbeitet, um die bestmögliche Qualität der Arbeit als Arzt und SCEN-Arzt bei Anträgen auf Sterbehilfe auch in unterschiedlichen Situationen zu gewährleisten. Die KNMG führt auch ein Register der SCEN-Ärzte. In diesem Register sind diejenigen Ärzte aufgeführt, die die Ausbildung zum SCEN-Arzt abgeschlossen haben. Als SCEN-Arzt muss man mindestens fünfmal im Jahr eine Woche lang für Konsultationen zur Verfügung stehen. Der SCEN-Arzt soll außerdem in den letzten fünf Jahren an mindestens zwölf akkreditierten Sitzungen des SCEN teilgenommen haben, darunter an mindestens zehn Intervisionssitzungen der SCEN-Ärzte in seiner eigenen Region. Bei einer der Intervisionssitzungen hat der SCEN-Arzt einen eigenen Konsultationsbericht inhaltlich und textlich diskutiert. Der bei der KNMG angesiedelte SCEN-Ausbildungs- und Registrierungsausschuss (CORS = Commissie Opleiding en registratie SCEN-arts) entscheidet, ob ein Arzt als SCEN-Arzt (wieder) registriert werden kann.

Durch die Einrichtung des SCEN-Registers können die Ärzte darauf vertrauen, dass der von ihnen konsultierte SCEN-Arzt qualifiziert, kompetent und erfahren ist. Darüber hinaus trägt das Register zur Qualität der Unterstützung und Beratung bei Sterbehilfe und assistiertem Suizid bei.

4 Aufgaben des SCEN-Arztes

Gemäß der kürzlich überarbeiteten KNMG-Leitlinie zur Unterstützung und Beratung bei der Sterbehilfe vom Juni 2023 kann ein SCEN-Arzt einerseits einen ratsuchenden Arzt über spezifische rechtliche, ethische und kommunikative Aspekte einer geplanten Sterbehilfe informieren oder ihn bei der medizinisch-technischen Durchführung beraten. Dabei handelt es sich in der Regel um einen einmaligen Kontakt. Darüber hinaus kann sich ein Arzt an einen SCEN-Arzt wenden, wenn er im Nachhinein über den (emotionalen) Verlauf der Euthanasieausführung sprechen möchte. In jedem Fall sucht der SCEN-Arzt den Patienten auf, wenn der beratende Arzt erwägt, dem Antrag seines Patienten auf Sterbehilfe stattzugeben. Gemäß einer der Sorgfaltspflichten muss dieser Arzt mindestens einen anderen unabhängigen Arzt konsultieren. Dieser unabhängige Arzt muss gemäß den aktuellen gesetzlichen und professionellen Normen ein SCEN-Arzt sein. Der SCEN-Arzt beurteilt, ob die ersten vier Sorgfaltsstandards (a bis d) des Sterbehilfegesetzes erfüllt sind. Bevor er den Patienten besucht, führt der SCEN-Arzt ein Gespräch mit dem behandelnden Arzt und prüft die medizinischen Informationen. Nach dem Besuch des Patienten gibt er eine schriftliche Stellungnahme an den behandelnden Arzt. Die Stellungnahme des SCEN-Arztes ist für den behandelnden Arzt nicht bindend. Das heißt, der Arzt, der die Konsultation beantragt hat, ist nicht verpflichtet, die Meinung des SCEN-Arztes zu übernehmen.

Der SCEN-Arzt begleitet den Arzt nicht bei der Durchführung der Euthanasie. Falls erforderlich, kann der SCEN-Arzt dem Arzt raten, in seinem eigenen Umfeld Unterstützung bei Kollegen aus regionalen Netzwerken, dem Palliative Care Network, dem Euthanasie-Kompetenzzentrum oder der Ärzte-Infoline der KNMG zu suchen.

5 Die Praxis als SCEN-Arzt

Von 2013 bis heute bin ich als SCEN-Ärztin registriert. Im Durchschnitt bin ich zweimal pro Quartal eine Woche lang zusammen mit zwei anderen Kollegen im Dienst. Gemeinsam legen wir fest, wer in dieser Woche die Rufbereitschaft übernimmt. Diese Person wird dann von der Telefonzentrale kontaktiert, wenn ein Arzt eine Anfrage an die Telefonzentrale gestellt hat, um mit einem SCEN-Arzt in seiner Region verbunden zu werden. Die Zentrale verteilt die eingehenden Anfragen nach einem solchen Kontakt.

Als SCEN-Ärztin rufe ich den behandelnden Arzt an. Zuvor prüfe ich, ob ich gegenüber diesem Arztkollegen unabhängig bin. Im Gespräch wird schnell klar, ob es sich um eine Bitte um Unterstützung oder eine Bitte um ein Gespräch handelt. Der Arzt gibt einen Überblick über die Krankengeschichte des Patienten. Auch das Leiden des Patienten und die Ausweglosigkeit der Situation, die zu einem aktuellen Sterbehilfegesuch geführt hat, werden erläutert. Während des Gesprächs prüfe ich, ob ich auch dem Patienten gegenüber unabhängig sein kann. Ich vereinbare mit dem Arzt, wie wir uns gegenseitig erreichen können und wie er mir einen Auszug aus der Krankenakte zukommen lassen kann. Ich bespreche auch, ob der Wunsch des Patienten nach Euthanasie konsistent ist. Es ist auch wichtig zu wissen, ob es noch Behandlungsmöglichkeiten für den Zustand des Patienten gibt. Es wird explizit nachgefragt, ob der Patient in Bezug auf seinen Wunsch nach Sterbehilfe einwilligungsfähig ist. Wenn der Patient eine Erklärung zur Sterbehilfe verfasst hat, wird diese mit der Akte verschickt. Nach der Beratung und Prüfung fasse ich die Ergebnisse in einem Bericht an den behandelnden Arzt zusammen.

6 Fallbeispiele

Wie eine Beratung ablaufen kann, wird anhand von drei Fallbeispielen erläutert. Jeder Fall beleuchtet einen spezifischen Aspekt aus dem Spektrum der möglichen Gründe eines Patienten, der sein Leben als hoffnungsloses Leiden empfindet.

6.1 Erfüllt (noch) nicht die Sorgfaltskriterien

Herr B. ist zum Zeitpunkt der Konsultation 90 Jahre alt. Seit 2016 ist bekannt, dass bei ihm ein Sigmakarzinom mit Metastasen in den Lymphknoten vorliegt. Damals unterzog er sich einem chirurgischen Eingriff (Hartman-Verfahren), bei dem ein permanentes Stoma angelegt wurde. Es wurden über die Jahre mehrere Zyklen Chemotherapie verabreicht. Seit einigen Wochen leidet Herr B. unter Bauchschmerzen und gelegentlichem Erbrechen. Es scheint ein inoperabler rezidivierender Tumor vor allem im Colon transversum zu bestehen, der in das Stoma und das proximale Jejunum eingewachsen ist.

Als ich diesen Mann zu Hause besuche, öffnet mir der sehr rüstige Mann selbst die Tür. Er spricht ausführlich über seine Krankheit, die Behandlungen, den Umgang mit seinen Symptomen, sein Stoma, die Sorge um seine Frau und darüber hinaus über all die Dinge, die er noch selbst tun kann. Er ist noch nicht an dem Punkt, seinem

Leben ein Ende setzen zu wollen. Unter den gegebenen Umständen fühlt er sich noch gut. Der Mann sagt, er wolle nicht in eine Situation geraten, in der er bettlägerig und/ oder bei allen Aktivitäten des täglichen Lebens (Waschen, Anziehen, Essen zubereiten) auf andere angewiesen ist. Deshalb wünscht er sich auch irgendwann Sterbehilfe. Im Gespräch über sein Leben wird deutlich, dass Herr B. immer ein sehr selbstständig arbeitender, unternehmungslustiger Mann gewesen ist. Er ist Vater von drei Kindern und hat sechs Enkelkinder, von denen er mit großer Herzlichkeit spricht. Er ist jemand, der gerne die Kontrolle hat und scheint zu Perfektionismus zu neigen.

Bei der Überprüfung der Sorgfaltskriterien ergibt sich für Herrn B. folgendes Bild:

Anforderung a: Freiwilliger und bewusster Antrag
Herr B. hat einen echten und beständigen Wunsch, sein Leben irgendwann durch Euthanasie zu beenden. Seit mehr als sechs Jahren sind seine Frau und er Mitglied der NVVE. Bereits 2017 hat er eine Sterbehilfeerklärung verfasst. Im Laufe der Jahre und vor allem in letzter Zeit hat er seinen (zukünftigen) Wunsch nach Sterbehilfe häufiger mit seinem Hausarzt besprochen. Derzeit besteht dieser Wunsch nicht. Herr B. ist hinsichtlich seines Wunsches nach Sterbehilfe einwilligungsfähig. Seine Frau und seine Kinder respektieren seinen Wunsch und unterstützen ihn in dem laufenden Prozess.

Anforderung b: Unerträgliches und hoffnungsloses Leiden
Herr B. befindet sich in einer hoffnungslosen Situation. Es gibt keine chirurgischen Behandlungsmöglichkeiten mehr. Eine weitere Chemotherapie lehnt er ab, weil sie seine Lebensqualität nur negativ beeinflussen würde. Zum Zeitpunkt der Konsultation litt Herr B. nicht unter unerträglichen Zuständen. Wenn sein Leben jedoch u. a. aufgrund von Schmerzen, Erbrechen und einer allgemeinen Verschlechterung seines Zustands unerträglich wird und er dadurch immer abhängiger wird, wird er seinen Hausarzt bitten, die Sterbehilfe einzuleiten. Er möchte dann sein Leben in eigener Regie und ohne weiteres sinnloses Leiden beenden (lassen).

Anforderungen c und d: Herr B. wurde von seinen behandelnden Ärzten angemessen über seine Situation informiert. Es gibt keine vernünftigen anderen Möglichkeiten, seine Situation zu ändern
Auf der Grundlage der genannten Aspekte bin ich zu dem Schluss gekommen, dass die Situation zwischen dem beratenden Arzt und dem Patienten *noch nicht* den vom Gesetz festgelegten Kriterien entspricht. Es besteht derzeit kein unerträgliches Leiden für Herrn B. Es ist zu erwarten, dass sich dies in absehbarer Zeit ändern wird.

Einige Monate später hat sich sein Zustand so weit verschlechtert, dass er seinen Hausarzt, den Konsiliararzt, bittet, die Euthanasie kurzfristig durchzuführen. Ich besuche ihn noch einmal kurz und erkläre, dass sein Antrag auf Sterbehilfe nun den gesetzlich geforderten Sorgfaltskriterien entspricht.

6.2 Euthanasie bei Demenz

Nach telefonischem Kontakt mit dem beratenden Arzt, der im Expertisezentrum Euthanasie (EE) arbeitet, besuche ich die 75-jährige Frau C. Das EE hat fünf Gespräche mit Frau C. geführt, davon eines zusammen mit ihrer Tochter. Frau C. lebt seit einigen Monaten in einem kleinen Wohnzentrum für Demenzkranke. Vor kurzem war sie vier Monate lang wegen psychotischer Wahnvorstellungen im Rahmen einer (frühen) Demenz und einer prämorbiden chaotischen Persönlichkeit in klinischer Behandlung des psychiatrischen Dienstes. Vor kurzem wurde sie von einem Gerontopsychiater begutachtet, der Frau C. als einwilligungsfähig bezüglich ihres Antrages auf Euthanasie ansah.

Frau C. setzt sich auf ihren eigenen Stuhl in ihrem nüchtern eingerichteten Zimmer. Ich nehme den Stuhl neben ihr. Frau C. sieht jünger aus als ihr kalendarisches Alter. Sie ist sehr gepflegt. Ich erkläre Frau C. den Zweck meines Besuchs. Sie fasst meine Worte mit „Sie sind also von der Ballotage?“ (Entscheidungsgremium) zusammen. Damit ist das Eis gebrochen. Die Tochter von Frau C. ist während des Gesprächs anwesend und ergänzt auf Nachfrage Frau C.s Geschichte.

Frau C. artikuliert anschaulich die Faktoren, die die Belastung ihres derzeitigen Lebens bestimmen. Am wichtigsten ist, dass sie derzeit das Gefühl hat, dass sich ihr Zustand „stark verschlechtert“: Sie ist immer weniger in der Lage zu artikulieren, was sie eigentlich sagen möchte. Infolgedessen kann sie nicht mehr so mit einem anderen Menschen kommunizieren, wie sie es gerne möchte. „Es gibt keine Tiefe mehr, kein Bild mehr in einer Geschichte: Es fehlt immer etwas. Der Gebrauch meiner Sprache ist versiegt.“ Frau C. findet das schrecklich. Die Tatsache, dass sie manchmal nicht weiß, wie sie einen Gedanken richtig ausdrücken soll, beunruhigt sie. Der Gedanke verflüchtigt sich auch immer sehr schnell. Frau C. zieht den Vergleich mit einem Vorgang in der Fotografie: Beim Entwickeln von Fotos wird das Bild immer deutlicher, wenn der Abzug in der Entwicklungsschale liegt. In ihrem Fall verschwimmt das Bild und verblasst immer mehr. Frau C. kann sich auch kaum an Dinge erinnern; das betrifft sowohl das Kurzzeit- als auch das Langzeitgedächtnis. Inwieweit sie sich an etwas erinnern kann, entzieht sich ihrer Kontrolle, was sie als große Belastung empfindet.

Neben diesen Kommunikationsproblemen kann sie im Alltag nicht mehr die sein, die sie einmal war: eine unabhängige Frau, die alles selbst in die Hand nahm und für das, was geschah und was sie tat, verantwortlich war. Das Bedürfnis, etwas zu zeichnen oder zu malen, das lange Zeit eine ihrer Leidenschaften war, ist verschwunden. Die Abhängigkeit von anderen bei allem, was sie im normalen Leben selbst zu erledigen pflegte, wie Essen kaufen, zubereiten, den Tisch decken und sich selbst versorgen, belastet sie sehr. Eine weitere Verschlechterung und zunehmende Abhängigkeit könne sie nicht ertragen.

Frau C. spricht nachdenklich. Manchmal wird sie still, weil sie ein oder mehrere Worte nicht findet. Meine Fragen sollten auch nicht zu kompliziert sein. Als sie über den Tod spricht, sagt Frau C., sie wisse nicht, wohin sie gehe und was es sein werde. Eines ist sicher: Trotz der Traurigkeit, die Menschen, die ihr nahe stehen, zurücklassen zu müssen, wird sie erleichtert sein, wenn sie sterben kann: Das Weiterleben-Müssen hat dann ein Ende.

Über das Leben von Frau C. habe ich kaum mit ihr gesprochen, da es sich um einen Teil der Erinnerung handelt, der ihr nicht mehr leicht zugänglich ist. Frau C. war das jüngste in einer Familie mit vier Kindern. Zwei Schwestern starben. Frau C. war zweimal verheiratet. Sie hat vier Töchter und mehrere Enkelkinder. Schon in jungen Jahren begann sie in einem Fotogeschäft zu arbeiten. Sie brachte sich das Fotografieren selbst bei; später begann sie, ihre künstlerischen Fähigkeiten in der Malerei zu entwickeln. Sie war schon immer eine sehr unabhängige, selbständige, „frei kämpfende“ Frau. Ihr Sterbewunsch besteht schon lange: Sie ist seit Jahren Mitglied der NVVE. Auch ihre Mutter war im höheren Alter dement.

Auf der Grundlage der obigen Ausführungen bin ich zu dem Schluss gekommen, dass das Euthanasiegesuch von Frau C., das sie an die Ärzte des Kompetenzzentrums Euthanasie gerichtet hat, den im Gesetz über die Beurteilung der Lebensbeendigung auf Verlangen und der Beihilfe zum Suizid geforderten Sorgfaltsmaßstab erfüllt. Der Antrag ist klar, authentisch, aktuell und schlüssig. Frau C. ist in Bezug auf ihren diesbezüglichen Antrag einwilligungsfähig. Das von Frau C. ausgedrückte Leiden ist für sie hoffnungslos und unerträglich, insbesondere in Anbetracht dessen, was sie im wesentlichen ausmacht.

6.3 Antrag auf Sterbehilfe bei psychiatrischen Leiden

Wie immer habe ich zunächst telefonischen Kontakt mit dem behandelnden Arzt, dem Hausarzt von Frau E. Da es sich um ein Euthanasiegesuch aufgrund eines psychiatrischen Leidens handelt, habe ich vor der Konsultation die Zusammenfassung der Leitlinie „Lebensbeendigung auf Verlangen bei Patienten mit psychischen Störungen“ (2018) der niederländischen Vereinigung für Psychiatrie (NVvP) sowie den Euthanasie-Kodex 2022 der RTE als Grundlage herangezogen. Ich hatte auch eine kurze Vorbesprechung mit einem Kollegen des SCEN, der Psychiater ist, um sicherzustellen, dass ich nichts übersehen würde.

Die heute 63-jährige Frau ist Mutter von zwei Kindern. Sie wurde in ihrer Kindheit (vom dritten bis 17. Lebensjahr) sexuell missbraucht, misshandelt und emotional vernachlässigt. Wegen einer dissoziativen und Borderline-Persönlichkeitsstörung war sie von 1987–2000 in intensiver Psychotherapie. In dieser Zeit wurde sie mehrmals unfreiwillig in ein Krankenhaus eingewiesen, weil sie versucht hatte, sich das Leben zu nehmen. In diesen Jahren der Behandlung gelang die Integration der verschiedenen Persönlichkeitsteile. Im Jahr 2016 hatte sie mehrere EMDR[6] (Eye Movement Desensitization-Sitzungen) nach dem Tod ihres Mannes in der Weihnachtszeit 2015.

Letztes Jahr konsultierte Frau E. nacheinander zwei GGZ (lokale Gesundheitszentren) im Zusammenhang mit ihrem Antrag auf Sterbehilfe. Zu ihrer Vorgeschichte gehören Hüftendoprothesen, erst links, dann rechts. Bei Frau E. sind weiter chronische Schmerzbeschwerden im Rücken aufgrund von Arthrose sowie Bluthochdruck und Alkohol- und Tabakmissbrauch bekannt.

Ich statte der 63-jährigen Frau E. einen Besuch ab. Sie öffnet die Tür zu ihrer Wohnung selbst. Das Wohnzimmer ist voll mit Möbeln. Die Atmosphäre ist von Rauch „erfüllt". Frau E. sitzt auf dem Sofa in „ihrer Ecke" und hat den Aschenbecher in Reichweite. Ich setze mich auf einen Stuhl ihr gegenüber, damit ich Frau E. gut ansehen kann. Frau E. ist klar im Kopf. Sie trägt eine locker sitzende Jogginghose und einen übergroßen Pullover. Sie zeigt wenig Emotionen. Während des Gesprächs gibt es immer wieder guten (Augen-)Kontakt.

Frau E. gibt an, dass sie täglich in Angst und Anspannung lebt. Sie hat ständig das Gefühl, dass eine Gefahr naht: Es könnte einfach so etwas passieren, jemand könnte unerwartet eintreten. Sie spürt ständig eine Unruhe in ihrem Körper. Das war fast ihr ganzes Leben lang so, aber nach dem Tod ihres Mannes, dem anschließenden Burnout, der Depression und der (Früh-)Pensionierung scheint sich ihr Gefühl der Unsicherheit und Anspannung noch verstärkt zu haben. Sie kann zwar noch einige Dinge als „interessant oder schön" empfinden, wie den wunderschön blühenden Magnolienbaum, aber diese Freude ist „oberflächlich". Die Nächte sind furchtbar: Sie kommt nicht zur Ruhe, schläft schlecht und wacht oft auf. Immer wieder hat sie Albträume. Das Schlafzimmer ist überhaupt kein „sicherer Ort". Sie muss sich jeden Tag zwingen, ins Bett zu gehen (meist erst gegen zwei Uhr). Es fällt ihr auch jeden Tag schwer, sich zu waschen, weil sie sich dann anfassen muss; auch das Duschen ruft traumatische Erinnerungen hervor. Der frühere Missbrauch kommt den ganzen Tag (und die ganze Nacht) in Bildern zurück. Fernsehen lenkt sie ab und kann ihr helfen, die Assoziationen mit den vergangenen Erlebnissen zu stoppen. Es muss sich dabei um leichte Unterhaltung handeln, aber auch ein Film mit einer Liebesszene kann ein Trigger für vergangene Erlebnisse sein. Wenn sie über einen längeren Zeitraum sehr schlecht schläft, immer mehr überwältigt wird von den Erinnerungen und von der Wut und dem Unglauben, der ihr entgegengebracht wurde, dass niemand je verstanden hat, wie es wirklich war, betäubt sie sich mit Alkohol (ein bis zwei Flaschen Wein), sodass sie für eine Weile „nicht mehr in dieser Welt" ist.

6 Anerkannte Behandlungsmethode für posttraumatische Belastungsstörungen. Der Patient konzentriert sich auf nicht verarbeitete Erinnerungen und folgt gleichzeitig mit den Augen den Fingerbewegungen des Therapeuten. Dadurch erfolgt oft eine Entlastung, z. B. durch Verblassen der Erinnerung (Hase et al. 2013).

Gegenwärtig erledigt eine Freundin die Hausarbeit, wie z. B. das Beziehen des Bettes und die Reinigung des Hauses. Frau E. kann dies aufgrund ihrer Rückenschmerzen nicht mehr selbst tun. Der Supermarkt bringt die Lebensmittel meist zu ihr nach Hause. Sie kann gerade noch lange genug stehen, um an der Küchentheke eine warme Mahlzeit zuzubereiten. Sie nimmt meist nur eine Mahlzeit pro Tag ein, manchmal auch zwei. Sie hat kein wirkliches „Hungergefühl".

Freiwilliger und bewusster Antrag

Frau E. ist im Hinblick auf ihren Antrag auf Sterbehilfe einwilligungsfähig. Es handelt sich um einen wohlüberlegten und konsequenten Antrag. Seit mehr als sechs Monaten führt sie mit ihrem Hausarzt konkrete Gespräche darüber. Da sie sowohl ihre Schwester als auch ihre Söhne und engen Freunde über ihren Wunsch, ihr Leben zu beenden, informiert hat, erfährt sie den Freiraum, ihren eigenen Weg zu gehen. Sie alle unterstützen sie und raten ihr, ihren eigenen Plan zu machen. Der Wunsch von Frau E. nach Euthanasie ist aktuell. Wie im Schreiben der GGZ-Experten zum Ausdruck kommt, sind die Einsicht von Frau E. in ihre Krankheit und ihr Urteilsvermögen nicht durch ihre psychiatrische Erkrankung beeinträchtigt. Auch ist ihr Antrag kein Ausdruck ihrer Krankheit. Nach ihren eigenen Worten unterstützen alle ihre verschiedenen Persönlichkeitsteile ihren Wunsch, ihr Leben auf eine „ordentliche" Weise zu beenden.

Unerträgliches und hoffnungsloses Leiden

Der Gedanke, „nicht leben zu wollen", ist Frau E. fast ihr ganzes Leben lang vertraut gewesen. Nach dem Tod ihres Mannes traten die Gedanken an den Wunsch zu sterben stärker in den Vordergrund. Sie erlebt ihr Leben als sinnlos und hoffnungslos. Weiterleben zu müssen ist allmählich wie ein Leben in der Hölle geworden. Sie hat keine Kraft mehr. Sie hat niemanden, für den sie (weiter) leben kann. Ihre sozialen Kontakte sind sehr begrenzt. Sie will nicht mehr mit der täglichen Konfrontation mit den für sie traumatischen und unangenehmen Erinnerungen weiterleben. Sie ist in ihrer täglichen Existenz zunehmend von anderen abhängig, was für diese Frau, die eine echte Überlebende[7] ist, nicht leicht zu akzeptieren ist. In Anbetracht ihrer traumatischen Erfahrungen ist selbst körperliche Unterstützung und „Berührung", wie z. B. bei einer Physiotherapiesitzung oder einem einfachen Friseurbesuch, angst- und spannungsauslösend und eine große Aufgabe. Sie ist nicht mehr bereit (und in der Lage), sich um andere zu kümmern und sich anzupassen, wie sie es so lange für ihre Kinder und ihren langjährig kranken Mann getan hat. Das Leiden von Frau E. ist spürbar. Ihre schriftliche Euthanasieerklärung zeigt deutlich ihr vergangenes und gegenwärtiges Leiden und macht die Gründe für ihr Euthanasiegesuch noch einmal klar.

7 Nach ihrem eigenen Empfinden ist Frau E. ihr ganzes Leben lang mit Überleben beschäftigt.

Auf der Grundlage der obigen Ausführungen bin ich zu dem Schluss gekommen, dass der von Frau E. gegenüber ihrem Hausarzt, dem ratsuchenden Arzt, geäußerte Wunsch nach Sterbehilfe den Anforderungen den Sorgfaltsanforderungen des WTL entspricht.

7 Nachbemerkung

Die Euthanasiepraxis im Rahmen des Euthanasiegesetzes WTL funktioniert seit etwas mehr als 20 Jahren ordnungsgemäß. Nur in fünf der 2023 ausgewerteten Berichte kamen regionale Kontrollkommissionen für Sterbehilfe (RTE) zu dem Schluss, dass der Arzt bei der Anwendung der Euthanasie nicht im Einklang mit den gesetzlichen Sorgfaltsanforderungen gehandelt hat. Dieser Prozentsatz ist im Verhältnis zur Gesamtzahl so niedrig, dass die RTE die niederländische Praxis bei der Durchführung der Sterbehilfe als sehr sorgfältig einschätzen. Dies bedeutet, dass die Ärzte in der überwiegenden Mehrheit sorgfältig handeln. Der SCEN-Arzt, der im Vorfeld der eigentlichen Euthanasie als ärztliche Zweitmeinung fungiert, spielt dabei wahrscheinlich eine wichtige Rolle. Eine weitere Analyse der fünf als nachlässig bewerteten Fälle ergab, dass fast alle diese Urteile hätten vermieden werden können, wenn der Euthanasie-Kodex 2020 ordnungsgemäß befolgt worden wäre. Tatsächlich ist der Prozentsatz der von den RTE jedes Jahr als fahrlässig bewerteten Fälle im Laufe der Jahre deutlich zurückgegangen.

Für Menschen, die das Leben als hoffnungsloses Leiden erleben, ist die Möglichkeit, dieses Leiden zu beenden (oder beenden zu lassen), ein gewichtiger Schritt. Es ist ein monatelanger, manchmal jahrelanger Prozess, um zu einem solchen Schritt zu gelangen. Die drei Fallbeispiele beleuchten aus unterschiedlichen Blickwinkeln, wie die Patienten jeweils zu ihren Entscheidungen gekommen sind.

Es wird manchmal vergessen, dass auch für den Arzt die Durchführung von Sterbehilfe oder assistiertem Suizid belastend sein kann. Die Unterstützung durch ärztliche Kollegen und/oder den SCEN-Arzt ist unerlässlich. Die Durchführung von Sterbehilfe ist und bleibt ein Handeln außerhalb der normalen medizinischen Praxis.

Interessanterweise wurde, wie im Jahresbericht der RTE (2023) berichtet, in der Mehrheit (97 %) der Berichte die Euthanasie durch *intravenöse* Verabreichung der Euthanasiemedikamente durchgeführt. Die Selbsteinnahme eines vom Arzt im Rahmen der Sterbehilfe verabreichten Getränks (die *orale* Methode) kam nur in 2 % der Euthanasiemeldungen vor. Ob sich der Patient bewusst ist, dass er eine Wahlmöglichkeit bezüglich der Methode zur Durchführung der Sterbehilfe hat, ist nicht bekannt, scheint aber häufig davon abzuhängen, dass der Berater diese Wahlmöglichkeit rechtzeitig mit ihm bespricht. Welche Motive bei der Wahl zwischen den beiden Methoden bei dem sterbehilfeleistenden Arzt und seinem Patienten eine Rolle spielen, ist nur sporadisch untersucht worden. Unter den Ärzten scheint die Befürchtung zu herrschen, dass die orale Methode nicht zuverlässig durchgeführt werden kann. Eine Analyse von insgesamt 226 Patienten (Stallen, Marlet 2018, S. 162), die nach der Einnahme des Getränks mit dem Medikament starben, ergab, dass bei 86 % dieser Patienten der Tod relativ schnell und innerhalb von 30 Minuten eintrat. Die Autoren des Berichts sprechen sich für einen assistierten Suizid aus, wenn der Patient Sterbehilfe wünscht, es sei denn, es liegt eine medizinische Kontraindikation vor. Sie geben zu bedenken, dass die orale Methode der Eigenverantwortung des Patienten für sein Sterben mehr entspricht. Außerdem könnte diese Methode für die unmittelbar Beteiligten wie die nächsten Angehörigen und das medizinische Personal weniger schockierend sein.

Der multidisziplinäre Leitfaden „Durchführung von Sterbehilfe und assistiertem Suizid“ (KNMP 2021), der von Ärzten und Apothekern verfasst wurde, enthält detaillierte Hinweise zur Durchführung von Sterbehilfe und assistiertem Suizid mit in der Praxis gut anwendbaren, wirksamen und sicheren Medikamenten. Der Leitfaden beschreibt die Situation von dem Moment an, in dem der Arzt den Apotheker um die Bereitstellung der Sterbehilfe-Medikamente bittet, bis zum Eintreffen des städtischen Leichenbeschauers. Sowohl die intravenöse als auch die orale Methode werden ausführlich erläutert.

Euthanasie ist nicht für jeden Menschen eine Option, wenn das Leben zum Leiden geworden ist. Manche warten auf das, was kommen wird, andere entscheiden sich bewusst dafür, das Leben zu beenden, indem sie aufhören zu essen und zu trinken. Die KNMG hat vor kurzem den Leitfaden „Betreuung von Menschen, die bewusst aufhören zu essen und zu trinken, um das Lebensende zu beschleunigen“ (KNMG 2024) veröffentlicht, mit Informationen für Angehörige der Gesundheitsberufe und Patienten. Die bewusste Einstellung des Essens und Trinkens (BSTED) spielt bei 0,5–1,7 % aller Todesfälle in den Niederlanden eine Rolle.

Alles in allem scheint die Betreuung am Lebensende in den letzten Jahren immer mehr an Bedeutung gewonnen zu haben. Im Idealfall sollte ein Arzt rechtzeitig mit seinem Patienten dessen Wünsche bezüglich des nahenden Lebensendes, der Möglichkeiten und Unmöglichkeiten besprechen. Zunehmend wollen auch die Menschen selbst ihre Wünsche schriftlich festhalten und in Absprache mit ihrem Hausarzt oder einem anderen Arzt in ihre Patientenakte aufnehmen lassen. In Tages- und Wochenzeitungen erscheinen regelmäßig Artikel, Bücher (Huijer 2022; de Hosson, Quaegebeur 2023) und Fernsehdokumentationen über Sterbehilfe und den bewussten Verzicht auf Essen und Trinken sowie die damit verbundenen medizinischen, ethischen und philosophischen Aspekte.

Ein bewusster Umgang mit der letzten Lebensphase kann die Abrundung eines sinnvollen Lebens sein.

Literatur

CORS: SCEN-Ausbildungs- und Registrierungsausschuss. URL: https://www.knmg.nl/ik-ben-arts/scen/over-scen/over-de-organisatie-van-scen#Commissie_Opleiding_en_Registr_(Over_de_organisatie_van_SCEN)-anchor. Zugegriffen am 22.08.2024.

Expertisezentrum Euthanasie. URL: https://expertisecentrumeuthanasie.nl/Zugegriffen am 30.11. 2023.

Gesetz zur Prüfung von Tötung auf Verlangen und assistiertem Suizid (Euthanasiegesetz). URL: https://wetten.overheid.nl/BWBR0012410/2021-10-01. Zugegriffen am 30.11.2023.

Hase M et al. (2013) Eye Movement Desensitization and Reprocessing (EMDR). Eine ungewöhnliche Form der Psychotherapie, Deutsches Ärzteblatt, 11, 512–514.

de Hosson S, Quaegebeur E (2023) Leven toevoegen aan de dagen. (Den Tagen mehr Leben geben). De Arbeiderspers ISBN 9789029546454, Uitgeverij de Arbeiderspers.

Huijer M (2022) De toekomst van het sterven (Die Zukunft des Sterbens), Uitgeverij Pluim

KNMG, Königlich Niederländische Gesellschaft zur Förderung der Heilkunde (2021): Stellungnahme zu Entscheidungen rund um das Lebensende. URL: https://knmg-standpunt.maglr.com/knmg-standpunt-levenseinde/standpunt-levenseinde. Zugegriffen am 01.08.2024.

KNMG, Königlich Niederländische Gesellschaft zur Förderung der Heilkunde (2023): Richtlinie für SCEN-Ärzte. URL: https://knmg.maglr.com/knmg-richtlijn-voor-scen-artsen/knmg-richtlijn-voor-scen-artsen. Zugegriffen am 01.08.2024.

KNMG, Königlich Niederländische Gesellschaft zur Förderung der Heilkunde (2024): Infographic Euthasasie in cijfers 2023 (Euthanasie in Zahlen). URL: www.knmg.nl/euthanasieknmg_infogAPHIC_Euthanasie_2023_DEF.pdf. Zugegiffen am 22.08.2024.

KNMG, Königlich Niederländische Gesellschaft zur Förderung der Heilkunde (2024): Dossier zum Verzicht auf Essen und Trinken. URL: https://www.knmg.nl/actueel/dossiers/levenseinde-2/zelfbeschikking/bewust-stoppen-met-eten-en-drinken-1. Zugegriffen 02.08.2024.

KNMP, Königlich Niederländische Gesellschaft zur Förderung der Pharmazie (2021). URL: Richtlinien der zur Durchführung der Euthanasie und des assistierten Suizids https://www.knmp.nl/richtlijnen/uitvoering-euthanasie-en-hulp-bij-zelfdoding. Zugegriffen am 02.08.2024.

Niederländische Transplantationsstiftung (2024): Leitfaden zur Organspende nach Sterbehilfe. URL: https://www.transplantatiestichting.nl/medisch-professionals/donatie-na-euthanasie. Zugegriffen am 02.08.2024.

NVvP, Niederländische Vereinigung für Psychiatrie (2018): Richtlinie zur Tötung auf Verlangen in der Psychiatrie. URL: https://www.nvvp.net/website/nieuws/2018/richtlijn-levensbeeindiging-op-verzoek-in-de-psychiatrie-herzien Zugegriffen am 30.11.2023.

RTE Regionaler Euthanasieprüfungsausschuss (2024): Jahresbericht 2023 (Deutsch). URL: https://www.euthanasiecommissie.nl/de-toetsingscommissies/jaarverslagen. Zugegriffen am 22.08.2024.

RTE Regionale Kontrollkommissionen für Sterbehilfe (2022) Leitfaden für Ärzte bezüglich der Auslegung der Sorgfaltskriterien und des Vorgehens bei Euthanasie. URL: https://www.euthanasiecommissie.nl/euthanasiecode-2022. Zugegriffen am 28.05.2024.

Stallen P J M, Marlet M. (2018) Voorkeur voor hulp bij zelfdoding (Präferenz für assistierten Suizid) Ned Tijdschr Geneeskd (30)162:D303.

Weltverband der Organisationen für das Recht auf Sterben (document in progress, ohne Datum). URL: https://wfrtds.org/worldmap/Zugegriffen am 02.08.2024.

Annemarie Schot

Erfahrungen aus der ambulanten Palliativpflege in den Niederlanden

1 Einleitung

Als Palliativberaterin und onkologisch spezialisierte Pflegekraft arbeite ich bei einer großen ambulanten Pflegeeinrichtung im Westen der Niederlande. Innerhalb dieser Einrichtung gehöre ich zu einem Team von elf spezialisierten Pflegenden und habe folgende Aufgaben:

- Begleitung von Klient(inn)en in der palliativen und terminalen Phase ihrer Krankheit,
- Koordination der Versorgung und konstante Evaluation, ob die Versorgung nach den Wünschen der Klient(inn)en ausreichend ist,
- Sicherstellung der interdisziplinären Absprachen zwischen den verschiedenen Hilfeleistenden in Zusammenarbeit mit den Klient(inn)en und deren Nächsten,
- kontinuierliche Abstimmung der Versorgung auf die Wünsche und Bedürfnisse der Klient(inn)en durch Gespräche,
- Information der Klient(inn)en zu ihrem Krankheitsprozess, sodass sie die Entscheidungen treffen können, die zu ihnen passen.

Auch wenn ich in einer ambulanten Einrichtung arbeite, gibt es enge Verbindungen mit den Palliativteams der verschiedenen Krankenhäuser in der Region. Zudem werden wir regelmäßig für klinischen Unterricht in den Pflegeeinrichtungen angefragt, die zu der Organisation gehören, für die ich arbeite.

Mit den Hausärzt(inn)en wird oft die Vereinbarung getroffen, dass wir die Klient(inn)en abwechselnd wöchentlich besuchen. Dadurch gewinnt man verschiedene Sichtweisen auf sie und die Hausärzte werden entlastet. Die Kommunikation geschieht per E-Mail oder über eine gesicherte App.

Neben dieser Arbeit bin ich Mitglied eines palliativen Beratungsteams. Dieses wird durch die Organisation „Palliatieve Zorg Nederland" (Palliativversorgung Niederlande) unterstützt. Im Team sind drei Palliativpflegekräfte und fünf Palliativärzte. Es kann von Pflegenden und Ärzten kontaktiert werden, die Fragen zur palliativen Versorgung haben. Dies geschieht durch eine zentrale Telefonnummer, wobei die Anfragenden durch Eingabe ihrer Postleitzahl mit dem für ihre Region zuständigen Team verbunden werden. Pro Jahr habe ich etwa 120 Beratungen mit unterschiedlichen Fragestellungen wie Schmerzbekämpfung, Delir oder zu existenziellen Fragen. Nachdem ich die Beratung angenommen habe, spreche ich mich mit dem diensthabenden Palliativarzt ab, und wir kommen zu einem gemeinsamen Vorschlag, den wir dem Anfragenden übermitteln.

https://doi.org/10.1515/9783111371795-023

Alle Beratungen werden digital in einem gesicherten Bereich innerhalb der Organisation gespeichert. In der monatlichen Fallbesprechung werden sie mit dem gesamten Beratungsteam nachbesprochen.

Im Rahmen der Palliativpflege können Pflegekräfte an verschiedenen Stellen auch mit Euthanasie[1], d. h. Tötung auf Verlangen, aber auch mit assistiertem Suizid in Berührung kommen. Nach einer Darlegung der Rahmenbedingungen und Aufgaben von Palliativpflegekräften komme ich auf diese Berührungspunkte zu sprechen.

2 Gesundheitsversorgung in den Niederlanden

In der gesundheitlichen Versorgung in den Niederlanden unterscheidet man drei Behandlungsräume: intramural (stationär), extramural (ambulant) und semimural (teilstationär). Bei der stationären Versorgung geht es um Menschen, die länger als 24 Stunden in einer Einrichtung bleiben. Stationäre Einrichtungen sind Pflegeheime, Krankenhäuser und Einrichtungen für Menschen mit geistigen und psychischen Behinderungen.

Extramurale Versorgung geschieht in der direkten Umgebung des Patienten, also ohne die Aufnahme in eine Einrichtung. Hausarztpraxen und Polikliniken sind Beispiele für extramurale Versorgungformen. Von semimuraler Versorgung sprechen wir, wenn die Versorgungsanforderung höher ist als im ambulanten Bereich üblich, aber nicht so hoch, dass eine stationäre Aufnahme erforderlich erscheint. Beispiele hierfür sind Tagesbehandlungen in einem Krankenhaus, in Einrichtungen für psychische Gesundheitsversorgung oder in einem Pflegeheim. Die Grenzen zwischen intra- und extramuraler Versorgung sind nicht immer scharf zu ziehen.

Die ambulanten Pflegeeinrichtungen fallen in den extramuralen Bereich. Die Versorgung zu Hause erstreckt sich von Hilfen im Haushalt bis zur Pflege. Diese Leistungen werden durch verschiedene Gesetze finanziert, je nachdem, ob es sich um Langzeitversorgung oder vorübergehende Versorgung handelt.

Es gibt verschiedene Arten von ambulanten Pflegeeinrichtungen, von kleinen, sehr spezialisierten Einrichtungen bis zu sehr großen Organisationen, die ein größeres Gebiet versorgen. Jede Organisation kann selbst entscheiden, welche Art der Versorgung sie anbietet. In der Organisation, in der ich arbeite, werden neben der Grundpflege (Körperpflege, Anziehen von elastischen Strümpfen etc.) auch bestimmte Bereiche der speziellen Pflege angeboten, nämlich

---

1 Der Begriff "Euthanasie“ (guter Tod) wird in den Niederlanden völlig unbelastet und neutral als Bezeichnung für Tötung auf Verlangen verwendet, während er in Deutschland durch die Verwendung des Begriffs bei den Patientenmorden im Nationalsozialismus belastet ist und deshalb in Deutschland meist nicht verwendet wird.

- Wundversorgung,
- Versorgung Demenzkranker,
- technische Pflegehandlungen (z. B. Bedienung von Morphin- oder Dormicumpumpen),
- palliative Pflege.

Für die Spezialisierung in der Palliativpflege benötigen Pflegekräfte eine Hochschulausbildung mit zusätzlicher Qualifikation in Palliativpflege. Daneben gibt es ein breites Fortbildungsangebot und alle zwei Jahre einen landesweiten Kongress für Palliativpflege.

3 Organisation und Aufgaben der spezialisierten Palliativpflege

In einer Einrichtung der ambulanten Versorgung arbeiten Helfende auf verschiedenen beruflichen Niveaus, weil auch die Unterstützung auf verschiedenen Niveaus geleistet wird. So gibt es Haushaltshilfen, Pflegekräfte, Bezirkspflegekräfte und spezialisierte Pflegekräfte. Jeder Stadtteil, jede Stadt und jedes Dorf hat ein Team, in dem all diese Versorgungsangebote vertreten sind. Der Ansatz ist, dass alle Mitglieder des Teams zusammenarbeiten, wobei die Bezirkspflegekraft eine übergreifende Position hat und alle Menschen, die in dem betreffenden Bezirk versorgt werden, im Blick haben und über sie informiert sein muss. Wenn nötig, entscheidet sie über den Einsatz spezialisierter Pflegekräfte. Dies kann auch durch den Hausarzt oder einen Spezialisten aus dem Krankenhaus geschehen.

Welche Aufgaben sind mit der Funktion einer Palliativpflegekraft verbunden?

- Begleitung, Beratung und Information der Patient(inn)en, die in der letzten Phase ihrer Krankheit sind,
- gute Verbindung mit dem Hausarzt halten, evtl. mit behandelnden Spezialisten, der Bezirkspflege oder dem Palliativteam des Krankenhauses,
- Durchführung pflegetechnischer Aufgaben, falls erforderlich (z. B. Bedienung einer Infusionspumpe zur Schmerzbekämpfung oder Sedierung),
- Beobachtung von Patienten mit Infusionspumpe zur Schmerzbekämpfung oder Sedierung und ggf. Anpassung der Dosierung in Absprache mit dem behandelnden Arzt,
- Fortbildung der Mitarbeiter(innen) der Organisation im Rahmen von klinischem Unterricht, Fallbesprechungen oder gezielter Schulung zu verschiedenen Aspekten der palliativen Versorgung.

4 Euthanasie im Rahmen der Strukturen der Palliativversorgung

In den Niederlanden ist es möglich, unter bestimmten Voraussetzungen Euthanasie durchzuführen.[2] Das ist jedoch ein Prozess, der nur von Ärzt(inn)en ausgeführt wird. Pflegende haben keine Rolle bei der Durchführung der Euthanasie. Allerdings haben Palliativpflegekräfte schon eine Rolle in der Information und Beratung zu diesem Thema.

4.1 „Bei einer Euthanasie dabei sein" – ein Fallbeispiel aus meiner Praxis

Herr G. ist 58 Jahre alt und hat ein Pankreaskopfkarzinom, das nicht weiter behandelbar ist. Ein Hausarzt, mit dem ich regelmäßig zusammenarbeite, ruft mich an mit der Bitte, ob ich bei einer Euthanasie einige Tage später dabei sein kann. Der Hausarzt hat eine Einzelpraxis und fragt mich zur Unterstützung sowohl seiner selbst als auch der Familie an. Nach meiner Bestätigung, dass mir der vorgeschlagene Termin möglich ist, gibt er mir die Adresse und wir verabreden uns.

Als ich in die Wohnung komme, sehe ich einen schwerkranken Mann. Ich mache mich mit ihm und mit seiner Frau bekannt. Aus einigen Dingen im Raum schließe ich, dass er vielleicht von griechischer Herkunft ist. Ich frage ihn danach und er bejaht. Ich habe selbst 17 Jahre in Griechenland gelebt und spreche die Sprache fließend. Obwohl er selbst gut Niederländisch spricht, fragt er mich, ob wir Griechisch sprechen können.

In den Minuten, in denen der Arzt sich vorbereitet, um die Euthanasie durchzuführen, unterhalte ich mich mit Herrn G. darüber, woher er kommt und was wir beide an Griechenland und seinen Einwohnern so schön finden.

Nach einer Viertelstunde ist die Euthanasie geschehen, wobei Herr G. völlig entspannt war, und er ist gestorben. Seine Frau bedankt sich bei mir dafür, dass ihr Mann in den letzten Minuten seines Lebens in seiner Muttersprache sprechen konnte.

Obwohl ich als Pflegekraft keine Rolle bei der Durchführung der Euthanasie habe, ist es für einen Hausarzt oft angenehm, wenn eine spezialisierte Pflegekraft zu seiner Unterstützung anwesend ist. Euthanasie ist auch für den Hausarzt ein beeindruckendes Geschehen, und es wird als unterstützend erlebt, dieses mit einer unabhängigen Person zu teilen. Außerdem kommt das Thema Lebensende oft in den Gesprächen vor, die ich mit Menschen in der palliativen Phase führe. Informationen über Euthanasie, was die Voraussetzungen sind und wie es praktisch abläuft sind Auf-

2 Zu den gesetzlich vorgeschriebenen Sorgfaltskriterien vgl. den Beitrag von Weijenborg in diesem Band.

gaben, die mit Sicherheit zu meiner Funktion gehören. Dabei ist es in solchen Fällen geboten, den Hausarzt einzubeziehen.

4.2 „Palliative Sedierung" – ein Fallbeispiel aus meiner Praxis

Frau A. ist 61 Jahre alt und hat ein metastasiertes Ovariumkarzinom. Es handelt sich um eine erbliche Form der Krankheit, durch die Frau A. bereits ihre Schwester verloren hat. Ihre Kinder wurden getestet – mit negativem Ergebnis. Ich treffe Frau A., nachdem ich eine Anmeldung für Begleitung vom „Antonie van Leeuwenhoekhuis" erhalten habe, einem auf Onkologie spezialisierten Krankenhaus in Amsterdam.

Frau A. sieht gut versorgt aus, ist aber durch die große Menge Aszites in ihrem Bauch sehr belastet. Im Krankenhaus hat sie eine Aszitesdrainage bekommen mit dem Rat, diese einmal pro Woche abzulassen. Wenn sie das tut, laufen ungefähr 5 Liter aus. Im Gespräch wird jedoch deutlich, dass sie jeweils in den letzten beiden Tagen der Woche nicht einmal einen Schluck Wasser trinken kann, weil sie sich so voll fühlt. Ich bespreche mit ihr die Möglichkeit, die Flüssigkeit öfter abzulassen, dann aber jeweils eine kleinere Menge, in der Hoffnung, dass die Aszitesmenge dabei stabil bleibt. Frau A. möchte das gern ausprobieren, weil sie momentan keinerlei positive Wirkung durch die Drainage erlebt. Ich bespreche dies mit dem Krankenhaus. Dort ist man einverstanden mit dem Vorschlag, dreimal pro Woche je einen Liter ablaufen zu lassen. Ich plane dafür eine Pflegekraft ein und versuche, mindestens einmal pro Woche selbst zu kommen.

Bei meinen Besuchen besprechen wir den Prozess, den Frau A. gerade erlebt. Ich frage nach ihrer Hoffnung oder auch Verzweiflung in dieser Phase ihrer Krankheit. Frau A. hat drei Kinder und fünf Enkel. Das Loslassen ihrer Familie fällt ihr schwer. Ich gebe ihr Raum, diese Gefühle zu äußern und bespreche Möglichkeiten, für die Enkel etwas zu hinterlassen und wie sie Gefühle gegenüber ihrem Mann und ihren Kindern aussprechen kann. Wir besprechen auch, was ihre Wünsche bezüglich des Sterbens sind. Will sie zu Hause sterben oder in einem Hospiz? Hat sie Angst vor dem Tod und wenn ja, was beinhaltet diese Angst?

Nachdem wir die Häufigkeit des Ablassens der Aszitesflüssigkeit erhöht haben, erlebt Frau A. einige Wochen lang mehr Lebensqualität. Leider verstärkt sich dann das Krankheitsgeschehen wieder, und Schmerzen und Müdigkeit werden ihr zu viel. Nachdem Frau A. delirant wird und das Delir durch Standardmedikation nicht unter Kontrolle gebracht werden kann, wird in Absprache mit dem Hausarzt entschieden, eine palliative Sedierung durchzuführen. Zwei Tage nach dem Beginn der palliativen Sedierung mit Midazolam stirbt Frau A. ruhig im Beisein ihrer Familie.

Rückblickend auf diesen Fall kann ich sagen, dass durch den Einsatz der palliativen Pflege die Probleme, die entstanden sind, stets rechtzeitig gesehen und entsprechende Handlungen eingeleitet wurden. Indem wir immer wieder die Symptomkontrolle im Blick hatten und zusammen mit der Klientin besprachen, was für sie wichtig ist, konnte „Sorge nach Maß“ geleistet werden, die auch regelmäßig evaluiert wurde. Frau A. gab an, dass sie sich gehört und unterstützt fühlte. Positiv war für sie auch, dass sie zu Hause sterben konnte. Durch die ständigen Absprachen mit dem Hausarzt und der Bezirkspflege konnte die Versorgung immer wieder rechtzeitig angepasst werden. Hierdurch wurde das Aufkommen von Panik vermieden. Ohne den koordinierenden Einsatz der Palliativpflege wäre diese Anpassung nicht so rasch möglich gewesen, weil es stärker davon abhängig gewesen wäre, welche Pflegekräfte zur täglichen Versorgung zu Frau A. kommen. Ob dann bei Problemen jeweils gleich etwas in die Wege geleitet worden wäre, ist zweifelhaft. Außerdem habe ich als Palliativpflegekraft auch mehr Zeit, um gemeinsam mit der Klientin zu überlegen, was sie will oder braucht.

5 Schluss

Oft werde ich gefragt, wie ich diese Arbeit durchhalten kann. Meine persönliche Haltung ist: Ich weiß, dass ich diese Menschen nicht „heilen“ kann, aber ich kann versuchen, das letzte Stück ihres Lebens so angenehm wie möglich zu machen. Das gelingt sehr häufig, obwohl es oft genug auch Situationen gibt, wo ein Prozess so schnell verläuft, dass wir immer hinter den Tatsachen herlaufen. Aber selbst dann können wir eine Stütze für die Menschen sein, und sie geben oft an, sich weniger allein zu fühlen.

Hinzu kommen ein gutes Team, wo jeder für jeden erreichbar ist, damit man erzählen und seine Gefühle verarbeiten kann, sowie eine Organisation, die uns Intervision (kollegiale Beratung) anbietet, wobei die Teilnahme acht Mal jährlich vorgeschrieben ist.

Autor*innenverzeichnis

Bausewein, Claudia, Prof. Dr. med., Doctor of Philosophy in Medicine (PhD), Direktorin der Klinik und Poliklinik für Palliativmedizin am LMU Klinikum München, Lehrstuhlinhaberin für Palliativmedizin an der Ludwig-Maximilians-Universität München, Präsidentin der Deutschen Gesellschaft für Palliativmedizin, Mitglied im Wissenschaftlichen Beirat und im Ausschuss für ethische und medizinisch-juristische Grundsatzfragen der Bundesärztekammer.

Birnbacher, Dieter, Prof. Dr. phil. Dr. h. c., emer. Professor für Philosophie an der Heinrich-Heine-Universität Düsseldorf, 2004–2016 Mitglied bzw. Vorsitzender der Zentralen Ethikkommission bei der Bundesärztekammer.

Bobbert, Monika, Prof. Dr. theol., Dipl.-Psych., Direktorin des Seminars für Moraltheologie und Professur für Moraltheologie, Katholisch-Theologische Fakultät der Universität Münster.

Dörmann, Lena, M.Sc. Community Health Care and Nursing, Pflegefachperson (B.Sc.), Wissenschaftliche Mitarbeiterin im Internationalen Studiengang Pflege an der Hochschule Bremen, Fakultät 3.

Giese, Constanze, Prof. Dr. theol., Krankenschwester, Katholische Stiftungshochschule München, Fakultät Gesundheit und Pflege, Professur für Ethik und Anthropologie.

Hagen, Thomas, Dr. theol., Pastoralreferent, Leiter der Hauptabteilung Seelsorge in Lebensumständen und Lebenswelten und Leiter der Abteilung Krankenpastoral des Erzbischöflichen Ordinariates München; Vorstandsmitglied des katholischen Pflegeverbands e.V.

Höfling, Wolfram, emer. Prof. Dr. jur., bis März 2022 Direktor des Instituts für Staatsrecht der Universität zu Köln sowie Lehrstuhl für Staats- und Verwaltungsrecht, Finanzrecht sowie Gesundheitsrecht und Leiter der Forschungsstelle für das Recht des Gesundheitswesens an der Rechtswissenschaftlichen Fakultät.

Klotz, Karen, M.A., B.Sc., Gesundheits- und Krankenpflegerin, Wissenschaftliche Mitarbeiterin an der Fakultät Soziale Arbeit, Bildung und Pflege der Hochschule Esslingen.

Koopmann-Röckendorf, Tanja, LL.M. oec., Rechtsanwältin und zugleich Fachanwältin für Arbeitsrecht und für Sozialrecht in Düsseldorf.

Lababidi, Hadil, Dr. phil., Islamwissenschaftlerin und Theologin, Mitbegründerin des Arbeitskreises „Medizinethik und Islam" und Mitherausgeberin der Zeitschrift für Medizin, Ethik & Islam, Friedrich-Alexander-Universität Erlangen-Nürnberg.

Lüdeke, Andreas, Lehrer für Pflegeberufe, Mitgründer des Ambulanten Hospiz- und Palliativen Beratungsdienstes Lippe e. V., Leitung Mobile Ethikberatung in Lippe (MELIP), Vorstandsmitglied der Fachgesellschaft für Palliative Geriatrie (FGPG).

Monteverde, Settimio, PhD, MME, MAE, RN, Co-Leitung Klinische Ethik Kompetenzzentrum Palliative Care, Universitätsspital Zürich, sowie Institut für Biomedizinische Ethik und Geschichte der Medizin, Universität Zürich.

https://doi.org/10.1515/9783111371795-024

Penner, Andreas, Prof. Dr., Honorarprofessor an der Ruhr-Universität Bochum, Institut für Sozial- und Gesundheitsrecht, Rechtsanwalt in Düsseldorf.

Pollmächer, Thomas, Prof. Dr. med., Direktor des Zentrums für psychische Gesundheit am Klinikum Ingolstadt, Mitglied des Vorstandes der Deutschen Gesellschaft für Psychiatrie und Psychotherapie.

Proft, Ingo, Prof. Dr. theol. habil. M.A., Lehrstuhl für Ethik und soziale Verantwortung und Leiter des Ethik-Instituts, Vinzenz Pallotti Universität Vallendar, Ständiger Lehrstuhlverwalter Christliche Sozialwissenschaften Theologische Fakultät Trier.

Rabe, Marianne, Dr. phil., Krankenschwester, Lehrerin für Pflege, Charité Universitätsmedizin Berlin, Klinisches Ethikkomitee.

Rauch, Stephanie B.A., Fachkrankenschwester für Psychiatrie, Stationsleitung, Qualitätsmanagementbeauftragte, LMU Klinikum München.

Riedel, Annette, Prof. Dr. phil. habil., Dipl. Sozialpädagogin, Dipl. Gerontologin, Dipl. Diakoniewissenschaftlerin, M. Sc. Palliative Care, Altenpflegerin, Professorin mit den Lehrschwerpunkten Pflegewissenschaft und Ethik, Hochschule Esslingen. Fakultät Soziale Arbeit, Bildung und Pflege, Mitglied des Deutschen Ethikrats.

Salomon, Fred, Prof. Dr. med., Chefarzt a.D. Anaesthesie/Intensivmedizin, Medizinethiker, Leitung Mobile Ethikberatung in Lippe (MELIP).

Sattelberger, Gregor, Gesundheits- und Krankenpfleger, Palliativfachkraft, Diplompflegewirt (FH), MAS Palliative Care, Leitung Ambulantes Hospiz- und Palliative Care-Team Christophorus Hospiz Verein e. V.

Schot, Annemarie, Palliativpflegekraft in Leiden/NL, Erfahrung in der Beratung für Palliativversorgung, in Hospizarbeit und ambulanter Pflege.

Seidlein, Anna-Henrikje, Dr. rer. med., M.Sc., B.A., Gesundheits- und Krankenpflegerin, Wissenschaftliche Mitarbeiterin am Institut für Ethik und Geschichte der Medizin sowie am Institut für Pflegewissenschaft und Interprofessionelles Lernen der Universitätsmedizin.

Stanze, Henrikje, Prof. Dr. rer. biol. hum., Dipl.-Berufspädagogin Schwerpunkt Pflegewissenschaft, Gesundheits- und Krankenpflegerin, Palliative Care Fachkraft und Kursleiterin (DGP), Professorin für Palliative Care und Pflegewissenschaft, Hochschule Bremen. Mitglied der Ethikkommission für Berufe in der Pflege in Niedersachsen.

Verrel, Torsten, Prof. Dr. jur., Kriminologisches Seminar und Institut für Medizinstrafrecht, Universität Bonn, Mitglied der Ethikkommission der Universität Bonn.

Wachter, Anna, Fachärztin für Innere Medizin, Ethikberaterin und Koordinatorin für Ethikberatung, ACP-Beraterin, Ethikzentrum Erfurt.

Weijenborg, Philomeen, Gynäkologin in Leiden/NL, als Scen-Ärztin tätig gewesen.

Winkler, Beate, PD Dr. med., Oberärztin, Klinik für Pädiatrische Hämatologie und Onkologie am Universitätsklinikum Hamburg Eppendorf, Kinderonkologin und Palliativmedizinerin.

Zenker, Dinah, Pflegedienstleitung im Saul Eisenberg Seniorenheim München, Referentin in der Ausbildung für Pflegefachkräfte mit den Lehrschwerpunkten Pflegeethik, kultursensible Pflege, jüdische Medizin- und Pflegethematik.

www.ingramcontent.com/pod-product-compliance
Lightning Source LLC
Chambersburg PA
CBHW080129270326
41926CB00021B/4403
* 9 7 8 3 1 1 1 3 7 0 4 8 4 *